KB261692

지은이 김평자

학력
- 덕성여자대학교 자연과학대학원 식품영양학 석·박사학위 취득
- 경희대학교 동서의학대학원 건강기능음식 〈한방약선〉 전문가 과정 수료
- 경희대학교 동서의학대학원 건강기능식품 전문가 과정 수료 및 건강기능식품지도사 자격증 취득

강의 경력
- 서울적십자간호대학 외래강사
- 동남보건대학 겸임교수
- 덕성여자대학교 평생교육원 외래강사

임상영양사 경력
- 경희의료원 영양사
- 지방공사 강남병원 책임영양사
- 서울적십자병원 영양실장
- 서울시니어스타워(주) 식품사업본부장
- 송도의료원 영양부장

- 현재, 2010년부터 대장항문크리닉 전문병원 서울송도병원 영양자문으로 재직 중
- (사단법인)대한영양사협회 평생회원

저서
- 《암을 이기는 식이요법》, 아카데미북, 2005
- 《암을 이기는 식사관리》(공저), 1998 / 《노년의 건강을 지켜주는 식사요법》, 작은우리, 2003
- 《당뇨에 좋은 진수성찬》《혈압에 좋은 진수성찬》《비만에 좋은 진수성찬》《노화에 좋은 진수성찬》《암에 좋은 진수성찬》, 웅진 리빙하우스, 2007

심혈관·뇌혈관 질환과 암을 다스리는
항산화 식사법

지은이 김평자
펴낸이 양동현
펴낸곳 도서출판 아카데미북
　　　　출판등록 제13-493호
　　　　136-034, 서울 성북구 동소문동4가 124-2
　　　　전화 02-927-2345　팩스 02-927-3199

초판 1쇄 인쇄 2010년 5월 10일
초판 1쇄 발행 2010년 5월 15일

ISBN 978-89-5681-109-3　13570

＊잘못 만들어진 책은 구입한 곳에서 바꾸어 드립니다.
＊지은이와의 약속에 의해 인지는 붙이지 않습니다.

www.academy-book.co.kr

심혈관·뇌혈관 질환과

암을 다스리는 항산화 식사법

김평자 지음

아카데미북

　전 세계적으로 암과 심·뇌혈관 질환, 당뇨병 등의 생활습관병을 일으키는 원인 중 가장 큰 비중을 차지하는 것이 음식과 생활 습관 등의 환경 인자라는 사실이 인정되고 있다. 이는 곧 음식에만 신경 써도 이들 질환을 예방하고 치료할 수 있다는 말로, 더 구체적으로는 항산화 영양소인 비타민C·E와 베타카로틴 및 셀레늄, 식물성 생리 기능 물질(피토케미컬, phytochemicals)이 함유된 식품을 매 끼 골고루 챙겨 먹는 것이 이들 질환의 예방과 치료에 효과가 있다는 말이다. 즉 암을 치료하는 과정에서 식이요법은 필수이다.

　피토케미컬은 빛과 산소에 의한 산화를 방지하여 암과 노화를 예방하고 면역력을 강화하며 혈중 콜레스테롤 수치를 떨어뜨려 심·뇌혈관 질환을 예방해 주는 식물 화학 물질로, 적황색 과일과 채소, 잎이 넓은 녹색 채소, 버섯류, 해조류, 마늘, 통곡류, 콩류, 견과류 등에 많이 함유되어 있다.

　보건복지가족부의 질병 통계에 의하면 2006년도 우리나라 전체 사망자의 27%가 뇌와 심장에 산소를 공급하는 혈관이 막혀 발생하는 뇌졸중과 심근경색 등의 심·뇌혈관 질환으로 사망했다고 한다. 암과 비슷한 수준인 것이다. 이에 따라 보건복지가족부에서는 심·뇌혈관 질환 관련 8개 학회와 공동으로 객관적인 근거를 토대로 2008년도에 〈심·뇌혈관 질환 예방 수칙〉을 제정 발표하였다.

암 또한 전 세계적인 문제다. 암으로 인한 사망률이 증가하면서 예방법과 치료법 개발이 활발히 진행되고 있으나 여러 가지 화학 요법으로 인한 부작용이 심각한 문제로 대두되면서 천연 물질을 이용한 암 예방 및 치료법에 대한 관심이 높아지고 있다. 암의 가장 큰 발병 원인 또한 식생활과 흡연인 것으로 알려져 있다. 이에 따라 미국 국립암연구소에서는 지난 1990년 암 예방 효과가 확인된 생리 활성 물질인 피토케미컬이 함유된 식품(암 억제 식품 피라미드) 40개를 선정 발표하였다. 1991년에는 국립암연구소의 지원으로 '좀 더 나은 건강을 위해 비타민C·E, 베타카로틴, 식이섬유가 풍부한 채소와 과일을 하루에 5회 내지 그 이상 섭취하자.' 는 프로그램을 진행하기도 했다. 그러다 과일과 채소에 이들 질환을 예방하는 성분이 들어있다는 사실이 계속해서 확인되면서 2003년에는 '암과 심혈관 질환 등의 만성 질환을 예방하기 위해 채소와 과일을 하루에 5~9회(과일 2~4회, 채소 3~5회) 섭취하자.' 고 수정했다. 그리고 1992년, 미국영양사협회는 국민 개개인의 라이프 스타일과 나이, 성별, 체중에 따라 건강에 좋은 식품의 섭취량을 조정할 수 있도록 도와준다는 취지에서 〈식품 가이드 피라미드(Food Guide Pyramid)〉를 만들었다. 지난 1998년에는 천연 식품으로부터 암 치료에 도움이 되는 성분을 추출하여 암을 예방하자는 취지에서 〈Chemoprevention Implementation Group(화학적 암 예방 이행 그룹)〉이 발족되기도 했다. 암 예방 후보 물질 400여 종을 검색하여 전임상(前臨床) 및 임상 시험을 지원한 결과 상당수가 식품에서 유래한 피토케미컬이었던 것이다. 1998년 11월 암 저널지에는 〈Cancer chemoprevention by dietary phytochemicals : a mechanistic viewpoint(피토케미컬을 이용한 화학적 암 예방)〉가 발표되고, 이들 식물 화학 물질이 함유된 10가지 식품을 항암 식품으로 선정하여 'How Foods

Fight Cancer(암에 대항하는 음식)’를 발표하기도 했다. 우리나라도 암의 가장 큰 원인을 식생활(35%)과 흡연(30%)으로 인정하고 있다. 참고로 최근 전체 암 발생의 68.6%를 차지하는 6대 암을 발병 순위별 나열하면 위암 〉 대장암 〉 폐암 〉 간암 〉 갑상선암 〉 유방암이다.

최근에는 세계적으로 생리 활성을 가진 천연 식품에서 부작용이 없으면서도 생리 활성이 인정된 성분을 추출하여 약으로 만들어 의사가 환자의 상태에 맞게 처방 투여하고 있다. 또 기능성 물질이 들어 있다고 인정된 식품을 기호와 건강 상태에 맞춰 골고루 조합한 상차림을 제공함으로써 각종 질환과 암을 예방하고 지연시키자는 움직임이 진행되고 있는 중이다. 우리나라도 심·뇌혈관 및 암 환자가 증가하면서 대체 의학에 대한 관심이 높아지고 있다. 세계적으로는 암과 동맥경화 예방에 효과가 있다고 인정된 채소와 과일에 들어 있는 식물 화학 물질에 대한 연구와 함께 해조류와 패류의 기능성에 대한 연구가 보고되고 있다. 2008년 7월에 열린 ‘제16회 농수산학부 한림콜로키엄’에서는 〈Nutritional Approaches on Prevention of Age-related Diseases(노화 관련 질환 예방을 위한 영양학적 접근)〉라는 주제로 국내외 관련 분야에서 선도적인 역할을 하고 있는 교수들을 연사로 초청하여 식품의 기능성 생리 활성 물질의 항암 및 혈당 조절 효과와 심혈관 유전체학에 관한 세미나를 하기도 했다.

최근 영양학의 가장 큰 이슈는 식품의 기능성 물질을 탐색하고 그 생리 활성을 과학적으로 규명하여 특정 질병을 예방하는 것이다. 이와 더불어 특정 질환과 상관관계가 높은 유전자 다형성을 갖고 있는 개인에게 평소의 식생활 패턴을 제시함과 동시에 적합한 건강 기능 식품과 영양소를 권장할 수 있는 개인별 맞춤 영양 시대를 위한 영양 유전자와 영양 유전체학도 새로운 연구 동향으로 떠오르고 있다.

이 책은 이러한 움직임에 맞추어 만성 질환을 예방하고, 이미 만성 질환으로 치료 중인 환자들이 왜 항산화 식품을 섭취하는 것이 중요한지, 그리고 어떻게 하면 항산화 식품을 섭취할 수 있는지, 우리가 즐겨 먹는 식품의 항산화 영양소는 얼마나 되는지 등을 이해하고 실천할 수 있는지에 초점을 맞췄다. 하지만 아직까지 정확하고 충분한 자료가 준비되지 못한 실정인 만큼 관심 있는 분들의 지속적인 관심과 연구가 계속되기를 바라는 마음이다.

항상 새로운 학문에 도전하기를 바라시며 지금껏 노제자를 사랑해 주시는 임숙자 교수님, 고인 물이 되지 않도록 지난 10년 이상 연구를 계속하게 해 주신 송도병원 이종균 이사장님, 언제나 기도로 격려해 주며 나의 가장 확실한 임상 실험 지원자가 되어 준 남편 라형택 목사님, 장모를 위해 매일 기도해 주는 사랑하는 사위 박승규 목사, 나의 사랑하는 딸 채원, 외손녀 종휘와 좋은, 그리고 의사의 길을 걸으며 바쁜 가운데도 엄마의 응급 요청에 언제나 신속하고 자세한 답변을 제공해 준 아들 채익에게 깊은 감사의 마음을 전한다. 끝으로 이 책의 출판을 흔쾌히 맡아주신 도서출판 아카데미북 양동현 사장님과 편집자에게도 감사의 말을 전한다.

2010년 봄

김평자

차례

심 · 뇌혈관 질환과 암 예방

심·뇌혈관 질환과 암 예방

세계적으로 심·뇌혈관 질환이나 암을 유발하거나 유발할 수 있다고 의심되는 물질을 생활에서 제거하고 노출을 줄임으로써 이들 질환을 예방할 수 있다고 믿어 왔다. 그러나 그 한계점을 느낀 바 최근에는 기존의 치료법에서 벗어나 항산화 비타민(C·E·베타카로틴)과 항산화 무기질(셀레늄), 그리고 천연 식물 화학 물질(피토케미컬, phytochemicals)을 이용하여 이들 질환을 사전에 예방(화학적 예방, chemo-prevention)하자는 움직임이 진행되고 있다.

화학적 암 예방은 독성이 없는 천연 식물에 함유된 화학 물질과 혼합물을 이용하여 정상 세포가 활성 산소에 의해 손상되는 것을 억제, 지연 또는 역전시킴으로써 심·뇌혈관 질환과 암을 예방하려는 새로운 전략이다. 특히 여러 단계에 걸쳐 진행되는 암은 남녀노소와 모든 장기를 불문하고 발생한다는 점에서 위험이 크다. 암은 크게 개시(initiation) → 촉진(promotion) → 진행(progression)의 3단계로 진행되는데, 모든 단계에서 활성 산소가 영향을 미친다.

최근에는 암 단계별로 요인이 되는 인자들을 억제할 수 있는 효능은 있으면서 독성은 없고 생리 활성을 나타내는 천연 식품 속 화학 물질과 혼합물을 이용하여 암을 예방하고 단계별로 치료하자는 추세다. 그런 만큼 활성 산소를 제거하는 것이 중요하다. 특히 심·뇌혈관 질환의 원인 물질과 발암 물질을 해독하고, 손상된 DNA를 보수하고 염증을 억제하며, 암세포의 분화와 분열을 막아 주고 신생 혈관이 생성되는 것을 차단하고 면역력을 강화해 주는 항산화 영양소와 피토케미컬, 식이섬유가 풍부한 녹황색 과일, 채소류, 해조류, 버섯류의 적극적인 섭취가 강조된다. 그러기 위해서는 식단을 작성할 때 이들 식품을 골고루 넣고 식사로 부족해지기 쉬운 부분은 의사의 처방 하에 녹즙이나 기능성 보충제로 보충하는 것이 좋다.

1 암과 심·뇌혈관 환자에게 면역력 강화가 중요한 이유

인간의 몸은 이물질이나 바이러스, 각종 세균, 진균 등의 외부 물질과 몸속에서 발생한 파괴된 세포, 변질된 이형 세포, 기형화된 암세포 등이 자신을 위협해 오면 스스로 몸을 지키기 위한 방어 시스템인 면역력이 작동한다. 이 면역 시스템 덕분에 질병을 예방, 치료하고 몸을 안전하게 보호할 수 있는 것이다.

원래 면역력이란 질병으로부터 몸을 방어하여 건강을 유지함으로써 활력적으로 활동할 수 있게 해 주는 힘을 말한다. 우리 몸은 암세포와 정상세포를 구별해 내는 능력이 있어 이물질인 암세포를 공격하고 스스로 암 조직을 파괴하는데, 이 역할을 하는 것이 면역력이다. 건강하게 살기 위해서는 몸이 방어 기능을 상실하지 않도록 면역력을 키워야 한다. 면역력이 저하되면 미생물이나 유해 물질, 바이러스, 곰팡이 등이 몸속에 침입하여 정상 기능과 세포 조직을 파괴해 버린다.

이처럼 정상세포는 수많은 요인에 의해 손상되어 돌연변이인 암세포를 일으킨다. 우리 몸에는 일반적으로 하루 3개 정도의 돌연변이 세포가 생기는데, 면역계가 제 기능을 발휘하면 상관이 없다. 하지만 노화나 잘못된 식생활, 피로, 스트레스 등에 의해 면역력이 저하되면 문제가 달라진다. 환경 오염이나 자외선, X선, 방사선 물질, 외과적 대수술, 항암 치료 등도 면역력을 급격히 떨어뜨리는 요인이 된다. 암은 면역력의 저하로 정상세포가 손상되거나 고장나 이상 증식을 일으켜 발생하는 병이다. 물론 암세포는 정상인의 몸속에서도 수시로 만들어졌다 소멸하는 과정을 거친다. 하지만 면역 관계 세포인 림프구의 수가 많고 면역력이 높은 상태에서는 큰 문제없이 사라진다. 면역력 강화에 도움이 되는 항산화 물질과 영양소가 풍부한 식사를 하라고 강조하는 것도 이 때문이다. 그러나 이처럼 방어 시스템이 있음에도 불구하고 몸이 방어적 기능을 상실하면 질병이 발생한다. 질병은 면역력 저하로 인해 미생물이나 유해 물질, 바이러스, 곰팡이 등이 침입하여 정상적인 기능을 방해하고 세포 조직을 파괴한 결과다.

면역력은 혈압과 맥박, 호흡 기능, 체온 등의 이학적 요소들과도 밀접하다. 체온이 유난히 낮은 사람은 평소에 혈액 순환 장애가 있기 때문에 면역력이 떨어진다. 안색이나 걸음걸이, 행동, 습관, 동작 등의 외부 상태도 면역력과 관련 있다.

면역 치료 과정 가운데 면역력 측정을 위한 가장 일반적인 방법은 혈액 검사다. 이를 통해 백혈구, 과립구, 림프구 T-림프구, NK(내추럴 킬러, natural killer) 세포를 측정하는 것이다. 하지만 면역력은 지나치게 높아도 좋지 않고 지나치게 낮아도 좋지 않다. 면역력이 지나치게 높으면 평소에는 신체에 해로운 영향을 미치지 않는 물이나 공기, 음식물, 의류, 꽃가루, 화학 물질 등에 이상 과민 반응이 나타나 피부 홍반이나 천식 등의 알레르기 질환이 일어날 수 있다. 반대로 면역력이 저하되면 면역 관계 세포인 림프구나 대식세포, 보체 등의 생성과 작용에 이상이 생겨 면역력이 저하되는 질환인 면역 부전증이나 면역 결핍증이 나타난다. 이는 생체가 바이러스에 감염되어 면역에 주 역할을 하는 T-세포의 수가 감소하여 면역 기능을 상실하기 때문에 발생한다. 면역계에 이상이 없더라도 선천적이든 후천적이든 면역력이 결핍되거나 저하되면 우리 몸은 스스로 몸을 보호할 수 없게 된다. 후천적 면역 결핍증의 대표적이 예가 바로 에이즈(AIDS)이다.

2 암 단계별로 작용하는 항산화 영양소와 식물 화학 물질

암의 진행을 막기 위해서는 항암 효과를 인정받은 영양소와 천연 식품 화학 물질을 이용하는 것이 중요하다. 암의 촉진과 진행을 차단하여 전이를 막고 면역력 강화 효과가 있는 식품과 항산화 성분이 함유된 식품을 골고루 먹는 것도 중요하다. 식품을 통한 섭취가 부족할 때는 의사의 처방 하에 천연 항산화 성분을 보충제로 섭취하는 것도 좋다. 암 진행 단계별 도움이 되는 영양소와 물질은 다음과 같다.

그림 1-1 암의 진행 과정

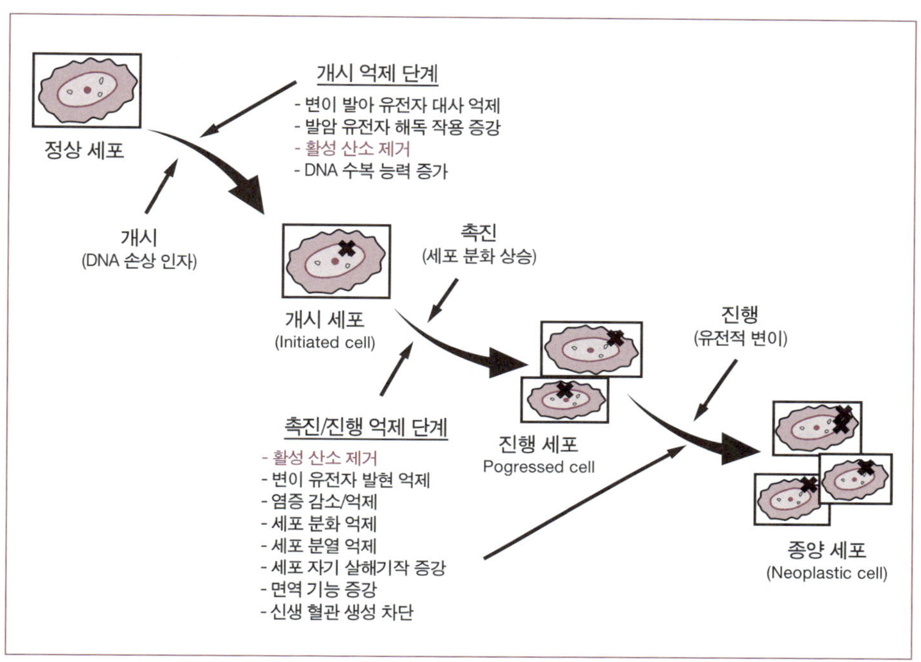

표 1-1 암 진행 단계별 도움이 되는 영양소와 물질

암 진행 단계	항산화 영양소 및 식물 화학 물질	함유 식품
개시 단계 (initiation)	항산화 비타민C · E, 베타카로틴, 셀레늄, 리코펜, 크립토산틴, 쿼르세틴, 루틴, 커큐민, 탄닌, 진저롤, 푸코이단, 유황 화합물, 터핀, 베타글루칸 등	- 해조류(김 · 미역 · 다시마 · 곤피 · 파래 · 톳 등) - 녹황색 채소(구기자 잎 · 당근 · 산나물 · 시금치 · 붉은 피망 · 고추 · 유채 · 부추 · 파슬리 · 브로콜리 · 토마토 · 순무 · 붉은 무 · 마늘 · 양파 · 겨자 등) - 녹황색 과일(살구 · 망고 · 붉은 포도/포도주 · 홍시 · 레몬 · 유자 · 귤 · 딸기 · 수박 · 모과 · 복숭아 등) - 식물성 기름 및 견과류(잣 · 땅콩 · 호두 등), 해산물(키조개), 살코기 및 달걀 노른자, 우유 및 유제품, 생강, 심황, 녹차, 버섯류, 메밀 등
촉진 단계 (promotion)	항산화 비타민C · E, 베타카로틴, 셀레늄, 이소플라본, 안토시아닌, 탄닌, 커큐민, 진저롤, 설포라판, 터핀 등	- 상동 　+ 대두 배아 및 콩으로 만든 식품(두부 · 두유 · 된장 · 콩나물 등) 　+ 허브
진행 단계 (progression)	항산화 비타민C · E, 베타카로틴, 셀레늄, 이소플라본, 설포라판 등	- 상동

3 천연 식품이 심 · 뇌혈관 질환 및 암에 대항할 수 있는 이유

심 · 뇌혈관 질환과 암의 원인이 되는 활성 산소(자유 래디컬, free radicals)는 우리가 먹고 마시는 공기와 음식에서 발생하는 만큼 절대로 피할 수 없다. 매순간 들이마시는 산소의 75%는 섭취한 음식을 에너지로 만드는 데 사용되고 나머지 25%는 활성 산소로 변하는데, 이 중 20%는 슈퍼옥사이드디스뮤타제(SOD)나 카탈라아제(catalase) 같은 활성 산소 제거 효소에 의해 제거되고, 나머지 5%는 인체에 침입한 바이러스나 박테리아를 박멸하는 데 사용된다.

활성 산소는 생체 조직을 공격하고 세포를 손상시키는 산화력이 강한 산소로, 환경 오염이나 화학 물질, 자외선, 스트레스, 혈액 순환 장애 등에 의해 발생한다. 과잉 생산된 활성 산소는 몸속에서 산화 작용을 일으켜 세포막과 DNA를 비롯한 모든 세포 구조에 손상을 일으키고, 손상 범위에 따라 세포 기능을 상실하게 만들기도 한다. 또한 몸속의 여러 아미노산을 산화시켜 단백질 기능의 저하를 초래하고, 핵산을 손상시켜 핵산 염기의 변형과 유리, 결합의 절단, 당의 산화와 분해 등을 일으켜 돌연변이와 암을 유발하고, 생리 기능을 저하시켜 각종 질병과 노화를 촉진하는 원인으로 작용한다.

그림 1-2 에너지 대사

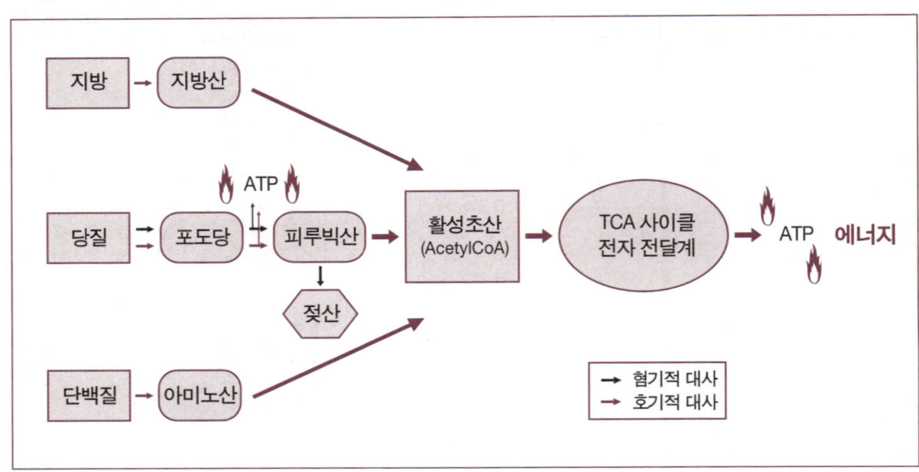

우리 몸속에는 생명 유지에 필요한 에너지를 생산하고 자체적인 DNA를 가지고 있는 세포 내 소기관인 미토콘드리아(mitochondria)가 있다. 그리고 에너지의 생성은 세포의 유형과 산소의 존재 유무에 따라 TCA 회로와 전자 전달계의 2가지 방법이 있다. 전자 전달계를 거쳐 나온 NADH와 $FADH_2$는 전자 전달계의 여러 단계를 거쳐 산소에 전달되고 대체로 효율적으로 이루어지는데, 전자의 일부가 전자 전달계를 거치지 않고 산소와 결합할 경우 활성 산소(과산화물)를 만든다.

그런데 태어날 때부터 체내에 활성 산소 제거 효소이 양이 적거나 노화 또는 질병에 걸리게 되면 활성 산소를 제거하는 효소의 작용이 떨어진다. 나이와 성별에 상관없이 항산화 성분과 식물 화학 물질, 그리고 식이섬유가 들어 있는 식품을 충분히 섭취하라는 것도 이 때문이다. 이들 성분이 풍부한 식품을 꾸준히 섭취하지 않으면 대사 과정에서 불안정한 상태로 존재하는 활성 산소가 증가하여 세포나 DNA가 공격을 받게 된다.

실제로 현대인의 질병 중 약 90%가 활성 산소와 관련이 있다고 알려져 있다. 활성 산소와 관련된 질병으로는 암, 동맥경화, 당뇨병, 뇌졸중, 심근경색, 간염, 신장염, 아토피성 피부염, 파킨슨병, 그리고 방사선에 의한 질병 등을 꼽을 수 있다. 따라서 이들 질병에 걸리지 않으려면 활성 산소를 제거 효과가 있는 항산화 영양소와 식물 화학 물질이 풍부한 식품을 매일 충분히 섭취해야 한다. 특히 암이나 심·뇌혈관 질환에 걸려 대수술을 하고 회복기에 있는 환자의 경우에는 면역력 저하와 함께 입맛까지 저하되어 영양 불량으로 인한 전신 쇠약증에 걸릴 수 있다. 그런 만큼 내부 항산화제로 활성 산소의 공격을 막고 면역력을 강화해 주는 이들 식품을 섭취하는 것이 더욱 중요하다.

대표적인 항산화 성분인 비타민C는 나쁜 콜레스테롤인 LDL-콜레스테롤이 산화되고 혈소판이 형성되는 것을 막아 주는 비타민E의 효능을 높여 줄 뿐만 아니라 식도암·후두암·구강암·췌장암·위암·직장암·자궁경부암 등을 예방하는 효과가 있다. 아질산염을 제거하여 흡연으로 인한 발암 물질을 제거하고 정자의 DNA가 손상되는 것도 막아 준다. 비타민E도 LDL-콜레스테롤이 산화되는 것을 막아 주고 핵과 DNA, 유전자 코드가 손상되는 것을 억제해 준다. 베타카로틴은 항산화 작용과 함께 폐암 · 구강암 · 방광암 · 직장암을 예방하고, 자외선에 노출됨으로써 나타날 수 있는 피부 종양을 예방하는 효과가 있다.

의학의 시조 히포크라테스도 식이요법을 가리켜 "환자를 치료하는 근본"이라 했으며, "음식으로 고치지 못하는 병은 약으로도 고치기 힘들다."고 했을 정도로 음식과 질병의 관계를 중요시했다. 이는 음식이 가장 좋은 약이라는 의미다. 지금부터는 항산화 영양소를 함유하고 있는 식품들을 중심으로 그 효능을 살펴볼 것이다.

1) 암과 심혈관 질환 억제 효과가 있는 비타민과 무기질 권장량, 함유 식품 및 효능

표 1-2 암과 심혈관 질환을 예방하는 비타민과 무기질

영양소명		1일 권장량	함유 식품 및 생식품 100g당 함량	우리 몸에 미치는 효과
비타민	베타카로틴	700 μg (0.7mg) 체내 흡수율 1/3 비타민A 전환율 1/2 체내 활성률 = 1/3× 1/2 = 1/6	맨 김 24,000/곰피 14,037/당근 7,540/취나물 3,564/하우스 시금치 2,860 · 노지 3,640/파래 2,244/미역(양식) 1,890/살구 1,784/망고 1,600/다시마 774/톳 756/토마토 542/올리브(청과) 220/수박 156/단감 139/홍시 · 황도 120/오렌지 80/귤(조생) 60	- 항산화 작용을 하고 상피조직암을 예방한다. - 암을 일으키는 전구 세포의 형성을 억제하여 암이 발생하는 것을 막아 준다.
	C	70mg (조리 시 40~50% 파괴)	홍피망 191/파슬리 139/유채 120/홍고추 116/올보리순 111/유자 105/딸기(개량) 99/풋대추 99/브로콜리 98/케일 83/냉이 74/고춧잎 · 풋마늘 · 모과 81/풋고추(개량) 72/레몬 70/하우스 시금치 66 · 노지 60/아기양배추 · 홑잎나물 64/콜리플라워 · 들깻잎 55/귤 54/청피망 53/적양배추 51	- 항산화 작용을 하고 활성 산소에 의해 손상된 DNA를 회복시켜 준다. - 발암 물질의 생성을 억제하여 암이 발생하는 것을 막아 주고 비타민E의 산화를 재생하며 면역력을 강화한다. - 항산화 비타민A · E와 다가 불포화 지방산에 대해 항산화제 역할을 한다.
	E	10mg 비타민E : 다가불포화 지방산의 이상적인 섭취 비율 = 0.6mg : 1g	식물성 기름, 종실유, 콩류, 곡류 배아, 견과류, 푸른잎 채소 등. 대두유 101/옥수수유 100/면실유 91/코코넛유 8/난황 3.16/통밀빵 2.2/쇠간 1.6/버터 1.0/토마토 0.9/흰 빵 0.2 ※ 호두나 잣, 땅콩 등의 견과류는 일주일에 2~4회 이상 섭취해야 효과가 있다.	- 항산화 작용을 하고 활성 산소의 연쇄 반응을 차단하여 활성 산소에 의해 지질의 과산화를 막아 암을 막아 주고 노화를 예방하며 면역력을 증가시킨다.

무기질	셀레늄	50~200 μg (0.05~0.2mg)	동물의 내장 · 해산물 40~150/살코기류 10~40/곡류 10~80/우유 및 유제품 10~30/토마토 등의 과일과 채소〈10	- 생체 내에서 생성된 과산화수소를 분해하여 과산화수소에 의한 세포 손상을 막아 주는 글루타티온 페록시다제의 성분이다. - 비타민E와 같은 항산화제로 과산화지질을 억제하여 암이 발생하는 것을 막아 주고 면역력을 높여 항암제로 인한 부작용을 줄여 준다. - 비타민E와 함께 사용하면 효과가 상승한다.
부작용		- 비타민C : 하루 4,000mg 이상 섭취하면 설사를 하거나 신장결석이 생기거나 간에 문제가 생긴다. - 비타민E : 혈장 지질을 증가시킨다. 하루 3,200mg 이상 섭취하면 가슴이 쓰리고 갑상선 호르몬이 감소하며 설사나 두통이 오고 혈압이 상승하여 몸이 피로해진다. 시야가 흐릿해지면 저혈당증이 온다. 항응고제와 함께 섭취할 때는 더욱 주의해야 한다. - 베타카로틴 : 해롭지 않은 항산화제이나 하루 30mg 이상 섭취하면 피하에 축적되어 황색 색소 형성을 일으킨다(예 : 당근을 과잉 섭취할 경우 손바닥이 황색으로 변하는 증상). 알코올과 함께 섭취하면 부작용이 있다. 흡연자도 조심해야 한다. 임산부는 반드시 의사의 처방 하에 섭취해야 한다. - 셀레늄 : 하루 910 μg(0.91mg) 이상 섭취할 경우 독성이 있다. 숨결이나 땀에서 마늘 냄새가 나고, 구역질이나 구토, 설사, 신경 조직 장애, 초조, 피로 및 탈모 등의 증상이 나타난다.		

단위 : 1g = 1,000mg/1g = 1,000 μg /1g = 1,000,000mg/1 IU = 0.6 μg = 0.0006mg　　※ 1mg = 1,000 μg
　　　　※ IU를 mg으로 바꾸려면 IU 단위×0.0006　　※ mg 단위를 IU로 바꾸려면 mg 단위 % 0.0006

※ 쿠퍼 클리닉의 하루 처방량 =〉 비타민C 1,000mg = 1g/비타민E 24mg/베타카로틴 15mg

2) 심 · 뇌혈관 질환 예방과 항암 효과가 있는 식물 화학 물질

그림 1-3 심 · 뇌혈관 질환 예방과 항암 효과가 있는 식물 화학 물질

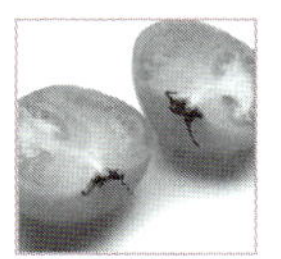 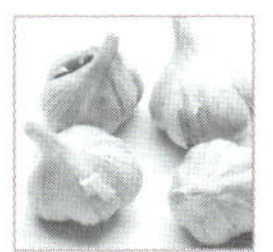 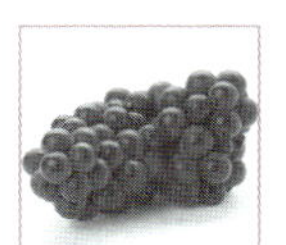 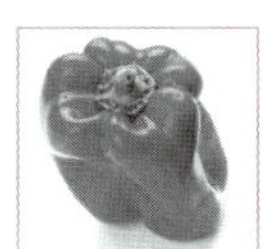 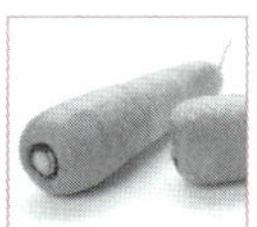

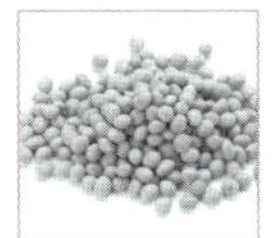 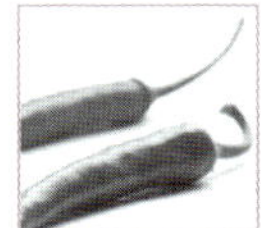 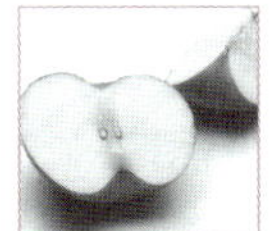 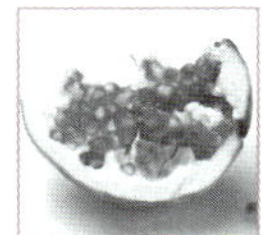 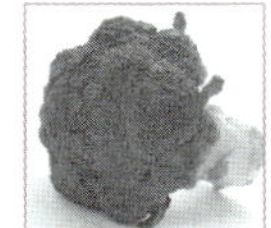

표 1-3 암과 심혈관 질환을 예방하는 식물

함량과 기능 식품	100g당 항산화 영양소 함량	피토케미컬과 기능
토마토	※ 베타카로틴 : 생식품(삶은 것) 542 μg / 0.54mg(0.0 μg /0.0mg) ※ 비타민C : 생식품(삶은 것) 11(13.3)mg ※ 비타민E : 생식품(삶은 것) 0.44(0.80)mg	※ 리코펜 : 카로티노이드류, 항산화제, 암 · 관상 동맥 발병 억제(토마토 · 수박 · 석류 등에 함유) ※ 루틴 : 플라보노이드류, 지질 대사 조절 기능과 항산화 활성 강함(메밀 · 구기자 잎 등에 함유) ※ 펙틴 : 수용성 식이섬유, 면역력 강화 및 면역 관계 질환 예방 및 해독 작용(해조류에 함유)
대두	※ 베타카로틴 : 생식품(삶은 것) 542 μg / 0.54mg(0.0 μg /0.0mg) ※ 비타민C : 생식품(삶은 것) 11(13.3)mg ※ 비타민E : 삶은 것 1.95mg	※ 제니스테인 : 이소플라본(식물성 에스트로겐)의 어글리콘, 항암 ※ 이소플라본 : 암, 심혈관 질환, 대장암, 에스트로겐 의존성, 유방암, 전립선암 발생 감소 ※ 레시틴 : 췌장의 인슐린 분비를 촉진하여 당뇨 예방
시금치(생)	※ 베타카로틴 : 생식품 노지(하우스) 3,640 μg /3.64mg(2,860 μg /2.86mg) ※ 비타민C : 생식품 노지(하우스) 60(66.0)mg ※ 비타민E : 생식품 노지(하우스) 3.1(3.1)mg	※ 루테인 : 카로티노이드의 일종 ※ 안토시아닌 : 플라보노이드의 일종인 청 · 자 · 적색의 수용성 색소, 강력한 항암 작용(포도 · 가지 · 검은콩 · 검은깨 · 검은쌀 등에 함유)
마늘(생)	※ 베타카로틴 : 생식품 3.0 μg (풋마늘/마늘종 1,690/281 μg 또는 1.69/0.28mg) ※ 비타민C : 생식품 9.0mg(풋마늘/마늘종 81/56.0mg) ※ 비타민E : 생식품 0.4mg(풋마늘/마늘종 0.4/0.4mg)	※ 미국국립암센터가 선정한 암 예방에 좋은 최고의 식품 ※ 알리신 · 황화알릴 : 마늘의 매운맛 성분, 항산화 작용, 혈액 손상 회복, 암과 동맥경화 예방 ※ 안토크산틴 : 바나나 · 도라지 · 무 · 버섯 · 연근 · 양배추 · 마늘 · 양파 등에 함유
녹차(건조)	※ 베타카로틴 : 건조 잎 녹차(가루 녹차) 8,400 μg / 8.4mg(21,000 μg /21.0mg) ※ 비타민C : 건조 잎 녹차(가루 녹차) 23(135.0)mg ※ 비타민E : 건조 잎 녹차(가루 녹차) 64.3(66.0)mg	※ 카테킨 : 폴리페놀 성분인 찻잎 중 탄닌의 75% 이상 차지. 홍차, 우롱차, 녹차 순으로 함유. 항산화 작용으로 LDL-콜레스테롤의 산화를 막아 세포의 DNA 손상을 억제하여 암 예방, 비타민C · E보다 강력한 활성산소 제거 효과, 항혈전 작용, 심혈관계 질환 예방
적포도	※ 베타카로틴 : 가공 식품 0.0 μg ※ 비타민C : 가공 식품 0.0mg ※ 비타민E : 가공 식품 2.4mg	※ 안토시아닌 : 플라보노이드의 일종인 청 · 자 · 적색의 수용성 색소, 강력한 항암 작용 ※ 탄닌 : 항산화 작용, 발암 유전자 억제, 암세포의 성장 억제, 항돌연변이 · 항동맥경화 작용 ※ 레스베라트롤 : 폴리페놀의 일종, 암의 개시, 촉진, 진행, 악화, 전이 억제
브로콜리 (생/구운 것)	※ 베타카로틴 : 생식품(삶은 것) 766 μg / 0.77mg(630 μg /0.63mg) ※ 비타민C : 생식품 98(50)mg ※ 비타민E : 생식품 5.1/5.1mg	※ 함유황 화합물(이소티오시아네이트, 설포라판, 인돌 등) : 발암 억제, 암세포의 증식 억제(마늘 · 양파 등에 함유) ※ 설포라판 : 특히 브로콜리 양배추 등의 십자화과 식물에 풍부 ※ 클로로필 : 녹차 · 매실 · 브로콜리 · 완두콩 · 상추 · 풋고추 등

| 귀리/
보리 | ※ 베타카로틴 : 귀리(보리/보리밥) 0.0(0.0/0.0) μg
※ 비타민C : 귀리(보리/보리밥) 0.0(0.0/0.0)mg
※ 비타민E : 귀리(보리/보리밥) 0.54(0.60/0.05)mg | ※ 비타민K : 고혈압, 심장병 예방,
※ 비타민B군 : 만성 피로 회복
※ 베타글루칸 : 수용성 식이섬유의 일종, 포만감을 주어 다이어트 효과, 장 운동을 촉진하여 변비와 대장암 예방, 콜레스테롤 및 혈당 저하 |

3) 암과 심 · 뇌혈관 질환에 도움이 되는 항산화 식품별 영양소 함량과 기능

표 1-4 암과 심혈관 질환을 예방하는 식품

식품 \ 함량과 기능	100g당 항산화 영양소 함량	피토케미컬과 기능
당근	※ 베타카로틴 : 생식품 7,620 μg ※ 비타민C : 생식품 8mg ※ 비타민E : 생식품 0.4mg	※ 식이섬유 : 비만 예방, 대장암 예방 효과 ※ 지용성 색소(주황색) : 기름을 이용하면 흡수율 상승
벌꿀 (프로폴리스)	※ 베타카로틴 : 건조 식품 0 μg /mg ※ 비타민C : 3.0건조 식품 mg ※ 비타민E : 0건조 식품 mg	※ 식이섬유 : 비만 예방, 대장암 예방 효과 ※ 지용성 색소(주황색) : 기름을 이용하면 흡수율 상승
십자화과 식물 브로콜리	※ 베타카로틴 : 생식품 766 μg ※ 비타민C : 생식품 98mg ※ 비타민E : 생식품 5.10mg	※ 설포라판 · 이소시아네이트 : 함-유황물질, 항발암 효과 탁월 (양배추 · 브로콜리 · 콜리플라워 · 방울양배추 · 배추 · 무 등에 함유)
무순	※ 베타카로틴 : 생식품 1,040 μg ※ 비타민C : 생식품 39mg ※ 비타민E : 생식품 0.54mg	
열무	※ 베타카로틴 : 생식품 632 μg ※ 비타민C : 생식품 23mg ※ 비타민E : 생식품 0.40mg	
석류	※ 베타카로틴 : 생식품 0 μg ※ 비타민C : 생식품 10mg ※ 비타민E : 생식품 0.55mg	※ 엘라그산 : 적 · 청 · 자색의 수용성 색소, 항산화 작용
풋고추 (홍고추)	※ 베타카로틴 : 생식품 6,466 μg ※ 비타민C : 생식품 116mg ※ 비타민E : 생식품 0.69mg	※ 캡사이신 : 항암 효과, 암 억제, 체내 지방을 연소시켜 비만 예방
김 (참김)	※ 베타카로틴 : 건조 식품 22,500 μg ※ 비타민C : 건조 식품 2mg ※ 비타민E : 건조 식품 4.30mg	※ 포피란 : 콜레스테롤을 낮추고 간 기능을 강화하는 생리 활성 물질
부추 (조선부추)	※ 베타카로틴 : 생식품 3,094 μg ※ 비타민C : 생식품 37mg ※ 비타민E : 생식품 0.92mg	※ 플라보노이드 : 세포와 조직의 손상을 억제하여 항염증 · 항산화 · 항암 작용(양파 · 케일 · 브로콜리 · 메밀 · 토마토 · 사과 · 꽃상추 등) ※ 각종 함유황 화합물 : 세포와 조직의 손상을 억제하여 항산화 작용, 혈액 손상 회복, 암과 동맥경화 예방 ※ 아릴설파이드 : 암 예방(파 · 마늘 · 양파 · 달래 · 부추 등의 오신채에 함유)

=〉이들 식품의 항산화 영양소와 식물 화학 물질을 살펴보면 우리 몸에 필요한 모든 영양소가 모두 들어 있는 단일 식
　품은 한 가지도 없다는 것을 알 수 있다. 그러므로 매 끼 여러 종류의 식품을 골고루 섭취하여 영양의 균형을 맞추
　는 것이 중요하다.

=〉여러 가지 역학 실험과 동물 실험 결과 채소와 과일 소비량과 위 · 식도 · 폐 · 구강 · 인두 · 자궁내막 · 췌장 · 대장
　암의 위험이 반비례한다는 결과가 나왔다. 또 만성 질환의 75~95%는 생활 습관과 관련되어 있으며, 식이섬유와
　과일 · 채소 섭취량은 대장선종과 반비례한다고 한다.

=〉식이섬유와 비타민, 미네랄의 훌륭한 공급원인 채소와 과일에 들어 있는 미량의 화학 물질들이 발암 개시를 유도
　하는 염증을 억제하고, 발암의 최종 단계인 혈관 형성과 전이를 억제하는 효과가 있다고 증명된 만큼 이들 식품을
　통한 암 예방 전략이 필요하다.

4) 암 유발 인자에 따른 피토케미컬과 항암 효과

표 1-5 암 유발 인자별 항암 효과

암 유발 인자	피토케미컬	항암 효과
케모카인(chemokines)과 전이(metastasis) : 케모카인은 백혈구 유인 물질인 어떤 화학 물질을 말한다. 세균의 독소인 경우도 있고, 면역을 위한 다른 세포가 방출하는 물질인 경우도 있다. 앞으로는 암을 촉진하는 케모카인 조절 물질이 암의 전이를 막는 새로운 항암 치료제로 각광받을 것이다.	커큐민 레스베라트롤 퀘르세틴 사포닌 녹차 카테킨 홍차 폴리페놀 제니스테인/이소플라본 캡사이신	- 식물 화학 물질들이 암을 촉진하는 케모카인 불활성화로 암의 성장과 전이를 억제한다. ※ 커큐민 : 암세포에서 IL(interleukin)-8 생산과 수용체를 통한 신호 전달 억제, 전 염증성 케모카인의 생산을 억제하는 유력한 항암 물질. 췌장암 세포에서 IL-8의 생산을 억제(심황/카레에 함유) ※ 레스베라트롤 : IL-8 생산을 억제하여 유전자의 전사 억제(적포도주에 함유) ※ 퀘르세틴 : 모세혈관 투과성 조절, NK-kB 억제를 통해 사구체 세포에서 IL-1유도 전사 억제(양파, 적포도주, 메밀, 홍차에 함유) ※ 대두 사포닌 : 복막 대식 세포에서 농도 의존적으로 종양괴사인자의 방출을 억제하여 항염증 · 항암 작용(콩에 함유) ※ 녹차 카테킨 : 대장 상피 세포에서 케모카인의 생성 억제 ※ 홍차 폴리페놀(플라보노이드/이소플라본, 커큐민, 안토시아닌, 진저롤, 루테올린, 퀘르세틴, 아피게닌, 루틴+탄닌) : 홍차에 들어 있는 붉은색 성분으로 홍차가 발효되는 과정에서 차엽의 카테킨 성분이 폴리페놀옥시다아제의 작용으로 산화 · 축합하여 생성된 폴리페놀. IL-8 전사 억제와 AP-1 경로를 억제하여 TNF-매개된 IN-8 유전자 발현 억제. 테아플라빈이라고도 한다. ※ 제니스테인 : 콜라겐으로 유도된 혈소판 응집 억제(대두에 함유) ※ 이소플라본 : 식물성 에스트로겐의 일종. 유방암 위험 감소, 폐경기 여성의 갱년기 증상 완화, 심혈관 질환 및 골다공증 예방, 암 예방 등의 생리적 효과가 알려진 부작용 없는 에스트로겐(대두, 알파파, 아마씨 등에 함유) ※ 다른 폴리페놀과 고추의 캡사이신 : NK-kB를 억제하여 흑색종 세포에서 IL-8의 발현을 억제

종양괴사인자(Tumor necrosis factor, TNF) : 암화의 시작 · 촉진 · 전이를 조절. TNF에 노출되면 대부분의 세포는 NF-kB가 활성화되고 염증성 유전자 발현을 이끈다. TNF는 난소암세포, 피부 T세포 림프종, 아교모 세포종, 급성 골수성 백혈병, B세포 림프종, 유방암, 신폐포암, 복합 골수종, 호지킨 림프종 등 대부분의 암세포의 성장 인자가 된다. 다양한 섬유아세포들도 TNF에 반응하여 증식한다. TNF 활성을 억제하는 약물은 관련 질병 치료 가능이 있다.	커큐민 녹차 폴리페놀 녹차 EGCG 진저롤 레스베라트롤 캠페롤 아피게닌	- 식물 화학 물질 가운데 하나인 폴리페놀 화합물이 암 발생 조절에서 결정적인 역할을 하는 TNF의 활성을 억제. 과일과 채소, 통곡류에 풍부한 플라보노이드는 염증과 산화적 스트레스 저하, 암과 심혈관 및 만성 염증성 질환에 효과가 있다. 아피게닌, 캠페롤, 레스베라트롤은 TNF의 발현을 억제한다. ※ 커큐민 : 외투막 세포 림프종 세포에서 TNFmRNA와 단백질의 발현 억제. NF-kB와 세포의 증식 억제(심황/카레에 함유) ※ 녹차 폴리페놀 : 항암 · 항염증 작용을 하는 효과적인 항산화제 ※ 녹차 EGCG : TNF 생산을 용량 의존적으로 하향 조절 ※ 진저롤 : 강력한 항염증 활성(생강 뿌리 줄기에 함유) ※ 천궁의 말린 뿌리줄기 : 염증과 심혈관 질환 예방, TNFmRNA 생산 억제
사이클로옥시지나제-2(COX-2) : 프로스타글란딘 H 합성 효소로 세포막 인지질에서 유리되는 아라키돈산을 프로스타글란딘으로 전환시키는 COX-1, COX-2가 있다. COX-2는 대장, 간, 췌장, 유방, 폐, 방광, 피부, 위, 머리, 식도를 포함한 모든 암과 전암 상태에서 과다 발현된다. AP-1와 NF-kB를 포함한 몇 가지 전사인자들이 COX-2 전사를 촉진한다. 따라서 이들 전사인자를 억제할 수 있는 모든 식물 화학 물질은 COX-2 발현 억제 가능성이 있다.	루테올린 아피게닌 6-하이드록시 캠페롤 퀘르세틴 제니스테인 카테킨 녹차 EGCG 커큐민 레스베라트롤	- 식물 화학 물질이 NF-kB와 COX-2의 활성을 억제하여 모든 암과 전암 상태를 예방한다. ※ 루테올린 : 쥐의 골수에서 COX 활성을 막아 아라키돈산의 과산화 억제(금은화, 디기탈리스 잎에 함유) ※ 플라본 · 아피게닌 : COX의 활성 억제, 혈소판 응집 억제(파슬리, 브로콜리 함유) ※ 6-하이드록시캠페롤 : 백혈구에서 COX의 활성 억제(쑥 · 국화에 함유) ※ 제니스테인 : 대장암 세포에서 COX-2 촉진자 활성 감소시킴(대두에 함유) ※ 카테킨과 EGCG : 쥐의 피부에서 COX-2의 발현 억제, 암과 대장 점막에서 얻은 마이크로솜에서 COX 의존 아라키돈산의 물질 대사 억제(차와 녹차에 함유) ※ 커큐민 : NF-kB를 통해 COX-2를 저해하는 화학 예방 식물 화학 물질로 처음 보고됨. 유방암 환자도 식물 화학 물질로 차단 가능. COX-2 저해제는 유방암 치료에 매우 유용(심황/카레에 함유) ※ 제니스테인 : 식물 화학 물질이 COX-2의 발현 억제(대두에 함유) ※ 레스베라트롤 : COX-2의 발현과 활성 억제, 유방암을 발생시킨 쥐에 투여한 결과 결과 NF-kB를 억제하여 유방암 억제(적포도주에 함유)

5) 암과 심혈관 질환을 예방하는 식물 화학 물질 함유 식품과 효능

다음에 나오는 표에서도 알 수 있듯이 과일과 채소에 들어 있는 여러 가지 영양소와 피토케미컬은 다양한 세포 신호 경로를 간섭한다. 심 · 뇌혈관 질환과 암 예방을 위해서는 이들 성분을 천연 그대로의 형태로 섭취하는 것이 가장 좋지만 개개인의 건강 상태에 따라 조리법과 섭취량은 달라질 수 있다. 게다가 식물 화학 물질은 안전한 만큼 음식으로 섭취하지 못할 경우 약물을 통해서라도 복용해야 한다. 지금까지의 연구 결과에 의하면 이들 식물 화학 물질들은 in vitro 반응을 보여 주는 불충분한 혈중 농도에서 생물학적 반응이 나타났다고 한다. 따라서 이들 식물 화학 물질들의 생물학적 효과를 합성 화합물과 같은 방식으로 평가해서는 안 된다. 특히 현재 암 치료에 사용되는 약들은 값이 매우 비싸고 독성이 있다는 것이 단점이다. 그러므로 효과가 있다고 알려진 식물 화학 물질을 활용하여 단독 또는 기존의 약물과 병행하여 더 많은 임상 실험이 지속되어야 한다.

문제는 아무리 항산화 물질이 풍부한 천연 식품을 골고루 섭취하고 의사에게 항산화제를 처방받는다 해도 스트레스를 받으면 입맛이 떨어지고 스트레스 호르몬이 발생하여 면역력 저하, 비만, 당뇨, 고혈압 등이 발생한다는 것이다. 스트레스가 누적되면 결국 몸속에 활성 산소가 증가하고 면역력이 저하되어 결과적으로 암세포 억제 능력이 떨어져 암에 걸릴 위험이 높아진다.

실제로 미국의 한 대학에서 한 그룹에는 하루 종일 재미있는 코미디 영화를 보여 주고, 한 그룹에는 슬프고 우울한 영화만 보여 준 뒤 면역 상태를 측정했더니 코미디 영화를 본 그룹의 면역력이 훨씬 높았다고 한다. 이처럼 스트레스는 면역력과 관련이 깊은 만큼 항상 웃고 스트레스를 제때 푸는 것도 중요하다. 지나친 신체적 스트레스가 정신적 스트레스로 연결되는 경우도 많다. 이렇게 되면 신체 리듬이 깨져 면역력이 떨어지기 쉬우므로 꾸준한 운동을 통해 몸을 건강하게 만들어야 한다. 하지만 지나친 운동은 오히려 건강에 해를 끼칠 수 있으므로 운동 전문가의 처방 하에 자신에게 적합한 강도의 운동을 해야 한다. 유산소 운동이 지나칠 경우 오히려 무산소 운동이 되어 몸속에 노폐물의 일종인 젖산이 쌓이고 활성 산소가 급격히 증가하여 노화와 암을 촉진해 수명이 단축될 수도 있다. 또 감정이 고조된 상태가 지속될 경우에는 화병이 생겨 신체의 균형이 깨지므로 좋지 않은 일은 가능하면 빨리 잊고 같은 실수를 반복하지 않도록 조심해야 한다. 참고로 스트레스를 많이 받는 직업군이 발표되었는데, 그 결과를 살펴보면 언론인 〈 작가 〈 운동 선수 〈 예술가 〈 법률가 〈 관료 · 사업가 〈 교수 〈 연예인 · 정치인 〈 종교인 순이었다.

특히 스트레스를 받거나 몸에 염증이 생기면 백혈구 내에 존재하는 비타민C가 급격히 감소한다. 이는 곧 백혈구의 기능이 떨어져 면역력 저하로 이어진다는 것을 의미한다. 따라서 스트레스가 많을 때는 면역력이 떨어지지 않도록 비타민C가 풍부한 음식을 많이 섭취하는 것이 좋다. 음식으로 부족할 경우에는 정제로라도 섭취해야 한다.

매일매일 항산화 식품을 골고루 섭취하면서 자신의 건강 상태에 알맞은 운동을 하고 의사의 처방 하에 부족한 항산화제를 복용하면서 하루 동안 쌓인 스트레스를 적절히 해소하고 가족이나 친구와 충분한 대화를 하는 것. 이것이 바로 스트레스를 효과적으로 해소하는 동시에 활성 산소의 공격을 피하고 건강을 지키는 가장 좋은 방법이다.

표 1-6 식물 화학 물질 함유 식품과 효능

종류			식품원	우리 몸에 미치는 효과
식물 화학 물질 / 피토 케미컬	카로티노이드	카로틴	베타카로틴	오렌지색 과일과 채소, 녹색잎 채소, 당근, 토마토, 시금치, 양배추, 단호박 ※ 양배추 : 살짝 데치면 흡수율이 5배 상승. 양배추즙은 하루 80~400cc가 적당	※ 항산화 · 항돌연변이 작용, 발암 유전자 억제, 면역력 증강, 니트로소아민을 무력화하여 암 예방
			리코펜	토마토, 수박, 딸기, 감, 포도, 석류, 자몽, 구아바 등의 붉은색 과일에 풍부 ※ 토마토 : 설사를 하거나 냉증이 있는 사람은 하루 3개 이상 먹지 말 것.	※ 항산화 · 항암 · 항노화 · 항당뇨 · 항심혈관 질환 효과 ※ 토마토의 리코펜은 LDL-콜레스테롤이 산화되는 것을 억제하여 과산화를 막아 암을 예방하고, 암세포의 성장을 돕는 인자를 억제한다.
		잔토필	크립토산틴	파파야, 망고, 복숭아, 오렌지, 옥수수, 수박 및 채소류와 달걀 노른자, 버터	※ 강력한 항산화 · 항암 효과, 활성 산소를 무력화하여 암을 일으키는 세포의 작용을 방어한다. 베타카로틴에 비해 효과는 약하다.
	폴리페놀류	플라보노이드 /수용성	이소플라본	대두 배아 및 콩 식품(두부, 두유, 된장, 콩나물 등) ※ 콩 : 이소플라본, 제니스테인, 다이드제인 등의 플라보노이드와 사포닌 성분이 암 예방. 일주일에 2~4회 이상 섭취해야 효과가 있다.	※ 항산화 · 항암 작용, 폐경기 증후군, 심혈관 질환, 골다공증에 효과적이다. ※ 이소플라본 화합물의 하나인 제니스테인이 암세포의 성장과 세포 분열을 막아 준다.
			안토시아닌	적양배추, 청고추, 가지, 산딸기, 블루베리, 크랜베리, 오디, 포도 ※ 적포도주 : 새로운 혈관이 생성되는	※ 항산화 · 항암 작용. 종양이 증식하는 것을 억제하고 성장 속도를 둔화시키며, 심장병 예방에도 효과가 있다.

식물 화학 물질 / 피토 케미컬				
폴리페놀류	플라보노이드/수용성	안토시아닌	것을 억제하여 암세포를 죽인다. 하루 2잔 이상은 해롭다.	※ 적포도주에 들어 있는 레스베라트롤은 알코올에 녹는 특성이 있어서 포도보다 와인에 많이 들어 있다.
		루테올린 쿼르세틴 아피게닌 루틴	양파, 메밀, 적포도주, 구기자 잎, 냉이, 녹색 고추, 케일, 브로콜리, 꽃상추, 셀러리, 토마토, 사과, 갈근, 금은화(인동초꽃) 등	※ 항산화 활성이 강함, 지질 과산화 감소, 산화적 스트레스 감소, 항염증·항암·항혈전 작용
		커큐민	생강과에 속하는 심황	※ 항발암·항돌연변이·항산화·항염증 작용. 산화에 의한 DNA 손상과 지질 과산화를 억제하고 활성 산소를 청소한다.
		진저롤	생강의 매운맛 성분(큰 것으로 하루 1톨이면 적당)	※ 항균·항종양, DNA 손상 억제 및 체내 지질 저하 효과
	탄닌(찻잎 카테킨)		미숙과, 찻잎, 커피 등 식물체에 존재하는 떫은맛 성분으로 성숙하면 없어진다. ※ 찻잎 : 항산화 작용 있는 카테킨·항산화 비타민C와 베타카로틴 함유 ※ 녹차 : 차로는 하루 10잔, 잎 6g을 잘게 썰어 밥이나 반찬, 샐러드에 섞어 먹는다.	항산화, 발암 유전자 억제, 암세포 성장 억제, 항돌연변이·항동맥경화 ※ 항산화 작용으로 나쁜 LDL-콜레스테롤의 산화를 막아 DNA가 손상되는 것을 억제하여 암을 예방한다. 비타민C·E보다 활성 산소 제거 효과가 좋다.
함유황화합물	이소시아네이트 알린/인돌-3카비트롤 알릴이소시아네이트 디알릴설파이드		겨자, 양파, 마늘, 부추 및 십자화과 식물(배추·콜리플라워·브로콜리·케일·콜라드·싹눈양배추·양배추)의 매운맛 성분 ※ 하루 : 생으로 1쪽 또는 구운 것으로 2~3쪽 적당	※ 항돌연변이·항산화·항박테리아·항암 작용. 치료보다 예방에 효과적. 아플라톡신에 의한 발암 저지, 세포 내에서 해독 작용을 하는 효소를 활성화하여 발암 물질을 배출시켜 발암 물질의 독성을 제거해 암이 발생하는 것과 발암 유전자를 억제한다. 콜레스테롤을 낮춰 준다.
	설포라판		십자화과 채소 : 브로콜리, 양배추, 방울양배추, 배추, 콜리플라워, 케일, 순무, 적무, 콜라드	※ 항암, 헬리코박터 파일로리균 억제, 염증 유발 인자의 활성을 저해. 2단계의 해독 작용을 하는 효소의 활동을 강화하여 발암 물질의 성장을 억제한다.
포화탄화수소	테르핀		과일(감귤류와 레몬)과 향신채(로즈마리·세이지) 등의 쓴맛을 내는 성분	※ 발암 물질의 독성을 제거하여 발암 유전자의 작용과 암세포의 성장을 억제한다.
다당체	버섯류		차가버섯·상황버섯·아가리쿠스버섯·꽃송이버섯 등의 다당체인 베타-글루칸, 표고버섯/레티난, 치마버섯/시조피란, 운지(구름)버섯/크레스틴	※ 면역 기능을 활성화하여 암세포와 감염 세균을 파괴하고 면역력을 강화하여 항암 작용을 한다.
	해조류 중 갈조류/알긴산, 푸코이단		미역, 다시마, 녹미채 등에 들어 있는 갈조류의 점질다당 물질인 알긴산, U-푸코이단	※ 발암 물질을 흡착하여 몸 밖으로 배출하여 암세포를 물리친다.

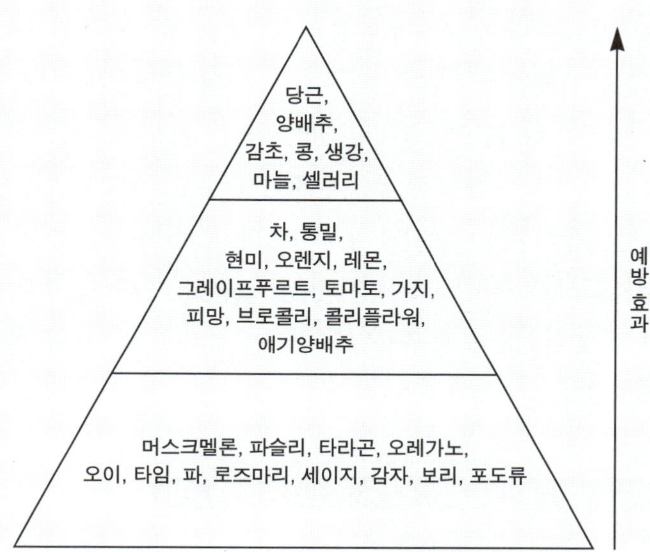

피토케미컬은 식물 에너지 생산 과정의 구성 요소로, 색과 향기를 가지고 있으며 빛과 산소로 인한 산화를 방지하는 물질이다. 식물 호르몬으로 작용하며, 필수 영양소처럼 체내에서 만들 수 없는 필수 영양소와 성분이 유사하다. 일반적으로 영양적 · 생리적 · 치료에 있어 인체에 영향을 미치는 식물에서 유도된 물질로 정의된다. 한 마디로 질병 관계에 있어 생리 활성 기능을 하는 자연 식물에서 추출한 화합물 또는 이 추출물을 가공하여 다른 식품에 첨가할 때 생리 활성 기능이 강조되는 성분이라 할 수 있다.

피토케미컬은 항균 · 항암 · 항염증 · 항산화 작용을 하며, 면역력을 증가시키고 혈중 콜레스테롤을 낮추며, 노화를 방지하고 암과 심장병을 예방한다. 결핍증은 없어도 섭취량이 부족할 경우 암이나 심혈관 질환, 당뇨병 등에 걸릴 위험이 높아진다. 피토케미컬이 함유된 대표적인 식품은 포도 주스, 녹차, 심황, 토마토, 양배추, 당근, 생강, 고추, 현미, 통곡식빵, 땅콩버터, 대두 및 두부 등의 콩 제품이다. 적황색 과일과 채소, 잎이 넓은 녹색 채소, 버섯, 해조류, 마늘, 통곡식, 콩류 및 견과류에도 들어 있다.

이 피라미드는 지난 1990년 미국 암예방연구소에서 식물에 함유된 생리 활성 물질인 피토케미컬을 함유한 항암 잠재 능력을 가진 40여 종의 식품을 선정한 것으로, 상단에 있는 식품일수록 암 예방 효과가 크다고 인정받고 있다.

6) 세계 10대 항암 식품

미국의 시사 주간지 《타임(Time)》지가 선정한 10대 항암 식품은 모두 항산화 비타민과 피토케미컬이 함유된 식품으로, 리코펜이 풍부한 토마토, 항산화 비타민C와 베타카로틴이 풍부한 시금치, 함유황 물질인 알리신이 함유된 마늘, 폴리페놀 화합물의 일종인 카테킨이 풍부한 녹차, 폴리페놀의 일종인 레스베라트롤이 풍부한 적포도주, 항산화 비타민E가 함유된 견과류(땅콩 · 호두 · 잣 등), 연어와 고등어처럼 DHA와 EPA가 풍부한 등 푸른 생선, 안토시아닌 색소가 함유된 블루베리(가지), 설포라판과 인돌 등의 피토케미컬과 항산화 비타민C와 베타카로틴이 함유된 십자화과 식물 브로콜리(양배추), 난소화성 수용성 식이섬유와 베타글루칸이 함유된 귀리(보리)이다. 이들 식품을 매 끼 종류별로 골고루 섭취하는 것이 암 환자의 기본 식생활이 되어야 한다.

(1) 타임지가 선정한 10대 항암 식품의 영양소 함량과 기능

표 1-7 타임지가 선정한 10대 항암 식품의 영양소 함량과 기능

함량과 기능 / 식품	100g당 항산화 영양소 함량	피토케미컬과 기능
토마토	※ 베타카로틴 : 생식품(삶은 것) 542 μg/0.54mg ※ 비타민C : 생식품(삶은 것) 11(13.3)mg ※ 비타민E : 생식품(삶은 것) 0.44(0.80)mg	※ 리코펜 : 카로티노이드류, 항산화제, 암 · 관상 동맥 질환 발병 억제(토마토 · 수박 · 석류 등에 함유) ※ 루틴 : 플라보노이드류, 지질대사 조절 및 항산화 활성 강함.(메밀 · 구기자 잎 등에 함유) ※ 펙틴 : 수용성 식이섬유, 면역력 강화 및 면역 관계 질병 예방.(해독 작용. 해조류 등에 함유)
시금치	※ 베타카로틴 : 생식품 노지(하우스) 3,640 μg /3,64mg(2,860 μg /2.86mg) ※ 비타민C : 생식품 노지(하우스) 60(66.0)mg ※ 비타민E : 생식품 노지(하우스) 3.1(3.1)mg	※ 루테인 : 카로티노이드의 일종 ※ 안토시아닌 : 플라보노이드의 일종인 청 · 자 · 적색의 수용성 색소, 강력한 항암 작용. 포도 · 가지 · 검은콩 · 검은깨 · 검은쌀 등에 함유.
마늘	※ 베타카로틴 : 생식품 3.0 μg (풋마늘/마늘종 1,690/281 μg 또는 1.69/0.28mg) ※ 비타민C : 생식품 9.0mg (풋마늘/마늘종 81/56.0mg) ※ 비타민E : 생식품 0.4mg(풋마늘/마늘종 0.4/0.4mg)	※ 알린 · 알리신 · 황화알릴류 : 마늘의 매운맛 성분, 항산화 작용, 세포의 돌연변이 억제, 종양 크기를 축소 작용. ※ 안토크산틴 : 바나나 · 도라지 · 무 · 버섯 · 연근 · 양배추 · 마늘 · 양파 등에 함유
녹차	※ 베타카로틴 : 건조 잎 녹차(가루 녹차) 8,400 μg /8.4mg(21,000 μg /21.0mg) ※ 비타민C : 건조 잎 녹차(가루 녹차) 23(135.0)mg	※ 카테킨 : 폴리페놀 성분인 찻잎 중 탄닌의 75% 이상을 차지. 홍차 〉 우롱차 〉 녹차 순으로 많이 함유. 항산화 작용으로 LDL 콜레스테롤의 산화

녹차	※ 비타민E : 건조 잎 녹차(가루 녹차) 64.3(66.0)mg	를 막아 DNA가 손상되는 것을 억제하여 암을 예방한다. 비타민C · E보다 강력한 활성 산소 제거 효과가 있다.
적포도주	※ 베타카로틴 : 가공 식품 0.0 μg ※ 비타민C : 가공 식품 0.0mg ※ 비타민E : 가공 식품 2.4mg	※ 안토시아닌 : 플라보노이드의 일종인 청 · 자 · 적색의 수용성 색소, 강력한 항암 작용. ※ 탄닌 : 항산화 · 항돌연변이 · 항동맥경화 작용, 발암 유전자 억제. 암세포의 성장 억제. ※ 레스베라트롤 : 폴리페놀의 일종으로 암의 개시와 촉진, 진행, 악화, 전이를 모두 억제.
견과류	※ 베타카로틴 : 잣/볶은 땅콩/볶은 흰깨/호두 0/0/9.0/23 μg ※ 비타민C : 잣/볶은 땅콩/호두/볶은 흰깨 0/0/0/0.0mg ※ 비타민E : 잣/볶은 땅콩/호두/볶은 흰깨 12.9/11.1/2.9/1.4mg	※ 엘라그산 : 암의 진행과 촉진을 억제. 잣 · 땅콩 · 호두 등에 함유
등 푸른 생선	※ 베타카로틴 : 생식품 참치/고등어/꽁치/연어 모두 0.0 μg ※ 비타민C : 생식품 참치/고등어/꽁치/연어 2/1/1/1.0mg ※ 비타민E : 생식품 참치/고등어/꽁치/연어 1/1.5/1.5/1.0mg	등 푸른 생선에는 칼슘의 흡수를 돕는 비타민D가 풍부하다. DHA · EPA가 풍부해 암 예방 효과가 있다. ※ DHA : 탄소 22개, 이중 결합 6개인 오메가-3계의 산화되기 쉬운 고도 불포화 지방산. ※ EPA : 탄소수 20개, 이중 결합 5개인 오메가-3계의 고도 불포화 지방산. 어유에 풍부
블루베리/가지	※ 베타카로틴 : 생식품 60 μg ※ 비타민C : 생식품 13mg ※ 비타민E : 생식품 0.84mg	※ 안토시아닌 : 항균 · 항바이러스 · 항암 작용. 블루베리 · 가지 등에 함유
브로콜리	※ 베타카로틴 : 생식품(삶은 것) 766 μg/0.77mg(630 μg /0.63mg) ※ 비타민C : 생식품 98(50)mg ※ 비타민E : 생식품 5.1/5.1mg	※ 함유황 화합물(이소티오사이아네이트 · 설포라판 · 인돌 등) : 암 발생 및 암세포 증식 억제. 마늘 · 양파 · 브로콜리 · 양배추 등 십자화과 채소 ※ 클로로필 : 녹차 · 매실 · 브로콜리 · 완두콩 · 상추 · 풋고추 등
귀리/보리	※ 베타카로틴 : 귀리(보리/보리밥) 0.0(0.0/0.0) μg ※ 비타민C : 귀리(보리/보리밥) 0.0(0.0/0.0)mg ※ 비타민E : 귀리(보리/보리밥) 0.54(0.60/0.05)mg	※ 비타민K : 고혈압과 심장병 예방 ※ 베타글루칸 : 수용성 식이섬유의 일종. 포만감을 주어 다이어트에 효과, 장운동을 촉진하여 변비와 대장암 예방. 콜레스테롤 및 혈당 저하 작용

4 암과 심 · 뇌혈관 환자에게 식생활이 중요한 이유

보건복지가족부의 질병 통계에 따르면 2006년 전체 사망자의 27%가 뇌와 심장에 산소를 공급하는 혈관이 막혀 발생하는 질환인 뇌졸중과 심근경색 등 심 · 뇌혈관 질환으로 사망했다고 한다. 이는 우리나라 사람들의 사망 원인 1위인 암(악성 신생물)과 비슷한 수준이다. 심·뇌혈관 질환도 암처럼 서서히 진행되어 치명적인 결과를 가져오는 질환인 만큼 생활 습관을 개선하고 정기적으로 건강 진단을 받아 조기에 발견하여 지속적인 치료를 하는 것이 중요하다. 이미 질환에 걸린 사람 역시 응급 증상을 숙지하여 비상 사태가 발생했을 때 신속히 대처해야 한다.

세계보건기구(WHO)의 자료에 따르면 모든 암의 30%는 예방이 가능하고, 30%는 조기에 발견하면 치료가 가능하다고 한다. 30% 정도만 근본적인 치료가 불가능해 보조적인 치료가 필요하다. 암 역시 혈당이나 혈중 콜레스테롤 수치처럼 식생활을 개선하면 얼마든지 예방이 가능하다. 또 암 진단을 받았다 해도 식생활을 개선하면 증상이 악화되는 것을 막아 치료와 회복 효과를 높일 수 있다. 건강한 사람 역시 영양이 균형 잡힌 항산화 식사를 지속하면 면역력이 강화되어 평생 암에 걸리지 않고 살 수 있다.

앞에서도 말했다시피 정상세포가 늙으면 죽어서 떨어져 나가는 것과 달리 한번 생긴 암세포는 영양분이 있는 한 계속해서 증식하고 성장한다. 또 정상세포보다 생명력이 강해 다량의 영양소와 산소를 흡수하기 때문에 주변 조직을 파괴하고 침범하거나 쇠약하게 만들고, 혈관과 림프관을 통해 여러 장기로 전이되어 장기를 무력화시키기도 한다. 장기암(臟器癌) 세포의 경우에는 장기의 막을 뚫고 흉강이나 복막강으로 가 늑막과 복막에 붙어살면서 암성 늑막염이나 암성 복막염을 일으키기도 한다. 게다가 암세포에서 내보내는 대사 물질 중에는 때때로 암의 독소가 들어 있으며, 이 독소들은 장기와 신경에 손상을 입힌다. 그래서 말기 암 환자의 경우 암악액질(cachexia, cachexy : 식욕 감퇴, 빈혈, 고열, 부종 등이 나타나 영양 섭취 및 흡수, 이용에 장애를 일으켜 체중을 감소시킴) 증상이 나타나기도 한다. 뿐만 아니라 많은 혈관에 분포되어 있고 조직이 약해 출혈이 잦으며 출혈과 골수의 혈구 생성이 저하되어 빈혈이 오기도 한다. 위암이나 폐암, 신장암, 방광암의 경우에는 출혈이 잦아 가래가 나거나 소변에 피가 섞여 나온다.

이처럼 정상세포가 여러 가지 발암 물질에 의해 여러 단계의 과정을 거쳐 암세포가 되게 하는 데 가장 유력한 요인으로 꼽히는 것이 음식이다. 실제로 암으로 인한 사망 원인 중 가장 큰 비중을 차지하는 환경 인자(70~80%) 가운데 35%가 음식이고,

나머지를 차지하는 것이 흡연, 음주, 유전, 생활 습관, 스트레스, 자외선 등이다. 항산화 영양소가 들어 있는 식품의 적극적인 섭취를 권하는 것도 이 때문이다.

문제는 이처럼 항산화 영양소와 식물 화학 물질이 풍부한 천연 식품을 골고루 섭취하는 사람보다 다른 사람들 말에 현혹되어 효과가 증명되지 않는 기능성 식품에 의존하는 경우가 많다는 것이다. 하지만 아무리 좋은 기능성 식품도 인체에 들어가 모든 질병을 예방, 치료하고 회복시켜 주는 영양소가 골고루 들어 있는 식품은 한 가지도 없다.

중요한 것은 의사의 처방을 따르되 항산화 영양소와 피토케미컬이 풍부한 식품을 종류별로 다양하게, 그리고 규칙적으로 섭취하는 것이다. 이렇게 할 때 치료 효과를 볼 수 있음은 물론 예방 효과까지 상승하여 진정한 웰빙(well-being)과 웰룩킹(well-looking)을 누릴 수 있다.

5 장기 투병 환자에게 필요한 비타민 · 무기질 · 식이섬유

우리 몸에 필요한 영양소가 모두 들어 있는 단일 식품은 없다. 에너지를 내는 3대 영양소가 풍부한 곡류와 어육류, 우유를 적절히 섭취해도 우리 몸속에 들어가 생리적 기능을 하는 비타민과 무기질, 식이섬유가 풍부한 채소와 과일을 충분히 섭취하지 않으면 완전한 건강을 유지할 수 없다. 따라서 건강을 유지하기 위해서는 매 끼 영양이 균형 잡힌 식사를 해야 한다. 아무리 몸속에서 활성 산소의 공격을 방어하여 무력화시키고 항산화 효소(SOD, Catalase, GSH)가 작용한다 해도 수술 전후의 회복기 환자들은 경제적 · 사회적 · 정신적 스트레스로 인해 몸속에 많은 활성 산소가 쌓인다. 입맛 저하로 인해 면역력이 떨어지고 영양 불량이 되거나 그 이상의 심각한 상태가 와서 내부 방어력만으로는 힘에 부치는 상황에 이르기도 한다. 그렇기 때문에 항산화 영양소가 풍부한 식품을 섭취하는 것이 중요하다.

항산화 영양소와 식물 화학 물질이 들어 있는 식품, 그리고 《타임》 지가 선정한 10대 항암 식품의 성분을 살펴보면 결국 항산화 비타민과 무기질, 피토케미컬, 식이섬유가 풍부하다는 공통점이 있다. 그런 만큼 신선한 식품을 선택하여 가능하면 조리 과정에서 이들 유효 성분이 손실되지 않도록 조리하여 균형 잡힌 식사를 하는 것이 중요하다.

특히 장기 투병 중인 심·뇌혈관 질환자와 암 수술 후 회복기 환자의 경우에는 활성 산소에 대한 방어력을 더욱 강화하고 면역력을 증강시켜야 한다. 그러기 위해서는 증상이 악화되거나 암세포가 다른 세포로 전이되는 것을 막아 주는 식이요법에 신경 써야 한다. 식품을 통해 섭취할 수 없을 때는 의사의 처방에 따라 항산화 보충제를 섭취하여 효과를 증가시켜야 한다. 그중에서도 특히 비타민과 무기질, 그리고 식이섬유의 섭취가 중요한데, 이들 영양소와 질환과의 관계를 살펴보면 다음과 같다.

1) 비타민과 무기질의 분류

비타민은 에너지 대사와 단백질 생합성 등의 생화학 반응을 원활하게 해 주는 촉매 역할을 하는 성분으로, 생명 유지에 필수적인 기능을 한다. 하지만 체내에서 합성되지 않기 때문에 반드시 음식을 통해 섭취해야만 한다. 비타민은 크게 지용성 비타민(A/베타카로틴·D·E·K)과 수용성 비타민(B군·C·판토텐산·엽산)으로 나누어지며, 이 중 여러 종류가 효소의 보조 효소로 작용한다.

일반적으로 자연계에 존재하는 물질 중 분자 구조에 탄소가 함유되지 않은 물질을 무기물이라 하는데, 이는 인간을 포함한 지구상의 어떤 생물체도 합성하지 못하기 때문에 반드시 식품을 통해 섭취해야 하는 '필수 영양소'이다. 건강을 유지하기 위해 반드시 필요한 무기질은 20여 종으로, 구조가 간단하여 조리를 해도 파괴되지 않으며 수분의 균형을 잡아 주고 골격을 구성하며, 에너지 대사의 보조 인자로 작용하고 신경계의 기능을 돕는다. 무기질은 크게 하루에 100mg 이상을 필요로 하는 다량 무기질(칼슘·마그네슘·인·나트륨·칼륨·황 등)과, 100mg 이하를 필요로 하는 미량 무기질(아연·망간·셀레늄·크롬·구리 등)로 나눈다.

비타민과 무기질은 극히 소량만 필요하나 우리 몸에서 매우 중요한 역할을 하며, 부족할 경우 결핍 증세가 나타난다. 특히 최근 들어 인스턴트식품과 육류 섭취량이 늘어나면서 비타민과 무기질 요구량도 증가하고 있다. 채소 섭취량이 부족하거나 농약과 토양에 오염되어 처리 과정에서 수용성 영양소의 손실이 증가하여 필요량을 충족시키기 어려운 경우에는 기능성 보충제를 통해서라도 섭취해야 한다. 하지만 기능성 보충제는 가격이 비싸다고 해서 효과가 높은 것도 아니고 함량이 높다고 무조건 좋은 것도 아니다. 또 과다하게 섭취할 경우 지용성 비타민과 무기질이 체외로 배출되지 않고 몸속에 축적되어 독성을 유발할 수 있으므로 조심해야 한다. 무조건 함량이 높은 것보다 1일 영양소 기준에 맞게 반드시 의사의 처방을 따르는 것이 좋다.

- 비타민E와 K는 서로 길항 작용을 한다. 비타민E는 혈액이 응고되는 것을 막아 주고, 비타민K는 혈액을 응고시키는 반대 작용을 한다.

표 1-8 비타민과 무기질의 분류

종류		기능	결핍 증상	함유 식품
비타민	지용성 A	눈의 간상세포에서 물체를 볼 수 있게 하는 색소(로돕신)를 합성하는 데 필요. 항산화·항암 작용, 감염에 대한 면역력 강화, 피부 점막 형성과 기능 유지, 상피 세포의 성장과 발달에 기여	야맹증, 면역력 저하, 각막 건조증, 식욕 부진, 감염, 호흡계 약화 (과잉/부작용 : 피로감, 두통, 구역질, 설사, 다음 다갈증, 식욕 부진, 체중 감소)	간, 생선 간유, 난황, 우유, 치즈
	지용성 D	뼈 형성, 칼슘 흡수 촉진, 종양 세포 증식 억제	구루병, 골다공증 (과잉/신결석·혈관 경화 유발)	비타민D 강화 우유, 햇빛, 생선 간유
	지용성 E	불포화 지방산의 과산화 작용 억제, 항산화 작용, 항불임 인자, 간의 괴사와 빈혈, 신경 손상, 근위축증 예방, 암과 허혈성 심장 질환 예방	노화, 세포 손상	식물성 기름, 곡물 배아
	지용성 K	혈액 응고 비타민, 소장에서 칼슘의 흡수를 높여 줌	장 점막 출혈, 혈액 응고 지연	녹차, 녹색 채소, 곡류, 강낭콩, 소 간
	수용성 B₁	B₁의 80%가 조효소 형태인 TPP의 조효소로 탄수화물과 에너지 대사에 관여. Na+channel의 성분으로 신경 전달에 관여. 곡류 섭취가 많을수록 필요	각기병, 초조, 불안, 두통, 피로, 신경 장애	곡물 배아, 효모, 돼지고기, 콩류

			기능	결핍증	급원 식품
비타민	수용성	B₂	조효소 형태인 FMN & FAD로 산화·환원 반응 촉매 작용, 단백질과 결합해 다양한 종류의 Flavoenzyme들이 탄수화물·단백질·지방 에너지 대사에 필수.	주로 노인과 청소년에게서 발생. 구강염, 구순염, 설염, 빈혈, 지루성 피부염, 피로, 식욕 부진, 광선 공포증, 안구 출혈	육류, 닭고기, 생선, 콩류, 녹색 채소, 곡류, 난류
		니아신	조효소 NAD&NADP로 전환되어 생체 내 산화·환원 반응에 관여, 비타민 B1·B2와 함께 탄수화물과 지방산 대사 및 세포 호흡과 스테로이드 합성 대사.	펠라그라(불면, 피부염, 식욕 부진, 혀와 위 점막 염증, 우울증, 기억 상실증 초래)	육류(특히 간), 생선, 콩류, 종실류
		B₆	당과 니아신 신생, 지질 및 핵산 대사, 면역계 및 신경 전달 물질 합성, 스테로이드 호르몬 작용 조절	간질성 혼수, 피부염, 구내염, 구순염, 설염, 우울중, 정신 착란	흰 살 생선, 돼지고기, 닭고기, 난류, 동물의 간, 현미, 대두, 귀리 등 전곡류
		엽산	활성형 조효소(THF)로 전환되어 단일 탄소 전이 반응 보조 효소로서 RNA & DNA 및 단백질 생합성에 필수적인 영양소로 세포 분열과 성장 인자로 작용, 메티오닌과 콜린 등의 항지방간성 인자 합성, B12와 조효소 활성화로 적혈구 생성	빈혈, 핵산 합성 능력 저하, 설염	간, 녹색잎 채소, 비트, 견과류, 콩류, 오렌지·오렌지 주스, 복숭아, 토마토, 셀러리, 생선, 달걀
		B₁₂	조효소로 작용. 엽산 조효소 활성화에 관여. 핵산 합성, 조혈 작용으로 적혈구 형성	악성 빈혈/창백·피로·숨 가쁨·운동 능력 감소·신경장애	간, 어패류, 육류, 우유 및 유제품
		판토텐산	보조 효소인 코엔자임A의 구성 성분, 탄수화물·지방·단백질로부터 에너지 생성에 관여. 호르몬, 콜레스테롤, 헤모글로빈 합성 과정에 보조 효소로 작용	체중 감소, 성마름(irritability), 피부염, 피곤, 무감각, 불면증, 구토, 복통, 감각 이상, 근육 경련, 탈모, 저혈당, 인슐린 민감도 증가	감자, 간, 알류, 콩류, 효모 등에 많고 쇠고기와 닭고기에도 들어 있다.
		비오틴	탄수화물·지방·단백질 대사에 관여하여 정상을 유지시킴	피부 벗겨지고 탈모증	간, 치즈, 밀기울, 견과류, 난황, 닭고기, 초콜릿, 연어, 콜리플라워, 버섯
		C	항산화 작용으로 암과 콜레스테롤 저하. 신경 전달 물질(도파민·트립토판) 합성. 철 흡수 촉진, 면역력 강화, 상처 회복, 엽산·아미노산·콜레스테롤·포도당 대사에 관여, 콜라겐을 형성하는 질소를 함유하지 않은 비타민	괴혈병, 콜라겐 합성 장애로 모세 혈관이 쉽게 파열되어 피부·점막·내장·근육에서의 출혈, 저혈당증, 항생 물질 형성 저하, 빈혈, 체중 감소, 면역력 감소, 상처 회복 지연. 고지혈증	풋고추, 고춧잎, 피망, 케일, 양배추, 시금치, 키위, 오렌지, 딸기, 토마토 등 녹황색 과일과 채소에 풍부
무기질		망간	금속 효소(SOD)로 존재. 효소 활성화, 에너지 생성 속도 조절, 항산화 작용	선천성 기형, 관절 질환, 골다공증	전곡류, 견과류, 채소, 과일
		마그네슘	여러 효소의 보조 인자로 효소 활성화함, 에너지 생성, 신경 안정, 근육 이완	저칼슘 혈증, 신경계 과다 흥분, 만성적 테타니증, 발작증	견과류, 콩류, 전곡류

무기질	셀레늄	과산화수소를 분해하여 과산화수소에 의한 세포 손상을 방지하는 효소 성분, 항산화 작용	케산증(심근경변증 보임)	내장육, 해산물, 살코기, 곡류, 우유
	아연	효소 구성 요소, DNA 복제 · RNA 전사 및 유전자 발현에 필수, 면역력 유지, 세포 분열	면역력 저하, 위장관과 폐 조직 내막 손상, 식욕 감퇴, 미각 변화	패류(특히 굴), 육류, 가금류

상호 보완 작용을 하는 비타민과 무기질

- 항산화 비타민C는 철분의 흡수를 촉진하고, 비타민D는 칼슘의 흡수를 촉진한다.

2) 식이섬유의 분류

식이섬유는 구강의 저작 작용을 자극하여 타액의 흐름과 위액 분비를 촉진하고, 장내 통과 속도를 정상화하여 변비를 예방하고 개선한다. 또 포만감을 주어 체중 감량을 돕고 장내 유익균의 증식 환경을 제공하는 등의 기능을 인정받으며 제6의 영양소로 불리고 있다. 한국영양학회의 1일 식이섬유 권장량은 20~25g이지만 정제 식품과 가공 식품을 많이 섭취하는 현대인의 경우 권장량의 1/5밖에 섭취하지 못하고 있다.

식품 중 식이섬유 함량은 딸기 10개에 3.8g, 사과 1개에 2.75g, 토마토 1개에 2.0g이지만 쌀밥 1공기에는 0.2g으로 함량이 낮은 편이다. 식이섬유 함량은 가공 방법에 따라 다른데, 한 예로 사과를 그대로 섭취할 때와 주스로 만들어 마실 경우를 비교해 보면 주스로 마실 경우 1컵에 들어 있는 식이섬유 함량이 0.7g으로 크게 감소한다. 따라서 과일과 채소를 먹을 때는 정제나 가공 과정을 거치지 않고 자연 그대로 섭취하는 것이 가장 좋다. 과일류 · 채소류 · 버섯류 · 해조류 · 전곡류에는 식이 섬유뿐만 아니라 항산화 영양소가 풍부하여 면역력 증강 효과가 크므로 심 · 뇌혈관 질환 및 암을 예방하기 위해서는 이들 식품을 매 끼 골고루 섭취하는 것이 중요하다.

표 1-9 식이섬유의 분류

종류		기능	함유 식품
수용성 · 기능성	펙틴	혈당치 낮춰 당뇨 예방, 혈중 콜레스테롤 수치를 감소시켜 고혈압과 동맥경화 예방, 위가 비워지는 속도를 늦춰 만복감을 주어 과식 방지, 체내 독성 물질을 제거하여 대장암 예방, 면역력 강화로 면역 관계 질환 예방 및 해독	과일
	구아검	포도당의 흡수 속도 늦춤, 혈청 콜레스테롤 농도 감소시켜 당뇨와 심혈관 질환 예방	콩류, 귀리
	알긴산	위장에서 소화 · 흡수되지 않기 때문에 비만 예방, 생활습관병을 예방	미역, 다시마
불용성	식물성	셀룰로오스 (섬유소)	분변량을 증가, 소장의 통과 시간 지연, 결장암 감소	정제하지 않은 곡류, 밀기울, 기울을 빼지 않은 밀가루
		헤미-셀룰로오스		
		리그닌	분변량 증가, 콜레스테롤과 결합하여 몸 밖으로 배출되어 동맥경화 예방, 발암 원인 물질과 결합하여 몸 밖으로 배출되어 암 예방	채소
	동물성	키틴	콜라겐이나 셀룰로오스 섬유에 비해 흡착력이 높다.	새우 · 게 등의 갑각류의 껍질, 절족동물의 외골격, 연체동물의 기관, 곰팡이, 효모, 버섯 등 진균류의 세포벽 등에 함유
		키토산	항균 · 항암 작용, 면역력 강화 기능, 유산균 증진 작용	키틴과 함께 동물에 함유

6 암과 심·뇌혈관 질환을 예방하는 데 도움이 되는 식품의 관리

아무리 암과 심 · 뇌혈관 질환 등 생활습관병 예방에 도움이 되는 식품이라 해도 생산지나 수확 시기, 수확 후 보관 및 운반 과정, 조리, 조리 후 음식을 섭취하기까지 시간이 경과하다 보면 영양소 함량과 흡수율이 달라질 수밖에 없다. 특히 수확 후 저장과 가공 과정을 거치면서 영양에 손실이 올 수 있고, 조리 과정에서도 유효 성분이 손실되기 때문에 가급적이면 이들 성분을 파괴하지 않는 방법으로 저장, 가공하고 조리하는 것이 중요하다.

생산지의 예를 들어 보자. 지난 2008년 7월 제16회 농수산학부 한림콜로키엄에서 한림대학고 식품영양학과 윤정한 교수는 강화 인진쑥에 함유된 피토케미컬 가운데 플라보노이드류의 일종인 루테올린이 암의 촉진 단계를 억제하여 DNA의 전사(DNA에서 전령 RNA가 만들어지는 과정)를 막아 암이 전이되는 것을 막아 준다는 사실을 발표했다. 하지만 다른 지역에서 출하된 인진쑥은 그런 효과가 없으며, 우리나라에서 나는 인진쑥 중 오직 강화도에서 출하된 것만 유의적 효과가 있었다는 것이다.

수확 시기 또한 중요하다. 식품마다 수확되는 시기가 다르기 때문에 적기를 놓치지 않고 수확해야 한다. 특히 과일의 비타민C 함량과 숙성도는 품종에 따라 다르기 때문에 일반적이라고 하기에는 어려우나 대체로 시들거나 지나치게 오래되지 않은 상태에서 먹을 수 있도록 수확 시기를 놓치지 말아야 한다. 수확 후 저장 과정에서도 최적의 온도와 습도를 유지해야만 영양소의 손실을 최소화할 수 있다. 예를 들어 땅콩의 경우 배아 부분에 강력한 발암 물질인 아플라톡신(aflatoxin)이 생기므로 장마철에는 보관과 섭취에 특히 유의해야 하고, 싹이 난 감자와 감자의 푸른 눈 부분에도 유독성 결정 알칼로이드인 솔라닌(solanine)이 함유되어 있으므로 주의해야 한다. 방부제와 인공 감미료, 인공 착색료가 첨가된 음식 또한 자주 섭취하면 암의 원인이 되므로 주의해야 한다.

운반할 때도 각 식품에 맞는 최적의 온도가 유지되어야 소비자에게 전달될 때까지 신선함을 지킬 수 있다. 규모가 큰 식자재 및 급식 위탁사들은 과일과 채소를 특성에 맞게 관리하고 있으나 대부분의 냉동 차량은 동일한 온도나 냉동·냉장 두 가지만으로 관리하고 있다. 하지만 채소의 경우 공기와 열에 노출되면 비타민C가 쉽게 파괴된다.

통조림도 문제인데, 채소를 통조림으로 저장하는 동안 발생하는 비타민C 손실량은 원래 비타민 함량의 26~75%에 이른다. 토마토가 손실이 가장 적고, 당근이 가장 크다. 저장 온도를 1℃로 유지하면 1년 손실량을 10% 이하로 낮출 수 있다.

암과 심·뇌혈관 질환 및 생활습관병 예방에 도움이 되는 조리법

요리의 목적은 음식을 먹기 좋게 하고 위생상의 위해 요소를 제거하는 것이다. 그런 만큼 잘 씻어서 조리하는 것이 중요하다. 항산화 효과가 탁월한 신선한 무공해 식품을 구입하여 보관한다 해도 조리 전 세척 과정이 불량하거나 조리 과정이 잘못되면 원하는 효과를 기대하기가 어렵다. 특히 항산화 비타민C·E와 베타카로틴, 항산화 효소의 성분인 셀레늄과 식이섬유, 수용성 영양소, 식물성 화합물은 조리 과정에서 손실되기 쉽기 때문에 각별한 주의가 필요하다.

식품에 묻어 있는 유해 물질 제거하기

과일과 채소는 생으로 그냥 먹어야 수용성 항산화 영양소와 화합물의 손실이 가장 적다. 그러나 재배 과정에서 농약을 쓰고 저장할 때 약품 처리를 하기 때문에 깨끗이 씻어 먹지 않으면 암을 비롯한 각종 질병을 유발하는 등 오히려 건강에 해를 끼친다.

농약을 제거하기 위해서는 물에 담가야 하는데, 이렇게 하면 대부분의 수용성 영양분이 손실된다는 단점이 있으므로 가능하면 유기농 과일과 채소를 이용하는 것이 좋다. 하지만 유기농 제품은 값이 비싸서 경제적으로 부담이 되기 때문에 쉽게 이용할 수 없다. 그러므로 과일은 농약이 남지 않도록 깨끗이 씻어서 먹고, 채소는 끓는 소금물에 살짝 데쳐 나물로 섭취해야 한다. 이렇게 하면 체내에서 니트로소아민(nitrosoamine)이라는 질산염이 제거되어 농약으로 인한 피해를 줄일 수 있다. 농약으로 인한 피해를 줄이는 것이 양분을 많이 섭취하는 것보다 훨씬 낫다.

● 씻기

가장 기본적이면서도 가장 중요한 방법은 깨끗하게 씻는 것이다. 하지만 채소는 상처가 나면 수용성 영양소가 빠져나가므로 씻기 전에 식초나 흡착력이 강한 숯을 넣은 물에 5분 정도 담가두어 농약을 희석시킨 뒤 흐르는 물에 4~5회 정도 씻어 농약의 피해를 최소화해야 한다.

● 데치기

채소를 데칠 때는 팔팔 끓는 소금물에 살짝만 데쳐서 찬물에 재빨리 헹구어야 영양 손실이 적고 색깔도 선명하게 유지할 수 있다. 슈퍼마켓이나 마트에 가 보면 주부들의 편의를 위해 데쳐서 파는 나물이 많이 나와 있는데, 색을 선명하게 하기 위해 비타민B$_1$을 파괴하는 가성소다를 넣었을 가능성이 높으므로 가능하면 이용하지 않는 것이 좋다. 고비와 고사리에는 프타킬로사이드(ptaquiloside)라는 발암 성분이 들어 있어 다량 섭취할 경우 식도암 발생률이 높아진다. 고사리에는 비타민B$_1$을 파괴하는 효소인 티아미나아제(thiaminase, 아노이리나아제)도 들어 있으므로 채취 후 물에 삶아 충분히 우려낸 뒤에 사용해야 한다.

● 소금이나 식초에 절이기

소금과 식초는 둘 다 농약의 독성을 제거하는 역할을 한다. 배추나 무처럼 소금에 절여 맛있게 요리할 수 있는 채소는 지나치게 짜지 않게 소금에 절여 헹구고, 오이나 양파, 마늘종처럼 식초에 절이면 맛있는 채소는 식초에 담가 두었다가 조리한다.

● 껍질 벗기기

과일과 뿌리채소는 껍질째 먹는 것이 더 많은 영양분을 섭취할 수 있으나 이 경우 표면에 묻어 있는 농약까지 섭취하게 될 가능성이 높으므로 껍질을 벗기고 이용한다. 농약을 먹는 것보다 영양을 덜 섭취하는 것이 훨씬 낫다. 특히 햇볕을 받아 파르스름해진 감자의 싹 부분에는 솔라닌이라는 강한 독성 물질이 있으므로 완전히 제거한 뒤에 조리해야 한다.

항산화 효과를 높이기 위한 조리법

아무리 항산화 영양소가 풍부한 식품이라도 잘못된 방법으로 조리하면 효과가 떨어진다. 좋은 식품을 고르는 것 못지 않게 올바른 조리법을 선택하는 것도 매우 중요하다.

● 생으로 먹거나 무쳐 먹는다

채소는 깨끗하게 씻어 생으로 먹거나 끓는 소금물에 살짝 데쳐 조물조물 무쳐 먹어야 영양소의 파괴를 가장 최소화할 수 있다. 브로콜리처럼 예외인 경우도 있지만 대부분의 채소는 열을 가하거나 물에 담가 두면 수용성 영양소와 식물 화학 물질이 파괴되거나 빠져나간다. 오이나 당근처럼 자체에 비타민C 파괴 효소가 들어 있는 식품을 샐러드나 주스로 이용할 때는 감식초나 사과식초를 몇 방울 첨가하면 맛도 좋아지고 비타민C가 파괴되는 것도 막을 수 있다. 단, 대장암이나 위암 환자는 수술 후 상처가 아물기 전까지는 신 과일과 생(生, raw) 채소는 피하는 것이 좋다. 대신 부드럽게 나물로 조리해 먹거나 짧게 잘라서 조리해야 배에 가스가 차거나 막히는 것을 막을 수 있다. 조리 과정 중 공기나 열에 의해 산화가 일어나고 건조할 경우 50~80%가 손실되는데, 가열 조리에는 안정하여 90% 정도 남는다.

● 지나치게 짜거나 맵지 않게 조리한다

우리나라 사람들이 암으로 인한 사망률이 높은 이유 가운데 하나가 지나치게 짜고 매운 것을 좋아하기 때문이다. 매운맛을 내는 고추의 캡사이신 성분은 위 점막 보호 기능이 있기는 하지만 지나치게 매운맛은 위에 자극을 준다. 특히 우리나라 사람들이 즐겨 먹는 김치나 젓갈, 염장 식품처럼 지나치게 맵고 짠 음식은 위에 자극을 많이 주므로 주의해야 한다. 제철에 나오는 신선한 식품을 삼삼하게 조리하여 식품 고유의 맛을 즐기되 짜게 먹었다는 생각이 들 때는 나트륨을 배설하는 효과가 있는 칼륨이 풍부한 채소와 과일을 후식으로 먹어 염분에 의한 피해를 줄여야 한다. 대장암이나 위암 환자는 상처가 아물기 전까지는 이들 식품을 자제하거나 삼삼하게 조리해 먹는 것이 좋다. 붉은색은 식욕을 가장 자극하는 색이므로 고춧가루 대신 붉은 피망이나 파프리카를 이용하여 입맛을 돋우는 것도 방법이다.

● 기름에 지지거나 튀기는 대신 굽거나 찐다

버터나 라드, 생크림 등의 동물성 지방을 많이 섭취하면 유방암이나 대장암, 전립선암 발생 위험률이 높아지고 암세포의 성장이 촉진되어 모든 암에 나쁜 영향을 미친다. 그러므로 육류를 먹을 때는 살코기를 선택해 채소와 함께 섭취하는 것이 좋다. 하지만 식물성 기름도 많이 섭취하면 열량 과다로 비만을 초래하고 유방암이나 대장암, 전립선암 발생 위험이 높아지므로 가능하면 지방을 적게 섭취할 수 있는 구이나 찜으로 해 먹어야 한다. 스웨덴과 노르웨이 등 유럽의 과학자와 미국 식품의약국(FDA)의 발표에 의하면 감자칩처럼 굽거나 튀긴 음식에는 발암 물질인 아크릴아미드(acrylamide)가 다량 함유되어 있다고 한다. 또 육류와 생선은 타는 과정에서 단백질이 열에 의해 발암 물질로 변하고, 탄 고기나 햄, 소시지 등의 염장 식품을 상추와 함께 먹으면 니트로소아민이라는 위암 유발 물질이 생성된다. 그러므로 구이를 할 때는 가능하면 직화는 피하고 기름을 이용하지 않고 구울 수 있는 프라이팬을 이용하는 것이 좋다. 특히 탄 부분에는 발암 물질이 들어 있으므로 먹지 말아야 한다.

● 식이섬유를 충분히 섭취한다

우리 몸에 꼭 필요한 영양소인 식이섬유를 채소만으로 섭취하는 것은 쉬운 일이 아니다. 다행히 식이섬유는 통곡류와 해조류, 과일에도 들어 있기 때문에 식사법을 조금만 바꿔도 매일 충분한 양의 식이섬유를 섭취할 수 있다. 흰밥을 통곡식을 넣은 잡곡밥으로 바꾸고, 흰빵을 통곡식빵으로 바꾸기만 해도 된다. 반찬도 마찬가지다. 두부보다는 콩자반이나 껍질콩(꼬투리콩)을 이용하고, 생채소를 나물이나 조림 등으로 만들어 먹으면 더 많은 식이섬유를 보충할 수 있다. 익히면 섬유질이 연해져서 먹기도 편하다. 기능성 식이섬유가 풍부한 미역이나 다시마 등의 해조류로 국을 끓이거나 양파나 오이 등과 함께 초무침으로 이용하는 것도 방법이다. 피토케미컬이 함유되어 있는 버섯류는 한식·양식·일식 등 모든 요리에 잘 어울린다.

● 함께 먹으면 항암 효과가 높아지는 식품끼리 조리한다

함께 먹으면 항산화 효과가 더 높아지는 조리법을 이용하는 것도 좋다. 특히 토마토의 리코펜은 생으로 먹을 때보다 익혀 먹을 때 최고 7배까지 증가한다. 풋고추도 기름에 살짝 볶아 먹으면 캡사이신의 흡수율이 높아진다.

돼지고기는 마늘과 찰떡궁합이다. 특히 마늘의 항균 물질인 알리신이 돼지고기에 들어 있는 비타민B₁의 흡수율을 높여 활성 비타민B₁이 되게 한다. 칼슘과 요오드, 알긴산이 풍부한 해삼에는 인삼의 사포닌 성분과 같은 성분이 들어 있다. 굴·멍게·성게는 스태미나 증강에 도움이 된다. 특히 한방양삼탕은 암 환자와 노인에게 권할 만하다.

단백질 식품인 쇠고기와 비타민C, 베타카로틴이 풍부한 두릅을 함께 먹으면 풍미도 좋아지고 면역력도 높아진다. 부패되기 쉬운 등 푸른 생선에 비린내 제거 효과가 있는 토마토케첩이나 식초를 이용하면 부패를 방지할 수 있고 비린내도 감소한다. 비타민C와 구연산이 풍부한 레몬에 각종 무기질과 비타민이 풍부한 꿀을 타서 마셔도 효과적이다. 꿀이 없을 때는 비타민C와 베타카로틴이 풍부한 홍시를 섞어 먹어도 된다.

전복에는 간의 해독 작용을 돕고 콜레스테롤 수치를 낮춰 주며 혈압을 조정하고 심장 기능 향상과 시력 회복 효과가 있는 타우린이 함유되어 있다. 우유와 함께 죽을 쑤어 먹으면 암 환자의 입맛을 돋우는 훌륭한 보양죽이 된다. 동·식물성 식품이 균형 있게 배합되어 있어 암 환자에게 도움이 되고 조리도 쉬운 굴두부국·고추장 비빔밥·육개장·애탕·어리굴젓·임자수탕(깻국탕) 등도 좋다.

강력한 항산화제인 비타민C는 열에 파괴되기 쉬우므로 전자레인지를 이용하거나 단시간에 찌거나 살짝 볶아 먹는 것이 좋다. 비타민C가 풍부한 식품과 함께 조리할 때는 식초를 첨가한다. 또 DHA나 EPA 같은 필수 지방산이 풍부한 등 푸른 생선은 산화되기 쉬운데, 조리할 때 참기름을 첨가하면 필수 지방산이 산화되는 것을 막을 수 있다.

● 지나치게 달지 않게 조리한다

뇌의 에너지원인 당분은 우리 몸에 없어서는 안 되는 중요한 영양소이지만 과잉 섭취하면 비만을 초래한다. 특히 비만은 암을 비롯한 각종 생활습관병의 원인이 되므로 더욱 주의해야 한다. 특히 단순당인 설탕과 설탕이 함유된 가공 식품, 꿀, 물엿 등의 섭취를 제한하고 양파와 과일즙을 이용할 것을 권한다. 비만이거나 당뇨가 있거나 다이어트 중인 사람은 인공 감미료를 조금만 이용하는 것이 좋다.

냉동 식품

외국은 일찍부터 냉동 기술이 발달하여 브로콜리 등 몇 가지 식품의 경우 수출도 활발하다. 그러나 우리나라는 아직까지 냉동 과일과 냉동 채소의 조리 가공에 대한 연구가 활발하지 못한 실정이다. 냉동 저장 식품은 전처리 과정과 보관 기간에 의해 항산화 비타민C와 베타카로틴이 손실될 수밖에 없다. 데치지 않고 진공 저장한 깍지콩과 당근의 항산화 비타민C 손실량이 그나마 적은 정도다. 오렌지 주스의 경우 농산물은 냉동 중 비타민C의 손실은 거의 없고 5% 미만이 손실된다. 채소는 냉동 저장할 경우 보통 비타민C 10~44%, 베타카로틴 4~20%가 손실되며, 냉동할 경우 비타민C, 베타카로틴 4~20% 정도가 손실된다. 일단 해동한 식품은 보관 시간을 가능한 줄여 비타민C의 손실을 최소화해야 한다. 냉동 식품은 조리 시 채소의 경우 비타민C 30%, 베타카로틴 5%의 손실이 있다. 냉동 과일은 조리에 의한 손실 요인이 적용되지 않는다.

음식 맛있게 조리하기

병중에 있거나 회복기에 있는 환자들에게 가장 중요한 것은 입맛을 잃지 않는 것이다. 특히 장기 투병 중인 환자들은 임신 초기의 임산부처럼 입맛이 수시로 변하기 때문에 변화하는 입맛에 맞춰 음식을 섭취하지 못하면 면역력이 떨어지고 항암 치료가 어려워진다. 아무리 영양소가 풍부하고 효과가 좋은 음식이라 해도 맛이 없으면 충분한 영양을 섭취하기 힘들다. 그런 만큼 일반 조리법을 비롯해 여러 가지 맛내는 요령을 알아두어야 면역력을 강화하여 치료 과정을 잘 견뎌 낼 수 있다.

맛있고 영양이 풍부한 죽 쑤기

죽을 쑬 때는 냄비 선택이 중요한데, 밑이 얇은 냄비는 열전도율이 떨어지므로 두터운 냄비를 이용하는 것이 좋다. 밑이 두터운 돌냄비가 가장 좋고, 다음으로 두꺼운 철냄비나 법랑을 권한다. 물 분량도 중요한데 처음부터 알맞게 잡는 것이 좋고, 간은 죽이 거의 다 쑤어졌을 때 소금이나 간장으로 한다. 아예 간을 하지 않고 먹을 때 넣어도 상관없다.

죽에 다양한 재료를 넣어 식감을 높이는 것도 좋다. 환자의 상태에 따라 채소나 한두 가지 어육류를 넣어 죽을 쑤면 씹는 맛도 즐길 수 있고 다양한 영양소를 섭취할 수 있다. 시금치·아욱·표고버섯·무·감자 등의 채소류와 굴·홍합·대합·광어·생태·옥돔 등의 어패류, 소고기나 닭고기 등의 육류·호두와 잣·은행 등의 견과류, 그리고 달걀 등을 기호나 건강 상태에 맞게 넣어 먹으면 된다. 그 자체로 향이 좋은 겨울철 굴이나 홍합, 여름 전복죽은 강한 조미료를 사용하지 않고 달걀을 풀거나 우유를 섞는 것만으로도 맛과 영양이 풍부해진다. 특히 입맛을 잃기 쉬운 여름철 보리새우와 아욱을 넣고 끓인 된장국에 쌀을 넣어 쑨 죽은 부드럽고 담백해 입맛을 돋우고 기운을 북돋워 준다. 표고버섯이나 당근, 시금치, 미역처럼 색깔이 있는 채소나 해조류를 이용하면 색이 곱게 어우러져 시각적으로도 입맛을 자극한다. 국제적으로 식용이 허용된 화사한 제철 꽃[食用花]을 이용하면 시각적으로는 물론 영양까지 풍부한 죽을 먹을 수 있다.

감칠맛 나는 다시국물 내기

다시마, 다시멸치, 가다랑어포(가쓰오부시) 등의 천연 재료를 물에 우려내 다시 국물만 부어 끓이는 국물 요리는 조리법은 간단하지만 의외로 맛을 내기가 까다롭다. 이들 재료 중 한 가지만 사용해 국물을 내기도 하고, 다시멸치와 다시마 또는 가다랑어포와 다시마 등을 섞어 맛을 내기도 한다. 어떤 것을 사용하든 재료 본래의 맛을 살리기 위해서는 재료가 신선하고 독특한 냄새가 없어야 한다. 다시국물은 무조건 팔팔 끓인다고 되는 것이 아니다. 또 다시국물은 재료 자체에서 염분이 나오므로 삼삼해야 한다.

● 다시마 국물

양질의 다시마를 고르는 것이 가장 중요하다. 두툼하면서 길고 폭이 일정하며, 잘 마르고 표면에 밀가루 같은 흰 가루가 많이 붙어 있는 골라 잘라 두고 필요할 때마다 한두 장씩 이용하면 된다. 국물을 낼 때는 먼저 가제를 이용해 다시마 표면에 묻어 있는 불순물을 제거하여 손바닥만 한 크기로 잘라 냄비에 찬물 1.8L를 부어 30분~1시간 정도 담가두었다가 약한 불에 올려 국물이 끓기 시작하면 건져 낸다. 글루탐산·아스파르트산·프롤린·알라닌 등 10여 종의 맛 성분이 들어 있어 맛이 매우 좋다.

다시물을 요리에 이용할 때는 국물내기 30분~1시간 전에 찬물에 깨끗이 씻어서 찬물에 담가 두었다가 끓이면 맛이 좋다. 다시마 15g짜리(손바닥 크기) 한 장에 물 1.8L가 적당하다. 다시 국물에 넣은 다시마는 물이 끓기 전에 꺼내야 다시마 특유의 냄새를 막을 수 있고 끈적끈적해지지 않는다. 또 다시마를 삶을 때는 식이섬유가 부드러워지도록 식초를 한 방울 첨가하고, 뚜껑을 덮어 수분이 증발하는 것을 막아야 한다.

자연 그대로 건조시킨 다시마는 부인병을 치료하고 피를 맑게 하며, 알긴산과 라미나린 등의 난소화성 다당류가 풍부하며 혈압을 낮춰 주는 아미노산이 함유되어 있다. 식이섬유는 물론 요오드·칼륨·칼슘 등의 무기질을 비롯해 항산화 비타민도 골고루 들어 있어 골다공증과 암을 예방하고 정장 작용을 한다.

● 가다랑어포 국물

가다랑어포는 일본의 대표적인 천연 조미료로, 국물 맛을 내는 데 많이 사용된다. 가다랑어포 국물을 낼 때는 먼저 가제를 이용해 가다랑어포 표면에 묻어 있는 불순물을 제거하여 손바닥만 한 크기로 자른 다시마에 찬물 1.8L를 부어 30분~1시간 동안 담가 둔다. 이것을 약한 불에 올려 끓기 시작하면 다시마만 건져 내고, 가다랑어포를 반 줌(30g) 넣고 불을 끄면 된다.

● 다시멸치 국물

먼저 맑은 물 1.8L에 멸치 반 줌(30g)과 손바닥만 한 크기의 다시마 한 장(15g)을 넣어 끓이다가 거품이 뜨면 거품을 건져 낸다. 멸치가 가라앉았다 떠올랐다 하면 불을 끈 뒤 다시마와 멸치를 건져 낸다. 이때 우러난 국물은 푸른색을 띠어야 한다. 오래 끓이면 색깔이 검붉어지고 쓴맛이 나므로 주의해야 한다.

시원한 국물 맛내기

국은 간을 싱겁게 해서 주재료의 맛과 향을 살리는 것이 중요하다.

● 맑은 국물 내기

재료를 알맞게 손질하고 주재료와 부재료의 조화를 고려해야 한다. 주재료로 쓸 생선은 끓는 물에 살짝 데쳐서 국물보다 진하지 않게 밑간을 해 두고, 부재료로 쓸 채소도 색감이 살도록 밑손질을 해 둔다. 주재료인 도미 · 광어 · 두부 · 생태 등과 부재료인 시금치 · 미나리 · 쑥갓 · 껍질콩 · 파 · 당근 · 버섯이 조화를 이룰 때 가장 좋은 맛이 난다. 맑은 국은 간을 싱겁게 해야 하므로 처음에 국물을 한 모금 맛보아 간이 느껴지지 않을 정도여야 한다. 뜨거울 때의 향을 음미할 수 있도록 국물을 두세 번 맛본 뒤에 간이 느껴져야 한다.

생선지리—감칠맛이 나는 도미나 생태 · 조기 · 대구 · 동태 등을 사용해 맑게 끓인 냄비 요리로, 반드시 소스를 곁들인다. 소스를 지리에 약간 끼얹은 다음 익힌 생선과 채소를 소스에 찍어 먹어야 뜨겁지도 않고 제맛을 느낄 수 있다.

생선 맑은 국—맑은 국의 국물을 낼 때는 다시멸치, 가다랑어, 다시마를 사용한다. 해물은 재료 자체에서 시원한 맛이 우러나므로 그 맛을 살려 시원하게 끓인다. 생선 맑은 국의 재료는 대구, 도미, 복어, 생태, 대합, 모시조개, 무, 미역, 다시마, 두부, 감자, 콩나물 등 다양하다.

● 된장국 국물 내기

제철에 나는 냉이, 달래, 쑥, 솎음배추, 열무, 근대, 시금치, 아욱, 감자, 호박 등을 주재료로 준비하여 계절의 미각을 느끼게 한다. 부재료인 채소를 지나치게 많이 넣으면 빨리 식어 맛이 없어지므로 적당히 넣고, 간은 가능하면 된장만으로 한다. 다진 파와 마늘은 모든 재료가 다 익어 갈 즈음 넣어 한소끔 끓여 불을 꺼야 유효 성분과 풍미가 산다. 된장은 우리 고유의 된장을 이용해야 깔끔한 맛이 난다. 하지만 염분 함량이 높으므로 적당히 사용하고 간을 싱겁게 한다.

생선과 해물 맛있게 조리하기

어패류를 맛있게 요리하려면 제철 생선을 골라 특성을 살려 조리해야 한다. 어패류는 신선함이 생명인 만큼 밑손질을 잘하여 깨끗이 씻어 적당한 크기로 썰어 조리한다.

● 소금구이

구이를 할 때는 찜이나 조림과 달리 제철에 나온 싱싱한 생선(갈치 · 고등어 · 꽁치 · 삼치 · 이면수 · 조기 등)을 준비한다. 소금간(생선 무게의 1~2%가 가장 적당)을 삼삼하게 하여 생선의 수분과 영양분이 빠져나가지 않게 하는 것이 중요하다. 구울 때는 강한 불에서 어느 정도 거리를 두고 구워야 한다. 토막을 낼 때는 익으면 오그라드는 것을 감안하여 자르고, 토막내어 구운 생선은 반드시 껍질이 위를 향하도록 담는다. 불 조절도 중요하다. 특히 탄 부위에는 발암 물질이 생성되므로 주의해야 한다.

Tip 소금구이 맛있게 하는 요령

① 생선 표면에 칼집을 낸다.
② 굽기 바로 직전에 30cm 높이에서 굵은 소금을 골고루 뿌린다.
③ 지느러미를 구울 때는 알루미늄 호일로 싸서 구우면 타는 것을 막을 수 있다.
④ 석쇠를 뜨겁게 달구어 기름을 바른 다음 15cm 거리에서 센 불에 굽는다.
⑤ 윗면을 노릇노릇하게 구운 다음 아랫면을 굽는다.

Tip 등 푸른 생선 소금구이 요령

① 2~3%의 소금물로 깨끗이 씻어 비린내의 원인이 되는 끈적끈적한 점액을 제거한다.
② 생선에 칼집을 내어 굽기 바로 직전에 30cm 정도 높이에서 굵은 소금을 골고루 뿌린다.
③ 석쇠를 뜨겁게 달구어 올리브유를 바른 뒤 15cm 거리의 센 불에서 생선이 타지 않게 윗면을 먼저 노릇노릇하게 굽고 아랫면을 굽는다.
④ 먹기 바로 직전에 레몬즙을 뿌리면 비린내가 줄어들고, 레몬즙의 비타민C가 탄 부분에 들어 있는 발암 촉진 물질을 제거해 준다(1회에 레몬 1/2개 적당).

● 된장구이

고등어나 동태, 병어처럼 비린내가 나는 생선은 된장에 재워 구우면 비린내가 나지 않고 된장의 간간한 맛과 향이 느껴져서 더욱 맛있다. 된장 양념은 가능하면 삼삼하게 하여 주재료의 맛을 살린다. 하지만 된장에 재운 껍질 부분에는 타기 쉬운 알코올과 아미노산 성분이 남아 있어서 센 불에 구울 경우 속이 익기도 전에 겉이 먼저 타므로 조심해야 한다. 탄 부분에는 발암 물질이 생기므로 강한 불에서 급하게 굽지 말고 천천히 굽는다.

- 살아 있는 신선한 다랑어나 정어리는 생강이나 된장, 식초를 곁들여 회로 먹는 것이 가장 좋다.
- 조림을 할 때는 국물에 우러나온 DHA를 모두 섭취할 수 있도록 간을 삼삼하게 하여 국물까지 다 먹는다.
- 지나치게 오래 구우면 DHA가 빠져나가 영양소가 손실되므로 주의해야 한다. 탄 부분에는 발암 물질이 들어 있으므로 먹지 말 것.

육류 맛있게 조리하기

고기의 본래의 맛을 내기 위해서는 밑손질을 꼼꼼히 하고 짜지 않게 조리해야 한다.

● 신선한 육류 고르기

쇠고기—살코기는 선홍색을 띠고 지방은 크림색을 띠는 것이 좋다. 구이용은 지방이 가늘게 섞여 있어야 맛있다.

돼지고기—살 표면이 탄력 있고 윤기가 나며 살코기는 핑크빛을 띠는 것이 신선하다. 결이 곱고 매끈하며 탄력이 있을수록 연하다. 특히 지방을 살펴보아야 하는데, 지방 빛깔이 하얗고 적당히 끈기가 있는 것이 맛있다.

닭고기—껍질막이 투명하며 윤기와 탄력이 있는 것을 고른다. 냉동한 것보다 냉동하지 않은 것이 맛있다. 생후 1년 이하의 닭으로 잡은 지 1~2일 정도 지났을 때 가장 맛있다.

● 고기의 풍미 살리기

얼린 고기는 냉장실로 옮겨 서서히 해동한 뒤에 조리해야 독특한 풍미가 유지되고, 조리하기 직전에 썰어야 육즙이 빠져나가지 않아 맛있다. 조리하기 전에 생강즙과 청주로 고기 특유의 누린내를 제거하면 풍미도 살고 육질도 연해져 부드러운 맛이 난다. 구이나 튀김용 고기는 조리하기 15~30분 전에 냉장고에서 꺼내 두어야 속까지 잘 익는다. 특히 구이용 고기는 구울 때 오그라들지 않고 양념이 잘 배도록 앞뒤로 살짝 칼집을 넣고, 65℃ 이상의 센 불에서 재빨리 익혀야 육즙이 빠져나가지 않는다. 타면 발암 물질이 생기므로 주의한다.

● 고기 연하게 조리하기

힘줄을 잘라내고 조리해야 익힌 뒤에도 오그라들지 않아 보기에 좋다. 표면을 방망이로 골고루 두드려 주면 연해져서 맛있다. 고기의 결과 반대로 썰면 열전도가 빨라져 더욱 풍부한 맛을 느낄 수 있다. 잘 썰어지지 않을 때는 표면을 살짝 얼려서 썬다. 육수를 낼 때는 맛 성분이 많이 녹아 나와야 하므로 찬물에 넣어 중간 불로 가열한다. 편육을 만들 때는 육즙이 많이 빠져나오지 않아야 맛있으므로 끓는 물에 넣고 강한 불로 가열하여 단백질이 빨리 응고되어 맛 성분이 밖으로 녹아 나오는 것을 막아야 한다.

달걀 맛있게 조리하기

값이 저렴하면서도 우리 몸에 꼭 필요한 아미노산이 골고루 함유되어 있는 달걀은 익히는 시간도 짧고 언제 어디서나 구하기 쉬운 양질의 단백질 식품이다. 하지만 껍질에는 식중독을 유발하는 살모넬라균이 붙어 있어 교차 오염이 되기 쉬우므로 위생란을 이용해야 한다. 구입 후에는 반드시 냉장 보관하되 다른 식품과 접촉되지 않도록 팩째 비닐 봉투에 넣어 보관한다. 조리할 때는 간은 삼삼하게 한다.

● 달걀두부

달걀을 두부처럼 응고시킨 요리로 다시물을 사용하면 맛과 영양이 상승한다. 달걀과 다시물을 1 : 3 비율로 하여 천천히 찐다.

● 달걀찜

다시물을 이용해야 맛과 영양이 좋다. 달걀과 다시물의 비율은 1 : 2가 가장 좋다. 너무 오래 익히면 윗부분이 부드럽지 않고 딱딱해진다. 또 불 조절을 잘해야 표면이 부풀어오르지 않아 맛있고 먹음직스럽다. 찜통이 없을 때는 냄비에 담아 그릇이 반쯤 잠길 정도로 물을 부은 다음 불을 조금 약하게 하여 수증기가 빠져나가도록 뚜껑을 살짝 열어 둔 상태에서 찐다. 달걀의 단백질은 60~70℃에서 응고되므로 100℃보다 낮은 온도에서 쪄야 한다.

● 달걀말이

다시물을 이용해야 맛과 영양이 좋다. 달걀과 다시물의 비율은 1 : 1/3~1/4이 가장 좋다. 불이 강하면 타므로 뭉근한 불에서 너무 뜨겁지 않을 때 동그랗게 말아서 식은 다음에 썰어야 한다.

● 채란

채란은 달걀을 풀어 양념한 것을 달걀 껍질 속에 다시 넣어 찐 음식으로, 색과 모양이 아름답다. 달걀 껍질을 칼끝으로 쪼아 지름 1.5cm 정도의 원 모양 뚜껑을 만든 뒤 속은 다른 그릇에 풀어 넣고 다진 채소를 섞는다. 달걀 껍질 안쪽의 물기를 닦아내고 참기름을 바른 다음 달걀 물을 넣어 은박지로 싼 뒤 공기 구멍을 뚫어 냄비에 찐다. 밥을 지을 때 함께 넣어 찐 것을 식혀 껍데기를 벗긴 다음 썰어서 보기 좋게 내면 된다. 강한 불에 찌면 내용물이 위로 솟구쳐 터지기 쉬우므로 약한 불에서 익혀야 한다.

● 버섯 맛있게 조리하기

항암 성분이 들어 있는 버섯을 효과적으로 섭취하기 위해서는 국물을 버리거나 남기지 않아야 한다. 생버섯에는 여러 가지 효소가 많이 들어 있어 변질되거나 세균에 의해 부패되기 쉬우므로 반드시 냉장·냉동 보관해야 한다. 장기 보관을 위한 가장 좋은 방법은 햇빛에 말리는 것이다. 생표고를 20~30분간 햇볕에 말리면 활성 비타민D 함량이 증가한다. 말린 버섯의 항암 성분을 효과적으로 섭취하기 위해서는 불린 물도 조리에 이용하고, 수프나 국으로 이용할 때는 간을 싱겁게 해서 남기지 말고 다 먹어야 한다. 향이 강한 조미료를 사용하면 버섯 고유의 향미가 사라지므로 넣지 않는 것이 좋다.

채소와 과일 맛있게 조리하기

채소와 과일은 즙과 향이 풍부하여 기호를 충족시키고 식욕을 증진시킨다. 영양학적으로 생기 기능을 하는 비타민과 무기질의 공급원이자 심·뇌혈관 질환과 암을 비롯한 모든 질병을 예방하는 각종 피토케미컬이 풍부하고, 식이섬유가 많이 들어 있어 소화 기능을 도와주며 천연 빛깔과 방향 성분이 식욕을 자극한다.

신선함이 생명인 만큼 시들면 세포 내 수분이 줄어들어 아삭아삭한 맛이 사라지므로 식품의 특성에 맞게 관리하는 것이 중요하다. 땅에서 갓 뽑은 채소일수록 신선하고 아삭아삭하므로 샐러드나 겉절이, 쌈 등 생으로 이용하는 것이 좋다. 채소는 전처리 후 깨끗이 씻어 차가운 물에 잠깐 담갔다가 이용하면 된다. 특히 세포 안에 물이 가득 차서 팽팽할 때 씹으면 아삭아삭한 소리가 청각을 자극하여 식욕을 돋을 뿐만 아니라 먹는 즐거움까지 더할 수 있다. 음식을 맛있게 먹는다는 것은 결국 미각·시각·청각·촉각·후각의 오감(五感)이 조화를 이루었다는 것이다.

사과나 바나나, 감자, 완두 등은 수확 후 유통 저장 과정에서 호흡 및 여러 가지 생리적인 변화와 생화학적 변화를 거치면서 신선도가 떨어지고 펙틴 분해에 의해 조직이 연화된다. 식물에 들어 있는 유기산과 비타민C는 성장하는 동안 최고조에 이르렀다가 저장하는 과정에서 감소하는데, 이는 온도에 큰 영향을 받는다. 채소 또한 저장 과정 중 효소의 활성에 의해 변패가 일어나고, 효소는 온도와 수분, 산도(pH) 등의 영향을 받는다. 갈변 역시 외관과 향미를 떨어트리는 요인이다. 이런 점을 고려하여 과일과 채소를 이용할 때는 가능하면 신선할 때 먹는 것이 좋다.

콩 맛있게 조리하기

검은콩과 노란콩은 단백질이 35%, 지질이 18%, 탄수화물이 25% 함유된 건강 식품으로, '밭에서 나는 쇠고기'라 불릴 만큼 단백질이 풍부하다. 당류 중 40%가 올리고당이며, 올리고당 중 30%가 대장 내에서 유익균을 증식시키는 난소화성 올리고당으로, 대장암 예방에 효과가 좋다. 껍질에는 식이섬유가 풍부하여 껍질째 섭취할 경우 체내 지질 함량을 낮출 수 있다.

콩의 지질 중에는 뇌세포막을 형성하고 항지방간성 인자로 알려진 중요한 인지질인 레시틴이 풍부하여 노년기에 많이 오는 치매, 고지혈증, 지방간 등을 예방해 준다. 기능성 물질인 이소플라본도 풍부하여 골다공증, 유방암, 전립선암 등의 예방에 효과가 있다. 또한 다른 곡물에 비해 식욕을 증진시키고 신경을 안정시키며 피로 회복에 도움을 주는 비타민B1과 항산화 작용으로 노화와 암을 예방하는 비타민E가 풍부하다.

콩을 이용해 만든 가공 식품인 두부는 소화가 잘되고 간편하여 노약자와 회복기 환자는 물론 어린아이들에게 좋다. 발효 식품인 된장과 청국장에는 항암 활성을 높이는 제니스테인이 콩보다 더 풍부하다. 이처럼 콩은 각종 영양소와 생리 활성 물질인 이소플라본, 식이섬유, 대두 올리고당, 레시틴, 사포닌, 피트산, 트립신 저해제 등이 함유된 식품으로, 각종 암과 골다공증, 고지혈증, 비만, 혈당 및 콜레스테롤을 조절 효과가 알려지면서 날이 갈수록 각광받고 있다.

7 암 식이요법의 일반적인 원칙

아무리 좋은 식품도 먹는 방법이 잘못되면 효과를 보기 어렵다. 심·뇌혈관 질환과 암을 예방하고 치료 효과를 높이기 위해서는 이들 질환과 암을 유발하는 성분이 함유된 식품을 피하고, 예방 및 치료에 도움이 되는 항산화 영양소가 풍부하면서 농약 오염이 적은 제철 식품을 골고루 섭취하는 것이 가장 중요하다.

모든 영양소는 우리 몸에 들어가 하는 역할이 모두 다르고, 합성되는 영양소도 있고 합성되지 않는 영양소도 있다. 우리 몸에 반드시 필요하긴 하지만 합성되지 않은 영양소를 일컬어 필수 영양소라고 하는데, 이들 필수 영양소는 반드시 식품을 통해 섭취해야만 한다. 필수 아미노산, 필수 지방산, 그리고 비타민과 무기질, 식물 화학 물질이 이에 속한다.

암은 우리 몸 어디에서나 발생할 수 있고 발생 부위에 따라 나타나는 증상과 식이요법도 조금씩 다르다. 하지만 암의 기본적인 속성은 동일하기 때문에 모든 암의 치료 원칙은 같다. 암 환자가 면역력이 떨어지지 않고 치료 과정을 잘 견뎌내고 재발을 막기 위해서는 일단 에너지를 내는 3대 영양소, 즉 탄수화물·지방·단백질과 생리적 기능을 하는 비타민과 무기질을 골고루 섭취해야 한다. 이와 더불어 같은 종류의 식품 중에서도 항산화 영양소가 많이 들어 있다고 알려진 식품을 종류별로 골고루 섭취하는 것이 중요하다.

1) 체력 유지를 위해 적절한 열량을 섭취한다

암을 예방하기 위해서는 몸속에 들어가 열량을 내 주는 식품의 섭취를 제한하는 것이 맞지만 환자가 암세포와 싸우며 힘든 치료를 잘 견뎌내기 위해서는 적어도 자신에게 필요한 열량을 보충하는 것이 좋다. 단, 위와 장을 수술한 환자는 음식물이 상처를 통과하는 과정에서 자극을 주거나 가스가 발생하기 쉬운 짜고 매운 음식, 섬유질이 많은 음식, 생채소, 생과일은 피하는 것이 좋다.

- 보행을 하지 않거나 앉아 있는 환자 : 25~30kcal/이상 체중 kg
- 약간의 대사 항진이 있거나 체중 증가가 필요한 환자 : 30~35kcal/이상 체중 kg
- 대사 항진, 심한 스트레스, 흡수 불량, 체중 미달인 환자 : 35kcal 이상(40~50kcal/이상 체중 kg) 권장

2) 양질의 단백질을 충분히 섭취한다

암은 탄수화물과 단백질의 정상적인 대사를 방해하기 때문에 대부분의 암 환자들은 단백질이 결핍되기 쉽다. 단백질이 부족하면 빈혈이 생기고 체중과 근육량이 줄어들며 몸이 약해진다. 저나트륨 혈증 같은 전해질 불균형 증상이 나타날 수도 있으므로 매 끼 양질의 단백질을 충분히 섭취해야 한다.

- 스트레스가 없는 환자 : 1.0~2.0g/이상 체중 kg

- 단백질이 소실되는 장 질환(크론병 · 궤양성 대장염), 대사 항진, 근육 소모량이 많은 환자 : 1.5~2.0g/이상 체중 kg

3) 트랜스 지방을 피하고 불포화 지방산을 섭취한다

암 환자는 적절한 열량을 섭취하는 것이 중요하다. 그런 만큼 적은 양으로 많은 열량을 내는 훌륭한 에너지원인 지방을 무조건 자제하기보다 적당히 섭취하는 것이 좋다. 하지만 육류나 마가린, 버터 등에는 암을 활성화하는 포화 지방산이 많이 들어 있으므로 가능하면 불포화 지방산이 많이 들어 있는 식물성 지방을 섭취해야 한다. 그리고 불포화 지방산을 많이 섭취하는 만큼 비타민E도 많이 섭취해야 한다. 식물성 기름은 그 자체에 비타민E가 함유되어 있으나 다중 불포화 지방산(오메가-3 & 오메가-6, DHA · EPA)이 많을수록 과산화 정도도 높다. 따라서 불포화도는 높고 비타민E 함량은 낮은 생선 기름을 많이 섭취할 경우에는 지질의 과산화를 막아 주는 비타민E도 충분히 섭취해야 한다. 그리고 불포화 지방산이 좋다고는 해도 과잉 많이 섭취하면 오히려 해가 되므로 오메가-6와 오메가-3의 섭취 비율은 4 : 1이 가장 좋다.

트랜스 지방산은 자연계에는 거의 존재하지 않고 주로 음식을 가공하는 과정에서 180℃ 이상의 열을 가했을 때 생기는 인공 지방이다. 스낵과 제과류에 들어가는 쇼트닝과 마가린이 대표적이며, 식물성이긴 하지만 필수 지방산의 기능은 없다. 또한 먹는 양에 비례하여 우리 몸에 나쁜 LDL-콜레스테롤을 증가시키며 우리 몸에 좋은 HDL-콜레스테롤을 감소시켜 심혈관 질환과 암의 발생 위험을 증가시킨다. 특히 기름에 튀긴 음식과 과자류에 많이 들어 있는 트랜스 지방산은 동맥경화를 촉진하기 때문에 세계보건기구에서도 전체 칼로리의 1% 이하로만 섭취할 것을 권장하고 있다. 암을 예방하고 치료하기 위해서는 고온에서 굽거나 튀긴 감자, 도넛, 생선, 치킨, 패스추리, 케이크 등의 섭취를 가급적 삼가는 것이 좋다.

나쁜 LDL-콜레스테롤 수치를 높이는 포화 지방산(동물성 지방)을 불포화 지방산(식물성 지방)보다 많이 섭취하면 심장 질환 위험이 높아진다. 그러므로 포화 지방산 함량이 많은 육류의 섭취는 줄이고 불포화 지방산이 풍부한 들기름이나 참기름을 많이 섭취하는 것이 좋다. 특히 불포화 지방산인 오메가-3과 오메가-6은 몸속에서 만들어지지 않는 필수 지방산이므로 반드시 음식을 통해 보충해야 한다. 오메가-3지방산은 견과류와 들기름, 등 푸른 생선 기름에 많이 함유되어 있고, 오메가-6지방산은 콩기름이나 옥수수유, 참기름, 해바라기씨유 등에 풍부하다. 하지만 아무리 몸에 좋은 불포화 지방산도 과잉 섭취하면 건강에 좋지 않은 영향을 끼치므로 주의해야 한다. 전문가들에 의하면 오메가-6지방산을 과잉 섭취할 경우 체내에 염증 물질이 생성되어 암이나 심장병, 비만, 당뇨병, 알레르기, 자가 면역 질환 등을 유발한다고 한다. 오메가-6과 오메가-3 지방산의 섭취 비율은 4 : 1이 가장 이상적이다.

건강에 특별한 이상이 없는 사람의 경우 하루 평균 오메가-3 지방산 권장량은 2.5~3g이고, 중성 지방이 높은 사람의 경우 심장병 예방을 위해 4~5g이 권장된다. 참고로 고등어나 참치 같은 등 푸른 생선에 들어 있는 오메가-3 지방산은 몸에 흡수되어 아이코노사이드로 전환되어 만성 염증을 줄여 주는 역할을 하는데, 이는 들기름에 들어 있는 오메가-3 지방산보다 흡수 속도가 훨씬 빠르다.

오메가-3 지방산을 효과적으로 섭취하기 위해서는 고등어나 참치 등의 등 푸른 생선 1토막, 들기름에 무친 나물 1접시, 땅콩이나 호두 등의 견과류 1스푼을 꾸준히 섭취하는 것이 좋다. 최근에는 오메가-3 지방산이 만성 폐쇄성 폐 질환(COPD), 갱년기 장애, 우울증, 유방암, 치매 등을 예방하고 개선하는 데 도움을 준다는 보고도 있었다. 또 임신 중 등 푸른 생선을 많은 임산부의 아이들은 지능이 높고, 수은 중독으로 인한 장애도 없었다는 미국식품의약국(FDA)의 발표도 있었다. 중성 지방 수치가 높거나 고밀도 콜레스테롤 수치가 낮은 당뇨병 환자의 경우 오메가-3 지방산을 건강 기능성 식품 형태로 복용하는 것이 심 · 뇌혈관 질환에 도움이 된다는 연구 결과도 있다.

오메가-3 보조제를 선택할 때는 캡슐당 들어 있는 오메가-3 지방산인 'DHA & EPA' 의 총량이 50mg 이상인지를 따져 봐야 한다. 혈액 응고에 이상이 있는 사람, 아스피린이나 와파린 등의 약물을 복용 중인 환자는 문제가 생길 수 있으므로 반드시 주치의와 상의한 뒤에 복용해야 한다.

- **들기름의 장점** : 들기름의 지방 중 60% 이상이 오메가-3이다. 콩기름의 오메가-3 비율이 7.9%, 참기름이 1.2%인 것과 비교해 볼 때 매우 풍부한 양이다. 식단 구성상 참기름이나 콩기름 등의 오메가-6 지방산 섭취 비율이 높은 우리나라 사람들은 들기름 섭취량을 늘려야 한다.
- **들기름의 단점** : 들기름에는 참기름이 산패되는 것을 막아 주는 리그난 같은 항산화 물질이 들어 있지 않기 때문에 쉽게 산패된다. 독특한 냄새 때문에 섭취를 꺼리는 사람도 있다.
- **이용법** : 쉽게 산패되므로 색깔이 짙은 병에 넣어 냉장 보관하고, 튀김이나 볶음 등 열을 가하는 요리에 사용하면 산화되므로 사용하지 않는 것이 좋다. 뚜껑을 개봉한 뒤에는 1개월 이내에 다 먹어야 한다.
- **섭취법** : 항산화 물질이 풍부하면서 오메가-3 지방이 적은 참기름과 항산화 물질은 없지만 오메가-3 지방이 풍부한 들기름을 절반씩 섞어 사용한다. 이렇게 하면 맛도 좋아지고 참기름의 리그난 성분이 산패되는 것도 막을 수 있다.

표 1-10 트랜스 지방을 많이 함유하고 있는 식품(식품의약품안전청)

식품명	중량(g)	트랜스 지방산 함량(g)	식품명	중량(g)	트랜스 지방산 함량(g)	오메가-6 : 오메가-3 비율(g)	해산물 100g당 EPA와 DHA의 양
마가린 쇼트닝	100	14.4	토스트	1장	2.8	옥수수유 138.9 : 1	참치 0.28~1.51
팝콘 (전자레인지용)	100	11.0	파이	1조각	1.6	참기름 105.0 : 1	고등어 0.4~1.85
감자 튀김	100	4.6	스낵	80 (1봉지)	1.0	올리브유 13.0 : 1	태평양 청어 2.01
크루아상	1개	4.6	꽈배기	1개	0.8	콩기름 8.21 : 1	정어리 1.15~2
패스추리	1개	4.6	도넛 햄버거	1개	0.7	들기름 0.21 : 1	참치 통조림 0.31
케이크	1조각	3.1	오징어 튀김	1개	0.6	염증을 유발하는 오메가-6 함량이 적은 들기름과 산패를 막아 주는 항산화 물질이 풍부한 참기름을 절반씩 섞어 사용한다.	생선, 올리브유, 유제품, 살코기, 과일, 곡류, 채소류 등으로 구성된 지중해식 식단은 포화 지방산이 적고 불포화 지방산이 많다.

4) 생선을 조리할 때 염장이나 튀김, 직화구이는 피한다

생선은 염장하면 발암 물질인 니트로소아민이 생성된다. 불포화 지방산은 양도 문제지만 불포화 정도가 높을수록, 즉 다중 불포화 지방산이 많을수록 과산화 정도도 증가한다. 생선은 불포화도가 높고 지질의 과산화를 막는 항산화 비타민E 함량이 낮다. 따라서 등 푸른 생선 등 기름진 생선을 기름에 튀겨 섭취하면 신체 조직 내에 다중 불포화 지방산 농도가 증가한다. 특히 비타민E를 충분히 섭취하지 않으면 세포막의 과산화가 일어나 암에 걸릴 위험이 높아진다. 특히 우리나라는 서양에 비해 생선을 기름에 튀겨서 많이 섭취하는 편이므로 비타민E 권장량에 대한 배려가 있어야 한다. 또한 생선을 직화구이 하면 탄 부분에 발암 물질에 생성되어 위암과 대장암 위험이 높아진다.

5) 항산화 비타민과 무기질을 매일 충분히 섭취한다

3대 영양소인 탄수화물 · 지방 · 단백질은 우리 몸에 들어가 포도당과 지방산, 아미노산으로 분해되어 간에서 에너지를 낸다. 이 중 가장 중심 역할인 포도당 대사에 관여하는 비타민은 C · B$_1$·B$_2$ · 니아신 · 비오틴이다. 아미노산 대사에 관여하는 비타민은 C와 B$_2$이고, 지방산 대사에 관여하는 비타민은 E와 B$_2$ · 니아신 · B$_6$ · 판토텐산 · 비오틴이며, 에너지 대사에 관여하는 비타민은 B$_1$이다. 비타민B$_{12}$는 엽산의 조효소를 활성화하는 데 관여하며, 엽산은 B$_{12}$의 조효소를 활성화하는 데 관여한다. 이처럼 비타민 중에서도 B$_1$ · B$_2$ · B$_2$ · B$_6$ · 니아신 · 판토텐산 · 비오틴 등은 보조 효소를 구성하는 데 많이 이용된다. 그렇기 때문에 암 환자가 아무리 3대 영양소의 균형을 잘 맞춰 식사를 한다 해도 비타민을 충분히 섭취하지 않으면 3대 영양소가 원활하게 대사되지 못해 몸속에 피로 물질이 쌓여 건강을 회복하는 데 어려움을 겪을 수밖에 없다. 특히 비타민과 무기질 중 비타민C · E와 베타카로틴, 셀레늄은 항암 작용이 뛰어난 만큼 이들 성분이 풍부하게 함유된 녹황색 과일과 채소를 충분히 섭취하여 암 예방과 치료, 조기 회복에 힘써야 한다. 특히 암 환자들은 마그네슘 · 칼슘 · 인 · 칼륨 · 아연 등의 무기질 결핍 증상이 쉽게 나타나므로 이들 성분이 풍부한 식품을 매일 골고루 섭취해야 한다. 입으로 섭취하기 어려울 때는 주치의의 처방 하에 경구 보충제를 복용하거나 정맥 주사를 이용하여 이들 성분이 결핍되지 않도록 해야 신경 써야 한다.

8 식이요법은 선택이 아닌 필수

심 · 뇌혈관 질환과 암이 음식과 어떤 관계가 있는지를 아는 사람은 식습관을 어떻게 바꿔야 하는지도 알 것이다. 하지만 오랫동안 몸에 밴 습관을 버리고 새로운 습관에 적응한다는 것은 쉬운 일이 아니다. 하지만 질환을 극복하고 재발을 막기 위해서 식이요법은 선택이 아닌 필수다.

기름진 음식과 육류, 피자나 햄버거 같은 패스트푸드는 혀에서만 달콤할 뿐 몸에 들어가서는 각종 생활습관병과 심 · 뇌혈관 질환, 그리고 암을 유발하는 치명적인 독이 된다. 나쁜 식습관이 이들 질환의 가장 큰 원인이라는 사실이 계속해서 밝혀지고 있는 만큼 식습관만 개선해도 이들 질병에 걸릴 확률을 크게 줄일 수 있다. 특히 암에 걸리면 암세포가 우리 몸에 필요한 영양분을 흡수하기 때문에 살이 빠지고 면역력이 떨어진다. 게다가 암과의 싸움은 하루 이틀에 끝나는 것이 아니므로 체력이 떨어지지 않도록 식생활을 철저히 관리하는 것이 가장 중요하다.

암 환자의 30~50%는 식욕 감퇴와 흡수 불량, 대사 이상을 초래하는 암 악액질(cachexia) 증상이 나타나 생명을 유지하는 데 심각한 어려움을 겪는다. 암세포가 영양분을 다 빼앗아 가 영양이 부족한 상태에서 암 악액질로 인해 제대로 먹지 못하게 되면 영양 상태는 더욱 악화되어 치료도 견디기 힘들고 치료 효과도 좋지 않을 수밖에 없다.

수술 후 회복기 환자나 심·뇌혈관 질환 등 장기 투병을 요하는 질병을 앓고 있는 사람도 균형 잡힌 식사를 하지 않으면 아무리 효과가 좋은 항산화제를 보충해도 효과를 보기가 어렵다. 또 항산화 비타민과 무기질만으로는 완벽하게 심·뇌혈관 질환과 암을 예방할 수 없으므로 이들 성분과 더불어 식물 화학 성분이 함유된 식품을 골고루 섭취하는 것이 중요하다. 식이요법을 선택이 아닌 필수라고 하는 것도 이 때문이다.

1) 암과 심·뇌혈관 질환자의 식이 원칙

동맥경화나 당뇨, 비만 같은 심혈관계 질환의 위험 요인들은 심근경색이나 울혈성 심부전증, 협심증 등의 급·만성 심장 질환과 고혈압의 치료 및 예방에 나쁜 영향을 미친다. 다음과 같은 심혈관 질환 위험 인자는 한 가지 이상이 동시에 존재할 경우 더욱 악화된다. 따라서 염분과 식이성 고지혈증(콜레스테롤 또는 중성 지방이 높거나 이 둘이 모두 높은 경우) 예방을 목적으로 식사를 계획해야 한다. 암과 심·뇌혈관 질환자가 지켜야 할 식이 원칙은 다음과 같다.

① 정상 체중을 유지한다. ─비만은 심혈관 질환의 원인이 되므로 꾸준한 운동으로 적정 체중을 유지해야 한다.

② 염분 섭취를 줄인다. ─지나치게 짠 음식은 생활습관병을 유발하므로 모든

음식은 삼삼하게 간하고, 가공 식품과 저장 식품, 인공 조미료의 섭취를 제한한다.

③ 콜레스테롤 섭취를 줄인다.—콜레스테롤이 많이 들어 있는 식품의 섭취를 제한한다.

④ 포화 지방산의 섭취를 줄인다.—포화 지방산이 많이 함유된 식품의 섭취를 제한한다.

⑤ 지방 섭취량을 줄인다.—부침이나 볶음, 튀김보다는 구이, 조림, 찜 등의 조리 방법을 선택한다.

⑥ 섬유소가 풍부한 식품을 많이 먹는다.—전곡류, 녹황색 채소, 해조류를 매일 골고루 섭취한다.

⑦ 단당류의 섭취를 제한한다.—당뇨와 비만, 고중성지방혈증 등의 원인이 되는 단순당(꿀 · 물엿 · 설탕 · 시럽 등)과 이들이 많이 들어간 식품을 피하고 조리 시에도 천연당을 이용한다.

⑧ 알코올 섭취를 금한다.—비만은 물론 고중성지방혈증을 비롯한 모든 생활습관병의 원인이 되므로 제한한다.

⑨ 흡연을 삼간다.—암과 심혈관 질환의 위험 인자이므로 가능하면 삼간다.

2) 암 예방에 도움이 되는 식사법

① 모든 식품군을 매 끼 골고루 섭취한다. 설령 발암 물질이 들어 있는 식품을 먹었다 해도 다른 식품에 들어 있는 발암 억제 성분이 암 발생을 막아 주고 식품 간에 서로 부족한 영양분을 상호 보완해 준다. 붉은 육류에는 적포도주를 곁들이고, 구운 고기를 먹을 때는 모듬채소쌈과 함께 먹는다.

② 조금 모자란 듯하게 먹는다. 과식은 암의 절대적 위험 인자인 지방을 섭취하게 할 뿐만 아니라 열량이 높아 비만을 초래한다. 채소를 듬뿍 곁들여 먹으면 도움이 되지만 과식은 피해야 한다.

③ 식도나 점막을 짓무르게 하거나 자극을 주어 식도암을 유발할 수 있는 지나치게 뜨거운 음식은 피한다.

④ 생선 또는 육류의 탄 부분에는 발암 물질이 들어 있으므로 떼어 내고 먹거나 먹지 않는다. 직화구이도 가능하면 피한다.

⑤ 발색제나 보존제가 첨부된 가공 식품은 가능하면 피한다. 부득이할 경우에는 강력한 항산화제인 비타민C가 풍부한 채소와 함께 먹는다.

⑥ 곰팡이가 피기 쉬운 견과류나 버섯을 먹을 때는 반드시 유통 기한을 확인하고 보관 시 습기가 차지 않도록 주의해야 한다. 땅콩에는 강한 발암 물질인 아플라톡신이 생기기 쉽다.

⑦ 단순당이 함유된 청량 음료나 주스는 피하고 직접 갈아 만든 생과일 주스나 녹차, 옅은 블랙 커피를 섭취한다. 생과일에 함유된 강력한 항산화제인 비타민C는 공기 중에 노출되면 산화되어 효과가 떨어지므로 만들어서 바로 섭취해야 한다.

⑧ 절대로 과음하지 않는다. 항산화 물질이 풍부한 적포도주도 과음하면 건강을 해친다.

⑨ 음식은 천천히 꼭꼭 씹어 먹는다. 침에는 소화 효소가 들어 있어 소화를 돕고 암을 예방한다. 특히 턱 운동을 하는 동안 뇌에 자극을 주어 치매를 예방하고 면역력을 증강시켜 준다. 또 오래 씹을수록 음식물이 위 속에서 천천히 흡수되어 뇌의 포만 중추를 자극하기 때문에 암의 주요 원인 중 하나인 비만 예방에도 효과가 있다.

3) 암 환자가 지켜야 할 식사 원칙

① 하루 세 끼 영양이 균형 잡힌 식사를 규칙적으로 한다. 굶었다 먹었다 하면 오히려 과식을 하게 되어 생활습관병의 원인이 되는 비만을 초래하므로 거르지 않고 매 끼 골고루 먹는 것이 중요하다.

② 녹황색 채소와 버섯류를 매일 충분히 섭취하되 하루 1회 이상 3~4가지 이상의 채소를 준비하여 감식초나 사과식초, 올리브유를 뿌려 먹는다.

③ 다양한 기능성 물질이 들어 있는 해조류를 매일 섭취한다. 단, 염장한 다시마는 반드시 염분을 충분히 제거한 뒤에 조리해야 한다. 지나치게 짜면 노폐물

을 걸러내는 작용을 하는 신장이 제 기능을 못하거나 문제가 생길 수 있으므로 삼삼하게 조리하여 식품 자체의 순한 맛에 익숙해지도록 해야 한다.

④ 흰 소금은 가능하면 사용하지 말고 발효 식품인 간장을 사용한다.

⑤ 붉은 육류는 암세포의 성장을 도울 수 있으므로 섭취를 줄인다.

⑥ 구이나 직화구이는 타기 쉬울 뿐만 아니라 탄 부분에 발암 물질이 생성되므로 조림이나 찜으로 이용한다.

⑦ 음식을 골고루 섭취하지 않으면 기력이 쇠해져 입맛이 떨어지고 면역력이 저하되어 암세포가 성장할 수 있으므로 반드시 항산화 비타민이 들어 있는 식품을 충분히 섭취한다. 음식으로 불가능한 경우에는 의사의 처방을 받아 보충제 형태로 섭취한다.

⑧ 물을 충분히 마신다. 단, 식사 중에는 예외다. 식사 중에 섭취하는 것보다는 아침 식전과 공복 상태에서 1컵씩 4컵 이상을 알칼리수로 섭취하는 것이 좋다. 아침 공복에 냉수를 마시면 장운동이 활발해져 변비 치료에 도움이 되고, 밤 사이 쌓인 노폐물을 밖으로 배출할 수 있다. 하루 7~8잔의 물을 섭취하면 발암 물질이 희석된다.

4) 항암 약물 치료나 방사선 치료 시 식사 요법

항암 치료를 하다 보면 약물이나 방사선 치료로 인해 입맛이 변하거나 구강 건조증, 메스꺼움, 구토 등의 증상이 나타나 식욕이 감퇴하고 설사나 변비 등의 부작용이 나타날 수 있다. 이렇게 되면 영양이 균형 잡힌 식사를 하기가 어려워지므로 환자 상태에 적합한 음식을 준비하여 영양의 균형이 깨지지 않도록 신경 써야 한다. 암과의 싸움에서의 승패는 결국 면역력에 달려 있기 때문이다.

(1) 식욕 부진

● 항암 치료 과정에서 가장 흔히 나타나는 증상으로 영양 불량을 초래하기 쉽다.

● 억지로 먹으려 하기보다는 식사 시간에 구애받지 않고 먹는 것이 좋다. 스스로에게 강요하는 것도 좋지 않다.

- 양념이 강하면 식욕이 살아날 수도 있으므로 찌개나 고추장 무침, 양념 구이, 조림 등 다양한 양념장을 이용한다.
- 식사량이 적은 사람은 부족한 영양분을 보충할 수 있는 간식을 통해 섭취량을 늘린다. 식사량이 계속 부족할 경우에는 특수 영양 보충 음료(모노웰, 그린비아, 뉴케어 등)를 통해 보충한다.
- 식사 전에 물이나 음료수를 많이 마시면 식욕이 떨어질 수 있으므로 적당히 마신다.
- 크래커 등의 마른 음식이나 신선한 채소, 과일 등을 통해 식욕을 증가시킨다.
- 조금씩 자주 먹되, 영양이 높고 열량 밀도가 높은 음식을 중심으로 섭취한다.
- 채소 섭취량이 부족한 사람은 항산화 영양소가 풍부한 녹즙을 섭취한다. 녹즙조차 마시기 어려운 사람은 녹즙 제품을 이용해 본다. 단, 섭취량은 반드시 주치의의 처방에 따라야 한다.

(2) 메스꺼움

- 종양 그 자체 또는 항암 치료에 의해 유발되는 증상으로, 치료 후 2~3일이 지나면 가라앉기는 하나 이로 인해 식사량이 현저히 떨어지므로 특별히 신경 써야 한다.
- 적은 양을 천천히 자주 먹는다. 하지만 증상이 심할 때는 먹거나 마시지 않는다.
- 시원한 음료수가 도움이 될 수 있다. 하지만 식사 전후에는 많은 양의 물이나 음료수를 마시지 않는다.
- 향이 강하거나 기름진 음식, 뜨거운 음식은 증상을 더욱 악화시킬 수 있다.
- 식사 후에는 갑자기 움직이지 말고 입안을 헹구어 청결한 상태를 유지한다.
- 치료받기 1~2시간 전에는 음식을 먹지 않는다.

(3) 구토

- 약물이나 음식 냄새, 입원 자체에 의해 유발되는 증상으로, 일단 메스꺼움이 가라앉으면 구토는 예방할 수 있다.

- 증상이 가라앉기 전까지는 먹거나 마시지 않는다.
- 증상이 가라앉으면 맑은 미음이나 음료수, 국물 같은 유동식이나 죽처럼 부드러운 음식을 조금씩 자주 섭취한다.
- 수분이 적은 음식, 기름기가 없는 음식, 부드러운 과일과 채소가 도움이 될 수 있다.
- 증상이 심할 경우에는 주치의와 상담하여 진토제(항구토제)를 복용할 수 있다.

(4) 입맛의 변화

- 약물 또는 종양 자체에 의해 입맛이 변하고 냄새에 민감해진다. 특히 고기나 생선 맛이 쓰거나 금속성 맛이 느껴지고, 대부분의 음식이 맛이 없어진다. 입안에 문제가 있는 경우에는 정도가 더 심할 수 있고, 개인에 따라 정도는 다를 수 있으나 치료가 끝나면 입맛이 돌아온다.
- 고기가 싫을 때는 생선이나 달걀, 두부, 콩, 우유, 유제품을 대신 이용하여 단백질을 섭취한다.
- 고기나 생선을 조리할 때 향이 있는 양념(레몬즙 · 맛술 · 과일즙 등)이나 강한 양념(마늘 · 양파 · 고추장 · 카레 등)을 이용하면 도움이 될 수 있다. 깻잎이나 브로콜리처럼 향이 있는 채소도 도움이 된다.
- 역겹다고 생각되는 음식은 억지로 먹지 않는다.

(5) 입과 목의 통증

- 약물에 의해 구강 점막염이나 식도 점막염이 생겼을 때는 입과 목 통증으로 인해 음식을 삼키기 어려운 점을 감안하여 조리 시에 특별히 신경 써야 한다.
- 자극적이지 않고 부드러우며 삼키기 쉽게 조리한 음식을 섭취한다. 그런 음식들은 다음과 같다.

미음 : 미음, 조미음, 잣미음, 깨미음/죽 : 흰죽, 닭죽, 고기죽, 전복죽, 깨죽, 채소죽/어육류 : 푹 익혀서 잘게 다진 고기나 생선, 연두부찜, 달걀찜, 콩국물, 치즈/채소류 : 애호박, 가지, 숙주, 오이 등을 푹 익힌 것/영양 음료 : 두유, 플레인 요구르트, 저지방 우유,

특수 영양 보충 음료(모노웰 · 그린비아 · 뉴케어 등)/과일 간 것 : 바나나, 배, 수박, 토마토
/부드러운 간식 : 두유나 우유에 적신 카스텔라, 시리얼, 밀크셰이크, 수프, 으깬 감자

- 입 안이 쓰린 경우에는 빨대를 이용하고, 뜨거운 음식은 자극을 줄 수 있으므로 식혀서 먹거나 상온에 맞춘다.
- 맵고 짜고 신 음식, 양념이 강한 음식, 마른 빵, 비스킷, 주스 등은 피한다.
- 음식이 넘어가기 좋게 소스 또는 국물을 첨가하거나 음료와 함께 먹는다.

(6) 구강 건조증

- 입이 말라 곤란할 때가 있으므로 침이 잘 분비되게 해 주는 음식을 섭취해야 한다.
- 아주 달거나 신 음식을 먹으면 침 분비량이 많아진다. 단, 입 안이 약하거나 인후통이 있을 때는 섭취하지 말 것.
- 삼키기 쉬운 부드러운 음식을 먹고, 설탕이 들어가지 않은 껌이나 사탕을 먹는다.
- 입술 연고 등을 발라 입술을 촉촉한 상태로 유지한다.
- 물은 조금씩 자주 마시고, 음식은 국물이 있게 조리하여 삼키기 쉽게 한다.
- 침의 점성이 증가하면 연시를 먹거나 유동식을 섭취한다.
- 유제품을 제한하고 기름진 음식과 건조한 음식의 섭취를 제한한다.

(7) 설사

- 설사가 지속되면 탈수 증상이 나타나기 쉽다. 탈수가 되면 전해질의 균형이 깨져 몸이 나른해지고 특별한 이유 없이 피곤하며 머리가 무겁고 무언가 부족한 듯하며 우울하고 수면 장애가 온다. 또 건강에 이상이 없는데도 숨이 가빠지는 등의 증상이 나타난다.
- 급성 설사의 경우에는 음식 섭취를 중단하고 맑은 미음이나 보리차 등을 마셔 탈수를 예방한다.
- 강한 양념(고춧가루 · 카레 · 후추 등)이 들어간 음식과 커피, 홍차, 탄산 음료는

장을 자극하므로 마시지 않는다.

- 지방이 많거나 기름에 튀긴 음식은 피한다. 우유나 유제품, 콩국 등도 좋지 않다.
- 양배추나 옥수수, 콩, 브로콜리, 무청처럼 섬유질이 많이 들어 있는 채소는 소화하기가 어려우므로 섭취를 삼간다.
- 설사로 인해 손실된 전해질을 보충하기 위해서는 이온 음료를 마시거나 염분과 칼륨이 함유된 식품을 섭취한다.

(8) 변비

- 물을 많이 마시고, 가능하면 활동량을 늘린다.
- 섬유질이 많이 들어 있는 통곡식과 채소, 생과일을 충분히 섭취한다.
- 잠자리에 들기 전, 그리고 아침에 일어나자마자 차가운 물을 마셔 장운동을 촉진한다.
- 식사를 규칙적으로 하고, 음식 섭취량이 줄어들지 않도록 한다.

(9) 면역력 저하

- 항암 약물 치료 시 위의 8가지 이유로 음식 섭취 상태가 좋지 않으면 면역력이 떨어진다. 이럴 때는 미생물, 바이러스, 곰팡이 등에 오염될 수 있는 식품 섭취를 제한하여 면역력이 회복될 수 있도록 영양을 충분히 공급해야 한다. 가급적 신선한 국내산 유기농 과일과 채소를 깨끗이 손질 처리하여 안전하게 익혀 먹어야 한다.
- 육류, 생선류, 조개류 등은 완전히 익혀 먹고, 여름철에는 반드시 물을 끓여 마신다.
- 상온이나 오염 위험 온도(7~60℃)에 음식을 방치하면 오염될 가능성이 크므로 버리거나 다시 한번 끓여 먹는다.
- 식품을 구입할 때는 반드시 유효 기간을 확인하여 가급적 최근에 제조된 것을 선택하고, 제조 일자가 오래된 것은 피한다.

● 음식 조리대와 음식을 담는 그릇은 항상 청결하게 유지하고, 식기와 조리 기구는 깨끗한 물에 씻어서 사용한다.

5) 항암 치료 후 식사 요령

항암 치료가 끝나고 수술 후 상처가 완전히 회복되고 육제적 · 정신적으로 회복되기 시작하면 식욕도 정상으로 되돌아온다. 이때부터는 고단백 · 고열량 식사보다는 활동 상태에 맞은 열량을 섭취하고 건강에 도움이 되는 식품을 선택하여 건강한 식습관을 유지하는 것이 중요하다. 그중에서도 특히 적당한 체중을 유지해야 한다. 적절한 체중이 암 발생을 억제하는 데 중요하다는 연구 보고가 있듯이 항암 치료 후에도 지속적으로 정상 체중을 유지해야 한다. 활동량에 맞는 적절한 열량을 섭취하고 꾸준한 운동을 해야 한다. 열량 공급의 주된 목적은 1일 활동량에 맞는 에너지를 공급하고 체지방과 단백질 저장량을 적정 수준 이상으로 유지하는 것으로, 활동량과 체중, 질환의 정도를 고려하여 산정해야 한다. 표준 체중 산출 공식은 다음과 같다.

표준 체중 산출 공식 : 체질량 지수(BMI, Body Mass Index)를 이용한 계산 방법
- 남성의 표준 체중(kg) = 키(m)×키(m)×22
- 여성의 표준 체중(kg) = 키(m)×키(m)×21

9 암과 심 · 뇌혈관 질환 예방 수칙

보건복지가족부가 발표한 우리나라 사망 원인을 살펴보면 암에 이어 심 · 뇌혈관 질환이 2위로, 빠른 속도로 암 사망률을 추격하고 있다. 게다가 이 두 질환은 생활 습관과 밀접한 관계가 있는 데다 잘못된 식습관을 개선함으로써 예방이 가능하고 치료 효과를 높일 수 있다는 공통점이 있다. 그런 만큼 활성 산소 제거 기능이 있는 항산화 영양소와 식물 화학 물질, 그리고 식이섬유가 풍부한 녹황색 채소와

과일을 충분히 섭취하여 이들 질환을 예방하고 치료해야 한다.

1) 암 예방 수칙

암의 가장 큰 원인이 잘못된 식생활 때문이라는 것은 이미 널리 알려진 사실이다. 그런 만큼 암의 발병 원인과 음식에 관한 많은 연구들이 진행되고 있다.

암 예방 수칙은 지금까지 알려진 암 발생 요인을 분석하고 국립암센터를 비롯한 국내의 관련 병원과 학회, 전문 기관 등의 의견을 수렴하여 국가암관리위원회 심의를 거쳐 마련됐다. 우리나라에서 매년 새로 암에 걸리는 환자는 무려 12만 명, 전체 암 환자도 36만여 명이나 되는 것으로 추산되고 있다. 암으로 인한 직접적인 의료비 손실만 해도 2004년을 기준으로 1조 3,000억 원에 달하고, 간접 비용은 이보다 2~3배 더 많은 것으로 추산된다.

(1) 미국암협회와 세계암연구재단에서 추천하는 '암 예방 수칙'

① 다양한 종류의 채소와 과일을 매일 5~9회 섭취한다.

② 다양한 종류의 전곡류와 콩, 견과류, 뿌리 채소, 감자 등을 꾸준히 섭취한다.

③ 조리 시 설탕을 지나치게 많이 사용하거나 당도가 높은 전분의 사용을 피한다.

④ 술은 가능하면 제한한다.

⑤ 붉은 육류(쇠고기)는 1일 80g 이하로 제한하고 가능하면 식물성 단백질로 대체한다. 닭이나 생선 섭취를 권한다.

⑥ 지방산, 그중에서도 특히 동물성 지방산의 섭취를 제한한다.

⑦ 염분 섭취를 제한한다(소금이나 소금에 절인 음식 등).

⑧ 실온에 오랜 시간 방치해 둔 음식은 섭취하지 않는다.

⑨ 불에 탄 음식은 삼가고, 직화구이한 육류나 생선 또는 훈제 식품의 섭취도 줄인다.

⑩ 식품 첨가물이나 오염 물질, 잔류 물질이 존재할 가능성이 있는 식품의 섭취를 줄인다.

⑪ 과체중(BMI 25~30/1도 비만)이나 비만(BMI > 30/2도 비만)이 되지 않도록 체중

관리를 한다.

⑫ 주 3회 30분 이상 또는 주 1시간 이상 규칙적으로 신체적인 활동을 한다.

(2) 보건복지가족부가 발표한 '10대 국민 암 예방 수칙'

① 담배를 피우지 말고, 남이 피우는 담배 연기도 피한다.

② 채소와 과일을 충분히 섭취하고, 다양한 식단으로 균형 잡힌 식사를 한다.

② 음식을 짜지 않게 먹고, 탄 음식은 먹지 않는다.

③ 술은 하루 2잔 이하로 마신다.

④ 주 5회 이상, 하루 30분 이상 땀이 날 정도로 걷거나 운동을 한다.

⑤ 자신의 체격에 맞는 건강 체중을 유지한다.

⑥ 예방 접종 지침에 따라 B형 간염 예방 접종을 한다.

⑦ 성 매개 감염병에 걸리지 않도록 안전한 성생활을 한다.

⑧ 발암 물질에 노출되지 않도록 작업장에서 안전 보건 수칙을 지킨다.

⑨ 암 조기 검진 지침에 따라 빠짐없이 검진을 받는다.

(3) 대한영양사협회에서 권장하는 '암 예방 수칙'

① 적정량의 식사를 골고루, 규칙적으로 한다.

② 다양한 채소와 과일을 매일 섭취한다.

③ 지방 섭취를 줄인다.

④ 소금에 절인 음식이나 가공 식품의 섭취를 제한한다.

⑤ 지나치게 짜고 맵거나 뜨거운 음식은 피한다.

⑥ 불에 태운 생선이나 고기는 피한다.

⑦ 알코올 섭취를 제한한다.

⑧ 적정 체중을 유지한다.

2) 심ㆍ뇌혈관 질환 예방 수칙

식생활이 서구화되면서 심ㆍ뇌혈관 질환으로 인한 사망률이 증가하고 있다. 보건복지가족부의 질병 통계에 따르면 2006년 우리나라 전체 사망자의 27%가 뇌ㆍ심장에 산소를 공급하는 혈관이 막혀 발생하는 뇌졸중이나 심근경색 등의 심ㆍ뇌혈관 질환으로 사망했다고 한다. 이는 암과 비슷한 수준으로, 식생활의 서구화와 운동 부족, 비만, 당뇨병, 고지혈중 등 심ㆍ뇌혈관 질환 유발 위험 인자가 매년 늘고 있는 것으로 볼 때 얼마 후에는 사망 원인 1위인 암을 앞지를 것으로 예상된다. 심ㆍ뇌혈관 질환으로 인한 사회적ㆍ경제적 비용 손실만 해도 연간 5조 원이 넘는 것으로 분석되고 있다. 이에 따라 보건복지가족부에서는 2008년 심ㆍ뇌혈관 질환과 관련된 대한가정의학회ㆍ대한고혈압학회ㆍ대한뇌신경재활학회ㆍ대한뇌졸중학회ㆍ대한당뇨병학회ㆍ대한비만학회ㆍ대한심장학회ㆍ한국지질동맥경화학회 등 8개 학회와 공동으로 '심ㆍ뇌혈관 질환 예방 수칙' 을 제정하였다.

심ㆍ뇌혈관 질환은 암과 마찬가지로 서서히 진행되어 치명적인 결과를 가져오기 때문에 생활 습관을 개선하는 것은 기본이고 조기 진단과 지속적인 치료, 응급 상황에서의 대처 방법을 잘 알고 대처하는 것이 중요하다. 전문가들은 심ㆍ뇌혈관 질환을 막기 위해서는 반드시 금연과 절주를 하고 심혈관 질환의 원인이 되는 고혈압, 당뇨병, 고지혈중을 적극 치료해야 한다고 권고한다. 다음의 '심ㆍ뇌혈관 질환 예방 수칙' 9가지를 잘 숙지하여 평생 건강을 유지하도록 하자.

(1) 담배는 반드시 끊는다

세계보건기구의 발표에 의하면 우리나라의 15세 이상 남성의 흡연률은 68%로, 세계 최고 수준이다. 여성의 흡연률은 선진국에 비해 상대적으로 낮은 편이나 여성의 사회 진출이 활발해지고 흡연에 대한 인식이 변화하면서 그 비율이 증가하고 있는 추세다. 안타깝게도 흡연이 다이어트 방법의 하나로 이용되고 있어 큰 문제다.

흡연자들은 기름진 음식과 기호 식품은 선호하는 반면 비타민과 무기질의 공급원인 채소와 과일 섭취량이 적고, 비흡연자에 비해 결식 비율이 높거나 식습관이 불규칙하다. 또 대부분의 성인 남자들이 술을 마시면서 담배를 피우는 것도 문제다. 담배 연기에는 활성 산소가 다량 함유되어 있기 때문에 지질 과산화를 촉진하여 심ㆍ뇌혈관 질환인 심근경색과 뇌졸중 발병 위험을 높인다. 특히 흡연자는 비흡연자에 비해 혈중 비타민C 농도가 낮은데, 실제로 흡연자의 50% 이상에서 비타민C 결핍 증상이 나타난다. 그래서 미국에서는 흡연자의 비타민C 권장량을 비흡연자보다 50%(+40mg) 정도 높게 잡고 있다.

금연한 지 1년이 지나면 심·뇌혈관 질환 발생 위험률이 50% 낮아진다. 하지만 담배를 피우는 사람에 의한 간접 흡연이 심·뇌혈관 질환 발생을 증가시키며, 비흡연자가 흡연자와 함께 살 경우 협심증이나 심근경색에 걸릴 확률이 30%나 증가한다는 결과가 있다. 특히 당뇨가 있는 사람이 흡연을 할 경우 혈관 관련 합병증에 걸려 조기에 사망할 수도 있으므로 가능하면 담배는 피우지 않는 것이 좋다.

(2) 술은 하루에 두 잔 이하로 줄인다

술은 인간의 삶과 매우 친숙한 식품의 하나이자 세계적으로 가장 남용되는 중독성 약물 가운데 하나다. 특히 허용량 이상을 마셔 알코올 중독 상태가 될 경우 건강은 물론 사회적·직업적으로 문제를 가져오는 무서운 식품이기도 하다. 정상적인 식사를 하지 않고 술로 배를 채우게 되면 열량은 보충할 수 있을지 몰라도 다른 식품을 통해 얻을 수 있는 에너지나 비타민, 무기질, 식이섬유, 식물 화학 물질 섭취량은 줄어들어 영양 부족 증상이 나타난다.

식사를 하면서 반주라는 명목으로 습관적으로 술을 곁들이는 것도 문제다. 술은 열량이 높기 때문에 밥을 먹으며 술을 마실 경우 열량이 과잉되어 비만(특히 복부 비만)이 되기 쉽다. 또 술로 인해 식사량이 감소하면 총 섭취 열량은 충분해도 당질이나 단백질, 지질 등의 필수 영양 섭취량은 감소하게 된다. 특히 만성 음주자의 경우에는 설사나 담즙산 분비 감소로 인한 지용성 영양소의 흡수 저하나 소변을 통한 영양소의 배설 증상이 나타난다. 알코올 중독자들에게서는 수용성 비타민B_1·B_2·B_6·엽산, 지용성 비타민A, 무기질 중 아연, 마그네슘, 철분 결핍 증상이 나타난다. 우리나라 국민의 심·뇌혈관 질환이 높은 이유 가운데 하나가 폭음하는 음주 문화 때문이라는 말이 있다. 실제로 지난 2005년 국민건강영양조사에 따르면 음주자 10명 중 6명이 폭음한 경험이 있는 것으로 조사되었다.

하루 1~2잔 이하의 술은 혈관이 좁아지거나 막히는 것을 예방하는 데 도움을 주지만 과도한 음주는 부정맥이나 뇌졸중 발생의 위험을 높인다. 술을 끊거나 하루 1~2잔 이하로 줄일 것을 권한다.

(3) 음식은 간을 싱겁게 하여 골고루 먹고, 채소와 생선을 충분히 섭취한다

세계보건기구에서 권장하는 하루 소금 섭취량은 5g이다. 하지만 우리나라 사람들의 하루 평균 소금 섭취량은 13.4g으로 세계보건기구 권장량의 2배를 훨씬 넘는다. 소금은 삼투압과 산·알칼리의 평형을 유지하고 신경 자극을 전달하며 근육 수축 등에 중요한 생리 기능을 하는 중요한 성분이다. 하지만 짜게 먹는 습관이 계속될 경우 동맥경화와 고혈압 위험, 심·뇌혈관 질환 발생 가능성을 높이고 증상을 악화시킨다. 단, 고혈압 환자의 경우 갑자기 소금 섭취량을 줄이면 혈압이 급감할 수 있으므로 저염 식사를 해야 한다. 식물성 식품보다 동물성 식품의 나트륨 함량이 더 높으며, 가공 식품 제조 시 사용되는 안정제나 방부제, 팽창제, 베이킹 파우더, 중조, 발색제 등의 다양한 식품 첨가제에도 나트륨이 들어 있다. 화학 조미료로 알려진 MSG(monosodium glutamate)에도 나트륨이 구성 성분으로 포함되어 있다. 따라서 나트륨 함량이 높은 각종 가공 식품이나 트랜스 지방이 함유된 튀김 요리, 포화 지방과 콜레스테롤 함량이 높은 육류보다는 콩과 생선을 섭취하여 1일 콜레스테롤 섭취량을 200mg 이하로 줄여야 한다. 화학 조미료가 아닌 천연 조미료로 맛을 내고 간은 가능하면 싱겁게 하고 녹황색 채소와 과일을 충분히 섭취하며, 일주일에 2회 이상 생선을 섭취할 것을 권한다.

(4) 매일 30분 이상 꾸준히 운동을 한다

주 5회 이상 30분 이상 자신의 건강 상태에 맞춰 빠르게 걷기나 조깅, 자전거 타기, 수영, 에어로빅 등의 유산소 운동을 지속해야 한다. 이렇게 하면 혈압이 내려가고 당뇨를 조절할 수 있으며 체중이 줄어 심·뇌혈관 질환에 걸릴 위험을 낮출 수 있다. 바쁜 직장 생활 때문에 시간이 없는 사람은 짧은 시간 여러 번에 나누어 운동을 하는 것도 방법이다. 승강기 대신 계단을 이용해 천천히 걷는 것도 좋다.

비만은 암에 걸릴 위험을 증가시키고 고혈압이나 고지혈증, 당뇨병 등의 발병 위험을 높인다. 체중(kg)을 키(cm)의 제곱으로 나눈 체질량 지수(BMI)가 25 이상(1도 비만)이면 고혈압이나 고지혈증, 당뇨병 등에 걸릴 위험이 2배 이상 증가하고, 30 이상이면 이들 질환으로 인한 사망률이 1.5배나 증가한다. 복부 비만도 이들 질환의 발생을 크게 늘리는 요인이 되므로 남성의 경우 허리 둘레가 90cm 이상, 여성의 경우 85cm 이상이 되지 않도록 세심한 관리가 필요하다. 특히 소아 비만이 성인 비만으로 이어지는 비율이 30% 이상이므로 아이가 비만이 되지 않도록 어렸을 때부터 부모의 각별한 관리가 필요하다.

(6) 스트레스는 바로바로 풀고 즐거운 마음으로 생활한다

경쟁적이고 성취욕이 강한 사람은 그렇지 않은 사람에 비해 스트레스를 더 많이 받을 뿐만 아니라 심·뇌혈관 질환에 걸릴 가능성도 더 높다. 혈압을 상승시키고 부정맥을 유발하는 스트레스가 쌓이지 않도록 하기 위해서는 나름대로 스트레스를 풀 수 있는 방법을 찾아야 한다. 일반적으로 스트레스를 받으면 흡연이나 음주, 폭식 등을 하게 되기 때문에 이들 질환에 걸릴 위험이 더 증가한다. 스트레스는 가능하면 그 자리에서 풀고, 하루하루 즐거운 마음으로 생활하는 것이 중요하다. 우울증도 고혈압을 악화시키는 요인이 되므로 항상 긍정적인 마음가짐으로 생활하려고 노력해야 한다.

(7) 정기적으로 혈압과 혈당, 콜레스테롤 수치를 측정한다

심·뇌혈관 질환 발생의 주요 원인이 되는 고혈압, 당뇨병, 고지혈증은 조기에 발견하여 치료하는 것이 관건이다. 그러므로 정기적으로 건강 검진을 받고, 이상 증상이 느껴질 때는 바로 의사의 진찰과 치료를 받아야 한다. 특히 가족 중에 이런 환자가 있는 가정에서는 집중적으로 관찰하고 응급 처치에 대한 기본 지식을 갖추는 것이 필요하다.

한번 발생하면 완치가 힘든 만성 질환인 고혈압이나 당뇨병, 고지혈증 환자는 평생 세심한 관리가 필요하다. 본격적인 약물 치료가 시작되기 전까지 영양이 균형 잡힌 저염식 중심의 식사를 하고 꾸준한 운동을 통해 체중을 감량하며 절주와 금연으로 생활 습관을 개선해야 한다. 약물 치료가 시작된 뒤에는 의사의 지시 없이 임의로 약을 변경하거나 중단해서는 안 되며, 임상 실험을 통해 검증되지 않은 민간요법이나 건강 기능성 식품을 섭취했다 오히려 증상이 악화되어 합병증이 생길 수도 있으므로 주의해야 한다. 30~40대의 젊은이들은 중병에 대한 인지율과 치료율이 떨어지므로 특히 더 주의해야 한다.

뇌졸중과 심근경색이 발생하면 최대한 빨리 응급실로 옮겨야 한다. 시간을 다투는 질병인 만큼 3시간 안에 치료하는 것이 가장 중요한데, 이들 질환에 대한 우리나라의 3시간 이내 치료율은 21%로 미국의 35%, 일본의 37%에 비해 크게 떨어지는 상황이다. 이들 질환으로 마비된 뒤 3시간 이내에 병원에 도착해야 뇌세포를 살릴 수 있는 가능성이 높다. 그러므로 이들 질환으로 인한 응급 상황이 발생했을 때는 최대한 빨리 병원으로 옮겨야 한다. 얼마나 빨리 병원으로 옮기느냐에 따라 회복 여부가 달라지기 때문이다. 이들 질환의 주요 증상은 반신 마비, 감각 이상, 언어 장애, 쥐어짜는 듯한 가슴 통증, 땀, 어깨 통증 등으로 증상이 나타나면 최대한 빨리 병원에 가야 한다.

식품 구성탑

의학의 시조 히포크라테스는 식이요법을 가리켜 '환자를 치료하는 근본'이라 했고, '음식으로 고치지 못하는 병은 약으로도 고치기 힘들다.' 고 했을 만큼 음식과 질병의 관계를 중요시했다. 이에 따라 지난 2000년, 한국영양학회에서는 국민들이 균형 잡힌 식사를 통해 건강을 관리하는 데 도움을 주기 위해 우리 고유의 탑 모양에 의거하여 5층으로 구성된 식품 구성탑을 마련했다.

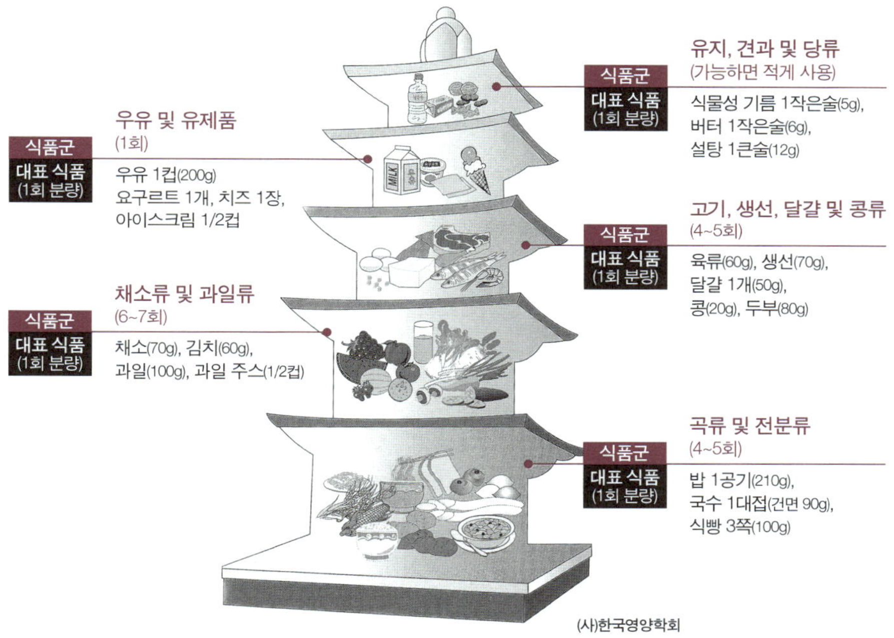

- 유지류 · 견과류 및 당류—조리 시에는 가능하면 식물성 기름을 사용하고, 튀김보다는 조림이나 구이, 볶음 등 기름이 적게 들어가는 방법으로 조리한다. 땅콩이나 호두, 잣처럼 지방이 풍부한 견과류는 적당량만 섭취한다.
- 우유 및 유제품 -하루 한 잔 이상 섭취하는 것이 좋으나 우유를 마시면 배가 아프거나 설사를 하는 사람은 두유나 다른 유제품으로 대체해도 된다.
- 고기 · 생선 · 달걀 및 콩류—고기 반찬은 매 끼 1~2가지 정도를 적당히 섭취한다. 매 끼 식사에 어육류를 포함시킨다. 기름이 많은 갈비나 삼겹살, 닭 껍질보다는 살코기 위주로 섭취하고 생선과 두부, 콩을 충분히 먹는다.
- 채소류 · 해조류 · 과일류—신선한 채소와 해조류는 식사 때마다 섭취해야 한다. 채소는 매 끼 2가지 이상, 과일은 하루 1~2회 섭취하는 것이 좋다. 즙보다는 생으로 먹거나 나물로 만들어 먹는다.
- 곡류 및 전분류—매 끼 적당량을 섭취하되 과식을 피하고, 쌀밥보다는 잡곡밥을 섭취한다.

10 암과 심 · 뇌혈관 질환 예방을 위한 식단 작성 요령

"내가 먹은 음식이 바로 나다."라는 히포크라테스의 말처럼 내가 매일 먹는 음식이 바로 나를 보여 준다. 한국인의 주요 사망 원인인 암과 심혈관계 질환의 원인이 잘못된 식생활에 있다는 연구 결과가 지속적으로 발표되고 있는 만큼 이들 질환을 앓고 있는 환자뿐만 아니라 일반인도 매 끼 항산화 성분이 풍부한 식사를 통해 질병을 예방하는 것이 중요하다. 이미 치료 중인 환자의 경우에는 증상이 더 이상 악화되지 않고 조기 치료와 회복이 가능하도록 힘써야 한다. 특히 수술 후 회복기 환자들은 스트레스를 받을 가능성이 높고, 면역력 저하로 인한 입맛 저하로 암과의 싸움에서 지치기 쉬우므로 면역력 강화에 좋은 영양소가 풍부하게 들어 있는 식품을 중심으로 균형 잡힌 식사를 할 것을 권한다.

식단을 구성할 때는 식품 구성탑을 참고하여 항산화 비타민과 무기질, 식물 화학 물질이 풍부한 무공해 천연 식품을 골고루 이용하여 암과 심 · 뇌혈관 질환을 예방하고 치료 효과를 높이는 데 신경 써야 한다.

1) 웰빙 생활을 위한 식생활 규칙 10가지

① 하루의 식사는 주식과 부식을 합해 30가지 이상의 다양한 자연 식품으로 구성하여 인체에 필요한 영양소가 한 가지라도 부족해지지 않도록 한다.

② 찧지 않은 곡류(현미 · 잡곡밥 · 메밀국수 · 통밀빵 등)를 세 끼 주식으로 한다. 활력 유지와 원활한 배변, 비만 예방에 큰 역할을 한다.

③ 화사한 식탁을 차려 생체 기능을 조절하는 영양소, 특히 항산화 성분을 충분히 섭취한다. 김치 외에 하루 6가지 이상의 제철 채소를 쌈이나 생채로 이용하거나 찜통에 살짝 쪄서 먹는다. 녹황색 채소와 버섯, 김과 미역, 다시마, 톳 등의 해조류도 하루 1회 이상 섭취한다. 과일은 2가지 이상 먹는다.

④ 단백질은 인체를 구성하는 주성분이다. 콩, 두부, 어패류, 달걀, 껍질 벗긴 닭살 중에서 골라 매 끼 100~150g 정도를 섭취한다. 단, 기름진 육류는 제한한다.

⑤ 세포막과 혈관에 중요한 지방산은 신선한 참기름, 들기름, 올리브유를 통해

섭취한다. 땅콩이나 견과류, 씨앗류도 매일 적당히 섭취한다. 마가린이나 쇼트닝 같은 트랜스 지방산과 오래 가열한 기름은 삼간다.

⑥ 하루 2회 우유와 발효유, 멸치 등의 섭취로 칼슘을 공급하여 신경을 안정시키고 뼈 건강을 유지한다.

⑦ 식사 중 국물 등 수분의 과잉 섭취는 삼간다. 물은 기상 직후와 식후 1시간 뒤부터 하루 6~8컵 이상 마신다.

⑧ 지나치게 짜거나 매운 음식, 뜨겁거나 탄 음식, 첨가물이 함유된 인스턴트식품은 가능하면 피하고, 술이나 카페인, 탄산 음료는 영양소 대사에 방해가 되므로 절제한다.

⑨ 일정한 시간에 맞춰 세 끼를 먹되 소식한다. 아침은 반드시 먹는다. 간식으로는 생채소나 견과류, 생과일을 먹고, 점심과 저녁 식사는 과식하지 않는다. 소화가 잘되도록 긴장을 풀고 20회 이상 씹으면서 20분 이상에 걸쳐 천천히 대화하면서 먹는다.

⑩ 위의 규칙 가운데 지키지 못하는 부분은 생식이나 기능성 식품을 활용해 균형을 유지한다.

2) 식품군과 영양소의 관계

표 1-11 식품군별 주요 기능

에너지 대사에 관계된 성분	비타민과 미네랄 등의 미량 기능성 성분	영양 성분은 아니지만 생리 활성에 관여하는 성분
―탄수화물(carbohydrate) : 총 열량의 50~55% ―단백질(protein) : 총 열량의 20~25% ―지방(fat) : 총 열량의 20~25% ―식이섬유(dietary fiber) : 하루 25~30g	―비타민류 : 엽산, 비타민B_2 · B_{12} · C · E, 베타카로틴, 레티놀 ―미네랄류 : 셀레늄, 아연, 마그네슘, 칼슘	―생리 활성 물질(bioactive components) ⇒ 화학적 예방(chemoprevents) ⇒ 최근 영양학회의 패러다임

3) 영양소의 분류

표 1-12 식품군의 분류

※ 탄수화물 · 지방 · 단백질은 몸속에 들어가 에너지를 내주는 열 영양소이고, 비타민과 무기질은 생체 기능을 조절해주는 조절 영양소이므로 골고루 섭취해야 한다.

※ 같은 식품군 내에서는 같은 교환 단위 내에서 자신의 기호나 형편에 맞게 얼마든지 다른 것으로 대체하여 섭취할 수 있다. (예 : 살코기 1단위 40g =〉 흰 살 생선 1단위 50g, 딸기 1단위 100g =〉 토마토나 방울토마토 1단위 250g으로 대치 가능)

영양소 \ 식품군	주식	부식			간식		기타
6가지 식품군	곡류군	어육류 및 두류군 (저/중지방)	채소군	지방군	우유군	과일군	
5대 영양소	탄수화물(당질) 식이섬유	단백질	무기질, 비타민, 식이섬유	유지류	칼슘	무기질, 비타민, 식이섬유	조미료
1교환 단위당 영양소 함량	당질 : 23g 단백질 : 2g 지방 : - 열량 : 100Kcal	당질 : - 단백질 : 8g 지방 : 2/5/8g 열량 : 저/중/고 50/75/100Kcal	당질 : 3g 단백질 : 2g 지방 : - 열량 : 20Kcal	당질 : - 단백질 : - 지방 : 5g 열량 : 45Kcal	당질 : 11g 단백질 : 6g 지방 : 5g 열량 : 125Kcal	당질 : 12g 단백질 : - 지방 : - 열량 : 50Kcal	
영양소의 역할	에너지 식품	구성 식품	조절 식품	에너지 식품	구성 식품	조절 식품	
주요 영양소	당질, 단백질, 아연, 비타민 B_1	단백질, 철분, 니아신, 아연, 비타민B_{12}	무기질, 비타민, 식이섬유	지방, 지용성 비타민A · D · E · K	칼슘,단백질,비타민A · B_2 · B_{12}	무기질, 비타민, 식이섬유	
함유 식품	쌀, 찹쌀, 보리쌀, 현미, 흑미, 배아미, 떡류, 빵류, 국수류, 당면, 감자, 고구마, 밤, 옥수수, 은행, 오트밀, 콘플레이크, 묵류, 크래커	저지방 : 살코기, 육포, 건어물, 굴, 생선류, 새우, 꽃게, 낙지, 멍게, 문어, 전복, 미더덕, 조갯살, 해삼, 홍합 중지방 : 안심, 콩류, 두부, 달걀, 등푸른생선 고지방 : 닭 껍질, 갈비, 꼬리, 돼지족발, 돼지머리, 삼겹살, 런천미트, 치즈, 유부, 생선 통조림	당근, 더덕, 도라지, 무, 양파, 연근, 우엉, 죽순, 상추, 시금치, 오이, 아욱, 깻잎, 케일, 셀러리, 가지, 근대, 미나리, 부추, 숙주, 쑥갓, 생취나물, 양배추, 콩나물, 생표고, 느타리, 양송이, 풋고추, 피망, 김치, 애호박, 열무, 브로콜리, 양상추, 그린비타민, 적채	참기름, 들기름, 참깨, 들깨, 호두잣, 땅콩, 아몬드, 해바라기씨, 파스타치오, 올리브유,포도씨유	우유, 락토우유, 저지방 우유, 무지방 우유, 무가당두유, 전지 분유, 조제분유, 유산균 음료(요구르트, 요구르트)	바나나, 오렌지, 단감, 홍시, 귤, 금귤, 배, 딸기, 수박, 키위, 복숭아, 자몽, 멜론, 앵두, 참외, 사과, 무가당 주스, 과일 주스, 파인애플,토마토, 체리토마토, 포도건대추, 생대추	
주의 사항	탄산음료나 과자, 케첩 등의 가공 식품에 들어 있는 단순당의 섭취에 주의한다.	부위에 따라 지방 함량의 차이로 열량이 2배까지 차이가 나므로 주의한다.	수분, 비타민, 무기질, 섬유질 함량은 높은 반면 열량은 낮으므로 적극적으로 섭취한다.	어떤 종류의 지방을 얼마나 먹느냐가 중요하다. 식물성 기름이 바람직하다.	칼슘 보충을 위해 매일 1~2컵 정도 마신다. 유제품에는 과즙과 설탕, 시럽이 함유되어 있으므로 주의해야 한다.	당분 함량이 높으므로 혈당과 체중 조절을 위해 적당량만 섭취한다.	질병에 따라 적당히 이용한다.

4) 좋은 식사란?

좋은 식사란 매일 각 식품군 중 항산화 영양소와 식물에 함유된 화합물인 피토케미컬이 함유된 식품을 다양하게 선택, 골고루 배합하여 몸이 필요로 하는 5대 영양소를 양적·질적으로 균형 있게 섭취하는 것을 말한다. 이를 통해 체성분을 조성하고 생명 현상을 정상적으로 유지함으로써 음식을 섭취하는 과정에서는 물론 음식을 섭취한 뒤에도 기분이 상쾌해지고 즐거운 마음으로 생활할 수 있게 해 주는 것까지 포함된다. 결국 좋은 식사란 건강을 유지시켜 주는 것으로, 3대 영양소뿐만 아니라 항산화 비타민과 무기질, 항산화 화합물(인돌, 이소시아네이트, 알리신, 터핀, 이소플라본, 리그난, 사포닌, 플라보노이드/카테킨·에피갈로카테킨·안토시아닌, 카로티노이드/베타카로틴·루테인·리코펜·크립토산틴 등)을 골고루 섭취할 수 있는 식사다.

5) 장기 투병 환자를 위한 식단 작성 시 주의할 점

① 암 환자뿐만 아니라 하루 동안 필요한 영양소와 열량은 나이와 성별, 직업, 환경, 체질, 체격 및 현재의 질병 상태 등에 따라 다르므로 개인의 건강 상태에 맞게 작성해야 한다.

② 현재 앓고 있는 질환의 치료 및 재발을 막고 좋은 영양 상태를 유지하기 위해서는 각 식품군 중 항암 효과가 있다고 알려진 식품을 매 끼 골고루 섭취해야 한다. 특히 우리 몸에서 합성되지는 않지만 환자에게 반드시 필요한 필수 아미노산과 필수 지방산, 항산화 비타민과 무기질, 항산화 효과가 인정된 식물성 생리 활성 물질이 부족되지 않도록 이들 성분이 많이 들어 있는 전곡류, 콩류, 두부, 버섯, 해조류, 녹황색 과일, 채소 등을 매일 충분히 섭취한다.

③ 아무리 질 좋고 맛있는 음식도 입맛에 맞지 않으면 영양 상태를 유지하지 못해 체중이 감소하고 영양 불량 상태가 된다. 환자가 입맛을 잃지 않도록 매 끼 상차림에 변화를 주고, 같은 식품과 조리법은 가능하면 피한다.

④ 가격이 비싸다고 해서 영양까지 높은 것은 아니므로 저렴하면서도 신선하고 영양이 풍부한 제철 식품을 이용하여 식단을 작성하되 가끔은 철 이른 식품을 이용해 산뜻한 맛을 느끼게 하는 것도 좋다.

⑤ 항암제나 기타 치료제로 인해 구강 점막에 궤양이 생겨 음식을 삼키기가 곤란하거나 위암 또는 대장암 수술을 한 환자의 경우 상처에 자극을 줄 수 있는 맵고 짜고 자극적인 조리법은 피하는 것이 좋다.

⑥ 단백질을 과량 섭취하거나 단순당과 동물성 지방의 섭취는 피한다. 특히 동물성 지방은 일체 섭취를 금하고, 식물성 지방의 지나친 섭취도 가능하면 피한다.

⑦ 항암 치료를 받는 환자들은 항암제로 인해 간이나 신장 기능에 장애가 올 수 있다. 심·뇌혈관 환자는 짠 음식이 문제가 되므로 가능하면 삼삼하게 조리하고, 소금이 많이 들어간 인스턴트식품과 가공 식품의 섭취도 피한다.

⑧ 식사를 통해 영양을 충분히 섭취할 수 없을 때는 주치의의 처방 하에 영양 보충제나 기능성 식품(체내에 흡수되어 질병 방지 및 생체 방어, 회복 노화 억제 등 종래의 영양소 이상으로 생체 조절 기능을 해 주는 물질이 들어 있는 식품)을 복용해도 좋다.

6) 항산화 보충제

식사를 통해 필요한 항산화 영양소와 식물성 화합 물질을 충분히 섭취할 수 없을 경우에는 주치의의 처방 하에 항산화 보충제를 섭취하는 것도 방법이다.

① 영양소 : 항산화 비타민(C·E·베타카로틴), 항산화 무기질(셀레늄) 및 n-3 & n-6, DHA & EPA

② 비영양소 : 기능성 물질/카로티노이드, 피토케미컬(플라보노이드+탄닌), 키틴 & 키토산, 사포닌, 펙틴 등을 추출하여 정제나 캅셀, 분말, 과립, 액상, 환 등의 형태로 제조 및 가공한 식품

7) 암과 심·뇌혈관 질환자를 위한 식단의 기본 형태

모든 식품들은 저마다 함유하고 있는 영양소가 다르기 때문에 어느 한 종류의 식품난 장기적으로 섭취하면 또 다른 영양소의 결핍으로 인한 부작용을 일으킬 수 있다. 따라서 어느 한 가지 식품에만 의존하지 말고 매 끼 각 식품군별로 항산화 영양소가 들어 있는 식품을 골고루 섭취해야 한다.

표 1-13 식단의 기본 형태

한정식			일품 요리 & 특별 요리	
			수술 후 3개월 이내	수술 후 3개월 이후 회복기
주식	밥		흰밥	흰밥, 무밥, 감자밥 등
	죽, 암죽, 미음, 응이, 즙		흰죽(옹근죽 · 원미죽 · 무리죽), 쌀암죽, 쌀미음, 양즙, 육즙	좌동+두태죽(콩죽 · 녹두죽 · 팥죽), 장국죽(애호박죽 · 장국죽 · 아욱죽 · 콩나물죽 · 닭죽), 어패류죽(홍합죽 · 전복죽), 비단죽(잣죽 · 흑임자죽 · 호두죽 · 행인죽 · 밤죽 · 대추죽 · 타락죽), 호박죽, 연자죽, 방풍죽, 매화죽, 밤암죽, 콩나물죽, 장국죽, 차조미음, 메조미음, 속미음, 수수응이, 율무응이, 갈분응이, 연근응이
부식	국류	맑은국	무맑은장국, 감자국, 북어탕, 동태국	좌동+애탕, 실파장국, 버섯국, 토란탕, 조기국, 미역국, 콩나물국
		토장국	오이무름국	좌동+시금치국, 냉이국, 아욱국, 배추속대국, 숙음배추국
		곰국	곰탕, 용봉탕, 닭곰탕, 영계백숙	좌동+갈비탕, 추어탕, 꼬리곰탕, 초교탕, 삼계탕
		냉국	—	좌동+오이냉국, 미역냉국
	찌개 전골	찌개	동태찌개, 두부찌개, 청국장, 된장찌개	좌동+알찌개, 애호박찌개, 순두부찌개, 두부고추장찌개, 우거지찌개, 게감정, 병어감정
		전골	쇠고기전골, 버섯전골	좌동+송어전골, 낙지전골, 해물전골
	찜 · 선 조림 · 초	찜	대하찜, 알찜, 채란, 북어찜, 생선찜	좌동+소갈비찜, 사태찜, 돼지갈비찜, 전복찜, 닭찜, 전복찜, 생선찜
		선	오이선, 가지선, 호박선	
		조림	감자조림, 달걀조림, 두부조림, 살코기조림, 생선조림	좌동+닭조림, 제육조림, 장똑똑이, 장조림, 풋고추조림
		초	홍합초	좌동+전복초
	단백질 요리	구이	생선구이, 북어구이, 뱅어포구이	좌동+더덕구이, 너비아니, 쇠갈비구이, 제육구이, 콩팥구이
		전유어	양파전, 호박전, 표고전, 새우전, 생선전, 굴전	좌동+두릅전, 버섯전, 풋고추전, 양파전, 애호박전
		적	장산적	좌동+두릅적, 파산적, 김치적, 떡산적, 잡누름적, 화양적
		회	—	좌동+육회, 홍어회, 오징어숙회, 피조개회, 꼬막회, 모듬해물회, 굴회, 실파강회, 미나리강회, 두릅강회

주식	단백질 요리	편육	우설편육	좌동+양지머리편육, 제육편육, 족편, 돼지머리편육
		마른찬	삼색북어보푸라기	좌동+어포, 염포, 육포, 튀각, 미역자반, 각색부각
	채소 요리	숙채	애호박나물, 오이나물, 가지나물, 무나물, 탕평채	좌동+도라지나물, 시래기나물, 시금치나물, 냉이나물, 씀바귀나물, 두릅나물, 깻잎나물, 머위나물, 비름나물, 잡채
		생채	양상추샐러드, 로메인샐러드	좌동+무생채, 오이생채, 도라지생채, 더덕생채, 달래무침, 파상추겉절이, 도토리묵무침, 메밀묵무침, 청포묵무침
		김치	나박물김치, 동치미, 백김치 국물	좌동+배추통김치, 깍두기, 채김치, 열무김치, 고들빼기김치, 총각김치, 해물김치, 더덕김치, 장김치, 고추소박이, 오이소박이
후식		화채	약선 식혜	좌동+딸기화채, 앵두화채, 진달래화채, 배화채, 밀감화채, 수박화채, 보리수단, 수정과
		차	구기자차, 결명자차	좌동+녹차, 생강차, 모과차, 유자차

8) 나에게 필요한 하루 열량 산출하기

하루에 얼마나 먹어야 할까? 중요한 것은 자신에게 허용된 하루 총 열량 범위 내에서 섭취해야 한다는 것이다. 과식을 하거나 지나치게 소식을 하여 비만이나 영양 불량이 되지 않도록 해야 한다. 나에게 필요한 1일 에너지량은(kcal)은 연령과 성별, 활동량, 체중 증감, 그리고 평소 섭취량에 따라 달라진다. 정상 범위의 체중을 유지하고 있는 사람의 경우에는 목표 체중을 이용한다.

(1) 1일 필요 에너지

1일 필요 에너지(kcal) = 목표 체중(kg) × 활동별 에너지 요구량

① 목표 체중 : 성인의 경우에는 목표 체중을 성취하고 유지하는 데 알맞은 열량을 공급한다. 최근에는 체질량 지수(BMI, Body Mass Index)를 많이 이용한다. 필요한 에너지와 평소 섭취량에 큰 차이가 있는 경우에는 평소의 식습관을 면밀히 검토하여 현실적으로 실현 가능한 적당한 에너지 범위를 결정해야 한다.

※ **BMI**(신장과 체중을 이용하여 체조직의 지방량을 나타내 주는 지표) = **체중**(kg)/**키**(m)^2

정상 : 18.5~22.9	위험 체중 : 23.0~24.9	비만 1도 : 25.0~29.9	비만 2도 : 30.0 이상

② 활동 정도에 따른 에너지 요구량

체격	가벼운 활동	보통 활동	격한 활동
비만	20~25	30	35
정상	30	35	40
체중 미달	35	40	45~50

(2) 가벼운 활동을 하는 키 160cm, 체중 50kg인 사람의 1일 필요 에너지량 산출

① 목표 체중(체질량 지수 적용) BMI=50/(1.6)^2=50/2.56=19.5(정상)

② 가벼운 활동을 하며 BMI가 정상이므로 30을 곱한다. 그러므로 이 사람의 1일
필요 에너지는 50×30=1,500kcal이 된다.

③ 열량별 1일 식품 구성표에서 1,500kcal에 해당되는 만큼을 섭취하면 영양소
가 균형 잡힌 건강한 식생활을 유지할 수 있다.

9) 나의 열량에 맞는 최적의 식품량 및 3대 영양소 배분

① 같은 식품군 내에서 자신의 기호와 식습관에 따라 수치를 약간 조절해도 되나
아침은 든든히, 점심은 적당히, 저녁은 가볍게 먹는 습관을 들인다(탄수화물
1g=4kcal, 단백질 1g=4kcal, 지방 1g=9kcal).

② 1,000~1,500kcal까지는 락토 우유를 섭취한다. 무지방 우유(1단위/80kcal)를 이
용할 경우에는 지방군 1단위(45kcal)를 추가할 수 있다.

③ 고지방 어육류의 섭취는 제한하는 것이 생활습관병 예방과 치료에 도움이 되
며 저 · 중지방 어육류는 구별 없이 중지방으로 가정하여 계산해도 좋다.

④ 1,200kcal 미만의 식사를 할 경우 비타민과 무기질이 1일 권장량에 미치지 못
할 수 있으므로 종합 비타민제를 복용해야 한다.

⑤ 영양소의 분배 비율은 한국영양학회 · 한국비만학회 · 한국고지혈증 치료 지

침 등에서 권고한 탄수화물 : 단백질 : 지방의 분배 비율인 50~55% : 20~25% : 20~25%와 쿠퍼 클리닉의 권장 비율인 50% : 30% : 20%를 참고하여 50% : 25% : 25%의 비율로 섭취하는 것이 좋다.

표 1-14 열량별 식품 구성과 영양소 구성

열량 kcal	하루에 필요한 칼로리별 식품 구성의 예(단위 수) 각자의 기호와 건강 상태에 맞게 균형 잡힌 식사를 한다.																	1일 영양소 구성의 예			
	곡류군				어육류군					채소군				지방군		우유군	과일군	탄수화물 g	단백질 g	지방 g	열량비(%)
					저지방	중지방	저·중지방 합쳐 3끼 배분														
	하루	아침	점심	저녁	하루	하루	아침	점심	저녁	하루	아침	점심	저녁	하루	매 끼						
1,100	4	1+1/3	1+2/3	1	3	2	1+2/3	2	1+1/3	7	2	2+1/3	2+2/3	2	2/3	1	1	136	68	32	49 : 24 : 26
1,200	4	1+1/3	1+2/3	1	4	2	2	2+1/3	1+2/3	7	2	2+1/3	2+2/3	2	2/3	1	2	148	76	34	49 : 25 : 25
1,300	4	1+1/3	1+2/3	1	5	2	2+1/3	2+2/3	2	7	2	2+1/3	2+2/3	2	2/3	1	2	160	85	36	49 : 26 : 24
1,400	5	1+2/3	2	1+1/3	5	2	2+1/3	2+2/3	2	8	2+1/3	2+2/3	3	2	2/3	1	2	174	88	36	49 : 25 : 23
1,500	5	1+2/3	2	1+1/3	5	2	2+1/3	2+2/3	2	8	2+1/3	2+2/3	3	2	2/3	2	2	185	94	42	49 : 25 : 25
1,600	5	1+2/3	2	1+1/3	6	2	2+2/3	3	2+1/3	8	2+1/3	2+2/3	3	2	2/3	2	2	197	103	44	49 : 25 : 24
1,700	6	2	2+1/3	1+2/3	6	2	2+2/3	3	2+1/3	8	2+1/3	2+2/3	3	2	2/3	2	3	221	103	44	52 : 24 : 23
1,800	6.5	2+1/6	2+1/2	1+5/6	6	2	2+2/3	3	2+1/3	8	2+1/3	2+2/3	3	3	1	2	3	233	105	49	51 : 23 : 22
1,900	7	2+1/3	2+2/3	2	6	3	3	3+1/3	2+2/3	8	2+1/3	2+2/3	3	3	1	2	3	245	114	54	51 : 24 : 25
2,000	7.5	2+1/2	2+2/3	2+1/3	6	3	3	3+1/3	2+2/3	8	2+1/3	2+2/3	3	3	1	2	3	257	123	56	51 : 24 : 25
2,100	8	2+2/3	3	2+1/3	6	3	3	3+1/3	2+2/3	8	2+1/3	2+2/3	3	4	1+1/3	2	3	269	124	61	51 : 23 : 26
2,200	8.5	2+5/6	3+1/6	2+12	6	3	3	3+1/3	2+2/3	8	2+1/3	2+2/3	3	4	1+1/3	2	3	281	133	63	51 : 24 : 25
2,300	9	3	3+1/3	2+2/3	6	3	3	3+1/3	2+2/3	9	2+2/3	3	3+1/3	4	1+1/3	2	3	292	136	63	50 : 23 : 24
2,400	9.5	3+1/6	3+1/2	2+5/6	6	3	3	3+1/3	2+2/3	9	2+2/3	3	3+1/3	4	1+1/3	2	3	304	145	65	50 : 24 : 25

표 1-15 식품 교환표(Food Exchange Lists)

곡류군		쌀 3큰술 = 밥 1/3공기 = 감자(중) 1개 = 감자 = 식빵 · 햄버거 빵 1쪽 = 모닝롤(중) 1개 = 도토리묵 1/2모 = 가래떡/썰은 것 13개	100kcal
어육류군	저지방	닭 · 돼지고기(탁구공 크기) 1토막 = 소고기 사태 · 홍두깨 로스용 1장 = 흰 살 생선(소) 1토막 = 중하 3마리 = 깐 새우 1/4컵 = 튀긴 어묵(중) 1장 = 굴 · 멍게 · 문어 · 조갯살 · 홍합살 1/3컵 = 낙지 1/2컵 = 해삼 11/3컵 = 잔멸치 1/4컵 = 북어 1/2토막	50kcal
	중지방	소고기 등심 · 안심 로스용 1장 = 로스햄 1쪽 = 달걀(중) 1개 = 메추리알 5개 = 검은콩 2큰술 = 두부1/6모 = 연두부1/2개 = 꽁치 · 삼치 · 장어 · 전갱이 · 청어 · 갈치(소) 1토막	75kcal
	고지방	껍질 포함 닭고기 · 돼지족발 · 돼지머리 · 삼겹살 · 소갈비 · 소꼬리 · 뱀장어(소) 1토막 = 생선 통조림(참치 · 고등어 · 꽁치) 1/3컵 = 치즈 1.5장 = 유부 6장	100kcal
채소군		당근 1토막 = 근대 · 미나리 · 부추 · 숙주 · 쑥갓 · 생취 · 양배추 · 콩나물1/3컵 = 풋고추(중) 7~8개 = 생표고(중) 3개 =청 · 홍 피망(중) 2개 = 도라지 · 연근 · 더덕 · 우엉 1/2컵	20kcal

지방군	식물성 기름 1작은술 = 마요네즈 · 땅콩버터 1.5작은술 = 베이컨 1조각 = 아몬드 7알 = 해바라기씨 · 잣 · 참깨 · 땅콩 1큰술 = 피스타치오 10개 = 호두 1개	45kcal
우유군	우유(무지방 우유를 사용하면 지방군 1단위를 추가할 수 있음) · 락토 우유 · 무가당 두유 1컵 = 전지 분유 · 조제 분유	125kcal (무지방=80kcal)
과일군	바나나 · 단감 · 홍시 · 참외 · 황도 · 사과 1/2개 = 귤(대) 1개 = 금귤 5개 = 딸기(중) 8~9알 = 수박(대) 1쪽 = 키위 · 백도(중) 1개 = 오렌지 · 자몽 1/2개 토마토 1개 = 방울토마토(중) 20개 = 토마토 주스 1캔 = 멜론(중) 1/8쪽 = 파인애플 1쪽 = 사과 · 파인애플 · 무가당 주스 1/2컵 = 앵두 1컵 = 살구 4~5개 = 거봉 10알 = 켐벨 20알	50kcal

※ 식품교환표는 일상생활에서 쉽게 섭취하는 식품을 영양가가 비슷한 것끼리 크게 6가지로 나누어 놓은 표다.

※ 같은 식품군 내에서는 자신의 기호와 형편에 따라 항산화 영양소와 항산화 화합물이 풍부한 식품으로 대체하여 골고루 섭취하면 된다.

표 1-16 1교환당 식품군별 영양소 함량(탄수화물 1g=4kcal, 단백질 1g=4kcal, 지방 1g=9kcal)

영양소 \ 식품군	주식	부식			간식		기타
6가지 식품군	곡류군	어육류/콩류 (저 · 중지방)	채소군	지방군	우유군	과일군	
5대 영양소와 식이섬유	탄수화물, 식이섬유	단백질	무기질, 비타민, 식이섬유	유지류	단백질, 칼슘	무기질, 비타민, 식이섬유	조미료
1교환 단위당 영양소 함량	당질 : 23g 단백질 : 2g 지 방 : - 열량 : 100Kcal	당질 : - 단백질 : 8g 지방 : 저 · 중 · 고지방 2 · 5 · 8g 열량 : 저 · 중 · 고지방 50 · 75 · 100Kcal	당질 : 3g 단백질 : 2g 지방 : - 열량 : 20Kcal	당질 : - 단백질 : - 지방 : 5g 열량 : 45Kcal	당질 : 11g 단백질 : 6g 지방 : 5g 열량 : 125Kcal 무지방 우유 : 66kcal	당질 : 12g 단백질 : - 지방 : - 열량 : 50Kcal	
영양소의 역할	에너지 식품	구성 식품	조절 식품	에너지 식품	구성 식품	조절 식품	

※ 계산 방식 : 예를 들어 곡류군 5단위의 열량은 당질 {(23×5)g×4kcal}+단백질{(2×5)g×4kcal}=당질(115×4)+단백질(10×4)=460kcal+40kcal로, 500kcal가 된다.

표 1-17 1일 1,500kcal 식단의 예(밥과 죽의 섭취가 가능한 모든 사람이 섭취할 수 있는 상차림)

아 침	열량(kcal)	점심	열량(kcal)	저녁	열량(kcal)
현미밥 4/5공기	166	보리밥 2/3공기	200	밥 3/5공기	126
근대된장국 25g	7	실파달걀탕 실파 20g	6	대구매운탕/대구 50g/소, 1토막	50
+된장 10g	16	+달걀 15g/중, 1/3개	25	연두부찜 150g, 1/2개	75
청어 소금구이 115g/소, 1/2마리	175	불고기 93g	117	미역오이생채 각 35g 총 70g	20
생취나물 40g/소, 1접시	12	콩나물 20g	7	느타리버섯나물 70g	20
도라지생채 20g/소, 1접시	8	5색 채소쌈 각 20g, 100g	30	+참기름, 통개 3g, 3/5작은술	27
배추김치 50g/소, 1접시	15	쌈장 10g	14	양념	10
참기름, 통깨 3g, 3/5작은술	27	※ 참기름, 깨소금 3g, 3/5작은술	27	총각김치 50g	15
양념	10	양념+물김치 1공기	20	무지방 우유 1잔	80
사과 중 1/2개	50	요플레 110g/1개	100	방울토마토 중 20개	50
소계	486	소계	536		473
총계					1,495

11 항산화 식단 구성하기

암과 심 · 뇌혈관 질환의 예방과 치료에 도움되지 않은 식품은 가능하면 피하고, 식품 교환표에 있는 식품군 중 항산화 영양소와 항산화 기능성 물질이 함유된 식품을 골고루 이용하여 균형 잡힌 식사가 되도록 한다.

그림 1-3 대한암협회가 추천하는 암 예방 식품

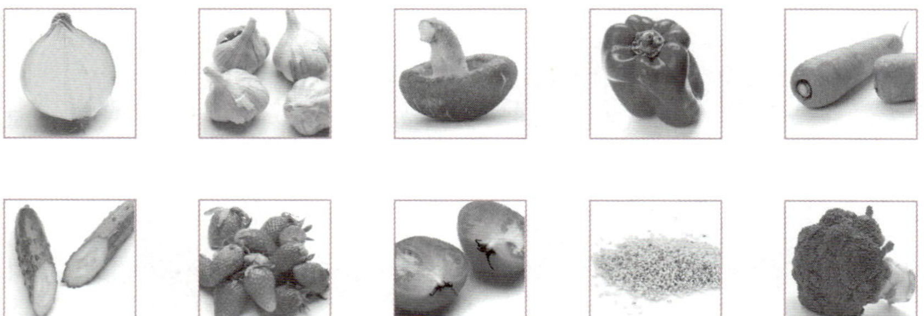

1) 암과 심·뇌혈관 질환의 예방과 치료를 위한 주의 사항

① 영양가는 없이 열량만 내주는 단순당과 단순당 함유 식품, 알코올은 가능하면 섭취를 제한한다.

② 비타민과 무기질, 식이섬유와 식물 생리 활성 물질이 풍부한 채소류와 해조류를 골고루 섭취한다.

③ 콜레스테롤과 동물성 지방 함량이 많은 음식은 적게 먹고 가능하면 살코기만 이용한다. 식물성 기름도 열량이 같으므로 과잉 섭취하지 않는다.

④ 단백질은 매 끼 충분히 섭취하되, 고지방 단백질 식품은 열량이 높으므로 가능하면 피하고 중·저지방 단백질 식품을 섭취한다.

⑤ 기름이 많이 들어가는 볶음이나 부침, 튀김 등의 조리법은 피하고 삶거나 찌거나 구워 먹는다.

⑥ 소금 섭취를 줄이고 염분이 많이 들어 있는 가공 식품의 섭취를 피한다.

⑦ 20분 이상 천천히 기쁜 마음으로 맛있게 먹는다. 아침은 든든히, 점심은 적당히, 저녁은 가볍게 먹는다.

⑧ 섭취량 조절과 더불어 생활습관병을 유도하는 식사 행동과 생활 습관을 개선하는 것이 중요하므로 규칙적인 식사와 꾸준한 운동을 한다.

2) 조리법에 따른 열량 비교

조리법에 따라 열량 차이가 많이 나므로 부침이나 튀김, 단순당이 많이 함유된 식품처럼 열량이 높은 음식은 피한다. 같은 재료를 가지고 요리하더라도 어떤 조리

표 1-18 조리법에 따른 열량 비교

감자	굴	쇠고기	달걀	버섯
찐 감자 1개 85kcal 감자샐러드 110kcal 감자전 200kcal 감자크로켓 280kcal 감자튀김 450kcal	생굴 1/3컵 35kcal 굴회+초고추장 85kcal 굴전 115 kcal 굴튀김 200kcal	탁구공 크기 45kcal 장조림 65kcal 쇠고기채소볶음 115kcal 쇠고기튀김 160kcal	찐 달걀 1개 100kcal 달걀프라이 150kcal	팽이버섯 70g 20kcal 팽이버섯된장국 55kcal 팽이버섯채소볶음 75kcal 팽이버섯튀김 175kcal

법을 선택하느냐에 따라 칼로리가 달라지기 때문이다.

3) 경제적이면서 변화를 줄 수 있는 상차림

식단의 기본 형태를 참고하여 해당 계절에 가장 흔하면서도 항산화 성분이 풍부하다고 인정된 자연 식품을 식품군별로 골고루 선택해 배합하여 경제적이면서도 변화 있는 식단으로 입맛을 돋운다.

① 밥─현미나 전곡류를 넣은 잡곡밥을 섭취한다. 단, 소화가 잘 안 되거나 위장 수술을 한 사람은 상처가 회복되기 전까지 잡곡밥을 피한다.

② 국─채소나 해조류 가운데 한 가지를 택해 옅은 된장국이나 청국장, 맑은국을 끓인다. 단, 위장 수술을 한 사람은 상처가 회복되기 전까지는 지나치게 자극적이거나 섬유질이 많은 식품은 피하고, 감자나 무처럼 섬유질 함량이 낮은 채소를 이용해 담백하게 조리해 먹는다.

③ 찌개─버섯찌개, 된장찌개, 청국장 등을 번갈아 올리고, 위장 수술을 한 사람은 상처가 회복되기 전까지 매운 찌개류는 피한다.

④ 전골─채소와 해물, 버섯을 골고루 이용하고 위장 수술을 한 사람은 상처가 회복되기 전까지 김치 등의 섭취를 피한다.

⑤ 단백질 요리─기름기 없는 살코기, 어패류, 두부를 번갈아 올리고, 위장 수술을 한 사람은 상처가 회복되기 전까지 (패류는) 국물만 먹는다.

⑥ 나물─숙채, 냉채, 초무침, 된장무침, 고추장무침 등 재료에 맞게 다양한 조리법을 이용한다. 단, 위장 수술을 한 사람은 상처가 회복되기 전까지 나물을 무칠 때 파와 마늘을 제한하되 국이나 조림 등에 넉넉하게 넣어 먹는다. 마늘은 구워 먹어도 좋다.

⑦ 생채─재료에 따라 생으로 무치거나 초절임을 해 먹는다. 단, 위장 수술을 한 사람은 상처가 회복되기 전까지 양상추 이외의 생채소는 피하고 생파와 생마늘, 통깨 섭취도 삼간다.

⑧ 김치─젓갈이나 설탕, 인공 감미료를 이용하지 말고 천연 소금과 파, 마늘, 생

강, 고춧가루, 제철 채소를 이용해 간을 삼삼하게 하여 담가 먹는다. 단, 위장 수술을 한 사람은 상처가 회복되기 전까지 매운 김치 대신 나박물김치나 동치미, 백김치 등을 담가 국물 위주로 섭취한다.

4) 심 · 뇌혈관 질환과 암에 효과적인 식품들의 항산화 영양소와 그 기능

표 1-19 식품별 항산화 영양소 함량과 기능

식품명 (100g당)	에너지 kcal	단백질 g	지질 g	당질 g	식이섬유 g	무기질 칼슘 mg	철 mg	칼륨 mg	아연 mg	비타민 A R.E.	베타카로틴 ug	B₁ mg	C mg	E mg	기능
당근	34.0	1.0	0.2	7.8	3.16	38.0	0.70	362.0	0.15	1,257	7,540	0.060	6.0	0.40	암과 노화 예방. 지용성 비타민이 풍부해 기름을 이용해 요리하면 좋다. 비타민C 파괴 효소가 들어 있으므로 식초를 첨가해 먹으면 좋다.
양배추	31.0	1.4	0.2	7.3	1.84	38.0	0.40	222.0	0.16	3.0	20.0	0.040	29.0	0.10	위궤양 억제, 위염 · 골다공증 · 출혈성 질환에 효과적. 피부 피용 및 스트레스 해소.
콩 검정콩	413.0	41.8	17.8	18.8	20.42	213.0	7.5	1,260	2.7	0	0	0.32	0	0.83	사포닌의 작용으로 항바이러스 작용, 필수 지방산 풍부해 고지혈증 · 고혈압 예방, 혈중 콜레스테롤 낮춤, 동맥경화 예방, 통풍과 고요산증 억제, 한방에서는 위장 기능을 보하고 정신을 안정시키며 종기를 제거하고 해독 작용이 있다고 인정. 생식할 경우 독성 있음.
콩 노란콩	400.0	36.2	17.8	25.7	21.05	245.0	6.5	1,340	2.7	0	0	0.53	0	0.83	
마늘 마늘	120.0	9.2	0.2	24.2	10.12	14.0	1.0	652.0	0.90	1.0	3.0	0.200	9.0	0.40	강장 · 항산화 · 피로 회복 · 위장 장해 경감 · 발암 억제 · 콜레스테롤 수치 저하. 비타민B₁의 흡수 및 이용률 높여 줌. 한방에서는 위장 기능을 조절하고 소화 불량과 설사를 막아 주며 장내 살균 작용을 한다 하여 백일해, 수종, 종기, 식중독 등에 이용. 마늘잎과 마늘종에는 세포의 산화를 억제하는 항산화 비타민과 베타카로틴이 풍부.
마늘 풋마늘	40.0	3.5	0.5	7.6	–	32.0	1.0	339.0	0.77	282.0	1,690.0	0.131	81.0	0.40	
마늘 마늘종	51.0	2.6	0.4	11.5	4.95	24.0	0.90	273.0	1.16	47.0	281.0	0.260	56.0	0.40	
녹차/잎	334.0	28.3	4.8	53.6	–	245.0	18.90	1,303	3.26	698.0	8,400.0	0.380	23.0	63.4	탄닌 성분 중 75%가 카테킨. 소화 촉진, 뇌 · 시력 맑게 함. 이뇨 및 갈증 해소, 비만 치료.
토마토	14.0	0.9	0.1	2.9	0.71	9.0	0.30	178.0	0.20	90.0	542.0	0.040	11.0	0.44	혈관을 튼튼하게 하는 루틴, 간장암과 B형 간염 억제하는 셀레늄, 항암 효과 있는 리코펜 풍부.
브로콜리	28.0	5.0	0.3	3.6	2.68	64.0	1.50	307.0	0.20	128.0	766.0	0.120	98.0	5.10	항발암 효과 탁월한 설포라판 다량 함유. 특히 구리, 아연 함량 풍부.
감귤류 귤	39.0	0.5	0.1	10.0	1.00	17.0	0.10	130.0	0.03	10.0	60.0	0.070	35.0	0.24	항암 성분, 카로틴, 리코펜, 잔토필 함유. 속껍질의 헤스페리딘과 펙틴이 동맥경화와 고혈압 예방.

감 귤 류	금귤	68.0	0.9	0.5	16.9	4.48	42.0	0.40	178.0	0.09	3.0	16.0	0.100	35.0	3.80	과실 중 칼슘 함량 최고, 비타민C 풍부해 감기 해소와 스트레스로 인한 위통에 효과.
	레몬	31.0	1.4	0.8	6.4	2.03	55.0	0.40	120.0	0.06	0	0	0.05	70.0	1.10	과일 중 비타민C 가장 풍부해 감기에 효과. 칼슘과 비타민P 풍부. 생선 비린내 감소 작용.
양파		28.0	5.0	0.3	3.6	2.68	64.0	1.50	307.0	0.20	128.0	766.0	0.120	98.0	5.10	마늘과 유사한 항암 성분 티오설피네이트 함유, 플라본 색소인 케르세틴 함유. 고혈압 예방.
해 조 류	김	252.0	38.6	1.7	38.6	34.65	325.0	17.60	3,503	5.10	3,750	22,500	1,200	93.0	4.30	필수 아미노산 풍부. 포피란이 들어 있어 콜레스테롤을 감소시키고 간 기능 및 면역력 활성화.
	미역	190.0	13.5	1.7	40.1	43.36	920.0	7.60	6,267	5.10	60.0	359.0	0.250	14.0	7.24	소화 · 흡수되지 않는 점질 식이섬유 알긴 풍부해 변비에 좋고 혈압 강하 작용하는 라미난 함유.
	다시마	189.0	7.4	1.1	41.1	33.37	708.0	6.30	7,500	0.40	96.0	576.0	0.220	18.0	4.30	난소화성 점질 다당류인 알긴산이 풍부해 변비에 효과적, 혈압을 낮추는 아미노산인 라미난 함유.
버 섯 류	느타리	25.0	2.7	0.2	4.6	3.88	3.0	1.20	270.0	0.64	0.0	0.0	0.380	3.0	0	에르고스테롤이 풍부해 고혈압과 동맥경화 예방 및 치료 효과 탁월.
	양송이	17.0	3.9	0.3	1.4	1.42	6.0	1.00	550.0	0.80	0.0	0.0	0.120	3.0	0.12	에르고스테롤 함유, 소화 효소 들어 있어 소화를 도움.
	표고	38.0	2.0	0.3	5.5	6.05	4.0	1.20	256.0	0.28	0.0	0.0	0.210	5.0	0.00	종양 억제 · 면역력 증강 · 콜레스테롤치 저하하는 불소화성 다당류인 글루칸 함유,발암 억제 효과 있는 렌티난 함유

12 계절별 항산화 요리

암과 심 · 뇌혈관 질환은 잘못된 식습관과 흡연, 음주, 운동 부족 등 잘못된 생활 습관에서 오므로 생활 방식을 조금만 바꾸고 노력하면 해결할 수 있다. 이 중 가장 큰 영향을 미치는 것은 잘못된 식습관으로, 식습관만 개선해도 이들 질환을 예방하고 치료하는 데 큰 효과를 볼 수 있다.

기후 변화로 생태계가 많이 변화되어 가고 있긴 하지만 계절별로 다양한 식품이 나오므로 가능하면 농약 걱정이 적고 신선한 제철 식품을 사용하여 경제적이면서도 다양한 식품을 식탁에 올릴 것을 권한다. 이때 중요한 것은 간을 짜지 않게 하여 염분 섭취를 줄이는 것이다. 건강 장수의 비결은 모든 식품을 골고루 적당히 삼삼하게 조리해 먹는 데 있기 때문이다.

또 한 가지 유념할 것은 한국인에게는 한식이 가장 좋다는 것이다. 밥 · 국 · 김치를 기본으로, 생채나 숙채 1~2가지, 고기나 생선류, 콩류, 달걀을 이용한 음식을 한 가지 이상 올리는 우리나라의 전통 식단보다 더 좋은 건강식은 없다. 우리나라의 전통식은 한국영양학회와 대한영양사협회에서 권장하고 있는 탄수화물 : 단백질 : 지방 비율인 65% : 15% : 25%에 가장 근접한 식사 형태를 띤다. 또한 밥과 국, 김치가 기본이기 때문에 항산화 비타민과 식이섬유는 물론 피토케미컬이 풍부한 채소류와 해조류를 충분히 섭취할 수 있다는 점에서 생활습관병의 원인이 되는 지방 섭취를 제한할 수 있다는 장점이 있다.

우리 전통 음식은 '약과 음식은 그 근본이 동일하다.' 는 약식동원(藥食同源)의 철학을 바탕으로 약리 활성이 있는 마늘 · 생강 · 대추 · 은행 · 밤 · 황기 · 잣 · 호두 등을 다양하게 이용해 조리한, 말 그래도 약선(藥膳) 음식이다. 그런 만큼 암 환자의 가족이나 환자를 간병하는 사람은 식단을 작성할 때 영양에 균형을 맞춰 맛있게 조리하는 것이 중요하다. 단, 위장 수술을 한 환자가 있는 경우에는 상처가 아물기 전까지 식이섬유가 많은 식품이나 지나치게 기름지고 자극적이고 차갑고 뜨거운 음식, 가스를 많이 유발하는 식품은 삼가는 것이 좋다.

최근에는 온상 재배 덕분에 항산화 비타민과 식이섬유가 풍부한 당근, 호박, 버섯, 오이, 콩, 감자, 고구마, 피망, 파프리카, 배추, 고추, 파, 무, 마늘, 양파, 양배추, 부추, 가지, 더덕, 콩나물 등의 영양 채소를 4계절 내내 섭취할 수 있다. 맛과 향이 다양한 브로콜리, 콜리플라워, 아스파라거스, 바질 등의 서양 채소도 4계절 내내 식탁에서 볼 수 있다. 하지만 온상 재배 채소는 제철에 많이 출하되는 채소보다 농약 피해가 크고 가격도 비싸므로 가능하면 제철 채소를 이용할 것을 권한다.

녹황색 채소와 과일도 걸러서는 안 된다. 포도나 자두, 체리, 고추, 블루베리처럼 보라색을 띠는 식품에는 심장과 중추 신경계에 좋은 안토시아닌이 풍부하고, 토마토나 수박, 사과 등 붉은 식품에는 노화 방지 및 암 예방 효과가 있는 천연 항산화제인 리코펜이 많이 들어 있다. 감, 귤, 복숭아, 살구 등의 황색 식품에는 정자 형성과 식욕 향상, 항산화 작용을 통해 암과 노화를 예방하는 베타카로틴이 함유되어 있으므로 꾸준히 섭취할 것을 권한다. 독이 없는 식용 꽃인 국화, 매화, 복숭아꽃,

살구꽃, 장미, 금은화(인동초), 제비꽃 등을 이용해 식탁에 변화를 주고 입맛을 돋우는 것도 방법이다.

1) 봄

(1) 봄철(3~5월) 항산화 식품과 요리

봄이 되면 건강한 사람도 나른해지고 소화도 안 되며 현기증이 오거나 잘 먹고 충분한 수면을 취해도 계속해서 졸음이 쏟아지는 춘곤증(春困症, spring fever) 때문에 고생하는 사람이 많다. 따라서 면역력을 강화하고 피로가 풀어지도록 단백질과 무기질, 비타민, 식이섬유가 풍부한 달래 · 냉이 · 씀바귀 · 쑥 · 봄동 등을 이용해 다양한 나물과 국물 요리를 섭취해야 한다. 아울러 딸기나 복숭아, 레몬처럼 비타민C가 풍부한 과일을 많이 섭취하여 입맛과 기력을 살리는 것이 중요하다.

특히 딸기는 새콤한 맛과 달콤한 향으로 입맛을 돋우는 것은 물론 면역력을 높이고 세포와 혈관을 튼튼하게 하여 노화를 방지할 뿐만 아니라 식이섬유가 풍부해 암과 동맥경화, 심장병을 예방해 준다. 칼로리도 낮아 다이어트에 도움이 되므로 부담 없이 즐길 수 있다. 복숭아는 달콤한 향도 매력적이지만 독성 물질을 해독하는 성분과 베타카로틴을 비롯해 변비와 대장암 예방에 효과적인 식이섬유가 풍부하다. 레몬은 진액을 형성하고 갈증을 풀어 주며 소금 섭취를 억제하여 고혈압과 신장병에 효과적인 식품으로, 비타민C와 구연산이 풍부해 피로를 풀어 주고 빈혈을 완화하며 면역력을 강화해 주는 효과가 있다. 단, 장류(간장 · 고추장 · 된장 등)와 김치에는 염분이 많이 포함되어 있으므로 소량만 섭취하도록 하며, 음식은 가능하면 삼삼하게 조리하는 것이 좋다.

입맛을 잃지 않도록 식초를 이용한 요리를 섭취하는 것도 방법이다. 화사한 식용꽃을 곁들여 맛과 영양도 챙기고 시각적으로 입맛을 돋우는 것도 좋다. 특히 신맛은 식욕을 돋우어 주는 효과가 있다. 또 한 가지, 아침을 거르면 점심때 과식을 하게 되어 식후에 졸음이 쏟아지므로 반드시 아침 식사를 하여 점심때 과식하지 않도록 해야 한다. 칼로리를 줄이기 위해 끼니를 거르는 사람들이 있는데 이런 불규칙한 식습관은 오히려 건강에 좋지 않다. 술이나 장시간의 낮잠, 흡연, 카페인 섭취 등은 자제하고 가벼운 체조나 산책으로 몸을 단련하고 충분한 휴식을 취하는 것도 중요하다.

봄철 대표적인 요리로는 오색 도미찜, 봄나물, 오미자차, 딸기·복숭아 스무디, 레몬 셔벗 등이 있다. 특히 도미와 조기, 멍게, 대합이 맛이 좋고 영양적으로 우수하다. 참고로 조개류는 영어로 'R'자가 빠진 5~8월은 산란기라 독성이 강하므로 섭취하지 않는 것이 좋다.

(2) 봄철 대표 식품과 항산화 영양소 함량(생식품 100g)

표 1-20 봄철 대표 식품과 항산화 영양소 함량(생식품 100g)

식품명	무기질				비타민			식이섬유 (g)			지방산 (g)		
	칼슘	철	나트륨	칼륨	베타카로틴 ㎍	C mg	E mg	총량	수용성	불용성	포화	단일 불포화	다가 불포화
냉이	145	5.2	15	288	1,136	74		5.7	—	—			
달래	124	1.8	5	379	1,823	33		4.2	—	—			
두릅	15	2.4	5	446	403	15		1.4	0.3	1.1			
미나리	24	2.0	18	412	1,499	10		1.8	0.3	1.5			
봄동	76	0.5	5	246	926	85		—	—	—			
쑥	230	4.3	11	1,103	3,375	33		8.6	—	—			
씀바귀	74	1.1	36	440	1,832	7		6.6	—	—			
유채	97	0.9	12	410	2,600	110		—	—	—			
참나물	102	2.0	4	955	5,778	15		3.3	0.7	2.6			
취나물	124	2.3	8.8	469	3,564	14		5.8	0.9	4.9			
풋마늘	32	1.0	10	339	1,690	81		—	—	—			

식품명	무기질				비타민			식이섬유 (g)			지방산 (g)			
	칼슘	철	나트륨	칼륨	베타카로틴 ㎍	C mg	E mg	총량	수용성	불용성	콜레스테롤	포화	단일 불포화	다가 불포화
진달래	44	67.4	10	340	A/350	3		—	—	—				
송화 가루	5	2	5	966	A/63	12		—	—	—				
고로쇠 수액	18	1	3.2	63	17	53								
딸기/ 개량종	7	0.4	13	167	4	71		1.8	0.3	1.5				
레몬	55	0.4	4	120	0	70		4.9	2.0	2.9				
천도 복숭아	6	0.5	2	189	12	6		—	—	—				
꼬막	105	6.4	—	—	55	3					53.4	—	—	—
대합	161	11.9	—	—	0	3					44	—	—	—
도미/ 옥돔	31	1.4	80	400	A/33						69	—	—	—
멍게/ 우렁쉥이	89	1.7	—	—	0	2					—	—	—	—
조기	36	0.9	155	380	0	0					87	32.9	45.2	14.2

표 1-21 암과 심·뇌혈관 질환 예방에 좋은 봄 요리

조리별 분류			음식 이름
밥·죽류	밥		단호박영양밥, 돌솥영양밥, 무밥, 버섯밥, 산나물비빔밥, 생선초밥, 채소 쌈밥, 장국밥, 덮밥류(달걀·채소·해물), 카레라이스, 콩나물밥
	죽		녹두죽, 단호박죽, 대추죽, 무죽, 버섯죽, 북어죽, 채소쇠고기죽, 채소죽(시금치·아욱·애호박), 잣죽, 장국죽, 우엉죽, 은행죽, 매화죽, 타락죽, 호두죽
면류			메밀국수, 비빔국수, 손칼국수, 손수제비, 스파게티, 온면국수, 우동, 쑥국수, 칡국수, 콩국수
무침·쌈회·샐러드	무침	숙채	냉이나물, 두릅나물, 도라지나물, 머위나물, 무나물, 돌미나리나물, 봄동나물, 산나물, 숙주나물, 시금치나물, 실파나물, 씀바귀나물, 원추리나물, 오이선, 애호박선
		생채	달래무침, 더덕생채, 도라지생채, 돌미나리무침, 실파무침, 도토리묵무침, 무생채, 봄동초절이, 새싹무침, 어린싹채소무침, 오이생채, 풋마늘초절이
		냉채	꼬막냉채, 물미역냉채, 물파레냉채, 미삼냉채, 모듬 해물냉채, 새우냉채, 콩나물겨자냉채, 톳냉채, 해파리냉채
	쌈		곤포쌈, 곰취쌈, 머위잎쌈, 물다시마쌈
	회		굴회, 낙지숙회, 꼬막회, 두릅초회, 모듬해물회, 문어숙회, 미나리강회, 모듬버섯초회, 문어초회, 실파강회, 오징어숙회, 육회, 피조개회, 해삼초회, 홍어회
	샐러드		모듬과일채소샐러드, 모듬버섯샐러드, 모듬채소샐러드, 모듬해물샐러드, 모듬해초샐러드, 연두부샐러드, 호두사과샐러드
찜·볶음조림	찜		도미찜, 가자미찜, 꼬막양념찜, 대구찜, 명태찜, 뱅어포달걀찜, 아귀찜, 홍어찜
	볶음		주꾸미볶음, 도라지볶음, 쇠고기버섯볶음, 쇠고기피망볶음, 채소볶음, 잡채, 해물볶음
	조림		가자미조림, 감자조림, 마조림, 무조림, 연근조림, 우엉조림, 토란조림
국·탕전골·찌개	국		굴국, 냉이된장국, 달래된장국, 대합국, 동태국, 무맑은장국, 미역국, 버섯국, 생태국, 송이국, 실파장국, 쑥국, 원추리된장국, 조기국, 콩나물국
	탕		갈비탕, 곰탕, 대구탕, 대합탕, 명란두부탕, 삼계탕, 애탕, 영계백숙, 용봉탕, 조개탕, 초교탕, 홍합탕
	전골		모듬채소전골, 모듬 버섯전골, 북어전골, 쇠고기전골, 해물전골, 편육, 쇠고기샤브샤브
	찌개		김치찌개, 냉이된장두부찌개, 달래된장찌개, 도미맑은찌개, 두부고추장찌개, 두부젓국찌개, 애호박젓국찌개
튀김·구이전·부침선·적	튀김		감자튀김, 고구마튀김, 도미탕수, 참치탕수, 모듬채소튀김, 미역튀김, 톳튀김, 새우튀김, 어묵탕수, 탕수육
	구이		갈비구이, 굴비구이, 갈비구이, 너비아니구이, 대합구이, 더덕구이, 도미구이, 명태양념장구이, 불고기, 안심스테이크, 임연수어구이, 청어소금구이
	전·부침		굴전, 녹두전, 감자전, 고구마전, 달래새우전, 두릅전, 미나리전, 버섯전, 흰살생선전, 청둥호박전, 파전, 해물전, 화전(진달래·동백꽃·매화전)
	선·적		김치적, 떡산적, 장산적, 파산적, 화양적
음료·후식	음료		당근주스, 대추차, 딸기주스, 모과차, 식혜, 오미자차, 유자차, 토마토주스, 화채(진달래·밀감·배), 꽃즙, 꽃차(진달래·개나리·복숭아꽃·매화꽃·송화)
	후식		경단, 과일젤리, 단호박인절미, 매작과, 삼색부꾸미, 오미자젤리, 딸기·밀감스무디·레몬셔벗, 수리취떡, 식용꽃젤리, 쑥버무리
기타			나박김치, 달래김치, 씀바귀김치

2) 여름

무더위로 고생하는 여름이 되면 냉국수나 냉국 같은 시원한 음식을 찾게 된다. 그렇다고 해서 찬 음식만 먹다 보면 입맛을 잃기 쉽고, 특히 항암 치료 중이거나 중병을 앓고 있는 환자, 노약자는 배탈이 날 우려가 있다. 게다가 무더위에 시달릴 때 탈이 나면 다른 계절에 비해 회복이 어려운 만큼 양질의 단백질과 생리 활성 물질, 비타민, 무기질이 풍부한 음식을 통해 면역력이 떨어지지 않도록 해야 한다. 두부, 달걀, 생선, 살코기, 해조류, 버섯류, 녹황색 채소 및 과일을 충분히 섭취하는 것이 중요하다. 중요한 것은 맛과 영양이 뛰어나고 가격이 저렴하면서 농약 피해가 적은 제철 식품을 가지고 맛있게 조리하여 영양의 조화를 이룬 식사를 하는 것이다. 특히 여름철에는 무더위로 인한 스트레스로 비타민C 손실이 많아지므로 비타민C를 충분히 섭취할 수 있는 식단을 구성하는 것이 좋다. 단백질, 해조류, 채소 중심의 요리에 식초를 첨가하여 몸속에 피로 물질이 축적되지 않도록 하고, 식물성 기름을 이용한 음식을 적당히 이용하여 입맛을 잃지 않도록 해야 한다.

여름철을 대표하는 보양 식품으로는 전복 · 장어 · 대하 · 전갱이 등을 꼽을 수 있다. 전복은 불로장수 약을 즐겨 찾은 진시황제가 좋아했던 식품으로 산란기 전인 여름에서 가을에 걸쳐 가장 맛이 좋으며, 간의 해독 작용을 하고 콜레스테롤을 낮추며, 타우린이 풍부해 심장 기능 향상과 시력 회복에 좋다. 각종 비타민과 무기질도 풍부하다. 가능하면 살아 있는 것을 생식하는 것이 좋지만 4~5월경에는 내장에 독성이 있으므로 이때는 생식하지 않는 것이 좋다. 장어는 여름에서 초가을에 걸쳐 가장 맛있다. 가격이 비싸더라도 가능하면 수입산은 피하고 믿을 만한 곳에서 양식된 국내산을 먹는 것이 안전하다. 대하는 저칼로리 고단백 식품으로 껍질에 키틴과 키토산이 함유되어 있으므로 껍질째 먹는 것이 좋다. 하지만 콜레스테롤 수치를 상승시키는 작용이 있으므로 살아 있는 것을 이용하고, 튀김보다는 찜이나 구이로 이용하는 것이 좋다. 전갱이는 8월이 제철인 등 푸른 생선으로, 비린내가 없어 회로는 물론 조림이나 구이로 즐겨도 맛있다. 타우린이 함유되어 있어 혈중 콜레스테롤 수치를 낮춰 주고 심장을 보호하며 간장의 해독 작용을 돕는다. 전갱이 같은 등 푸른 생선에는 뇌 질환 및 치매 같은 신경계 질환, 악성 빈혈을 방지하고 당뇨병을 예방해 주는 비타민B$_{12}$도 풍부하다. 단, 장류(간장 · 고추장 · 된장 등)와 김치류는 염분이 높으므로 소량만 섭취하고, 가능하면 삼삼하고 담백하게 조리해 먹는다.

여름철 대표적인 과일로는 바나나, 수박, 참외, 토마토, 망고, 파인애플을 꼽을 수 있다. 달콤하고 부드러운 바나나는 노인은 물론 위장이 약한 사람, 운동 선수, 아이들에게 좋은 과일로, 껍질에 갈색 점이 보이는 것이 가장 맛있다. 갈증 해소에 탁월한 효과가 있는 수박은 고혈압과 동맥경화에 좋은 성분이 풍부하다. 씨에는 콜레스테롤을 떨어트리는 리놀렌산이 함유되어 있으므로 씨까지 함께 먹거나 말려서 볶아 먹으면 좋다. 노랗게 뜬 부분이 보이는 것은 햇볕을 고루 받지 못한 것으로 맛이 떨어진다. 줄무늬가 선명하고 꼭지가 새끼손톱처럼 작고 움푹 파인 것이 당도가 높다. 참외는 한방에서 기침을 그치게 하고 가래를 없애 주며 변비에 도움을 준다고 알려져 있다. 너무 큰 것보다는 적당한 크기에 꼭지 반대편의 꽃이 피었던 흔적이 작고 단단하며 짙은 노란색에 달콤한 향을 지니고 겉에 반듯하고 선명한 골이 깊게 파여 있는 것이 맛있다. 맛이 달콤하기 때문에 소금을 약간 넣고 검은깨를 약간 뿌려서 반찬으로 이용할 수도 있다. 토마토는 소화를 촉진하여 위에 부담을 주지 않는 알칼리성 식품으로, 산성 식품인 어육류와 곁들여 먹으면 좋다. 특히 토마토는 설탕을 뿌리면 비타민B$_1$의 흡수율이 떨어지므로 가능하면 설탕을 뿌려 먹지 않는 것이 좋다. 오히려 소금을 찍어 먹는 것이 토마토의 단맛을 더 강화해 준다. 또 열을 가하면 흡수율이 더 높아지므로 완숙 토마토를 구입하여 익혀 먹는 것이 좋다. 껍질은 소화가 잘 안 되므로 벗겨서 먹는다. 열대 과일인 망고는 비타민A와 섬유질이 풍부하고 소화를 도와주는 과일로, 푸른잎 채소와 거의 같은 양의 베타카로틴이 함유되어 있다. 전체적으로 밝은 노란색을 띠고 은은한 향기가 나며 매끈하고 말랑말랑한 것이 잘 익은 것이다. 플레인 요구르트와 우유를 1 : 1 비율로 섞어 얼음을 갈아 망고를 섞어 마시면 피부 미용에 효과를 볼 수 있다. 파인애플은 새콤달콤한 맛을 동시에 지닌 과일로, 육류의 소화를 도와주는 브로멜라인 성분이 함유되어 있어서 고기를 먹은 뒤에 후식으로 먹으면 좋다. 과육에는 베타카로틴을 비롯해 펙틴이 풍부하게 들어 있다. 잎이 푸르고 싱싱하며 전체의 1/3 정도가 노란색을 띠고 달콤한 향기가 나는 것이 맛있다. 이 밖에 아카시아나 연꽃, 옥잠화, 붉은 장미, 활련화 등 화사하고 향긋한 여름 꽃을 요리에 이용하는 것도 좋은 방법이다.

(2) 여름철 대표 식품과 항산화 영양소 함량(생식품 100g)

표 1-22 여름철 대표 식품과 항산화 영양소 함량(생식품 100g)

식품명	무기질				비타민			식이섬유 (g)			지방산 (g)		
	칼슘	철	나트륨	칼륨	베타카로틴 μg	C mg	E mg	총량	수용성	불용성	포화	단일불포화	다가불포화
가지	16	0.3	3	210	32	9		1.9	–	–			
깻잎	211	0.9	876	336	2,109	19		5.1	–	–			
돌나물	212	23	14	154	717	26		–	–	–			
망고	15	0.2	1	170	610	20		1.7	0.7	1.0			
부추	47	2.1	5	446	1,400	5		5	–	–			
애호박	13	0.4	1	293	149	8		1.4	0.4	1.0			
양배추	29	1.0	5	205	6	36		2.2	0.2	2.0			
열무	120	2.6	36	772	632	23		2.1	–	–			
오이	26	0.2	5	162	181	10		–	–	–			
청경채	90	0.8	15	227	2,067	48		–	–	–			
청피망	10	0.5	3	210	356	108		2.4	–	–			
홍피망	8	0.7	3	218	2,336	191		–	–	–			
호박잎	180	1.9	3	273	2,322	50		3.4	0.4	3.0			

식품명	무기질				비타민			식이섬유 (g)			지방산 (g)			
	칼슘	철	나트륨	칼륨	베타카로틴 μg	C mg	E mg	총량	수용성	불용성	콜레스테롤	포화	단일불포화	다가불포화
바나나	4	0.7	2	380	9	10		1.9	–	–				
복숭아	3	0.5	2	133	10	7		2.1	–	–				
수박	1	0.2	1	133	856	14		0.2	–	–				
참외	6	3.2	10	663	36	21		1.1	0.3	0.8				
토마토	9	0.3	5	178	542	11		1.3	0.5	0.8				
방울 토마토	14	0.4	6	183	1,448	21		–	–	–				
파인 애플	10	0.4	5	107	0	15		1.5	0.1	1.4				
대하	74	1.4	120	340	0	1					296	–	–	–
뱀장어/ 민물장어	157	1.6	65	250	A/ 1050	1					196	5.47	10.07	3.49
붕장어/ 바다장어	201	1.8	150	370	A/ 360	2					174	2.45	4.52	1.61
전갱이/ 아지	74	1.0	154	380	A/6	0					73	1.84	1.81	1.51
갈치	46	1.0	100	260	A/ 11	1					72	1.69	2.09	1.14
전복	49	2.4	–	–	42	2					135	0.04	0.03	0.04

(3) 암과 심·뇌혈관 질환 예방에 좋은 여름 요리

표 1-23 암과 심 · 뇌혈관 질환 예방에 좋은 여름 요리

조리별 분류			음식 이름
밥 · 죽류	밥		장어구이덮밥, 전복초밥, 채소볶음밥, 김치볶음밥, 카레라이스, 영양밥, 연어초밥, 감자밥
	죽		전복죽, 전복우유죽, 새우죽, 찹쌀채소죽, 달걀죽, 우유죽, 흰살생선죽, 감자죽
면류			감자칼국수, 열무냉면, 미역냉국소면, 메밀소바, 손칼국수, 손수제비, 콩국수
무침 · 쌈 회 · 샐러드	무침	숙채	가지나물, 시금치나물, 도라지나물, 비름나물, 근대나물, 쑥갓나물, 솎음배추나물, 애호박나물, 오이나물, 가지선, 애호박선, 오이선, 가지갑장과, 오이갑장과
		생채	도라지생채, 도토리묵무침, 상추파채무침, 오이생채, 양배추적채무침, 탕평채
		냉채	대하냉채, 수삼겨자냉채, 두부냉채, 쇠고기냉채, 깐새우냉채
	쌈		양배추쌈, 호박잎쌈
	회		참치회, 전복회
	샐러드		과일채소샐러드, 어린싹채소샐러드, 청포묵샐러드, 연근샐러드, 모듬과일샐러드, 채소새우샐러드
찜 · 볶음 조림	찜		가지찜, 갈비찜, 감자찜, 고구마찜, 꽈리고추찜, 대하찜, 옥수수찜, 전복찜, 청둥호박찜
	볶음		건새우볶음, 브로콜리새우볶음, 잔멸치꽈리고추볶음, 토마토브로콜리볶음, 토마토브로콜리닭살볶음, 전복채소볶음, 양송이청경채볶음
	조림		감자조림, 꽈리고추조림, 생깻잎조림, 연근조림, 전갱이조림, 병어조림, 삼치조림
국 · 탕 전골 · 찌개	국		가지냉국, 근대국, 더덕오이냉국, 미역냉국, 미역오이냉국, 시금치국, 오이냉국, 콩나물냉국
	탕		감자탕, 대구매운탕, 동태매운탕, 삼계탕, 육개장
	전골		버섯전골, 북어전골, 샤브샤브, 채소전골
	찌개		김치찌개, 된장찌개, 청국장찌개
튀김 · 구이 전 · 부침 선 · 적	튀김		새우튀김, 전복튀김, 카레치킨커틀릿, 모듬채소튀김, 아카시아튀김
	구이		대하소금구이, 장어구이, 전갱이구이, 병어구이, 삼치구이
	전 · 부침		감자전, 고구마전, 깻잎전, 새우전, 애호박전, 풋고추전, 두부전, 피망전, 꽃전(아카시아 · 옥잠화 · 장미)
	선 · 적		가지선, 애호박선, 오이선, 화양적, 파산적
음료 · 후식	음료		계절과일주스, 사과주스, 복숭아주스, 매실차, 수박화채, 복숭아화채, 앵두화채, 연꽃차
	후식		계절과일셔벗, 계절과일 젤리, 오미자젤리, 구기자젤리, 식용꽃젤리, 증편
기타			열무김치, 오이소박이, 오이지, 열무물김치, 햇마늘장아찌, 햇양파장아찌

3) 가을

(1) 가을철(9~11월) 항산화 식품과 요리

가을은 산과 들에서 나는 감·대추·모과·밤·배·사과·산머루·석류·유자·키위·포도·호두 등의 각종 과일과 햇콩, 햅쌀 등의 곡물이 풍부한, 일 년 중 먹거리가 가장 풍성한 계절이다. 꽃게·낙지·대하를 비롯한 해산물과 버섯·무·연근·우엉·토란 등의 뿌리 채소가 맛있는 철이기도 하다. 그러나 여름내 무더위와 씨름하다 서늘한 바람이 불어오면 몸이 허해진 느낌이 들므로 허해진 몸을 추스릴 수 있는 음식을 충분히 보충하는 것이 좋다.

가을에 가장 맛있는 배는 수분이 80%로 매우 풍부하고 칼슘이 많이 들어 있는 과일로, 민간에서는 감기나 기침, 조갈증이 날 때 배와 무를 2 : 1 비율로 갈아서 마시기도 했다. 하지만 깎아 두면 색깔이 금세 변하므로 먹고 남은 배는 와인에 조려 조림을 만들거나 복숭아와 함께 칵테일 주스를 만들어 마시면 스트레스 해소와 숙면에 도움이 된다. 새콤달콤한 맛을 자랑하는 사과는 하루 한 개면 의사가 필요 없다는 말이 있을 정도로 우리 몸에 좋다. 특히 껍질과 껍질 바로 밑부분 과육에 식이 섬유와 미네랄, 당질이 풍부하므로 껍질째 먹는 것이 좋다. 여성 호르몬인 에스트로겐이 다량 함유되어 있는 석류는 갱년기 여성과 임산부, 산후 조리 중인 여성에게 특히 좋다. 키위에는 비타민C가 사과의 17배, 귤과 자몽의 3배나 들어 있어 하루 반 개 정도면 1일 비타민C 권장량을 보충할 수 있다. 그러므로 비타민C 소모량이 많은 흡연자나 스트레스를 많이 받는 사람들은 키위를 많이 먹는 것이 좋다. 피로를 풀고 감기를 예방하는 데 효과도 좋다. 포도는 심장과 중추 신경계에 효과가 있는 수용성 색소인 안토시아닌을 함유하고 있으며, 갈증과 피로를 풀어 주고 피부 미용과 식욕 부진에 좋은 효소가 풍부하다. 무기질이 풍부해 산성화되기 쉬운 체내 성분을 알칼리성으로 유지해 주기 때문에 면역력 강화 효과도 볼 수 있다.

늦가을에 나는 밤과 대추, 유자, 호두는 대표적인 약선 식품으로, 한방에서는 약으로 사용되고 있다. 대추는 차로 만들어 여름에는 얼음을 띄워 차갑게 마시면 피로를 푸는 데 좋고, 몸이 차거나 감기 기운이 있을 때는 뜨겁게 마시면 효과적이다.

호두는 지질 함량이 66.7%(이 중 리놀레산이 63%, 올레산이 16%), 단백질이 15.4%인 고열량 식품으로, 호두 씨 둘레에는 세포가 노화되는 것을 막아 주는 성분이 들어 있다. 비타민C 외의 모든 비타민이 들어 있을 뿐만 아니라 칼슘·칼륨·아연 등의 미네랄과 식이섬유까지 풍부하다. 유자는 소스나 드레싱, 잼, 차, 향신료, 식초의 원료 등으로 이용되는 과일로, 과피와 과즙에 비타민C가 풍부해 피로를 풀어 준다.

육류를 대체할 수 있는 양질의 단백질 공급원인 어패류도 가을에 특히 맛이 좋다. 이 중 갈치는 육질이 연해 소화 기관이 약한 노인이나 어린이의 영양식으로 좋고, 각종 무기질과 DHA & EPA 등이 풍부해 골다공증 예방과 두뇌 건강에 좋다. 고등어 또한 두뇌 활동을 촉진하는 DHA & EPA가 풍부해 성장기 어린이의 학습 능력을 향상시켜 준다. 철분도 풍부해 빈혈에 효과적이다. 꽃게는 속살도 매력이지만 콜레스테롤을 흡착하여 배설해 줌으로써 혈압이 상승하는 것을 막고 암세포가 증식하는 것을 억제하는 껍질의 키틴·키토산 성분 덕분에 더욱 주목받고 있다. 꽁치는 콜레스테롤을 낮춰 동맥경화와 고혈압, 심근경색을 예방하고, 소라는 혈압이 상승하는 것을 막아 주고 비만을 예방한다. 한방에서는 소라 삶은 물이 정신을 맑게 하고 기억력을 좋게 한다고 한다. 낙지 또한 빼놓을 수 없는 가을 해산물로, '봄 조개·도미, 여름 전복, 가을 낙지'라는 말이 있을 정도로 늦가을의 낙지는 살이 통통하게 올라 쫄깃쫄깃하고 맛이 좋아 볶음, 전골, 숙회 등으로 즐긴다.

버섯은 칼로리는 낮은 반면 면역력을 높이고 항암 작용을 하는 성분을 비롯해 단백질, 식이섬유, 비타민, 피토케미컬 등 여러 가지 영양소가 함유되어 있는 건강 식품으로, 변비와 비만, 당뇨, 고혈압 등 음식으로 인해 생기는 질환을 예방하고 치료하는 데 효과가 좋다. 구이, 밥, 잡채, 장아찌, 전골, 전, 찌개 등으로 이용한다. 이 중 송이는 콜레스테롤을 낮춰 주고 혈액 순환을 도우며 단백질과 비타민이 풍부해 장내 기능을 돕고 식욕을 증진시켜 준다. 뛰어난 맛과 향도 매력이다. 햇콩으로 담근 청국장 또한 기능성 물질과 비타민이 풍부하다는 사실이 알려지면서 많이 이용되고 있다. 단, 장류(간장·고추장·된장 등)와 김치류는 염분이 높으므로 소량만 섭취하고, 가능하면 삼삼하고 담백하게 조리해 먹어야 한다.

식용 꽃도 이용 가능한데, 특히 가을을 대표하는 꽃인 황국은 수프나 차 등에 이용하며, 술로 담가 마시기도 한다. 한방에서는 국화를 해열 · 해독 · 진통 · 소염제로는 물론 두통, 감기로 인한 발열, 눈의 부종 등에 치료제로 처방한다. 붓꽃과에 속하는 깔때기 모양의 샤프란(saffron)은 암술대를 말리면 진한 빛깔과 얼얼한 향을 내므로 소스나 수프, 빵, 치즈 등에 이용하면 좋다.

(2) 가을철 대표 식품과 항산화 영양소 함량(생식품 100g)

표 1-24 가을철 대표 식품과 항산화 영양소 함량(생식품 100g)

식품명	무기질				비타민			식이섬유 (g)			지방산 (g)		
	칼슘	철	나트륨	칼륨	베타카로틴 µg	C mg	E mg	총량	수용성	불용성	포화	단일불포화	다가불포화
단감	6	3.9	13	379	2,845	13		2.5	0.8	1.7			
생대추	28	1.2	1	357	13	62		–	–	–			
개량머루	5	0.4	5	173	A/3	14		–	–	–			
모과	21	0.4	2	247	6	81		9.9	–	–			
밤	28	1.6	2	573	45	12		3.6	–	–			
신고배	2	0.2	3	171	0	4		1.8	0.6	1.2			
부사	3	0.3	3	95	19	4		1.4	0.1	1.3			
석류	8	0.1	1	250	0	10		–	–	–			
유자	49	0.4	11	194	0	105		–	–	–			
키위	30	0.3	3	271	46	27		2.5	0.7	1.8			
거봉	6	0.4	5	173	15	2		–	–	–			
청포도	5	0.3	2	120	11	2		–	–	–			
노각	10	0.2	2	167	0	8		–	–	–			
늙은호박	28	0.8	1	334	712	15		3.4	1.0	2.4			

식품명	무기질				비타민			식이섬유 (g)			지방산 (g)			
	칼슘	철	나트륨	칼륨	베타카로틴 µg	C mg	E mg	총량	수용성	불용성	콜레스테롤	포화	단일불포화	다가불포화
꽃게	118	3.0	304	360	–	–					80	0.11	0.13	0.14
낙지	15	0.5	227	273	0	0					88	–	–	–
고등어	26	1.6	75	310	A/23	1					48	3.96	5.40	4.14
꽁치	54	1.8	80	150	A/21	1					69	2.93	6.61	3.65
조선무	26	0.7	13	213	46	15		1.2	0.2	1.0				
배추	37	0.5	32	239	1	17		1.5	0.2	1.3				
연근	22	0.9	36	377	0	57		2.3	–	–				
우엉	56	0.9	5	370	0	3		4.1	–	–				
쪽파	96	1.1	2	226	638	18		–	–	–				
토란	27	0.5	2	365	0	7		2.3	0.8	1.5				
생표고	6	0.6	5	0	0	–		3.9	–	–				
건표고	19	3.3	25	2,140	0	0		–	–	–				
풋콩, 껍질콩														
황국	22	0.7	2	290	90	21		–	–	–				

(3) 암과 심·뇌혈관 질환 예방에 좋은 가을 요리

표 1-25 암과 심·뇌혈관 질환 예방에 좋은 가을 요리

조리별 분류			음식 이름
밥·죽류	밥		모듬버섯돌솥영양밥, 해산물돌솥밥, 모듬버섯덮밥, 모듬버섯초밥, 청국장(낫또)비빔밥, 밤밥
	죽		감자죽, 단호박죽, 당근죽, 밤죽, 쇠고기채소죽, 버섯죽, 대합죽, 새우죽, 땅콩죽, 호두죽
면류			모듬버섯해물탕, 해물샤브샤브, 시금치손수제비, 시금치손칼국수, 닭칼국수, 모듬버섯조개국수
무침·쌈 회·샐러드	무침	숙채	가지나물, 모듬벗섯잡채, 시금치나물, 가지나물, 으깬 감자, 배추롤, 양배추롤, 호박꽃나물
		생채	노각무침, 무생채, 도라지꽃무침, 더덕생채, 도라지생채, 실파무침. 우엉무침, 연근초절이, 영양부추무침
		냉채	꼬막냉채, 대하겨자즙냉채, 해물겨자냉채
	쌈		배추속대쌈, 호박잎쌈
	회		구절초문어초회, 낙지숙회, 새우초회, 쇠고기 수육
	샐러드		두부샐러드, 모듬버섯샐러드, 모듬과일샐러드, 식용꽃샐러드(도라지꽃·쑥부쟁이·칡꽃·호박꽃·황국), 해산물샐러드
찜·볶음 조림	찜		찰옥수수찜, 고구마찜, 꽃게찜, 단호박찜, 대하찜, 소라찜, 코다리찜, 풋콩찜
	볶음		낙지볶음, 도라지볶음, 마늘볶음, 버섯볶음, 애호박볶음
	조림		갈치조림, 감자조림, 검은콩조림, 고등어조림, 꽁치조림, 닭채소조림, 땅콩조림, 생새우무조림, 연근조림, 우엉조림, 토란조림, 풋콩조림, 호두조림
국·탕 전골·찌개	국		국동태국, 배추속대국, 버섯된장국, 보리새우아욱된장국, 시금치된장국
	탕		꽃게탕, 대구맑은탕, 버섯탕, 추어탕, 토란탕
	전골		버섯전골, 채소전골, 해물전골
	찌개		꽃게찌개
튀김·구이 전·부침 적·선	튀김		갈치튀김, 감자튀김, 고구마튀김, 꽃게튀김, 꽃튀김(구절초·도라지꽃·호박꽃·황국), 새우튀김
	구이		갈치구이, 고등어구이, 꽁치구이, 대하구이, 더덕구이, 소라구이
	전·부침		꽃전(도라지꽃·호박꽃·황국), 버섯전, 새우전, 수수부꾸미, 연근전, 흰살생선전(동태살·대구살)
	적·선		버섯산적, 쪽파산적, 화양적, 가지선, 오이선, 애호박선
음료·후식	음료		꽃차(쑥부쟁이·칡꽃·황국), 대추차, 모과차, 미삼오미자차, 생강차, 유자차
	후식		꽃젤리(사프란·쑥부쟁이·칡꽃·황국), 밤초, 배와인조림, 대추초, 증편, 무시루떡, 송편, 호두강정
기타			고구마줄기김치, 간장게장, 동치미, 총각김치, 파김치

4) 겨울

(1) 겨울철(12~2월) 항산화 식품과 요리

따뜻한 것이 그리워지는 겨울이 되면 연말과 연초, 명절 등으로 인해 몸과 마음이 분주해져 감기에 걸리기 쉽다. 특히 면역력이 약한 환자나 노약자는 감기에 걸리면 크게 고생하므로 수시로 따뜻한 차를 마시는 것이 좋다.

겨울철에는 무 · 당근 · 연근 · 우엉 등의 뿌리채소와 시금치, 곤포 · 김 · 매생이 · 물다시마 · 물미역 · 물파래 등의 해조류가 맛있다. 계절에 상관없이 먹을 수 있는 숙주나 어린싹채소, 콩나물 등의 싹을 기른 채소와 가을 햇볕에 말린 가지고지, 무말랭이, 표고버섯, 호박고지 등도 충분히 섭취해야 한다. 겨울철에 맛있는 굴, 낙지, 문어, 삼치, 생태를 이용하여 다양한 요리를 만들어 추운 겨울을 이기는 것도 좋은 방법이다. 즉 겨울철에 맛있는 어패류 · 해조류 · 뿌리채소에 유산균이 풍부한 김장을 곁들이는 것이 추운 겨울을 건강하게 날 수 있는 건강 식단인 셈이다. 단, 장류(간장 · 고추장 · 된장 등)와 김치류는 염분이 높으므로 소량만 섭취하고, 가능하면 삼삼하고 담백하게 조리해 먹어야 한다.

겨울에 맛있는 과일인 감은 항산화 비타민C가 귤의 2배 가량 함유(50mg)되어 있어 하루에 감 100g을 섭취하면 1일 권장량을 거의 보충할 수 있다. 한방에서는 감기와 동맥경화, 고혈압, 잇몸 출혈 등을 예방하며 혈관을 튼튼하게 하고 병에 대한 저항력을 길러 준다고 한다. 감은 과육보다 잎에 비타민C가 더 풍부해(600~1,500mg) 감잎차를 꾸준히 마시면 감기 예방은 물론 항암 효과를 볼 수 있다. 귤에는 감과 마찬가지로 비타민C와 베타카로틴이 함유되어 있으며, 모세혈관을 튼튼하게 해 주는 헤스페리딘과 불포화 지방산의 산화를 방지하고 콜레스테롤이 축적되는 것을 막아 주는 비타민E도 들어 있다. 껍질(진피)에는 수용성 식이섬유인 펙틴이 들어 있으므로 차로 이용하면 좋다. 모과와 유자에 또한 항산화 비타민C가 매우 풍부하므로(각각 81mg과 105mg) 설탕이나 꿀에 재워 차로 마시면 감기 예방과 피로를 푸는 데 효과를 볼 수 있다.

겨울을 대표하는 어패류는 굴로, 10월부터 이듬해 3월 사이, 특히 1~2월에 살이 통통하게 올라 가장 맛있다. '바다의 우유'라고 불릴 만큼 영양이 풍부하고, 다른 어패류에 비해 소화가 잘되 노약자나 회복기 환자를 위한 양질의 단백질 식품으로 꼽힌다. 피로를 풀어 주고 해독 작용을 하는 타우린과 각종 비타민, 철분이 골고루 함유되어 있다. 낙지는 '뻘에서 캔 인삼'이라고 할 정도로 최고의 겨울철 스태미나 식품으로 알려져 있다. 9~12월이 제철이고, 중간 크기가 가장 맛있으며, 타우린과 발육에 좋은 성분이 풍부해 아이들 영양식으로 좋다. 문어 역시 피로 해소와 혈중 콜레스테롤 감소 효과 및 간 질환 예방에 좋은 타우린이 풍부하다. 육질이 부드러워서 녹차를 넣은 물에 살짝 데쳐 초고추장에 찍어 먹으면 맛이 일품이다. 생태 또한 빼놓을 수 없는 겨울 생선이다. 지방이 적어 맛이 담백하고, 시원하고 비린내가 없어서 부담이 적다. 알이 꽉 차고 살이 통통히 오른 1월에 가장 맛있으며, 내장은 시력 보호 효과가 있다.

해조류 중에서는 김을 꼽을 수 있다. 특히 12월에서 이듬해 3월에 걸러 채취하는 김이 빛깔이 검고 윤기가 돌며 고소해서 상품(上品)으로 인정된다. 항산화 비타민C · E와 베타카로틴, 칼륨, 식이섬유 등이 풍부해 장 운동에 좋고, 고혈압과 동맥경화를 예방해 주며, 해조류 중 단백질 함량이 높아 기름을 발라 구워 먹으면 지용성 비타민인 베타카로틴과 지용성 색소인 클로로필의 흡수가 잘된다. 11월에서 이듬해 4월까지가 제철인 미역도 맛있는 철이다. 칼슘, 칼륨을 비롯해 항산화 비타민인 베타카로틴과 식이섬유가 풍부해 비만과 고혈압, 동맥경화 예방에 좋고, 뇌를 건강하고 하고 뼈를 건강하게 하는 역할을 한다. 특히 해조류와 통류는 궁합이 잘 맞으므로 이 둘을 이용한 식품을 자주 먹는 것이 좋다.

겨울철 식탁은 채소가 풍부하지 않기 때문에 다른 계절에 비해 상대적으로 식탁에 오르는 횟수가 적어 자칫 단조로워질 수 있으므로 화사한 식용 꽃을 곁들여 입맛과 시각을 돋우는 것도 좋은 방법이다.

표 1-26 겨울철 대표 식품과 항산화 영양소 함량(생식품 100g)

식품명	무기질				비타민			식이섬유 (g)			지방산 (g)		
	칼슘	철	나트륨	칼륨	베타카로틴 μg	C mg	E mg	총량	수용성	불용성	포화	단일불포화	다가불포화
가지고지	18	0.2	3	210	35	4		–	–	–			
마른표고	19	3.3	25	2,140	0	0		–	–	–			
당근	40	0.7	30	395	7,620	8		2.9	0.4	2.5			
숙주나물	15	0.6	3	123	24	10		1.8	0.0	1.8			
콩나물	36	1.3	6	240	0	5		2.6	0.9	1.7			
시금치	43	2.5	72	595	2,860	66		3.2	0.9	2.3			
무말랭이	310	8	120	2,200	0	76		22.2	–	–			
호박고지	196	5.4	6	2,771	2,124	4.6		–	–	–			
김	325	17.6	1,294	3,503	450	2		33.6	0.3	33.3			
생다시마	103	2.4	554	1,242	774	14		3.4	–	–			
생미역	149	1.1	610	730	1,890	15		3.6	–	–			
생파래	93	11.9	–	–	630	17		3.4	–	–			
생톳	88	1.4	228	1,293	756	28		1.9	–	–			

식품명	무기질				비타민			식이섬유 (g)			지방산 (g)			
	칼슘	철	나트륨	칼륨	베타카로틴 μg	C mg	E mg	총량	수용성	불용성	콜레스테롤	포화	단일불포화	다가불포화
귤	9	0.6	15	120	849	48		1.1	0.1	1.0				
금귤	29	0.3	16	139	1,429	44		4.6	2.3	2.3				
오렌지	33	0.2	1	126	90	43		2.0	0.4	1.6				
홍시/연시	15	0.3	5	140	97	20		–	–	–				
곶감	28	1.3	6	87	187	4		14	1.3	2.7				
건대추	18	1.8	8	952	5	8		12.8	–	–				
참굴	84	3.8	270	220	72	3					36	0.30	0.23	0.41
세발낙지	15	0.5	227	273	0	0					88	–	–	–
문어	31	1.0	211	300	0	–					90	0.07	0.03	0.14
삼치	24	0.8	57	410	0	–					72	2.49	2.96	2.17
명태	109	1.5	132	293	0	–					65	1.48	1.19	1.56
동태	48	0.2	210	238	0	0					58	–	–	–
동태포	300	4.9	482	870	0	0					–	–	–	–

표 1-27 암과 심·뇌혈관 질환 예방에 좋은 겨울 요리

조리별 분류			음식 이름
밥·죽류	밥		생채날치알비빔밥, 무나물밥, 달걀덮밥, 모듬버섯덮밥, 김치비빔밥, 싹기름채소비빔밥, 발아현미밥, 해물영양밥
	죽		채소죽, 타락죽, 단호박죽, 잣죽, 호두죽, 흑임자죽, 아욱죽, 시금치된장죽
면류			메밀국수장국, 메밀어만두국, 굴채소메밀수제비, 해물메밀칼국수
무침·쌈 회·샐러드	무침	숙채	두부숙주나물, 무나물, 잡채, 봄동나물, 유채나물, 시금치나물, 오이나물, 애호박나물
		생채	김무침, 도라지생채, 더덕생채, 무생채, 도토리묵, 메밀묵, 청포묵, 봄동무침, 시금치된장무침, 영양부추, 양파생채, 오이생채
		냉채	연근초절이, 연두부냉채, 채소겨자냉채, 해물미나리무침, 해파리냉채
	쌈		다시마쌈, 봄동쌈
	회		굴회, 도미회, 광어회, 한치회
	샐러드		굴샐러드, 과일샐러드, 토마토오이샐러드, 게살샐러드, 북어튀김샐러드, 시금치샐러드
찜·볶음 조림	찜		깻잎찜, 단호박찜, 대하찜, 도미찜, 생태찜, 조기찜, 코다리찜, 황태찜, 명란찜, 아롱사태찜, 닭다리찜
	볶음		굴볶음, 버섯볶음, 쇠고기 채소볶음, 닭고기 마늘 볶음
	조림		닭고구마조림, 알감자멸치조림, 양미리조림, 오징어땅콩조림, 꽈리고추조림, 두부조림, 쇠고기우엉조림, 전복조림
국·탕 전골·찌개	국		굴국, 북어국, 북어감자국, 생태지리, 아욱국, 쇠고기무국
	탕		조개탕, 꽃게 해물탕, 두부굴탕, 두부알탕, 대구탕, 생태탕, 해물누룽지탕, 사골곰탕, 갈비탕, 삼계탕
	전골		굴전골, 채소전골, 왕게샤브샤브, 버섯전골, 해물샤브샤브, 쇠고기샤브샤브, 황태전골
	찌개		동태찌개, 조기찌개, 생태찌개, 청국장찌개, 된장찌개
튀김·구이 전·부침 적·선	튀김		코다리탕수, 생선커틀릿, 해물탕수, 도루묵튀김, 표고탕수, 단호박튀김
	구이		스테이크, 황태구이, 대하구이, 생선카레구이, 연어살구이, 더덕구이, 통도라지구이, 버섯구이, 두부구이
	전·부침		동태전, 굴파전, 해삼전, 연근전, 버섯전, 미나리초대, 육원전, 단호박전, 애호박전
	적·선		어산적, 움파산적, 장산적, 섭산적, 화양적, 애호박선, 오이선
음료·후식	음료		당근주스, 연근주스, 사과주스, 모과차, 유자차, 대추차, 인삼차, 생강차
	후식		약식, 맘초, 대추초, 호두강정, 흑임자강정, 흑콩강정, 씨앗강정
기타			약고추장, 장김치 등

13 음식 궁합

제철에 나오는 식품들 중 함께 먹으면 좋은 음식은 적극 활용하고 반대로 함께 먹어 나쁜 식품은 피하는 것도 건강 식단을 꾸밀 수 있는 방법이다. 특히 서로 잘 어울리는 식품을 배합하여 음식을 만들어 먹으면 부족한 영양소를 서로 보완할 수 있어 질병 예방 및 치료 효과가 더욱 상승한다.

1) 함께 먹으면 좋은 음식

표 1-28 궁합이 좋은 음식 & 재료

계절	식품명&음식명	궁합이 맞는 이유
봄	인삼과 해삼 & 양삼탕	'바다의 인삼' 또는 '동물성 인삼'이라고 불리는 해삼은 칼슘과 요오드, 알긴산을 함유하고 있다. 인삼에는 스트레스 해소와 피로 회복, 우울증 해소, 고혈압 · 동맥경화 · 심부전 · 빈혈 · 당뇨 · 궤양 등에 효과적인 사포닌 성분이 들어 있다. 인삼과 해삼을 배합한 양삼탕은 암 환자와 노인에게 좋다.
	녹두묵,미나리, 김 & 탕평채	녹두묵은 지방이 없고 맛이 담백하며 소화가 잘된다. 채 썰어 볶은 쇠고기에 항산화 영양소가 풍부한 미나리와 김 등을 넣어 버무린 탕평채는 단백질과 비타민이 풍부하다. 칼로리가 낮아 비만을 예방해 주고 당뇨병 환자에게도 좋다.
	문어와 무	문어(오징어 · 낙지)를 삶을 때 무 즙을 넣거나 토막낸 무로 문어를 두드려 주면 문어 살이 연해지고 냄새도 제거된다.
	쇠고기와 두릅 & 두릅산적	맛이 좋고 영양가가 높은 쇠고기와 단백질과 무기질이 풍부하고 항산화 비타민까지 풍부한 두릅도 궁합이 좋다.
여름	전복과 우유 & 전복타락죽	불로장생 식품으로 알려진 전복은 여름에서 가을에 걸쳐 맛이 가장 좋다. 타우린이 함유되어 있어 담석을 용해하고 간장의 해독 작용을 도우며 콜레스테롤 수치를 낮추고 혈압을 조절한다. 심장 기능 향상과 시력 회복에도 효과가 있다. 완전 단백 식품인 우유와 함께 죽을 쑤어 먹으면 훌륭한 보양죽이 된다.
	멍게와 초고추장	제철인 여름에 특유의 향미 성분이 증가하여 가장 맛이 좋다. 스태미나가 떨어졌을 때 제철에 나오는 멍게나 성게, 해삼, 굴 등을 섭취하면 좋다. 오이나 물미역, 물다시마 등을 곁들여 초고추장을 찍어 먹으면 입맛이 돋는다.
	냉면과 식초 & 홍어회	홍어는 겨울에서 이른봄에 걸쳐 맛과 영양이 가장 좋은 고단백 저지방 식품으로, 콜레스테롤을 낮추고 간의 콜레스테롤 대사를 촉진해 생활습관병을 예방한다. 식초는 홍어 단백질을 단단하게 하여 씹는 맛을 좋게 하고, 산뜻한 맛으로 입맛을 돋우며 젖산이 축적되는 것을 막아 준다.
	메밀과 식초	메밀에는 비타민B_1 · B_2 · D, 필수 아미노산을 비롯해 모세 혈관을 튼튼하게 해 주는 루틴이 들어 있어 고혈압과 동맥경화, 궤양성 질환, 동상, 치질, 감기 등에 효과가 좋다. 메밀냉면에 식초를 넣으면 피로 회복제로 작용해 소화 흡수된 영양분을 에너지로 바꿔 준다.

계절	식품명&음식명	궁합이 좋은 이유
가을	고등어와 토마토케첩, 등 푸른 생선과 식초	등 푸른 생선에는 불포화 지방산인 DHA와 EPA가 풍부해 고혈압과 동맥경화의 원인인 혈중 콜레스테롤 수치를 낮추고, 혈전과 뇌혈전, 치매를 예방해 준다. 수면 가까이 살기 때문에 수압을 받지 않아 육질은 연하지만 쉽게 부패하므로 제철에 나온 신선한 것을 섭취해야 한다. 각기병·뇌빈혈·현기증·피로 회복에 좋은 비타민B1, 악성 빈혈·뇌 질환·신경계 질환에 좋은 비타민B12, 암과 노화 방지에 좋은 항산화 비타민E가 풍부하다. 식초나 토마토케첩을 첨가해 조리하면 부패와 비린내를 제거할 수 있다. 특히 토마토는 소화를 촉진하고 산성 식품을 중화시키는 알칼리성 식품으로, 항산화 효과가 뛰어난 리코펜이 풍부해 위암·폐암·전립선암·방광암·췌장암·자궁경부암에 효과가 좋다.
겨울	굴과 우유 & 굴타락죽	굴은 바다의 우유로, 입맛 유지와 인슐린 합성에 필수적인 아연이 풍부하다. 콜레스테롤 수치를 낮춰 주고 혈압을 정상화하며 빈혈과 당뇨 예방에 좋은 타우린이 풍부하다. 우유는 인체에 필요한 8대 필수 아미노산이 모두 함유되어 있으며, 소화 흡수가 잘되나 아연 함량이 낮으므로 아연이 풍부한 굴과 함께 섞어 굴타락죽을 만들어 먹으면 좋다.
	황태와 달걀 & 황태달걀탕	황태는 기름기가 적어 맛이 담백하고, 간을 보호해 주는 메티오닌과 아미노산이 풍부하다. 여기에 필수 아미노산이 풍부한 달걀을 함께 넣어 요리해 먹으면 영양 효과가 상승한다.
사계절	파와 육류 & 실파장국	파는 스태미나 강화, 냉증 치료, 불면증 해소, 감기 치료, 해열, 항균, 이뇨, 진정, 류머티즘으로 인한 통증 억제, 동상 치료. 비타민B1의 효과 상승 등의 생리 활성 기능을 한다. 또한 정유 성분이 함유되어 있어 고기의 좋지 않은 냄새를 중화하고 위액 분비를 촉진하여 소화를 돕는다.
	쌀과 콩 & 콩밥	메티오닌은 풍부하고 비타민B1과 라이신이 적은 쌀에 비타민B1과 라이신은 풍부한 반면 메티오닌 함량은 낮은 콩을 섞으면 영양이 상호 보완된다.
	떡과 식혜	밥에 비해 소화가 더디어 위에 부담을 주는 떡과 소화 효소가 들어 있는 식혜를 함께 먹으면 소화에 도움이 된다.
	배와 생강 & 배생강즙	배를 많이 먹으면 설사를 할 수 있는데, 몸이 차가워 배가 아픈 증상과 곽란, 설사 등에 도움이 되는 생강과 함께 먹으면 보완할 수 있다. 단, 치질이 있거나 혈압이 높은 사람은 삼가는 것이 좋다.
	레몬과 꿀·홍시 & 레몬꿀차	암과 노화를 예방하는 비타민C와 구연산, 칼륨이 많이 들어 있는 레몬즙에 무기질과 비타민, 포도당, 과당이 함유된 꿀을 타서 마시면 피로를 푸는 데 좋다. 꿀이 없으면 홍시를 섞어도 된다. 감은 항산화 비타민C와 베타카로틴이 풍부하다.

2) 함께 먹으면 나쁜 음식

표 1-29 궁합이 좋지 않은 음식 & 재료

계절	식품명&음식명	궁합이 나쁜 이유
봄	당근과 오이, 무	당근, 오이, 호박 등에는 비타민C를 파괴하는 효소가 들어 있다. 당근이나 오이 대신 미나리, 쪽파, 푸른 피망을 이용하면 맛과 영양 면에서 좋다.
	문어와 고사리	조개나 게, 새우를 잡아먹고 사는 문어는 타우린 함량은 높으나 살이 단단해 소화가 잘 안 된다. 그래서 섬유질이 많은 고사리와 함께 먹을 경우 위가 약한 사람은 소화 불량을 일으키기 쉽다.
여름	장어와 복숭아	단백질, 비타민A·E, 필수 지방산이 풍부한 장어를 먹은 뒤 베타카로틴, 구연산, 사과산, 포도당, 과당이 풍부한 복숭아를 후식으로 먹으면 유기산이 장을 자극하여 장어의 지방이 유화되지 못해 설사를 할 수 있다.

여름	조개와 옥수수	여름철이 산란기라 독성이 강한 조개를 먹은 뒤에 조직이 단단해 소화력이 떨어지는 옥수수를 먹으면 배탈이 나기 쉽다.
	토마토와 설탕	토마토에 설탕을 가하면 비타민B₁이 소모되어 그 효과를 상실한다. 생으로 먹는 것이 가장 좋고, 칼륨이 풍부하므로 설탕보다는 소금을 뿌려 먹는 것이 좋다.
가을	게와 감	타우린이 풍부한 고단백 식품이지만 식중독균이 번식하기 쉽다. 수렴 작용을 하여 위장을 자극하는 탄닌이 함유된 감과 함께 먹으면 위장 장애를 일으켜 토사 곽란을 유발한다.
	도토리묵과 감, 곶감	3가지 모두 모두 탄닌이 들어 있어 함께 먹으면 변비가 더 심해지고, 탄닌이 철분의 흡수를 방해해 빈혈이 나타난다.
	동물의 간과 감, 곶감	간에는 단백질, 비타민A · B복합체, 철 · 칼슘 · 구리 · 망간 · 인 등 빈혈 개선과 스태미나 증강에 좋은 무기질이 풍부하지만 곶감을 많이 먹으면 다른 식품의 철과 결합해 탄닌철이 되어 철의 흡수를 방해하여 빈혈을 가져올 수 있다.
가을	김과 기름, 소금	기름을 발라 구운 김은 유통 과정 중 과산화 지질이 생기기 쉬우므로 맨김으로 먹는 것이 좋다. 기름과 소금을 바르지 않고 먹어야 제맛을 느낄 수 있고, 열량이 거의 없어 고혈압, 당뇨, 비만 등 생활습관병에 효과가 좋다.
	선짓국과 순대, 홍차 · 녹차	선지와 순대는 철분과 단백질 함량이 높아 빈혈 치료에 좋으나 선짓국을 먹은 뒤 탄닌이 함유된 녹차나 홍차를 마시면 탄닌철이 되어 흡수되지 않고 몸 밖으로 배출된다.
사 계 절	로열젤리와 매실	건강 식품으로 각광받는 로열젤리와 매실이지만 함께 먹으면 매실의 산도에 의해 로열젤리에 들어 있는 특수 성분의 활성이 상실되므로 함께 먹지 않는 것이 좋다.
	미역과 파	인과 유황 성분이 풍부한 파와 요오드와 칼슘이 풍부한 미역을 함께 먹으면 인산칼슘이나 유화칼슘이 되어 몸 밖으로 배설되어 칼슘 흡수가 방해된다.
	산채와 고춧가루	독특한 풍미와 풍토적인 맛을 갖고 있는 산채(山菜)에 고춧가루를 넣어 무치면 입과 혀가 자극을 받아 산채의 제 맛을 느끼지 못한다.
	스테이크와 버터	스테이크용 고기인 등심과 안심은 지방과 콜레스테롤 함량이 높고, 우유의 지방분을 분리해 만든 버터 또한 칼로리가 높고 콜레스테롤 함량이 많다. 따라서 스테이크를 만들 때 버터를 사용하면 콜레스테롤과 열량이 높아 건강에 해롭다.
	시금치와 근대	옥살산이 많이 함유되어 있는 시금치와 근대를 함께 섭취하면 몸속에서 칼슘과 결합하여 옥살산칼슘이 되어 결석을 생성해 신장결석이나 담석을 유발할 수 있다.
	우유와 소금 · 설탕	우유는 거의 완벽한 단백 품이지만 소금을 넣으면 고혈압의 원인이 되고, 설탕을 넣으면 비타민B₁의 손실이 커진다. 우유를 마실 때는 아무것도 넣지 말고 음식을 씹듯 씹어 마셔야 고혈압도 예방하고 비타민B₁의 손실도 막을 수 있다.
	치즈와 콩	치즈와 콩은 고단백 · 고지방 식품이다. 그러나 치즈는 칼슘 함량이 높고 콩은 인산 함량이 높아 함께 먹으면 인산칼슘이 되어 흡수가 잘 안 된다.
	커피와 프림, 크리머	프림은 포화 지방산 함량이 많고, 크리머는 콜레스테롤은 없으나 설탕보다 열량이 높다.
	팥과 소다	비타민B₁이 함유된 팥을 삶을 때 빨리 무르게 하기 위해 소다를 넣는데, 이렇게 하면 비타민B₁이 파괴된다.
	홍차와 꿀	떫은맛 성분이 있는 홍차에 철분이 함유된 꿀을 넣으면 탄닌산철이 되어 몸 밖으로 배출된다.

3) 동·식물 식품이 균형 있게 배합된 음식

환자나 건강한 사람이나 매 끼 여러 가지 음식을 손수 만들어 먹는다는 것은 쉬운 일이 아니다. 따라서 간편하면서도 다양한 영양분을 섭취할 수 있는 음식을 그때그때 사정에 맞게 만들어 섭취하면 끼니를 거르지 않고 건강 증진과 질병의 치료 및 회복에 도움이 될 것이다.

표 1-30 동·식물성 영양이 균형 있게 배합된 음식과 궁합 원리

음식명	항산화 영양소 및 식물 화학 물질
굴·두부조치	콩, 간, 쇠고기, 참치, 백대합, 전갱이, 멸치 등에는 퓨린체가 들어 있어 통풍을 유발할 수 있다. 콩에 적은 메티오닌이 풍부하고 퓨린체 함량이 낮은 굴과 함께 섭취하면 부족한 영양소를 상호 보완해 준다.
고추장비빔밥	우리나라 고유의 음식 가운데 가장 서민적인 음식이다. 단백질은 물론 비타민, 무기질, 식이섬유가 풍부한 재료에 전통 발효 식품인 고추장을 넣어 비벼 먹는 음식으로, 각 식품이 가진 영양상의 결함을 효율적으로 보완해 준다.
육개장	일 년 내내 즐겨 먹는 탕이다. 쇠고기는 양질의 단백질이 풍부하고, 파는 고기의 좋지 않은 냄새를 제거하고 소화 작용을 도우며, 고추에는 비타민A·C와 베타카로틴, 칼륨 등이 풍부하다. 계절별로 제철에 나오는 채소를 다양하게 이용하면 좋다.
애탕	이른 봄, 향긋하고 연한 쑥과 부드러운 살코기, 두부로 완자를 빚어 만든 탕이다. 쑥에는 고기와 두부에 없는 항산화 비타민과 무기질, 엽록소, 식이섬유가 풍부해서 모든 영양소를 섭취할 수 있다. 춘곤증을 극복하는 데 효과적인 건강식이다.
어리굴젓	굴은 각종 영양소를 골고루 함유하고 있는 어패류로, 세계 여러 나라에서 애용되고 있다. 쌀밥에 부족한 필수 아미노산이 풍부하고, 빈혈과 간장병 등에 효과가 좋다. 하지만 살이 부드럽고 상하기 쉬우므로 반드시 신선한 것만 먹어야 한다. 소금기 없는 쌀이 주식인 우리나라는 전통 발효 식품인 젓갈류를 애용해 왔다. 단, 항암 치료 중에는 젓갈류를 삼가는 것이 좋다.
깻국탕 (임자수탕)	닭고기는 고기 사이에 지방이 들어 있지 않아 맛이 담백하고 소화 흡수가 잘된다. 쇠고기에 비해 메티오닌 등의 필수 아미노산이 풍부하고 육질이 연하며 맛이 담백하다. 참깨는 리놀산과 올레인산 등의 필수 지방산과 필수 아미노산 함량이 콩과 맞먹을 정도로 많고, 칼슘·철·인·비타민B 복합체·비타민E 등이 균형 있게 함유되어 있어 스트레스 해소와 신경 안정, 노화 예방 효과가 좋다. 닭을 푹 고아 받친 국물에 참깨를 갈아 넣고 소금으로 간하여 먹는 깻국탕은 더운 여름철에 입맛을 잃지 않게 해 주는 영양 보양식이다.

14 외식

가끔은 외식을 통해 가족간에 정도 나누고 새로운 음식을 맛보는 것도 좋은 방법이다. 단, 외식을 하기 전에는 가려고 하는 음식점에서 가장 쉽게 섭취할 수 있는

권장 식단을 파악하여 메뉴를 선택하면 영양의 균형도 맞추고 건강에도 도움이 될 수 있다. 하지만 외식을 하면 정확한 열량을 계산하기가 힘들어 자칫 과식을 하게 되거나 지방과 염분을 과잉 섭취하게 될 가능성이 높다. 그러므로 자주 외식을 하는 사람들은 다음 사항에 주의해야 한다. 특히 영양가는 없으면서 열량만 높은 설탕과 술, 영양 밀도는 높으나 열량이 많이 나는 식품의 섭취에 주의해야 한다. 외식을 할 때는 '무엇을 먹을까?'보다 '얼마나, 어떻게 먹을까?'에 초점을 맞추는 것이 중요하다. 다음에 나오는 외식에 따른 영양 문제들을 참고하면 도움이 될 것이다.

1) 외식에 따른 영양 문제

표 1-31 외식에 따른 영양 문제

외식 형태	영양 문제
일식	※ 지방이 적어 자유롭게 선택할 수 있으나 항산화 영양소와 식물성 화합 물질, 식이섬유가 풍부한 녹황색 채소의 비율이 적다. ※ 튀김류는 열량이 높아 비만과 일부 암의 원인이 되므로 가능하면 섭취하지 않는다. ※ 권장 식단 : 채소와 식이섬유를 많이 섭취할 수 있는 회덮밥이나 버섯덮밥을 추천한다.
중식	=〉 전반적으로 열량과 염분 함량이 높으며, 동물성 지방이 많아 비만과 여러 가지 암, 생활습관병을 유발할 수 있다. =〉 일품 요리 한 그릇에 들어 있는 염분의 양이 평균 4~5g이다. ※ 권장 식단 : 튀김이나 볶음 요리보다는 냉채나 찜, 탕 요리를 선택한다.
분식	=〉 다양한 음식을 여럿이 나눠 먹는 경우가 많고 여러 종류의 음식을 맛보게 되어 과식하기 쉽다. 비만이나 암, 생활습관병의 원인이 될 수 있다. ※ 권장 식단 : 튀김 우동보다는 우동, 라면보다는 김밥을 선택한다.
뷔페	=〉 과식으로 이어져 비만과 생활습관병을 유발할 수 있으므로 채소류를 충분히 섭취한 뒤에 담백한 음식을 먹도록 한다. =〉 섭취한 음식의 양을 판단하기 어려우므로 열량에 주의해야 한다. ※ 기름기가 적고 열량이 낮으며 단순당 함량이 낮은 음식을 위주로 다양하게 섭취한다.
패스트푸드	=〉 열량과 염분, 지방 함량이 높고 채소가 적어 비타민이 부족해 영양 불균형이 되기 쉽다. 비만과 암 등 여러 가지 생활습관병을 초래하기 쉽다. ※ 권장 식단 : 탄산음료보다 우유나 과일 주스를 마시고, 채소 샐러드와 함께 섭취한다.
술	=〉 영양분은 없고 열량은 높다. 안주 또한 열량이 높아 과음 · 과식하기 쉽기 때문에 비만과 생활습관병의 요인이 될 수 있다. =〉 수용성 비타민이 결핍되는 것을 예방하기 위해 채소를 충분히 섭취한다. ※ 권장 안주 : 채소와 과일, 두부, 생선을 재료로 한 안주를 선택한다. ※ 권장 음료 : 커피나 청량 음료보다는 녹차나 둥굴레차처럼 전통차를 마신다. 커피는 남성 방광암을, 뜨거운 커피는 구강암과 식도암을 발생시킨다.

2) 외식 형태별 열량

표 1-32 동 · 식물성 영양이 균형 있게 배합된 음식과 궁합 원리

외식 형태	음식명	분량	주요 내용물	열량/kcal
한식	갈비탕	1인분	갈비 1대+쇠고기, 밥 1공기	600
	삼계탕	1인분	영계 1마리, 찹쌀 30g	1,000
	김치찌개	1인분	김치, 돼지고기, 두부, 밥 1공기	450
	된장찌개	1인분	된장, 감자, 호박, 두부, 조개, 밥 1공기	400
	비빔밥	1인분	쇠고기, 고비, 당근, 시금치, 콩나물, 달걀 1개, 밥 1공기	600
	물냉면	1인분	냉면 사리, 고기, 무, 오이, 계란 1/2개	450
	갈비구이	1인분	양념에 잰 갈비 250g	580
	불고기	1인분	양념에 잰 불고기 250g	250
	녹두전	1인분	녹두, 돼지고기, 김치, 숙주, 밀가루	320
일식	메밀국수	1인분	삶은 면, 양념장	450
	생선초밥	1인분	장어, 문어, 새우, 참치, 새조개, 전복, 밥	360
	김초밥	1인분	김, 맛살, 오이, 우엉, 밥, 식초, 설탕	340
중식	자장면	1인분	국수, 양파, 돼지고기, 쇼트닝, 호박, 오이, 자장 소스	700
	볶음밥	1인분	밥, 돼지고기, 양파, 당근, 달걀, 식용유	730
	탕수육	1접시	돼지고기, 녹말, 오이, 양파, 탕수육 소스, 식용유	1,960
양식	함박스테이크	180g	쇠고기, 돼지고기, 빵가루, 달걀, 양파, 밥, 곁들이 채소, 소스, 크림 수프	860
	오므라이스	1인분	쇠고기, 당근, 피망, 양파, 달걀, 밥, 케첩	680
	프라이드치킨	1마리	닭, 전분, 밀가루, 식용유	3,190
	양념치킨	1마리	닭, 전분, 밀가루, 식용유, 물엿, 땅콩, 케첩	3,540
	피자(레귤러)	480g	밀가루, 토핑(피망 · 페퍼로니 · 쇠고기 · 돼지고기 · 햄 · 양송이), 모짜렐라 치즈, 피자 소스	1,120
	불고기버거	1인분	햄버거 빵, 쇠고기, 돼지고기, 빵가루, 마요네즈	400
분식	돌냄비우동	1인분	국수, 흰떡, 어묵, 튀김, 새우, 맛살, 밤, 달걀, 은행	550
	수제비	1인분	밀가루, 감자, 조갯살, 애호박	410
	고기만두	1인분	밀가루, 돈육, 파, 숙주	350
	김밥	1인분	밥, 시금치, 맛살, 단무지, 당근, 달걀 지단, 김	300

3) 유제품의 열량

표 1-33 유제품의 열량

제품명	단위/1개 g	열량 /kcal	제품명	단위/1개 g	열량 /kcal	제품명	단위/1개 g	열량 /kcal	제품명	단위/1개 g	열량 /kcal
요플레 (딸기)	100	120	요델리 (플레인)	110	100	요델리 (딸기)	110	100	바이오거트 (플레인)	100	95
꼬모 (딸기)	110	115	한국 야쿠르트	65	80	다농 (딸기)	110	115	파스퇴르 요구르트	145	85
비피더스 (딸기)	100	85	불가리스	150	150	바이오거트 (딸기)	100	100	덴마크드링킹 요구르트	180	69

4) 음료수의 열량

표 1-34 음료수의 열량

제품명	단위/1캔 ml	열량 /kcal	제품명	단위/1캔 ml	열량 /kcal	제품명	단위/1캔 ml	열량 /kcal	제품명	단위/1캔 ml	열량 /kcal
코카콜라	250	10	데미소다 (사과)	250	100	화이브 미니	100	40	하이칼스	250	95
펩시콜라	250	100	환타(오렌지)	250	120	밀키스	250	150	이오니카	250	60
라이트콜라	250	30	환타(포도)	250	160	스프라이트	250	75	아쿠아리스	250	40
킨사이다	250	120	전원멜론	250	100	게토레이 (레몬)	250	80	미에로 화이바-베타	100	30
칠성사이다	250	100	미에로 화이바	100	50	포카리 스웨트	250	60	탄산미에로 화이바	100	30

5) 과자류의 열량

표 1-35 과자류의 열량

제품명	단위/1봉 g	열량 /kcal	제품명	단위/1봉 g	열량 /kcal	제품명	단위/1봉 g	열량 /kcal	제품명	단위/1봉 g	열량 /kcal
쵸코 빼빼로	40	175	쌀로본	192	925	쌀로별	80	430	다이제스티브 (일반)	149	425
아몬드 빼빼로	45	240	쌀로랑	125	600	컨츄리콘	80	400	다이제스티브 (초코)	178	580
에이스	154	810	초코파이	38	160	홈런볼	50	250	고래밥 (볶음양념맛)	55	70

양파링	95	470	밀크캐러멜	57	220	후레쉬베리	40	180	고래밥 (불고기맛)	55	75
새우깡	85	440	조리퐁	90	370	더브러	121	335			
포테이토 칩	55	310	버터링	80	430	캬라멜콘과 땅콩	85	420			

6) 술의 열량

표 1-36 술의 열량

제품명	어림치	열량/kcal	제품명	어림치	열량/kcal	제품명	어림치	열량/kcal	제품명	어림치	열량/kcal
고량주	1잔/50cc	140	안동소주	1장/50cc	160	맥주	1컵/200cc	95	위스키 스트레이트 /40cc	1잔	110
소주· 이강주	1잔/50cc	90	청주	1장/50cc	65	생맥주	1잔/500cc	185	포도주 (백색)	1잔 가득 /150cc	140
문배주	1잔/50cc	140	막걸리	1장/200cc	110	샴페인	1잔/150cc	65	포도주 (적색)	1잔 가득 /150cc	125

15 물의 중요성

물(H_2O)은 2개의 수소 원자와 1개의 산소 원자로 구성되어 있는 성분으로, 유기물질이 아니기 때문에 몸속에 들어가 에너지를 내지 않는다. 신체를 구성하는 영양 성분 가운데 양적으로 가장 많고 가장 자주 공급해 주어야 하는 성분이기도 하다. 물은 단백질과 무기질 등의 영양소가 용해되어 있는 세포 내액에 65%가 함유되어 있고, 단백질·무기질·당질·지질 등이 함께 용해되어 있는 세포 외액에 전체의 약 35%가 함유되어 있다.

세포 내외의 수분 이동은 세포막을 중심으로 형성된 세포 내외의 삼투압의 차이에 의해 일어난다. 예를 들어 배추를 소금물에 담가 두면 배추 세포의 내부 삼투압이 외부보다 커서 세포 내 수분이 소금물로 이동하여 소금물을 희석시켜 삼투압의 차이를 줄이는 것과 같은 원리다. 이 결과 배추에 들어 있는 수분이 빠져나와 배추가 절여지는 것이다.

마찬가지로 우리 몸도 짠 음식을 먹으면 세포 외액의 나트륨(Na) 농도가 증가하고, 이에 따라 세포 내액의 수분을 세포 외액으로 이동시키게 된다. 세포 내액의 수분 함량이 일정 수준 이하로 낮아지면 두뇌에 신호를 보내 갈증을 느끼게 하고, 물을 마시게 하여 탈수로부터 몸을 보호하는 것이다. 반대로 수분을 너무 많이 섭취하여 세포 외액의 전해질 농도가 낮아지면 신장에 신호를 보내 더 많은 양의 소변을 내보내게 하여 수분이 평형을 이루게 한다.

Tip 물, 이것이 궁금하다

※ 물은 영양소일까?

인체는 다른 영양소의 공급이 중단된 상태에서는 2~3개월 정도를 버틸 수 있으나 물이 없는 상태에서는 기껏해야 3~4일밖에 살 수 없다. 따라서 물은 생명체에서 가장 중요하고 필수적인 영양소라 할 수 있다.

※ 물을 많이 마시면 살이 찔까?

물은 에너지를 내지 않기 때문에 많이 마신다고 해서 살이 찌지는 않는다. 단, 수분 대사에 이상이 있는 상태에서 물을 많이 마시면 부종으로 인해 체중이 증가할 수 있다. 장기간 단백질 섭취가 부족하여 혈장의 단백질 농도가 저하되면 혈중 수분이 세포와 세포 사이의 틈으로 새어나가 부종이 생긴다. 즉 혈액이 수분을 보유할 수 있도록 해 주는 충분한 전해질이나 단백질이 존재하지 않기 때문에 혈중 수분이 혈액을 빠져나가는 것이다.

※ 탈수가 되면 위험한 이유

몸에 수분이 부족하면 탈수가 일어나 전해질 대사에 이상이 생겨 체내 삼투압 변화, 허약감, 갈증, 점막 건조, 피부 탄력 및 소변량 감소 등의 증상이 나타난다. 특히 암 환자의 경우 무기력 상태가 되지 않고 체내의 독소를 원활하게 배출하여 전해질이 균형이 잘 이루어지도록 하기 위해 매일 충분한 양의 수분을 섭취해야 한다.

1) 물의 기능

물이 인체에서 하는 일은 크게 기계적 기능과 화학적 기능의 2가지로 나누어진다.

(1) 기계적 기능

① 신체 구성 성분―인체의 60~70%가 물로 구성되어 있다. 성인은 체중의 50~60%가 물이고, 유아는 약 70%가 물이다.

② 운반 기능―물은 신체에서 수송 역할을 담당하는 혈액의 주요 성분으로, 영양소를 세포로 운반하고 대사 결과 생성된 노폐물을 소변이나 이산화탄소 형태로 신장과 폐를 통해 제거한다.

③ 체온 조절―신체의 2/3를 구성하고 있는 물은 그 어떤 용매보다도 비열과 증발열이 크기 때문에 체온 조절에 가장 이상적이다. 더운 환경에서 발한을 통해 체온을 조절하는 것이 좋은 예라고 할 수 있다.

④ 외부 충격으로부터 보호―눈의 수정체나 관절 등에 함유되어 있는 물은 외부 충격으로부터 이들 조직을 보호한다. 양수는 태아를 보호하는 역할을 한다.

⑤ 윤활유―물은 위장관과 호흡계, 관절 등의 점막을 부드럽게 해 주며, 특히 위장관에서 영양소의 흡수를 용이하게 한다.

(2) 화학적 기능

세포 내에서 일어나는 소화·흡수·화학 반응 등의 다양한 대사 반응이 효율적으로 진행되기 위해서는 반응 대상이 되는 화합 물질들이 물에 용해되어 있는 상태여야만 한다. 물은 대사 반응을 가능하게 하는 용매 역할을 하며, 그 어떤 용매보다 용질을 용해하는 능력이 뛰어나다.

2) 우리 몸의 순환계와 물의 관계

(1) 혈액과 림프

물은 우리 몸에서 쉬지 않고 세포에 산소와 수분, 영양소 등 인체를 구성하는 재료들을 공급하고, 대사 결과 생성된 노폐물을 걷어 가는 역할을 하는 혈액과 림프의 구성 성분이다. 즉 신체의 모든 세포에 산소와 수분, 영양소를 운반하고 노폐물을 제거해 주는 것이다. 그리고 심장과 혈관계는 체액이 신체의 모든 장기를 원활하게 순환할 수 있도록 해 준다. 체액이 몸 전체를 끊임없이 순환하기 위해서는 체액을 운반하는 도로 역할을 하는 동맥과 정맥, 모세혈관으로 구성된 혈관계가 막힘이 없어야 한다. 모든 세포는 심혈관계를 통해 필요한 산소와 수분, 영양분을 공급받고 노폐물을 제거하는 만큼 순환계와 물의 관계는 매우 중요하다. 따라서 몸속에 노폐물이 축적되지 않도록 하루에 1.5리터(7~8잔) 이상의 물을 마셔야 고혈압이나 뇌졸중·말초 혈관 폐쇄성 질환·심부전·심근경색·허혈성 심장 질환·협심증 등의 심혈관계 질환과 암을 예방할 수 있다.

그림 1-4 수분 손실량에 따른 탈수 증세

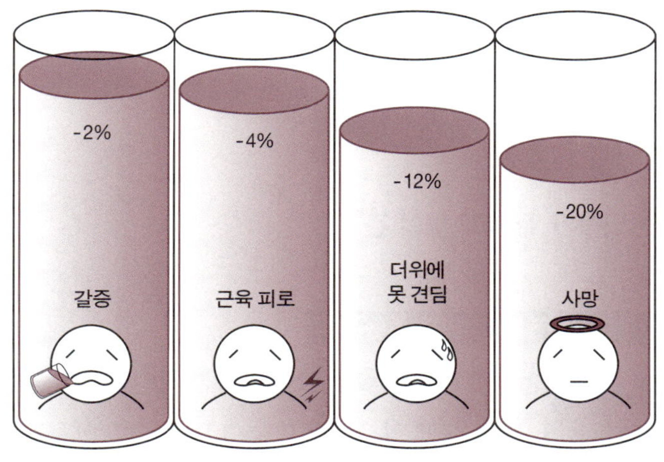

(2) 순환계

우리 몸의 순환계는 폐 순환, 소장 순환, 간 순환, 신장 순환이 있다. 체내에서의 혈액 이동을 요약하면 다음과 같다.

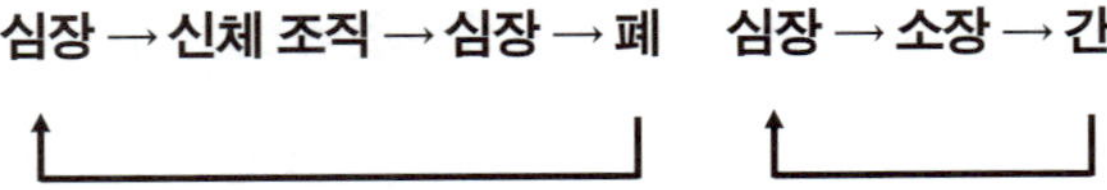

그림 1-5 체내에서의 혈액 이동

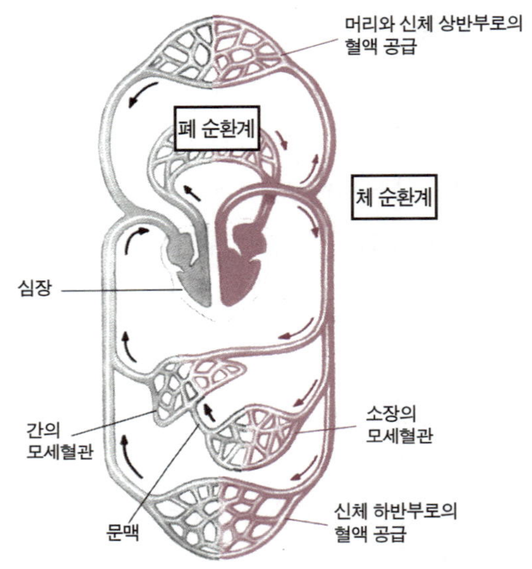

3) 암, 심 · 뇌혈관 질환과 물의 관계

(1) 물을 많이 마시면 암에 걸리지 않는 이유

발암 물질이 몸에 들어왔다고 해서 금방 암에 걸리는 것이 아니라 지속적으로 몸 속에 들어와 어느 정도 쌓였을 때 암세포가 만들어진다. 즉 암세포가 만들어지기 위해서는 특정 농도 이상의 발암 물질이 형성되어야 한다는 말이다. 하지만 물을 충분히 마시면 발암 물질의 농도가 희석되어 발암 물질이 암세포로 변할 수 있는 농도에 이르기 어렵고, 또 소변이나 땀을 통해 몸 밖으로 배출되기 때문에 그만큼 암에 걸릴 위험이 낮아진다. 따라서 암에 걸리지 않고 심 · 뇌혈관 질환에 걸리지 않고 예방하기 위해서는 항산화 영양소와 화합 물질이 풍부한 식품의 고른 섭취와 함께 하루에 1.5리터(7~8잔) 이상의 물을 마시는 것이 중요하다.

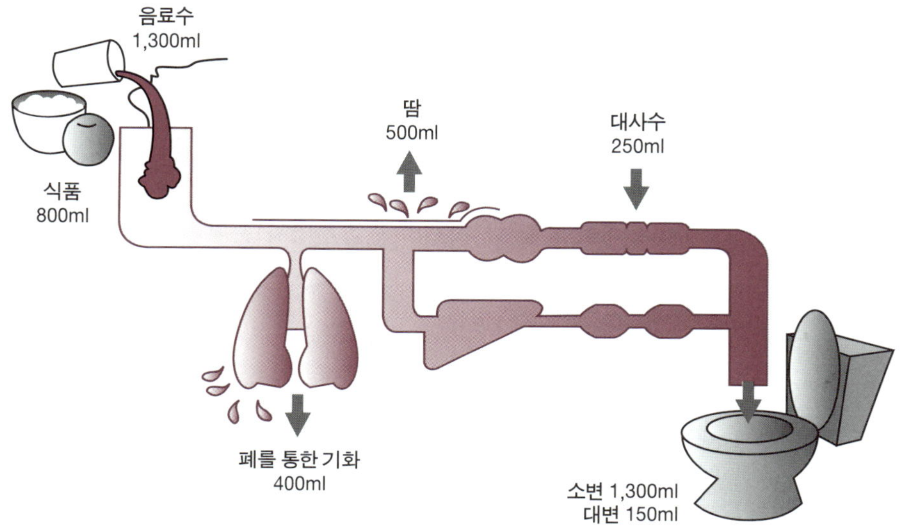

그리고 물은 약이 되지는 않으나 우리 몸의 70% 이상을 차지하고 있는 만큼 암 환자에게 있어 어떤 물을 마시느냐 하는 것은 매우 중요하다. 특히 고기, 밀가루, 설탕 등을 이용한 산성 음식과 청량 음료 등으로 산성화된 몸을 건강한 체질로 바꾸기 위해서는 알칼리수를 이용한 식단을 이용하고 알칼리수를 음용해야 한다.

(2) 실생활에서 알칼리수 이용하는 방법

① 음식을 만들 때

- 밥 지을 때—쌀을 알칼리수에 30~60분 정도 불려 밥을 지으면 찰밥처럼 윤기가 나고 맛있으며 흡수율이 높아진다. 산화를 방지해 장기간 신선한 상태를 유지할 수 있다.

- 채소와 과일 씻을 때—20분 정도 담가 두면 농약이 제거되고 당도가 높아지며 떫은맛이 사라져 맛과 색이 좋아진다.

● 채소 삶을 때─알칼리수를 이용하면 소금이나 소다를 넣지 않아도 맛과 향이
  살아난다.
● 육류 · 생선 요리─고기를 절일 때 알칼리수를 1/2컵 정도 붓고 키위 1/6쪽을
  갈아넣으면 살이 연해진다. 고등어처럼 비린내가 강한 생선을 요리할 때도 알
  칼리수를 이용하면 냄새가 제거되고 육질이 좋아져 더욱 맛있다.
● 국 끓일 때─조미료를 사용하지 않아도 깊은 맛이 우러난다. 된장국이나 청국
  장에 이용하면 냄새가 제거되고 담백한 맛이 우러난다.
● 차 끓일 때─커피나 녹차를 탈 때 이용하면 떫은맛과 쓴맛이 없어지고, 고유
  의 감칠맛과 향이 난다.

② 건강에 도움이 되는 이용법
● 술 마실 때─술을 마시면 중추 신경을 담당하는 아세트알데히드라는 성분이
  많이 생성되어 다음 날 아침 두통이 온다. 술 마신 날이나 잠들기 전에 알칼리
  수를 2잔 정도 마시면 아세트알데히드의 생성을 막아 주어 개운한 아침을 맞
  을 수 있다.
● 곰탕을 끓이거나 한약을 달일 때─강알칼리수를 사용하면 성분이 우러나와
  재탕하는 것보다 좋다. 한 번에 거의 다 우러나기 때문에 깊은 맛을 느낄 수
  있다.
● 고혈압 · 동맥경화 예방─알칼리수에는 산소가 많이 들어 있어서 꾸준히 마
  시면 혈액 순환을 부드럽게 해 고혈압이나 동맥경화 예방에 도움이 된다. 고
  혈압 환자는 운동 전에 알칼리수를 2잔 정도 마셔 운동으로 인한 갑작스런 사
  고를 막는다.
● 임산부─철분이 부족해지기 쉬운 임산부가 철분제를 복용하면 변비나 위장
  장애가 일어날 수 있다. 알칼리수에는 일반 정수에 비해 철분과 칼슘, 비타민
  등이 풍부할 뿐만 아니라 다른 음식에 들어 있는 미네랄의 흡수를 도와주기
  때문에 철분제를 섭취한 뒤에 알칼리수를 마시면 변비와 위장 장애를 예방할
  수 있다.

- 두부 보관 및 콩나물 생육―두부를 알칼리수에 담가 두면 오래 보관할 수 있고, 콩나물을 알칼리수에 기르면 생장이 빨라진다.
- 냉장 보관으로 인해 굳은 빵―알칼리수에 약간의 설탕과 위스키 2방울을 섞어 빵에 뿌리면 다시 부드럽고 향기로워진다.
- 화초를 키울 때―알칼리수는 작은 클러스터로 이루어져 있어 맛이 좋다. 화초에 들어가 흡수와 배출을 원활하게 해 주기 때문에 생명이 길어지고 토양 상태도 좋아진다.
- 물고기를 키울 때―수돗물에는 염소 성분이 들어 있어 물고기가 쉽게 죽는다, 알칼리수를 어항에 넣으면 물고기의 활동력이 좋아지고 건강하게 오래 산다.

16 대표적인 항산화 영양소와 그 기능

항산화 영양소 중 수용성 환경에서는 비타민C가, 지용성 환경에서는 비타민E와 베타카로틴이 항산화제로 작용한다. 무기질 중에서는 셀레늄이 대표적인 항산화 영양소이다. 비타민은 소화 과정 중 음식물로부터 유리되어 나오면 더 이상 소화되지 않고 그대로 소장 벽을 통해 흡수된다.

식물에 함유된 영양소는 아니지만 항산화 작용이 있는 식물 생리 활성 성분은 제철에 나오는 붉은색, 보라색, 검은색, 황색, 녹색, 흰색 식품에 풍부하게 함유되어 있다. 하지만 암과 심혈관 질환을 예방하는 항산화 물질이 모두 들어 있는 단일 식품은 없으므로 매 끼 다양한 식품을 섭취하는 것이 중요하다. 대표적인 항산화 영양소와 그 기능은 다음과 같다.

1) 비타민C(ascorbic acid, 아스코르빈산)

비타민C는 수용성 비타민 중 비타민B 복합체에 속하지 않은 비타민이자 인체에서 합성되지 않는 항산화제로, 채소와 해조류에 풍부하게 함유되어 있다. 비타민C

결핍증은 괴혈병으로, 잇몸 출혈 및 염증, 관절 부종, 골격 통증, 골격 조직의 발육 부진, 골절, 외상 시 쉽게 출혈하는 등의 증상이 나타난다.

(1) 비타민C의 기능

① 항산화 비타민A와 E 및 다가 불포화 지방산(오메가-3, 오메가-6, DHA & EPA)에 대한 강력한 항산화제 역할을 한다. 즉, 세포 내에서 생성되는 활성 산소를 제거하여 세포를 보호한다.

② 콜라겐을 합성한다. 콜라겐은 신체 단백질 중 가장 많은 단백질(신체 단백질의 1/3)로 세포와 세포사이를 연결시켜 주는 시멘트 역할을 하여 피부와 연골, 치아, 모세혈관, 근육 등을 단단하게 한다.

③ 소장 내에서 식물성 식품에 존재하는 환원형 철의 흡수를 촉진한다. 따라서 철분제를 복용할 때는 철분 흡수를 돕는 비타민C가 풍부한 식품이나 주스와 함께 섭취하면 더욱 효과적이다.

④ 엽산(folic acid, 조효소로서 RNA와 DNA 및 단백질 생합성에 필수. 인체와 동물의 세포 분열, 성장 인자로 작용하고 메티오닌과 콜린을 합성하며 비타민B_{12}와 함께 적혈구 형성 과정에 관여함)의 체내 이용을 원활하게 한다.

⑤ 방향족 비필수 아미노산인 티로신(tyrosine, 티로신 대사에 이상이 생기면 페닐케톤증과 색소 결핍증에 걸린다. 해조류에 요오드티로신으로 존재)과 필수 아미노산인 트립토판(tryptophan, 티로신에서 생성되며, 신경 전달 물질인 세로토닌을 합성한다. 오리 · 돼지고기, 우유, 치즈, 무화과, 바나나, 초콜릿, 생선 등에 함유) 대사에 필요하다.

⑥ 교감 신경계의 신경 전달 물질로 부신 수질에서 에피네프린(epinephrine)과 함께 추출되는 호르몬인 노르에피네프린(norepinephrine, 교감 신경을 흥분시키고 혈관 수축 및 혈압 상승제 역할을 함)을 합성한다.

⑦ 스테로이드 호르몬(성 호르몬, 부신 피질 호르몬)의 합성에 관여한다.

⑧ 지방 대사에 관여한다. 지방 대사 과정에서 산화 지질로부터 형성되는 독성 물질을 차단함으로써 이로 인한 유해 산소의 공격으로부터 세포를 보호하여 유전자의 손상과 염증을 막아 준다. 즉 활성 산소라고 불리는 세포의 손상 분

자를 체내에서 제거하여 산화적 스트레스를 해소하여 노화와 암을 늦추고 심
혈관 질환을 예방한다.
⑨ 식품의 갈변과 산패를 막아 준다.

(2) 비타민C와 다른 영양소와의 관계

① 폴리페놀류인 플라보노이드(비타민P)나 루틴이 풍부하게 함유되어 있는 신선
한 감귤류를 충분히 섭취하면 비타민C가 산소에 의해 파괴되는 것을 막을 수
있다.
② 비타민C가 콜라겐을 형성할 때 반드시 필요한 칼슘 함유 식품이나 칼슘제를
함께 섭취하면 효과적이다.
③ 비타민C는 철분의 장내 흡수 및 활용도를 높이고 미네랄의 기능을 유지시키
며 칼슘의 활동을 돕는다. 즉 골격과 치아의 형성, 유지 및 치료 효과가 있는
칼슘, 칼슘의 활동을 돕는 비타민C, 칼슘 흡수를 촉진하는 비타민D, 인, 단백
질 등 여러 영양소에 관계한다.
④ 비타민C는 엽산의 체내 이용률을 원활하게 하기 때문에 부족될 경우 빈혈이
생길 수 있다.

(3) 비타민C의 손실을 최소화하는 조리법

비타민C는 쉽게 산화되기 때문에 저장 기간이 길수록 함량이 감소하고 조리나
가공 과정에서 손실되기 쉽다. 예를 들어 조리 시 전자레인지를 사용하면 비타민C
가 거의 손실되지 않으나 찜을 하거나 따뜻한 곳에 보관하면 단시간이라 하더라도
신선한 채소에 비해 약 40~50% 정도의 비타민C가 파괴된다. 비타민C의 손실을 막
기 위해서는 다음과 같은 방법을 따르는 것이 좋다.

① 구리나 철로 된 조리기구의 사용을 피한다.
② 조리 시간을 가능하면 짧게 한다.
③ 물(조리수)을 소량 사용한다.

④ 통째로 삶은 후 껍질을 벗긴다.

⑤ 멍들지 않은 신선한 것을 구입한다. 일단 조직이 파괴되면 비타민C 파괴 효소가 활성화되기 때문이다.

⑥ 냉장 보관한다.

2) 비타민E(tocopherol, 토코페롤)

지용성 환경에서 항산화제로 작용하는 비타민은 비타민E와 베타카로틴이다. 천연에는 4가지 토코페롤이 있는데, 그중 d-α토코페롤의 활성이 가장 크며, 이것을 1이라 했을 경우 β형은 1/2~1/3, γ형은 1/10, δ형은 2/100 이하의 생물 활성을 갖는다. 곡류의 배아나 종실유, 콩, 푸른잎 채소, 식물성 기름, 마가린 등에 함유되어 있다. 반면 간유에는 비타민E가 거의 존재하지 않고, 달걀과 버터에는 매우 소량 함유되어 있다. 결핍증으로 사람의 경우 미숙아에서 적혈구막의 악화로 인한 용혈성 빈혈이 보고되고 있다.

표 1-37 비타민E 함유 식품과 그 함량

식품	토코페롤(mg/100g)	식품	토코페롤(mg/100g)
대두유	101	생 전란	1.05
옥수수유	100	생 난황/생 난백	3.16/0.00
면실유	91	쇠간	1.6
마요네즈	50	버터	1.0
코코넛유	8	토마토	0.9
통밀빵	2.2	흰 빵	0.2

(1) 비타민E의 기능

항산화 작용으로 산화를 방지하는 역할을 한다 하여 비타민E를 보디가드에 비유하기도 한다. 식물성 유지가 다가 불포화 지방산(PUFA, polyunsaturated fatty acid/오메가-3 & 오메가-6 지방산, DHA & EPA)을 함유하고 있는데도 불구하고 쉽게 산화되지 않은 것은 식물성 기름에 비타민E가 많이 들어 있기 때문이다. 그러나 콜레스테롤이 들어 있지 않다고 해서 과잉 섭취하게 되면 식물성 기름에 함유된 다가 불포화 지방산이 체내에서 산화되어 세포막을 파괴하여 오히려 노화와 암을 촉진할 수 있다. 다행히 비타민E는 활성 산소의 연쇄 반응을 차단하여 활성 산소에 의한 지질 과산화를 방지하여 세포막을 안정화시키고 암과 노화를 방지해 준다. 좋다고 알려진 1~2가지의 식품을 과다하게 섭취하는 것보다 다양한 식품을 골고루 섭취하는 균형 잡힌 식사를 강조하는 것도 이 때문이다.

(2) 비타민E와 다른 영양소와의 관계

① 비타민C가 비타민A · E와 다가 불포화 지방산에 대해 강력한 항산화제 역할을 하므로 튀김이나 볶음 등의 조리 방법은 가능하면 피한다. 부득이할 경우에는 비타민C가 풍부한 식품을 함께 섭취한다. 비타민C가 세포 내에서 생성되는 활성 산소를 제거하여 세포를 보호해 주는 역할을 하기 때문이다.

② 다가 불포화 지방산 섭취량이 많을수록 PUFA의 산화를 방지하기 위해 비타민E의 필요량도 함께 증가하므로 비타민E가 함유된 식품을 충분히 섭취한다. 비타민E와 다가 불포화 지방산의 이상적인 섭취 비율은 0.6mg : 1g이다.

(3) 다가 불포화 지방산이 함유된 식품

다가 불포화 지방산이란 분자 내에 2중 결합 수가 2개 이상인 불포화 지방산을 총칭하는 것으로, 고도 불포화 지방산, 과불포화 지방산, 폴리엔산(polyenoic acid)이라고도 부른다. 2중 결합의 위치에 따라 오메가-3 지방산, 오메가-6 지방산으로 세분한다. 이들은 인체 내에서 합성되지 않는 필수 지방산으로, 섭취가 부족할 경우 습진성 피부염이나 성장 발육 저해, 생식 기능 장애, 지방간 등의 증상이 나타날 수 있으므로 반드시 음식을 통해 매일 일정량을 섭취해야 한다. 특히 오메가-3 지방산은 혈중 콜레스테롤 농도를 낮춰 주는 효과와 함께 항암 효과를 인정받고 있다. 오메가-3 지방산(linolenic acid, 리놀렌산)은 들기름, 아마인유, 종유, 대두유 등에 많이 함유되어 있고, 오메가-6 지방산은 홍화유나 해바라기씨유, 면실유, 옥수수유 등에 풍부하다. 태아와 유아의 두뇌 발달에 중요한 역할을 하는 DHA와 EPA 는 정어리, 고등어, 꽁치, 참치 등의 등 푸른 생선과 어유에 많이 함유되어 있다.

표 1-38 지질 함유 제품의 지방산 백분율(%)

식품명	포화 지방산(%)	단일 불포화 지방산(%)	다가 불포화 지방산(%)
옥수수유	13	25	62
대두유	15	24	61
마가린	19	49	32
면실유	27	19	54
식물성 쇼트닝	28	44	28
팜유	49	37	14
돼지 지방	41	47	12
버터	66	30	4
소기름	62	44	4

3) 베타카로틴(β − catotene)

지용성 환경에서 항산화제로 작용하는 비타민은 베타카로틴과 비타민E이다. 이 들 성분이 결핍되면 성장 부진이나 피부 및 상피 세포의 각질화가 일어난다. 심할 경우 감염에 대한 저항성 약화로 인한 면역력 저하로 인해 사망에 이를 수도 있다. 대표적인 결핍 증상은 야맹증과 안구 건조증이다. 동물성 레티놀은 과잉 섭취할 경 우 부작용이 있지만 식물성인 베타카로틴은 과잉 섭취하게 되면 흡수율이 감소하 고 장과 간, 다른 기관에서 비타민A로의 전환율이 줄어들기 때문에 과잉 섭취로 인 한 독성이 거의 나타나지 않는다. 그러나 과잉 섭취할 경우 피하 지방을 포함한 지 방 조직에 흡수되어 피부, 특히 손바닥이 노랗게 변할 수 있다. 하지만 섭취량을 줄 이면 곧 정상화된다.

 몸속에 들어가 비타민A로 전환되며 레티놀로 전환되지 않은 베타카로틴은 85% 가 조방 조직에 저장되고, 10%는 간에 저장되며, 나머지는 다른 여러 조직에 널리 분포한다. 난소와 부신 등에도 존재한다. 체내 세포의 성장과 물질 대사 및 건강한 피부와 각막, 호흡기 내증과 소화관 등의 점막 보존에 필수적인 성분이다.

(2) 베타카로틴과 다른 영양소와의 관계

 비타민A의 결핍은 단백질 부족, 지방 섭취 부족, 지방질 흡수 불량, 호흡기 질환 등과 함께 나타날 수 있다.

(3) 조리 방법에 따른 흡수율 차이

① 조리 과정 중 공기와 열에 의해 산화가 일어난다.
② 건조할 경우 50~80%가 손실되는데, 가열 조리할 경우에는 안정하여 90% 정
  도 남는다.
③ 생으로 섭취하면 흡수율이 8% 정도로 낮으나 기름에 볶아 먹으면 흡수율이
  60~80%로 상승한다.

4) 셀레늄(selenium)

 셀레늄은 무기질 중 대표적인 항산화 영양소이다. 가장 좋은 공급원은 내장육과 해산물(0.4~1.5 μg/g), 살코기(0.1~0.4 μg/g), 곡류(0.1~0.8 μg/g), 우유 및 유제품(0.1~0.3 μg/g)이다. 반면 과일과 채소(〈0.1 μg/g)에는 매우 적은 양이 들어 있고, 음료수에도 거의 들어 있지 않다. 우리나라 성인의 1일 셀레늄 권장량은 50~200 μg이다. 과잉 섭취할 경우 탈모나 손톱의 약화 및 소실, 복통, 설사, 구토, 체취의 변화, 피로 등의 증상이 온다. 특히 하루 섭취량이 910 μg 이상일 때는 독성이 나타나는 것으로 보고되고 있다. 잘못 생산된 건강 보충제를 먹었을 때 독성이 일어난다는 보고가 있으므로 주의해야 한다.

① 생체 내에서 생성된 과산화수소를 분해하여 과산화수소에 의한 세포의 손상
  을 방지하는 효소인 글루타티온 페록시다제(glutathione peroxidase)의 성분으
  로 존재한다.
② 비타민E와 마찬가지로 항산화제 역할을 한다.

5) 식물성 생리 활성 물질

영양소는 아니지만 우리 몸에서 항산화 작용을 하는 천연 식품인 과일과 채소에
는 색깔에 따라 각기 다른 영양소와 생리 화학 물질이 함유되어 있으므로 매일 골
고루 먹어야 한다. 미국암예방협회에서는 지난 2003년 '암과 심혈관 질환 등의 만
성 질환을 예방하기 위해서는 채소와 과일을 하루에 5~9회(과일 2~4회, 채소 3~5회)
섭취하자.'고 제안했다.

표 1-39 식물성 생리 활성 물질을 함유한 컬러 푸드

	식물성 생리 활성 물질	색깔	함유 식품
카로틴	리코펜(lycopene, 카로티노이드계 색소)	붉은색 (red food)	토마토 · 수박 · 사과 · 붉은 피망 · 붉은 고추 · 석류 · 오미자 · 대추 등
	베타카로틴(β-carotene)	황색 (yellow food)	복숭아 · 감귤류 · 파인애플 · 망고 · 당근 · 단 호박 · 고구마 등
플라보 노이드	안토시아닌 (anthocyaninm, 플라보노이드 화합물)	보라색 또는 흙색 (purple or black food)	포도 · 가지 · 검은쌀 · 검은콩 · 검은깨 등
	안토크산틴(anthoxanthin, 안토시아닌이 아 닌 플라보노이드 화합물)	흰색 (white food)	바나나 · 도라지 · 무 · 버섯 · 연근
클로로필(cholorophyll, 엽록소)		녹색 (green food)	녹차 · 매실 · 키위 · 브로콜리 · 완두콩/껍질 완두 · 상추 · 풋고추 등

17 발효 식품

김치, 된장, 식초, 청국장은 대표적인 발효 식품이다. 이중 식초는 전 세계적으로 사용되는 중요한 발효 조미료이고, 김치는 한 끼도 거를 수 없는 식탁의 주인이자 우리나라를 대표하는 발효 식품이다. 그런 만큼 환자의 건강 상태에 따라 사용량을 조절하여 매일 섭취하는 것이 좋다. 하지만 김치나 장류(간장·고추장·된장 등)는 염분 함량이 높으므로 위암이나 심·뇌혈관 질환 환자는 섭취에 주의하여 소량만 섭취할 것을 권한다. 집에서 장을 담글 때는 가능하면 간을 싱겁게 해야 한다. 대표적인 발효 식품과 성분 및 기능은 다음과 같다.

1) 김치

김치는 우리나라를 대표하는 채소 발효 식품으로 배추와 무, 오이 등을 소금에 절여 고춧가루, 파, 마늘, 생강, 젓갈 등 각종 양념을 넣고 버무려 숙성 발효시킨 음식이다. 한국인의 식탁에서 절대 빼놓을 수 없는 부식으로 항산화 영양소가 풍부하다는 사실이 알려지면서 전 세계적으로 자연 식품, 다이어트 식품, 항암 식품(대장암 예방 효과)으로 인정받고 있다. 단, 소금과 젓갈 등의 부재료가 첨가되어 염분 함량이 높으므로 가능하면 삼삼하게 담가야 한다. 특히 심·뇌혈관 질환을 앓고 있는 사람은 짠 음식을 삼가고, 위장에 염증이 있는 사람은 가능하면 맵거나 시거나 짠 김치를 삼가야 한다. 실제로 저염(1.55%)과 저온(6~7℃)에서 숙성시킨 김치가 고염(3.5%)과 고온(22~23℃)에서 숙성시킨 김치보다 젖산과 호박산이 더 많아 맛이 좋고, 이산화탄소 함량도 높아 상쾌한 맛이 나며, 부재료로 쓰이는 마늘, 고추, 멸치젓 등이 발효를 촉진하여 깊은 맛을 내 준다는 결과가 나와 있다. 김치의 생리적 기능은 다음과 같다.

① 항산화 영양소인 비타민C, 베타카로틴, 비타민B군, 무기질이 풍부하다.
② 열량은 낮은 반면 다량의 식이섬유와 젖산균이 들어 있어 정장 작용을 하여 대장암을 예방하고, 다이어트에 도움을 준다. 젖산균은 장내의 산도(pH)를 낮

추어 유해균의 생장을 억제하여 정장 및 항암 작용을 하고, 식이섬유는 변비 예방 및 중성 지질과 콜레스테롤 수치를 낮추어 여러 가지 생리 활성을 나타낸다.

③ 숙성 중 항산화 비타민C와 조효소로 작용하여 적혈구 세포 형성과 악성 빈혈 조절, 신경 조직의 정상적 대사, 탄수화물 · 지방 · 단백질 대사, 신경 조직의 정상적 대사, 메티오닌과 핵산 합성 및 콜린 형성에 관여하는 비타민B_{12}가 합성된다.

④ 주재료인 배추와 무에 들어 있는 함황 화합물인 이소티시아네이트와 부재료인 마늘과 파에 들어 있는 설파이드가 항돌연변이 및 항암 작용을 한다. 또한 마늘의 알리신은 비타민B_1과 결합하여 알리티아민이 되어 비타민B_1의 흡수율과 이용률을 높여 주고, 항암 · 면역력 증강 · 혈소판 응집 작용을 한다. 고추의 캡사이신은 혈전 용해 효과가 있다.

2) 된장

된장은 콩으로 빚은 메주를 숙성시켜 소금물에 담가 발효시킨 뒤 액체(간장)를 떠내고 남은 메주 덩어리를 계속 발효시켜 만든 것이다. 단백질과 비타민B군 · E를 비롯해 엽산, 무기질, 칼슘, 철분, 칼륨이 풍부하고 피토케미컬이 함유되어 있어 암예방 효과를 인정받고 있다. 된장이 발효되는 데는 누룩균 · 효모균 · 젖산균 등의 미생물이 작용한다. 숙성 중에 균이 분비하는 효소에 의해 단백질, 전분, 지방 등이 가수분해되어 아미노산과 당, 유기산 등을 생성하는데, 이 덕분에 단맛과 감칠맛이 나고, 또 이들이 조미료 역할을 해 주어 육류의 누린내와 생선의 비린내 등 좋지 않은 맛과 냄새를 제거해 준다. 숙성 후에는 냉장 보관하는 것이 좋지만 김치와 마찬가지로 염분 함량이 높아 과잉 섭취할 경우 위암이나 심 · 뇌혈관 질환 위험이 높아지므로 섭취량에 주의해야 한다. 혈압이 높은 사람은 농도를 짙게 섭취하면 좋지 않으므로 가능하면 삼삼하게 먹는다. 하루 4큰술 정도가 적당하다고 하지만 염분 함량을 고려해 소량만 섭취할 것을 권한다. 된장의 생리적 기능은 다음과 같다.

① 항암 효과는 물론 암세포가 성장하는 것을 억제해 준다. 특히 된장은 끓인 뒤

(된장찌개)에도 항암 효과가 살아 있다. 쥐에 발암 물질을 투여하여 암에 걸리게 한 뒤 한쪽에는 된장을 먹이고 한쪽은 먹이지 않은 뒤 비교해 본 결과 된장을 먹인 그룹의 암 조직의 무게가 80%나 감소했다고 한다.

② 된장에 들어 있는 아미노산인 히스타민과 류신은 생리 활성이 뛰어나 혈압을 저하시켜 주는 작용을 하기 때문에 고혈압에 효과가 있고, 콜레스테롤을 낮춰 주어 혈관을 탄력 있게 한다.

③ 간 기능 회복과 해독 효과가 있으며, 간 독성 지표인 아미노기 전이 효소의 활성을 떨어뜨려 간 기능을 강화한다.

④ 항산화 작용을 통해 노화를 예방한다.

⑤ 된장의 원료인 콩에 들어 있는 레시틴은 뇌 기능을 향상시켜 주고, 기능성 물질인 사포닌은 혈중 콜레스테롤 수치를 낮추고 과산화 지질이 형성되는 것을 억제하여 노화와 노인성 치매를 예방한다.

⑥ 식욕을 돋우는 동시에 소화를 도와주는 효과가 뛰어나 음식을 먹을 때 된장과 함께 먹으면 체할 염려가 없다. 체했을 때 된장을 묽게 풀어 끓인 국을 한 사발 먹으면 체기가 풀어진다고 하여 민간요법으로도 이용된다.

⑦ 이소플라본 유도체, 즉 식물성 에스트로겐이 뼈의 재흡수를 막고 뼈를 형성하여 여성의 골다공증을 예방한다.

⑧ 식이섬유가 풍부하여 비만과 변비 예방은 물론 장의 연동 운동을 촉진하여 소화기를 튼튼하게 해 준다.

3) 식초

식초는 신맛을 가진 대표적인 조미료로, 양조 식초와 합성 식초가 있다. 합성 식초는 아세트산(빙초산)에 당류와 화학 조미료를 첨가하여 제조한 것이다. 우리가 음식에 사용하는 양조 식초는 곡물이나 과실, 에탄올 등의 원료 용액을 초산 발효하여 만든 것으로, 곡물이나 과실의 종류에 따라 영양 성분과 초산(acetic acid), 젖산(lactic acid), 호박산(succinic acid), 사과산(cider vinegar), 구연산(citric acid), 주석산(tataric acid) 등의 함량 차이가 난다. 대표적인 유기산인 초산(총 산의 95%)이 발효 관리의 중요한 기준이 된다.

식초의 색깔은 성분 물질간의 갈변 반응인 '아미노-카르보닐(amino-carbonyl) 반응'에 의해 나타나고, 향과 풍미는 유기산과 알코올, 에스테르, 글리세롤, 아미노산 등에 의해 나타난다. 위산이 많은 사람은 많이 섭취하지 않는 것이 좋다. 식초의 생리적 기능은 다음과 같다.

① 상큼한 신맛이 타액과 위액의 분비를 촉진하여 식욕을 돋운다. 식욕이 떨어지기 쉬운 암 환자나 회복기 환자가 식초가 들어간 음식을 꾸준히 섭취하면 식욕도 떨어지지 않고 면역력이 저하되는 것을 막을 수 있다.

② 주성분인 유기산이 체내의 젖산을 분해하여 몸 밖으로 배출해 준다. 쉽게 피로를 느끼는 암 환자나 회복기 환자들의 피로 회복을 돕고 기력을 좋게 해 준다.

③ 인체 내에서 콜라겐을 합성하여 근육과 모세혈관, 피부, 연골, 치아를 단단하게 해 주고, 식물성 식품에 존재하는 환원형 철분(Fe)의 흡수를 촉진하며, 항산화 비타민A · E와 다가 불포화 지방산(n-3 & n-6)에 대해 항산화제 역할을 하는 비타민C의 파괴를 막아 준다. 따라서 채소와 과일을 씻을 때 식초를 몇 방울 떨어뜨려 5분 정도 담갔다 흐르는 물에 씻으면 농약의 피해도 줄이고 방사능 물질과 환경 오염 물질로부터 몸을 보호할 수 있으며 비타민C가 손실되는 것을 막을 수 있다.

④ 당근이나 오이처럼 자체 내에 비타민C 파괴 효소가 들어 있는 채소에 식초를 첨가하면 효소의 작용이 억제되어 비타민C가 파괴되는 것을 막을 수 있다.

⑤ 인체를 구성하는 무기질 중 양적으로 가장 많은 칼슘의 흡수율을 높여 주며, 체액의 알칼리성을 유지하고 혈액이 응고되는 것을 촉진하는 등의 생리 작용을 하는 칼슘의 작용을 돕는다. 생선과 다시마의 비린내를 제거하고 생선뼈와 해조류를 부드럽게 하는 효과도 있다.

⑥ 과실 식초는 체내 면역력을 증가시키고 숙취를 해소하며 나트륨의 배설을 촉진하여 고혈압을 예방한다. 지방 대사를 활성화하여 체지방을 감소시켜 콜레스테롤 수치를 낮추고 동맥경화를 예방하며 숙취를 해소한다.

⑦ 채소의 색을 선명하게 한다. 안토시아닌 색소는 적색을 유지해 주기 때문에 비트나 적양배추 등을 조리할 때 식초 물에 헹구면 색깔이 더욱 선명해진다. 브로콜리를 데칠 때도 식초를 약간 넣으면 색이 선명해진다.

⑧ 산도를 낮춰 주기 때문에 갈변을 일으키는 효소의 작용을 억제한다. 우엉이나 연근 요리에 식초를 약간 넣으면 갈변을 막아 흰색을 유지할 수 있다.

⑨ 살균 효과가 있어 부패를 막아 식중독을 예방해 주므로 식초로 생선을 씻거나 음식이 상하기 쉬운 여름철에 식초를 넣어 밥을 지으면 보존성이 높아진다. 단백질을 굳어지게 하는 효과도 있어 생선이나 조개류에 식초를 뿌리면 단백질이 주성분인 미생물이 경화되어 활동을 멈춰 보존성이 높아지고 맛이 좋아진다.

⑩ 피부 세포의 재생을 촉진한다. 화상을 입었을 때 식초를 탄 냉수에 상처를 씻으면 통증이 가라앉고, 부어오르거나 물집이 생기는 것을 막을 수 있으며, 피부가 재생되어 흉터가 남지 않는다.

⑪ 짠맛을 약하게 해 주어 심혈관 질환과 위암을 예방한다. 하지만 식초는 열을 가하면 특유의 향미와 신맛이 달아나므로 익히는 요리에는 설탕과 소금보다 나중에 넣는 것이 좋다.

4) 청국장

청국장은 고초균을 이용해 제조한 대두 발효 식품으로, 수분 56%, 단백질 18.6%, 지질 8.7%, 당질 6.4%로 단백질이 풍부하다. 청국장 분말에는 식이섬유가 20.93% 정도 함유되어 있으며, 청국균(낫토균)에 의해 일부 대두 단백질이 소화 분해되기 때문에 소화가 잘된다. 간장이나 된장, 고추장과 달리 소금을 첨가하지 않고 속성 발효시켜 만들며, 고혈압이나 심장병, 당뇨 등 모든 생활습관병에 효과가 좋다. 냄새 때문에 청국장을 꺼리는 사람도 많은데, 최근에는 냄새가 나지 않는 청국장이 개발되어 많은 사람들이 이용하고 있으며, 기능성 식품으로 인정받으면서 암 환자는 물론 건강에 관심이 있는 사람들에게도 인기가 높다. 소금이 첨가되지 않은 만큼 보존 기간은 짧지만 식이섬유가 풍부하므로 대장이나 위장 수술을 한 환자는 상처가 회복될 때까지 과식하지 않는 것이 좋다. 청국장의 생리적 기능은 다음과 같다.

① 여러 가지 소화 효소가 들어 있어 소화를 돕고, 청국균이 대두 단백을 소화되기 쉬운 형태로 바꾸어 주기 때문에 소화율도 높다.
② 콜레스테롤이 없고 중성 지방 함량은 낮으며, 식이섬유가 풍부해 비만과 고콜레스테롤 혈증, 당뇨, 고혈압, 고지혈증, 동맥경화를 앓고 있는 사람에게 양질의 단백질 공급원이 된다.
③ 콩에 들어 있는 기능성 물질이 항산화 · 항암 · 혈전 용해 작용을 한다.
④ 청국균이 장내에서 유해균이 번식하는 것을 방지하고, 식이섬유가 풍부해 장내 유해균을 배설해 주어 대장암을 예방하고 비타민B_2를 합성한다.

18 염분 섭취량과 건강

4가지 기본 맛 가운데 첫 번째인 짠맛은 음식의 간을 맞추는 데 매우 중요한 위치를 차지한다. 특히 소금과 식탁염인 염화나트륨(NaCl)의 구성 성분인 나트륨은 우리 몸에 반드시 필요한 물질로, 소금 없이는 생명을 유지할 수 없다.

나트륨의 생리적 기능은 크게 두 가지다. 첫 번째는 삼투압 및 산과 알칼리의 평형 유지 기능이다. 나트륨은 세포 외액의 대표적인 양이온으로, 삼투압과 체액량을 조절하고, 산과 알칼리의 평형을 유지하는 데 관여한다. 두 번째는 칼슘과 함께 신경을 자극하고 그 충격을 근육에 전달하는 역할이다. 즉 근육에 전기 화학적 자극을 전달함으로써 정상적인 근육의 흥분성 및 과민성을 유지하는 데 관여하는 것이다. 그러나 짜게 먹으면 고혈압이나 심장 질환, 위암, 비후두암 등 생활습관병의 원인이 되므로 만큼 가능하면 싱겁게 먹거나 간을 약하게 해야 한다.

특히 항암 치료나 당뇨병성 신증 치료 중에 신장을 보호하기 위해서는 가능하면 소금 섭취량을 줄여야 하고, 위암이나 심 · 뇌혈관 질환을 앓고 있는 환자도 싱겁게 먹으려고 노력해야 한다. 하지만 이런 질환을 앓고 있는 환자일수록 간이 맞지 않으면 맛있게 먹지 못한다. 중요한 것은 삼삼하면서도 맛있게 먹을 수 있는 방법을 찾아 적용하는 것이다. 그 방법은 다음과 같다.

① 과일과 채소를 충분히 먹어 염분 섭취는 줄이고 식이섬유 섭취량은 늘린다.
② 소금 대신 양파나 마늘, 고추, 허브 등 맛을 내주는 양념들을 적극적으로 이용한다.
③ 염분이 적은 생선 요리는 민트나 고수 등의 허브를 이용하여 맛을 낸다.
④ 염분이 많은 동물의 간이나 신장 등 내장육은 섭취하지 않는다.
⑤ 패스트푸드나 인스턴트식품, 가공 식품은 소금 함량이 높다. 저장 식품, 가공 소시지, 피클, 젓갈, 치즈, 버터 등의 섭취는 피하는 것이 좋다.
⑥ 조리 시에는 정해진 양보다 소금을 조금 적게 넣고, 다른 양념으로 맛을 낸다.
⑦ 샐러드 드레싱을 만들 때 소금 대신 레몬즙을 넣는 것도 방법이다.

1) 나트륨의 생리적 필요량

우리 몸은 다양한 양의 나트륨 섭취에 대해 비교적 폭넓게 반응하나 하루에 500mg의 나트륨(식염 1.3g : 1/4티스푼)을 섭취하는 것만으로도 정상적인 신체 기능을 유지할 수 있다. WHO에서는 생리적인 나트륨 필요량의 상한선을 1일 2,400mg(식염 6g : 1+1/4티스푼/하루)으로 제시하고 있다. 그러나 우리나라 사람들이 일상적인 식생활에서 하루에 섭취하는 나트륨 양은 약 6,000mg(식염 15g : 3티스푼)으로, 적정량(500mg)의 10배가 넘는다. 짜게 먹는 사람은 하루 15~30g (1,200~2,400mg)의 나트륨을 섭취하는 경우도 있다. 간장이나 된장, 고추장 등의 장류와 젓갈류가 식염 섭취의 주요 원인으로 지적되고 있다.

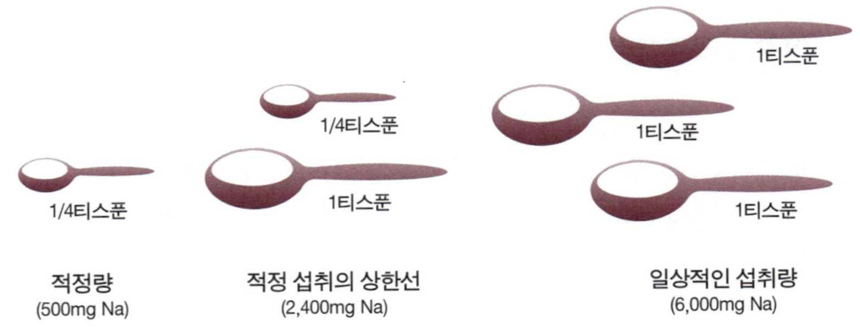

2) 암과 심·뇌혈관 질환자가 싱겁게 먹어야 하는 이유

한방에서는 소금의 짠맛이 신장으로 들어가고, 짠 음식을 과잉 섭취하면 피의 흐름에 지장을 초래한다고 한다. 이는 소금을 과잉 섭취할 경우 뇌졸중이나 심장병, 비후두암, 위암 등의 생활습관병을 유발한다는 현대 의학의 주장과 일치한다. 고혈압이 있는 사람이 음식을 싱겁게 조리하여 섭취하면 혈압이 저하된다. 특히 항암 치료 중인 환자는 독한 약물로 인한 메스꺼움이나 구토 증상으로 매콤하고 짭짤하며 자극적인 장아찌나 젓갈류를 선호하는 경향이 있는데, 이렇게 하면 항암제를 걸러 내는 신장에 부담을 주게 되어 신장이 망가질 수도 있다.

신장 기능이 나빠지면 액체의 노폐물이 걸러지지 못해 몸에 축적되고, 식품 선택의 폭이 좁아져 암 환자의 경우 영양 불량이 되기 쉬우며, 면역력이 떨어져 항암 치료가 어려워진다. 따라서 항암 치료 중인 환자나 장기의 기능이 약화되기 쉬운 노인, 고혈압 등 소금 섭취량과 관련된 질환을 앓고 있는 사람은 가능하면 싱겁게 먹을 것을 권한다.

3) 나트륨 급원 식품

나트륨은 천연 식품, 조리 시 첨가되는 소금, 가공 식품 등에 함유되어 있다.

(1) 천연 식품에 함유되어 있는 나트륨

육류나 달걀, 유제품 등의 동물성 식품과 곡류나 콩류 등의 식물성 식품은 그 자체에 자연적으로 나트륨을 함유하고 있다. 일반적으로 식물성 식품보다는 동물성 식품에 더 많이 함유되어 있다.

표 1-40 식품 중의 나트륨 함량(1인 1회 분량)

분류	식품명	목측량	중량(g)	나트륨(mg)
곡류 및 전분류	라면	1개	90	643
	식빵	3쪽	100	346
	밀가루	–	90	3.6
	쌀밥	1공기	90	1.8
	고구마	1/2개	130	19.5
육류 · 생선 · 달걀 · 콩류	돼지고기(등심)	8~10쪽	100	66
	쇠고기(등심)	8~10쪽	100	53
	달걀	1개(중)	60	63
	오징어 작은 것	1토막	70	66
	두부	1/5모	80	6.4
과일 및 채소류	배추김치	1/2컵	60	2,000
	깍두기	1접시	50	1,000
	귤	1개(중)	100	6
	바나나	1/2개(중)	60	1.2
우유	우유	1컵	200	132

(2) 조리 시 첨가되는 나트륨

한국인의 경우 소금 이외에도 간장이나 된장, 고추장 등 조리 시 양념 형태로 첨가되는 나트륨이 총 나트륨 섭취량의 상당 부분을 차지한다.

각종 가공 식품의 제조 시 안정제나 방부제, 팽창제, 베이킹파우더, 중조 및 발색제 등 다양한 식품 첨가제가 이용되는데, 이들 성분 중에 나트륨이 포함되어 있다. 화학 조미료인 MSG(monosodium glutamate)의 구성 성분도 나트륨이다. 식품은 일단 공업적인 가공 과정을 거치게 되면 처음에 비해 나트륨 함량이 크게 증가한다.

4) 가공에 따른 나트륨 함량의 증가

가공 식품은 제조 시 소금을 첨가하기 때문에 가능하면 천연 식품을 위주로 삼삼하게 조리해 먹는 것이 가장 좋으나 어쩔 수 없이 사용하게 될 때는 소량만 사용해야 한다. 예를 들면, 토마토는 100g당 나트륨 함량이 5mg이지만 토마토케첩은 977mg으로 토마토보다 195배나 많다. 밀가루 100g에는 나트륨이 2mg(국내산 중력분은 19mg)이지만 컵라면은 2,246mg으로 밀가루의 1,123배다. 컵라면 큰 사이즈(115g)는 2,583mg, 작은 사이즈(70g)는 1,808mg이다.

항암 치료 중에 라면을 먹으면 일시적으로 개운한 감이 있다 하여 라면을 먹는 경우가 있는데, 간과 신장에 무리가 가지 않도록 가능하면 삼삼하게 먹어야 한다.

그림1-8 식품가공에 따른 나트륨 함량의 증가

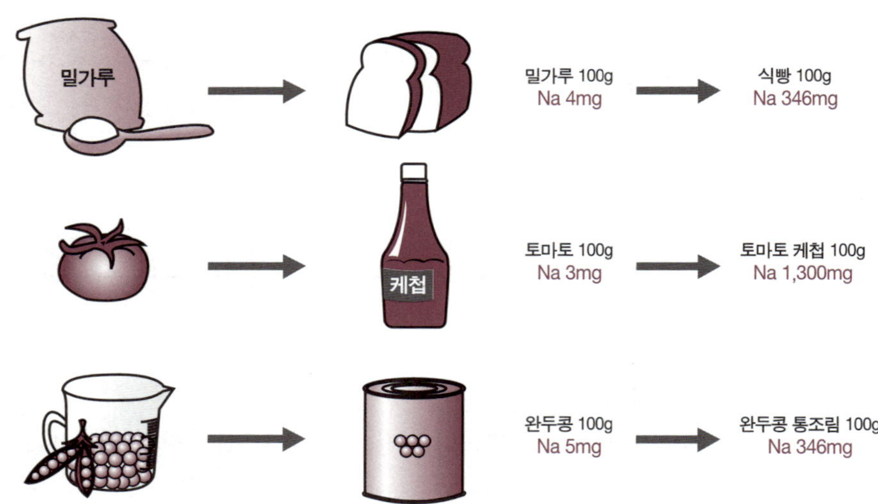

19 신선 편이 식품 제대로 이용하기

감자, 호박, 오이, 당근, 양배추, 무, 양파, 대파, 마늘 등 신선 편이 식재료에 대한 수요가 늘고 있다. 하지만 아무리 알차게 항산화 식단을 구성해도 선택한 식품이 농약에 오염되었거나 자체적으로 독성이 강한 식품이거나 위해 요소를 제거하지 않은 상태에서 섭취하면 건강에 좋지 않다. 특히 항암 치료 중이거나 몸이 쇠약해져 있는 사람은 입맛이 둔화되어 있는 상태라 음식의 부패 여부를 감지하지 못해 종종 식중독에 걸려 구토나 설사, 복통 등의 증상이 나타날 수 있다. 설사가 심할 경우 탈수 증상이 나타나거나 생명이 위독해질 수도 있으므로 곧바로 입원 치료를 받아야 한다.

최근 우리나라도 암과 심혈관 질환 환자가 증가하면서 항산화 영양소와 식물성 항산화 생리 활성 물질이 풍부한 녹황색 과일과 채소의 신선도에 관한 관심이 증가하고 있다. 농약 피해가 적다는 이유에서 유기농 식품에 대한 선호도가 높아져 가고 있는 것도 같은 맥락이다. 하지만 아직까지는 기술 축적 및 확실한 개념이 정립되어 있지 못한 만큼 식품 안전에 대한 관리가 집중적으로 이루어져야 한다. 또 식자재의 특성에 따라 온도 관리 및 분리 보관을 철저히 하여 교차 오염을 방지하고, 유통 기한이 지난 제품은 즉시 폐기해야 한다. 조리된 음식은 가능하면 빠른 시간에 섭취하고, 냉장 보관이 필요한 음식은 신속하게 식혀서 보관 용기에 담아 덮개를 덮어 보관함으로써 낙하 세균에 의한 오염을 방지해야 한다. 냉장 보관했던 음식을 가열하여 내놓을 때는 내부 온도가 70℃ 이상이 되도록 한다.

1) 대표적인 신선 편이 식품 상태별 가공법

표 1-41 대표적인 신선 편이 식품 상태별 가공법

품목	종류
채(shredded)	배추, 당근, 양상추, 양파, 파, 적채
박피(peeled)	양파, 감자, 마늘, 베이비 당근

다짐(chopped)	고추, 마늘, 셀러리
세절(sliced)	호박, 당근, 마늘, 양파, 파인애플
주사위형(diced/cubed)	감자, 멜론, 양파, 파인애플
기타	브로콜리, 양배추

2) 냉장 · 냉동 상태에서의 식품별 저장 온도

표 1-42 냉장 · 냉동 상태에서의 식품별 저장 온도

분류	품목	저장온도(℃)
냉동	냉동 식품	-15
냉장	어패류 · 닭고기	0~3
	식육	1~3
	우유 및 유제품	3~4
	채소류 · 알류 · 조리 식품	4~7
	과실류	7~10

20 건강 기능 식품

질병이 있는 사람들은 대부분 기능성 식품을 섭취하고 있을 것이다. 하지만 건강 기능 식품은 값이 비싸다고 해서 효능이 좋은 것도 아니고, 아무리 좋다는 식품도 과잉 섭취할 경우 몸에 이상이 생기므로 반드시 적정량만 섭취해야 한다. 특히 고혈압이나 당뇨, 관절염 등 만성 질환 치료를 위해 약을 먹고 있거나 치료를 받고 있는 사람은 섭취 전에 반드시 주치의와 상의해야 하며, 복용량과 주의 사항을 잘 살펴야 한다.

대표적인 기능성 식품과 복용 가능 여부

표 1-43 대표적인 기능성 식품과 복용 가능 여부

기능성 식품	질환별 복용 가능 여부
인삼 · 홍삼	**복용 제한** : 인슐린 사용 중인 당뇨 환자, 알코올 · 카페인 · 항우울제(페넬진) 복용 중인 우울증 환자, 항혈액 응고제 복용 중인 고지혈증 환자, 고열 · 고혈압 환자, 만성 염증성 장염 환자(크론병이나 궤양성 대장염), 주치의가 섭취를 금한 환자 **적합한 사람** : 육체적으로 피로하거나 면역 기능이 염려되는 사람에게 적합한 기능성 원료 **과량 섭취 시** : 두통, 불면, 가슴 두근거림, 복부 팽만, 혈압 상승
EPA · DHA	**복용 제한** : 고혈압이 있는 사람, 뇌졸중 환자, 수술을 앞둔 사람, 항혈액 응고제나 아스피린, 이부프로센 성분이 들어 있는 비스테로이드성 진통제 사용 중인 환자 **적합한 사람** : 혈중 중성 지방 수치나 혈액의 흐름이 염려되는 사람, 하루 0.5~2g 정도가 적당 **과량 섭취 시** : 혈압 저하, 비스테로이드성 진통제 효과 저하
글루코사민	**복용 제한** : 당뇨, 게나 새우에 알레르기가 있는 사람, 녹색 홍합 추출 오일 복합물 복용 중인 환자, 항혈전제 복용 중인 고지혈증 환자, EPA & DHA 함께 복용 시 오메가-3 지방산 섭취량은 1일 3g 이하가 적당 **적합한 사람** : 관절 건강을 원하는 사람 **과량 섭취 시** : 당질의 일종이기 때문에 혈당 상승시킴
감마리놀렌산	**복용 제한** : 고지혈증 환자 중 항혈전제 복용하는 사람, 항응고 · 항혈소판 제제는 감마리놀렌산 성분과 합쳐질 경우 약효 저하 **과량 섭취 시** : 상처로 인한 지혈에 어려움
알로에	**복용 제한** : 위장 장애나 급성 염증성 장 질환(크론병), 궤양성 대장염, 맹장염, 원인 불명의 복통이 있는 환자, 임산부와 수유부, 12세 이하 어린이, 당뇨 환자가 이뇨제나 부신 피질 호르몬인 코르티코 스테로이드와 함께 섭취할 경우 약효 저하. 부정맥 환자가 치료제와 병행하는 경우 **적합한 사람** : 건강한 사람도 과잉 섭취하면 좋지 않다.
키토산 & 키토올리고당	**복용 제한** : 조개류에 알레르기 반응이 있는 사람, 비타민과 알로인 하루 20~30mg, 위 건강에는 겔 200mL가 적당 **과량 섭취 시** : 복통이나 오심, 구토, 전해질 균형 장애(칼륨 부족, 단백뇨, 혈뇨 등) 등의 증상. **적합한 사람** : 미네랄 흡수가 떨어지는 사람, 혈중 콜레스테롤 조절을 원하는 사람, 하루 1.2~3g 정도가 적당 **과량 섭취 시** : 장기 섭취 시 지용성 비타민A · D · E · K 부족 초래
유산균	**복용 제한** : 항생제 복용 중인 환자(유산균과 항생제 동시 복용하면 항생제가 장에 좋은 프로바이오틱스의 활동을 저해) **적합한 사람** : 장 건강을 원하는 사람 **과량 섭취 시** : 권장량 이상을 섭취해도 기능이 더 좋아지지 않으며, 과잉 섭취할 경우 설사가 난다.
정어리펩티드	**복용 제한** : 심한 고혈압 환자, 혈압약 복용 중인 환자(혈압 상태와 약물간 상호 작용 등을 고려하여 주치의와 상의할 것) **적합한 사람** : 수축기 130~150mmHg, 확장기 80~94mmHg으로 혈압이 정상보다 약간 높거나 경계선 고혈압인 사람 **과량 섭취 시** : 혈압 저하를 초래
녹차	**복용 제한** : 카페인 중독자 **적합한 사람** : 활성 산소 제거를 원하는 사람. 카테킨 용량으로 하루 0.3~1g 정도가 적당 **과량 섭취 시** : 초조감, 불면을 유발, 심할 경우 카페인 중독
베타카로틴	**적합한 사람** : 비타민A 보충이 필요하거나 과량의 활성 산소가 염려되는 사람. 하루 1.26mg 정도가 적당 **과량 섭취 시** : 피부 색깔이 황색으로 변한다(베타카로틴과 녹차 추출물은 의약품과 별다른 상호 작용 없다).

21 암 치료 보완 요법의 허와 실

일반적으로 느릅나무, 인삼, 상황버섯, 선식, 발효식, 영지버섯, 녹즙, 콩, 민들레, 동충하초, 칡 등을 보완 요법제로 많이 이용하고 있는데, 임의로 섭취할 경우 간장 기능이 저하될 수도 있으므로 이들 식품을 섭취하기 전에는 반드시 주치의와 상의해야 한다.

암 치료 보완 요법제와 특성 및 효능

표 1-44 암 치료 보완 요법제와 특성 및 효능

보완 요법제	특성 및 효능
느릅나무	주로 나무 껍질과 뿌리 껍질 달인 물을 이용한다. 동물 실험에서는 항염증 · 항산화, 암세포 증식 억제 작용이 확인되었으나 인체를 대상으로 한 연구에서는 효과가 검증되지 않았다. 느릅나무를 달여서 섭취한 환자들의 간 기능이 저하되었다고 한다.
인삼	인삼과 홍삼이 환자의 피로감을 완화하여 삶의 질을 향상시켜 준다는 연구 결과가 잇따라 발표되고 있다. 국립암센터의 조사 결과에 의하면 위암 환자의 55%, 대장암 환자의 57%가 홍삼을 복용하고 있고, 2002년 미국 생약학회의 연구 결과에 의하면 위암 환자에게 홍삼 파우더 캡슐을 6개월간 투여한 결과 재발율이 감소하고, 무병 생존율과 5년 생존율이 증가했다고 한다. 중국 상하이에서 행해진 조사 결과에 따르면 암 진단 전 인삼을 먹은 유방암 환자들이 그렇지 않은 사람에 비해 전체 사망율과 질환 연관 사망율, 재발율이 낮았다고 한다. 장기 복용보다는 기력이 쇠할 때 한두 달 정도 먹는 것이 좋다.
상황버섯	뽕나무와 활엽수의 줄기에 자생하는 다년생 목질 진흙 버섯으로, 주로 달여서 약으로 이용한다. 상황 균사체는 암 수술 후 면역력 향상을 목적으로 하는 사람들을 위한 의약품으로 사용되며, 권장 복용량은 1회당 1.1g씩 하루 총 3회. 모양과 색이 초기에는 황금색 진흙덩어리가 뭉친 것 같으나 성장하면 나무그루터기에 혀를 내민 모양이 된다 하여 수설이라고도 한다. 항암 작용을 하고, 위장병과 간 질환에 효과가 있으며, 혈압 강하 및 체력 강화에 좋고, 동맥경화와 월경 불순을 치료한다. 복용 후 간 기능이 나빠지거나 백혈구 수치가 떨어지는 경우가 있으므로 반드시 주치의와 상의 후 복용해야 한다.
영지버섯	혈액 순환을 원활하게 하는 생리 활성 물질을 함유하고 있다. 직접 암세포를 죽이기보다는 면역 체계를 향상시켜 항암 효과를 발휘하는 것으로 알려져 있다. 한방에서는 신경 쇠약, 심장병, 고혈압, 각종 암 등에 사용되나 생존율 변화 등 치료 효과에 대한 신뢰할 만한 연구 결과는 없다.
녹즙	면역력이 약한 암 환자가 녹즙을 섭취할 때는 반드시 유기농 무농약 멸균 처리된 것만 이용해야 한다. 농약이 많이 묻어 있고 멸균되지 않은 녹즙을 섭취할 경우 오히려 간이 나빠진다. 녹즙을 먹기 전에는 반드시 부작용 가능성과 섭취량을 파악해야 한다.
콩	생리 활성 물질인 이소플라본과 식이섬유, 대두올리고당, 레시틴, 사포닌, 피트산, 트립신 저해제 등이 들어 있는 단백질 식품이다. 각종 암, 골다공증, 고지혈증 예방 및 비만과 혈당, 콜레스테롤 조절 효과가 있다고 알려지면서 동물성 식품을 대체할 수 있는 우수한 영양원으로 각광받고 있다.

민들레	한방에서는 꽃이 피기 전에 말린 것을 포공영이라 하여 약재로 이용한다. 열로 인한 종창, 유방염, 인후염, 맹장염, 복막염, 급성 간염, 황달, 열로 인해 소변을 못 보는 증세, 젖을 빨리 분비하는 약재로도 사용한다. 4~5월에 채취한 꽃에 소주를 2~3배 정도 부어 한 달 정도 우려내어 만든 민들레 술은 강장·강정 효과가 있다. 봄에 어린잎은 된장국, 나물, 김치로 먹는다.
칡	자양 강장제로 많이 이용되며, 각종 전분 중 양질의 전분이 함유되어 있어 병자나 유아의 영양식으로도 좋다. 중국에서는 50개의 약재 중 첫 번째로 분류할 정도다. 한방에서는 발한·해열·이명·어지럼증 등에 이용한다. 서양에서는 칡이 혈중 알코올 제거 속도를 빠르게 해 준다 하여 알코올 중독 치료에 이용한다. 동물 실험을 통해 유방암·자궁경부암·난소암에 대한 항암 효과가 보고되었으나 사람을 대상으로 한 임상 효과는 검증되지 않았다. 넝쿨과 꽃도 식용한다.
동충하초	겨울에는 곤충의 몸에 기생하다 여름에 곤충이 죽으면 풀처럼 나오는 버섯으로, 생리 활성 물질이 들어 있다고 알려져 각광받고 있다. 면역력을 강화하여 암, 고혈압, 신장병, 심장병, 동맥경화, 뇌졸중, 허약 체질, 위장 등에 효과를 발휘한다. 동물 실험을 통해 암세포의 자멸사를 유도한다 보고되었으나 권위 있는 기관의 임상 연구 결과는 없다. 동충하초를 먹은 암 환자의 혈액 종양 표지자 수치가 올라가 진단에 혼선을 빚었다는 발표도 있으므로 복용 시에는 반드시 주치의와 상의해야 한다.
발효 식품	- 식초류 : 항산화 비타민C가 산화되는 것을 방지하고 살균 효과로 식중독을 억제한다. - 요구르트 : 미생물과 젖산균에 의해 자연 발효된 식품으로, 장내 유익균인 비피더스균(항암·면역력 증강·혈압 강하·콜레스테롤 저하 작용)의 작용을 높이고, 칼슘과 철의 흡수를 돕는다. - 청국장 : 양질의 단백질 식품으로 장내 유해균의 번식을 방지하고, 단백질·지방·탄수화물을 분해하는 여러 가지 효소가 들어 있어 소화를 돕는다. 콜레스테롤과 중성 지방, 나트륨 함량이 낮아 고혈압 환자의 단백질 공급원으로 매우 좋다. - 김치 : 항산화 비타민C·E와 베타카로틴, 식이섬유가 풍부하며, 유산균이 풍부한 다이어트·건강 기능성 식품이다.

22 약과 음식 궁합

아무리 그 약효와 안전성이 입증된 명약도 어울리지 않은 음식과 함께 섭취하면 약효는 고사하고 예상치 못한 부작용에 시달릴 수 있다. 같은 약이라도 먹는 음식과 궁합이 맞지 않으면 전혀 다른 결과를 낳을 수 있다는 말이다. 식품의약품안전청 관계자의 말에 따르면 "예전에는 아플 땐 무조건 잘 먹어야 기운을 차릴 수 있다고 했지만 요즘은 특정 약물에 따라 함께 먹어서 될 음식과 안 될 음식이 있다는 것을 잘 아는 것이 질병 치료의 기본."이라고 했다. 약(藥)이 독(毒)이 되지 않게 하려면 그만큼 음식 선택이 중요하다는 말로, 설명서(성분명)를 잘 읽고 따라야 한다.

의약품과 음식과의 관계

표 1-45 의약품과 음식과의 관계

의약품	음식과의 관계
고혈압 치료제	- 처방제에 들어 있는 성분에 따라 주의해야 할 음식이 다르다. - 심장 박동수와 심장에 대한 부담을 감소시키는 베타 차단제 : 소고기, 돼지고기, 닭고기와 상극이다. 어지럼증이나 저혈압을 유발할 수 있으므로 공복에 복용한다. - 체액의 양을 줄여 혈압을 낮추는 이뇨제 : 성분 중 치아지드나 고리(loop) 이뇨제는 알로에와 함께 복용하면 체내 칼륨이 급격히 감소하므로 피한다. 치아지드계 이뇨제는 화학 조미료 성분인 MSG의 작용을 증가시켜 두통과 어지럼증, 입 주위의 마름, 가슴과 배의 통증을 유발하므로 조리 시 화학 조미료의 사용을 줄여야 한다. - 혈관을 이완시켜 혈압을 조절하는 ACE 저해제 칼륨 보충 이뇨제 : 신장에서 칼륨이 배설되는 것을 억제해 제태 칼륨이 증가하는 고칼륨혈증을 유발할 수 있으므로 바나나나 오렌지, 녹색잎 채소 등 칼륨이 풍부한 식품의 섭취를 피한다. - 혈관을 확장시켜 혈압을 낮추는 칼슘 채널 차단제 : 자몽 주스와 함께 복용하면 약효가 지나치게 증가해 독성이 나타날 수 있으므로 피한다.
고지혈증 치료제	- 중성 지방을 낮추는 고지혈증 치료제 : 자몽 주스, 술과 상극이다. 자몽 주스와 함께 복용하면 혈중 농도가 증가하여 중성 지방 조절에 장애를 가져온다. 그래도 자몽 주스를 마시고 싶다면 약 복용 후 2시간 뒤에 마신다. - 고지혈증 치료제는 간 손상을 유발할 수 있으므로 과도한 음주는 피한다.
항생제	- 세균 감염 치료에 사용되는 항생제 : 우유, 술, 커피와 상극이다. 약 성분 중 시플로플록신, 레보플록사신, 오플록사신이 함유된 퀴놀론계나 테트라 사이클린 성분의 항생제는 우유나 낙농 제품, 제산제, 철 성분이 들어 있는 비타민과 함께 복용할 경우 흡수율이 떨어지거나 바로 배출되어 약효가 사라진다. 항생제를 복용한 지 2시간 뒤에 먹는다. - 커피 · 콜라 · 녹차 · 초콜릿 등 카페인 함유 식품 : 항생제와 함께 복용하면 카페인 배출을 억제하여 심장이 두근거리고 신경이 예민해지며 불면증이 올 수 있다. - 메트로니다졸 성분의 항생제 : 약을 복용하면서 술을 마시면 오심이나 구토, 복부 경련, 두통, 안면 홍조 등의 증상이 나타날 수 있으므로 복용 후 최소 3일간은 알코올 섭취를 금한다. - 페니실린 · 세팔로스포린 · 마크롤라이드 · 설폰아마이드 성분이 든 항생제 : 음식과 큰 관련을 없으나 약효를 높이기 위해 식사 1시간 전 또는 식후 2시간 뒤 공복 상태에서 복용하는 것이 좋다. 단, 항생제 복용 후 위장 장애가 발생하면 음식과 함께 복용해야 한다.
진통제	- 타이레놀(아세트아미노펜)과 같은 해열 진통제 : 나쁜 음식은 없으나 위장관 출혈 등의 부작용이 나타날 수 있으므로 술과 상극이다. 음식물이 약의 흡수를 지연시키므로 빠른 효과를 보기 위해서는 공복에 복용해야 한다. - 아스피린 같은 소염 진통제 : 위를 자극할 수 있으므로 우유나 음식과 함께 복용한다. - 여러 가지 성분이 들어 있는 복합 진통제 : 커피나 드링크를 많이 마시면 카페인 과잉 상태가 되어 가슴이 두근거리고 다리 힘이 빠진다.
골다공증약	- 칼슘 보충제 : 지방이 많이 함유된 식사와는 맞지 않는다. 고지방식은 칼슘 흡수를 저하시키고 칼슘 배설을 증가시킨다. - 탄산 음료나 커피, 홍차 등 카페인이 많이 든 음료 : 신장에서 칼슘 배설을 증가시켜 골다공증에 좋지 않은 영향을 주므로 삼간다. 특히 탄산 음료에는 인 성분이 다량 함유되어 있어 뼈에 있는 칼슘을 빼내는 작용을 한다. 하루 1,000~1,500mg의 칼슘, 비타민D가 많이 든 간, 생선, 달걀을 많이 섭취하고 햇빛을 자주 쬐는 것이 좋다.

천식 치료제	—기관지 천식이나 만성 기관지염에 사용되는 기관지 확장제 : 고지방·고탄수화물 식품과 맞지 않다. 육류 같은 고지방식은 약의 흡수량을 높여 약효를 증가시키나 쌀밥 같은 고탄수화물식은 흡수량을 감소시켜 약효를 저하시킨다. —카페인 : 중추 신경계를 자극하여 약효를 낮추므로 콜라나 커피, 차 등의 음료를 많이 마시지 않는다. —술 : 구토나 두통, 과민 반응이 나타날 수 있으므로 금한다.
위장약	—속 쓰림이나 소화 불량에 복용하는 위장약 : 카페인, 오렌지 주스와 상극이다. —위산 분비를 줄여 주는 히스타민 억제제 : 커피나 콜라, 차, 초콜릿에 들어 있는 카페인이 위의 염증을 악화시킬 수 있으므로 섭취를 피한다. —술 : 위의 염증을 악화시켜 치료를 어렵게 하므로 금한다. —과일 주스와 콜라 : 위의 산도를 높여 약효를 떨어뜨리므로 피한다. —알루미늄 함유 제산제 : 오렌지 주스와 함께 먹으면 알루미늄이 체내로 흡수될 수 있으므로 함께 복용하지 않는다. —변비약 : 우유와 상극이다. 대장에서 약효를 내기 때문에 산성 상태의 위장에서 용해되지 않도록 코팅을 하는데, 약알칼리성인 우유는 위산을 중화시켜 변비약의 코팅을 손상시키므로 약효도 내기 전에 녹아 버린다. 약효를 떨어뜨리면서 복통이나 위경련 같은 부작용도 유발한다. 우유를 마셨다면 1시간 후에 변비약을 복용해야 한다.
무좀약	—곰팡이 균에 의한 감염을 치료하는 항진균제 : 위산 작용을 억제하는 제산제, 유제품(치즈·요구르트·우유·아이스크림)과 함께 복용하면 약 성분이 몸에 흡수되지 않고 배출되어 약효가 떨어진다. 적어도 복용 2시간 이후에 먹는 것이 좋다. —항진균제 중 그레세오폴빈이나 이트라코가졸 같은 지용성 약물 : 지방 성분에 녹아 약효가 떨어질 수 있으므로 음식이 흡수되기 이전인 식사 직후에 바로 복용하는 것이 좋다. —가장 흔히 쓰이는 케토코나졸 성분의 무좀약 : 술과 상극이다. 복용 시 술을 마시면 오심이나 구토, 복부 경련, 두통, 홍조 등의 증상이 나타나므로 술을 금한다.
결핵 치료제	—결핵 치료제 성분인 이소니아지트 : 혈관 활성 물질인 티라민과 히스타민을 분해하는 효소를 억제하므로 피한다. —티라민이 함유된 음식 : 청어, 소시지, 치즈, 요구르트, 소·닭의 간, 상어 알, 말린 생선, 건포도, 초콜릿, 바나나, 간장, 두부, 소금·식초에 절인 식품. —히스타민 : 스트레스를 받거나 염증 또는 알레르기가 있을 때 신체 조직에서 분비되는 물질로 등 푸른 생선에 풍부하다. 결핵 치료제 복용 시 이들 음식과 함께 먹으면 얼굴이 화끈거리고 오한이 들거나 두통이 생길 수 있다.
항우울제	—우울증 치료제 : 혈관 활성 물질인 티라민이 함유된 음식과 술을 삼가야 한다. —신경 전달 물질인 세로토닌을 활성화시키는 모클로베미드·페넬진·트라닐시프로민 같은 항우울제 : 청어, 치즈, 소·닭 간에 다량 함유되어 있는 티라민과 함께 작용할 경우 혈압을 상승시키므로 삼간다. 특히 항우울제 복용 중인 고혈압 환자는 티라민 함유 식품을 반드시 금해야 한다. 술도 항우울제와 만나면 약효가 증가하므로 단주한다. —세로토닌의 재흡수를 억제하는 플루옥세틴·파록세틴·설트랄린 같은 항우울제 : 조심해야 할 음식은 없지만 술은 반드시 금한다. 항우울제와 알코올이 만나면 약효가 과도하게 증가하여 중추 신경계를 억제한다.
항불안제	—과도한 흥분과 공포감을 없애 주고 진정 효과를 내는 항불안제 : 자몽 주스, 카페인과 상극이다. 콜라나 커피 등에 함유된 카페인도 흥분 작용을 하여 약물의 항불안 작용을 감소시킬 수 있으므로 주의해야 한다. —당제팜·알프라졸람·로라제팜 같은 항불안제 : 자몽 주스와 함께 복용하면 약효와 독성이 증가할 수 있다. —중추 신경계에 작용하는 항불안제 : 술을 마시면 약효가 과도히 증가하여 정신적·육체적 손상이 올 수 있으므로 운전을 하거나 기계 조작 등의 섬세한 일을 하는 사람은 삼가야 한다.

항응고제	−혈전 생성을 예방하는 항응고제 : 혈액 응고 작용을 하는 비타민K가 함유된 양배추, 아스파라거스, 케일이나 간, 녹차, 콩류 등의 과식을 삼간다. −고용량 항산화 비타민E(400IU 이상)를 섭취하면 혈액 응고 시간이 연장되어 출혈 위험이 증가한다. −항응고제의 효과를 감소시키는 인삼이나 녹차와 함께 먹었을 때 출혈 위험을 증가시키는 당귀나 감초, 마늘, 생강, 은행잎 제제 등은 피한다.
통풍 치료제	−단백질의 일종인 퓨린과 대사 이상으로 생기는 통풍 : 요산 배설에 도움을 주는 물을 많이 마신다. 퓨린이 많이 들어 있는 등 푸른 생선(참치·고등어·꽁치), 연어, 생선 알, 조개, 멸치, 새우, 메주, 베이컨, 소·돼지고기 국물은 요산 농도를 높여 통풍을 악화시키므로 섭취를 피한다. −통풍약 복용 중 일주일에 3회 정도 섭취 가능한 식품 : 돼지고기, 생선, 가금류, 아스파라거스, 대두, 버섯, 시금치 −보통처럼 섭취 가능한 식품 : 달걀, 우유, 치즈, 도정한 곡류, 국수, 빵, 마카로니, 과일, 땅콩 등 −알칼리성 식품 : 채소, 과일(자두 제외), 아몬드, 코코넛, 초콜릿은 소변을 알칼리성으로 만들어 혈중 요산을 소변으로 배출시켜 준다.

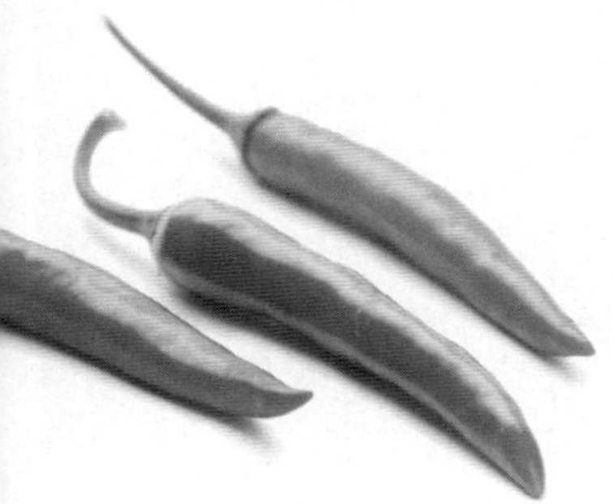

항산화 식사를 위한
건강 식단

항산화 식사를 위한 건강 식단

항산화 식단은 활성 산소로 인한 세포의 손상을 막고 면역력을 강화하여 암과 심·뇌혈관 질환을 예방하며, 장기 투병 중인 환자들의 면역력을 증가시키고 재발 방지를 위한 식사를 제공하는 데 있다. 항산화 성분이 함유된 녹황색 채소나 과일을 섭취하기 힘든 사람은 녹즙이나 과즙을 통해서라도 섭취해야 한다. 굳이 비싸거나 철에 맞지 않는 재료를 구하려 하기보다는 쉽게 구입할 수 있는 제철 항산화 재료를 선택하여 다양한 조리법의 장점을 살릴 수 있는식생활을 실천하는 것이 중요하다.

1 암과 심·뇌혈관 질환 식단의 목적

인체 세포 및 혈관이 손상되는 것을 방지하기 위해 암과 심·뇌혈관 질환 등의 위험 요인인 활성 산소를 제거하는 기능이 있는 항산화 물질을 충분히 섭취하는 데 있다.

피토케미컬 함유 식품과 효과

표 2-1 피토케미컬 함유 식품과 효과

피토케미컬			함유 식품 및 효과
카로티노이드		베타카로틴	- 주황색 과일, 녹황색 채소 및 해조류 : 녹색잎 채소, 당근, 토마토, 시금치, 양배추, 단호박, 해조류 ※ 양배추 : 살짝 데치면 흡수율이 5배 상승. 양배추즙은 하루 80~400cc 범위 내에서 섭취할 것. - 항산화 작용, 모든 암과 치매 예방 효과
		리코펜	- 붉은색 과일 : 토마토, 수박, 살구, 딸기, 감, 적포도, 석류, 자몽, 구아바 ※ 토마토 : 암 유발하는 니트로소아민 생성 전 체외로 배출, 서사나 냉증 있을 때는 하루 3개 이하 섭취 - 관상동맥심장병 예방, 전립선암 · 폐암 · 간암 · 위암 · 유방암 · 자궁경부암 · 방광암 · 췌장암 · 담낭암 등 예방
		크립토산틴	- 등황색 : 파파야, 망고, 복숭아, 오렌지, 옥수수, 후추, 수박, 채소류, 감, 귤 껍질, 달걀 노른자에 함유 - 항산화 물질과 발암 촉진 물질 억제, 결장암 · 자궁경부암 · 폐암 · 담낭암 · 위암 · 간암 등에 효과
폴리페놀류	플라보노이드	안토시아닌	- 적 · 청 · 자색 식물 : 적양배추, 청고추, 가지, 붉은 양파, 고구마, 사과, 망고, 체리, 적색 포도, 딸기, 산딸기, 블루베리, 오디, 석류, 검은 콩, 검은 쌀, 검은깨 등에 함유 ※ 적포도주 : 새로운 혈관의 생성 억제, 영양을 차단하여 암세포 사멸시킴. 하루 20잔 이상은 해롭다. - 모든 암과 치매 예방, 항노화, 활성 산소 중화 및 기억 손실 방지, 심장 질환, 뇌졸중 예방
		커큐민	- 노란색 : 생강과에 속하는 심황 뿌리의 색소로, 카레나 수프, 스튜 등에 첨가 - 치매와 뇌졸중 예방, 외막세포 림프종 · 골수종 · 흑생종 · 유방암 · 폐암 · 대장암 · 전립선암 등에 효과
		레스베라트롤	- 포도 껍질과 적포도주에 함유 - 심장병 · 당뇨병 · 흑색종 · 식도선암종 · 편평암 · 유방암 · 백혈병 · 폐암 · 대장암 · 췌장암 등에 효과
		제니스테인/이소플라빈	- 콩에 함유된 이소플라본이 발효 중에 생성된 물질. 대두 배아 및 두부, 두유, 된장, 콩나물 등의 콩 제품에 함유. 이소플라본은 하루 30mg 이상 섭취하면 생물학적 효과 있다. - 유방암 · 심혈관계 질환 · 골다공증 · 폐경기 증후군 · 전립선암에 효과
		에모이딘	- 알로에에 함유 - 지질의 과산화를 방지하고, 알레르기와 노화 방지, 간암 · 피부암 · 위암에 효과
		루테올린	- 인동초(금은화), 강화 인진쑥, 셀러리, 피망, 쑥갓, 차조기, 신선초, 홍화씨 등에 함유 - 피부암 · 간암 · 치질에 효과
		6-진저롤	- 정향 성분 : 생강의 매운맛 성분으로, 큰 것으로 하루 1톨이면 효과 있다. - 심혈관 질환 · 백혈병 · 난소암 · 유방암 · 대장암에 효과
		캡사이신	- 고추의 매운맛 성분 - 전립선암에 효과

폴리페놀류	폴리페놀류	퀘르세틴	- 붉은 양파, 붉은 포도, 적포도주, 블루베리, 차, 홍차, 브로콜리, 메밀에 함유 ※ 양파 껍질 : 지방질의 산패를 방지하고 고혈압을 예방한다. - 혈관 질환 · 위암 · 유방암 · 전립선암에 효과
		퀘르세틴	- 붉은 양파, 붉은 포도, 적포도주, 블루베리, 차, 홍차, 브로콜리, 메밀에 함유 ※ 양파 껍질 : 지방질의 산패를 방지하고 고혈압을 예방한다. - 혈관 질환 · 위암 · 유방암 · 전립선암에 효과
		카페인산	- 암세포만 선택적으로 공격하여 손상시키며, 프로폴리스, 커피콩, 배, 허브(바질 · 타임 · 타라곤 · 오레가노 · 로즈마리), 민들레(포공영)에 함유 - 유방암 · 자궁경부암 · 간암에 효과
		엘라그산	- 암세포에 응용되는 효소를 차단하며, 포도, 딸기, 석류, 나무딸기, 땅콩류, 녹차에 함유 - 유방암 · 식도암 · 피부암 · 결장암 · 췌장암 · 전립선암에 효과
	탄닌	카테킨	- 미숙과(성숙 시 소멸)나 찻잎, 커피 등 식물체에 존재하는 떫은맛 성분 ※ 찻잎 : 항산화 작용이 있는 에피칼로카테킨 함유, 항산화 비타민C와 베타카로틴, 탄닌 함유 ※ 녹차 : 차로 하루 10잔, 녹차 잎으로 6g을 잘게 썰어 밥이나 반찬, 샐러드에 섞어 이용한다. - 피부 미용 · 노화 방지 · 폐암 · 간암 · 대장암 · 피부암 · 유방암 · 위암 · 전립선암에 효과
방향족 화합물		인돌	- 무색, 십자화과 채소 : 배추, 콜리플라워, 브로콜리, 케일, 싹양배추에 함유 - 유방암 · 자궁경부암 · 전립선암에 효과
황화물		설포라판	- 십자화과 채소 : 브로콜리, 양배추, 방울양배추, 배추, 콜리플라워, 케일, 순무, 적무에 함유 - 간암 · 대장암 · 유방암세포가 성장하는 것을 억제
		알릴설파이드 알릴이소티오네이트 알리신	- 겨자, 양파, 마늘, 부추, 십자화과 채소의 매운맛 성분 - 위암 · 유방암 · 전립선암에 효과
불포화 탄화수소		터핀	- 감귤류, 레몬, 채소, 향신채(로즈마리 · 바질 · 로즈마리 · 세이지 등의 허브)의 쓴맛 성분 - 피부암에 효과
다당체		베타글루칸	- 상황버섯, 느타리버섯, 차가버섯, 표고버섯, 보리, 귀리, 효모(생물/세포벽의 글루칸과 만난) - 혈압 및 혈중 콜레스테롤 수치 저하, 방사선으로부터 신체 보호, 면역력 증강, 피부암 · 유방암 · 간암에 효과
		알긴산 · 푸코이단	- 미역, 다시마, 녹미채 등에 풍부한 수용성 식이섬유. 발암 물질과 콜레스테롤 배출 - 항혈액 응고 및 항암 작용, 심혈관 질환 및 노화 예방, 대장암에 효과

2 항산화 식단 작성 계획

녹황색 채소나 과일 중 암과 심 · 뇌혈관 질환의 발생을 지연시키고 이미 발생한 질환의 진행을 억제하는 항산화 물질과 식이섬유가 천연 식품을 이용하여 개개인의 건강 상태에 맞는 식사를 준비하는 것이 중요하다. 하지만 우리 몸에 필요한 모

든 영양소가 함유되어 있는 단일 식품은 없으므로 질환별로 도움이 된다고 알려져
있는 다양한 제철 식품을 선택, 조리하여 환자가 입맛을 잃지 않도록 해야 한다. 특
히 장기 투병 중인 환자들은 질병 상태에 따라 음식에 대한 반응도 다르므로 환자
상태와 회복 정도에 맞춰 조리법과 식품의 선택을 달리하는 것이 바람직하다.

1) 암 예방에 도움이 되는 월별 제철 과일과 수산물

표 2-2 월별 제철 과일·수산물(온난화로 인해 출하 시기가 변하고 있음)

월별 분류	1월	2월	3월	4월	5월	6월	7월	8월	9월	10월	11월	12월
저장 과일	사과 단감 감귤 배 참다래	사과 배 참다래	사과	사과	–	–	–	–	–	포도 단감	사과 대추 감, 밤 감귤 배	사과 단감 감귤 배 참다래
제철 과일	딸기	딸기	딸기 토마토	참외 토마토	참외 토마토	자두 복숭아 포도 참외 수박	자두 복숭아 포도 참외 수박	자두 복숭아 포도 수박 풋사과	포도 토마토	사과 배, 밤 대추 단감 키위	사과 단감 석류 연시 감귤,배	딸기
제철 수산물	딸기	딸기	딸기 토마토	참외 토마토	참외 토마토	자두 복숭아 포도 참외 수박	자두 복숭아 포도 참외 수박	자두 복숭아 포도 수박 풋사과	포도 토마토	사과 배, 밤 대추 단감 키위	사과 단감 석류 연시 감귤,배	딸기

2) 심·뇌혈관 질환의 식단

심·뇌혈관 질환의 위험 요인인 활성 산소를 제거하는 항산화 식사를 통해 비만
이나 고혈압, 고지혈증 등을 예방하고 치료하며 재발 방지를 위해 계획된 식사라
야 한다.

표 2-3 심 · 뇌혈관 질환 예방 및 치료를 위한 제한 식품 · 허용 식품

구분	허용 식품	제한 식품
콜레스테롤	- 저지방 어육류(하루 200g 미만) : 닭고기(껍질 제거), 살코기(쇠고기 · 돼지고기), 굴, 게, 조개(피조개 제외), 난백, 갈치, 참도미, 동태, 가자미 - 저지방 유제품 : 저지방 우유, 락토 우유, 두유, 탈지 분유, 저지방 요구르트 - 식물성 단백질 식품 : 두부, 콩	- 고지방 어육류 : 미꾸라지, 장어, 소 · 돼지갈비, 삼겹살, 돼지머리, 닭 껍질, 기름 많은 안심 · 등심, 스팸, 소시지, 핫도그, 쇠고기 간 것 - 고콜레스테롤 식품 : 육류의 내장, 생선 알, 새우, 전복, 달걀 노른자(주 2회 이하), 오징어(물오징어 · 건오징어 · 오징어채) - 고지방 유제품 : 목장 우유, 치즈, 아이스크림, 생크림, 밀크 셰이크, 전지 분유, 블루치즈 드레싱 - 고지방 빵 : 케이크, 비스킷, 머핀, 도넛, 패스추리
포화 지방산 및 트랜스 지방	- 옥수수유, 면실유, 소프트 마가린, 참기름 등 : 하루 3~4작은술(15~20cc)	- 포화 지방산 : 버터, 라드, 베이컨 기름, 돼지기름, 닭기름, 야자유, 코코넛유, 팜유, 프림, 캐슈너트 - 트랜스 지방 : 쇼트닝, 하드 마가린
조리 방법	- 삶기, 찌기, 굽기	- 튀김 : 고기, 닭, 생선, 프렌치프라이 - 부침 : 전, 부침, 빈대떡, 달걀프라이
외식	- 두부 · 버섯 · 채소 · 황태전골, 생선지리, 비빔밥 (단, 고추장은 소량만 사용)	- 꼬리곰탕, 설렁탕, 도가니탕
염분	- 신선한 육류, 생선, 채소류 - 소금 첨가되지 않은 냉동 육류 · 생선 · 채소류 - 식빵과 하드롤 - 조미료 : 후춧가루, 식초, 레몬 주스, 마늘, 파, 생강, 겨자, 와사비	- 저장 식품 : 김치, 젓갈류, 굴비, 자반 고등어, 건어물 - 가공 식품 : 각종 가공 식품(치즈 · 베이컨 · 햄 · 어묵 · 통조림), 구이 김, 인스턴트식품(라면 · 수프 등) - 염분이 많은 스낵 : 감자칩, 팝콘, 크래커, 염분 많은 호콩 - 염분이 많은 빵과 과자 : 머핀, 도넛, 치즈빵, 버터빵, 와플, 과자, 비스킷 - 염분이 많은 조미료와 소스 : 소금, 간장, 된장, 고추장, 굴 소스, 바비큐 소스, 데리야키 소스, 소다, 화학 조미료, 베이킹파우더, 토마토 케첩
식이섬유	- 싱싱한 채소와 과일 - 전곡류(현미 · 잡곡밥)	- 염분이 첨가된 채소 주스, 토마토 주스(고염) - 치즈나 버터, 크림 등이 첨가된 채소, 냉동 식품
음료와 알코올	- 생수, 다이어트 콜라, 주스	- 소주, 맥주, 포도주, 정종, 위스키, 막걸리 등
단당류		- 사탕, 꿀, 엿, 초콜릿, 케이크, 아이스크림, 과자, 콜라, 사이다 등

3) 조리 및 식사 요령

① 주식은 특별한 경우가 아니면 탄수화물만 들어 있는 쌀밥보다 식이섬유, 항산화 비타민E, 피틴산, 감마오리지놀 등 몸에 좋은 성분이 풍부한 현미밥이나 잡곡밥을 선택한다. 백미는 여러 번 도정 과정을 거치면서 다른 영양소는 제거되고 탄수화물만 남은 상태라 입에는 맛있을지 몰라도 건강에는 좋지 않다. 특히 쌀밥의 당질과 탄수화물은 혈당 지수를 높여 암 발생 위험을 가중시키고 유방암과 대장직장암의 원인이 될 수 있다. 쿠키나 빵, 케이크, 설탕 등에 들어 있는 탄수화물도 비만을 유발한다. 잡곡밥 한 그릇에 들어 있는 식이섬유 함량은 쌀밥의 3배나 된다. 콩밥도 주식으로 권할 만한데, 콩에는 암세포의 성장을 방해하고 암의 전이를 억제하는 이소플라본의 대표 성분인 제니스테인이 들어 있어 암 발생 위험을 낮춰 준다. 유방암과 전립선암 예방에 특히 효과적이다.

② 모든 육류는 살코기만 이용하고, 튀김이나 볶음, 부침 등의 조리법은 가능하면 피한다.

③ 생선 조림은 짜므로 구이로 하되 재료에 미리 간을 하지 말고 뜨거울 때 바로 먹는다. 직화구이나 염장할 경우 발암 물질이 생성되므로 피하는 것이 좋다.

④ 간을 할 때 사용하는 소금이나 간장, 된장, 고추장 등의 양을 평소 사용량의 절반으로 줄인다.

⑤ 식초나 레몬즙, 오렌지즙 등의 신맛을 내는 소스를 이용해 맛을 돋운다.

⑥ 겨자나 후추, 와사비 등의 향신료나 깨소금을 이용해 싱거워도 맛있게 먹을 수 있도록 조리한다.

⑦ 식탁 위에 소금이나 간장, 젓갈, 장아찌 등의 고염 식품을 따로 놓지 않는다.

⑧ 구운 김이나 튀각 등은 염분 함량이 높아 동맥경화나 고혈압 위험을 높이므로 기름과 소금을 뿌리지 않는다.

4) 항산화 식단 구성 예(1,800kcal 기준)

표 2-4 항산화 식단 구성 예

아침	점심	저녁
잡곡밥 1공기(210g) 모듬버섯탕 중 1대접 + 참기름 1/2작은술 사태찜 살코기 40g + 참기름 1/2작은술 도라지오이생채 소 1찬기 콩나물무침 소 1찬기 + 참기름 1/2작은술 깍둑무 초절임 소 1/2찬기	잡곡밥 1공기(210g) 부추된장국 중 1대접 삼치구이 작은 것 1토막 + 식용유 1작은술 상추쑥갓피망겉절이 소 1찬기 + 깨소금 1작은술 연근초절이 소 1/2찬기 무나물 소 1찬기 토마토(대) 1개	잡곡밥 1공기(210g) 두부맑은국 중 1대접(두부 80g) 닭가슴살샐러드 닭고기 40g / 겨자드 레싱(양상추, 당근, 싹 채소) 더덕생채 소 1찬기 시금치나물 소 1찬기/깨 1/2큰술 깍둑무 초절이 소 1/2찬기 복숭아(백도) 중 1/2개 무지방 우유 1컵(200cc)
진간장 2작은술	진간장 2작은술	진간장 2작은술

3 암 환자를 위한 식단

여러 단계에 걸쳐 발생하는 암을 예방하고 각 단계마다 위험 요인이 되는 활성산소를 제거하는 식사를 함으로써 암의 개시와 촉진, 전이 단계의 진행을 막거나 재발을 방지하는 데 도움이 되는 식사라야 한다. 암의 95% 이상은 환경의 영향이고, 그중 가장 큰 원인이 식생활 35%, 그 다음이 흡연(폐암 · 후두암 · 식도암 · 방광암 · 위암 · 췌장암 · 두경부암 · 신장암과 깊은 관련 있음) 30%라는 것은 이미 앞에서 밝혔다. 그만큼 생활 습관과 식습관이 중요하다는 의미다. 그러므로 암 발생을 낮추고 모든 암과 심 · 뇌혈관 질환의 원인이 되는 식이섬유와 모든 암의 예방과 치료 및 면역력 증강 효과가 확인된 항산화 물질이 풍부한 녹황색 채소와 버섯 및 해조류, 과일을 이용해 환자의 기호와 건강 상태에 맞게 다양한 방법으로 맛있게 조리하여 골고루 섭취하게 하는 것이 중요하다.

1) 천연 물질에 들어 있는 각종 암 예방 성분

(1) 천연 물질에 들어 있는 암 예방 성분

표 2-5 천연 물질에 들어 있는 암 예방 성분

천연 물질	암 예방 성분
면역력을 활성화하는 버섯류	운지버섯, 영지버섯, 상황버섯, 아카리쿠스 버섯, 동충하초
항암 효과가 높은 해조류	알긴산과 푸코이단, 셀레늄, 요오드, 망간
생체 반응을 조절하는 렉틴	상기생, 미꾸라지, 강낭콩
면역력을 증진시키는 키틴 · 키토산	새우, 게, 효모
21세기 최고의 건강 식품 청국장	청국장(유방암 · 위암 · 폐암 · 결장암 · 직장암 · 전립선암 예방)
면역력을 향상시키는 효모	다당체인 베타글루칸, 자이모산 함유
대식 세포 활성화 기능 물질	효모의 만난과 글루코만난, 올리고당, 해조류의 다당류, 새우와 게의 키틴 등
항산화 무기질 셀레늄	마늘, 무, 브로콜리, 버섯류, 우유, 달걀, 닭 등
신생 혈관을 차단하는 상어 연골 · 우르손	상어 연골 : 항신생 혈관 인자의 대표 주자, 관절염 치료에도 사용 우르손 : 신생 혈관 차단, 백화사설초 · 하고초 · 비파잎 등에 함유
암세포 사멸을 유도하는 우르손	백화사설초(간암 · 위암 · 직장암 · 자궁암 예방), 하고초, 비파잎 등에 함유

(2) 세포 신호 전달 차단 물질

표 2-6 세포 신호 전달 차단 물질

세포 신호 전달 차단 물질	항산화 영양소 및 식물 화학 물질
DHA · EPA	- 필수 지방산 n-3계의 고도 불포화 지방산 DHA(동맥경화에 의한 협심증이나 심근경색 등 심장 질환 예방에 효과적)와 치매 · 암 예방에 효과 적인 EPA가 유전자 전사조절인자의 신호 전달 체계를 변화시킨다. - 고등어 · 정어리 · 참치 · 꽁치 등 등 푸른 생선에 풍부

| c-AMP | - 여러 가지 암세포의 분화를 유도하여 세포가 성장하는 것을 억제하고 세포 주기의 진행을 막는다.
- cAMP를 높일 수 있는 식품 : 상엽, 지모, 갈근, 대추 등 |

다양한 다재약제 내성을 억제시키는 천연물로 기존의 항암제에 대한 민감성을 향상시키기 위해 감초나 대황, 대추, 복령, 황금 등의 천연 물질을 이용한다.

(3) 암세포 파괴 물질과 기능

표 2-7 암세포 파괴 물질과 기능

암세포 파괴 물질	함유 식품과 기능
혼합 식물 추출물	- 채소 중 특이하게 비타민B군이 많은 식품들을 혼합 추출한 것으로, 간암 세포의 신생 혈관 형성 및 증식을 억제한다.
마치현	- 쇠비름과의 일년생 식물로, 비타민과 무기질, 리놀렌산이 풍부하다. - 위암 세포를 파괴하고 이뇨 · 해독 작용을 한다.
자근(지치)	- 뿌리의 성분이 미토콘드리아에서 시토크롬 C(cytochrome c)의 방출을 증가시켜 세포 자멸사를 유도한다.
십자화과 식물	- 브로콜리, 양배추, 방울양배추, 배추, 콜리플라워, 케일, 순무 등에는 인돌 화합물과 이소시아네이트, 페록시다아제가 들어 있어 유방암이 발생하는 것을 억제하고 항돌연변이 및 항암 활성을 가진다. - 글루타티온 환원을 증가시키고 해독 작용을 하는 효소를 활성화하며 대장암 · 폐암 · 소장암 · 방광암 · 간암에 대해 항증식 작용을 한다.
부처손(권백)	- 약초의 하나로, 혈당을 낮추고 지질이 산화되는 것을 막아 준다. - 항종양 · 항전이 활성을 나타내며, 글루타티온을 증가시키고 세포 증식을 억제하여 항암 효과를 발휘한다.
은행 · 지모 · 두충	- 세포 성장 인자의 활성에 관여하는 효소인 PCL-γ의 활성을 저지한다.
COX-2억제 식물	- 적포도에 들어 있는 레스베라트롤이 악성 종양을 유도하는 사이클로옥시게네이즈(COX)-2의 활성을 억제한다. - 황금에 들어 있는 우고닌이라는 플라본과 하고초의 추출물도 같은 작용을 한다.
에키네시아	- 허브의 하나로, 감기와 독감, 감염을 예방 치료하는 효과가 있어 민간 약초로 많이 이용된다. 뿌리와 줄기가 유방암 · 간암 · 백혈병 · 폐암에 효과적이다. - 면역 촉진 작용을 하여 대식세포 · NK세포 · T세포의 활성과 발육을 촉진하여 인체의 방어력을 높이고, 암세포에 대해 생육 억제 활성을 나타낸다.
마늘	- 유황알릴 성분인 알리신이 암세포의 증식을 억제하고 암세포에 대한 면역력을 가진다. - 과산화지질을 조절하고 글루타티온 S-트랜스퍼레이즈의 수준을 증강시켜 암을 예방한다.
백복령	- 백복령 추출물은 면역 자극제는 증가시키고 억제제는 감소시켜 면역 증강 역할을 한다. - 진정제로 작용하여 부종, 위를 보할 때, 담과 해소 및 천식 등에 사용된다.

효모	- 단백질, 8종의 아미노산, 비타민, 미네랄이 풍부하다. 비타민 중에서는 특히 비타민B군이 풍부하고, 핵산과 다당체도 함유되어 있다. 정장 작용을 하고 소화를 촉진한다. 비타민B군은 사람이 생명 활동을 하기 위한 에너지 대사를 촉진한다. 즉 세포 속의 ATP 합성과 분해에 관여하는 효소 반응에 보조 효소로 필수적인 역할을 한다. - 아미노산 중 글루타민산, 시스테인, 글리신으로 구성된 트리펩티드인 글루타티온은 간장 기능에 활력을 주고 유해 물질로부터 간을 보호하며 산화 환원 작용을 하여 간염이나 간 기능 부전, 중독증, 백내장 등에 치료약으로 이용된다. 산화형과 환원형 글루타티온이 포함되어 있는 효모는 글루타티온의 뛰어난 조제 원료다. - 효모의 세포벽에는 글루칸과 만난 같은 수용성 난소화성 식이섬유가 들어 있어 면역 세포를 자극하는 면역 자극제로 연구되고 있다. - 베타글루칸은 숙주 면역 기능을 증강시켜 항종양 · 항미생물 작용을 한다. 아르니긴은 일산화질소의 원료로 사용되어 면역력을 강화하여 남성 발기 시간을 지속시키고 혈관을 확장시켜 동맥경화와 고혈압에 효과를 보인다.

(4) 암세포의 성장을 억제하는 물질

표 2-8 암세포의 성장을 억제하는 물질

성분	효과
인돌(indol)	항암 성분이 풍부한 십자화과 식물 가운데 녹즙 재료로 사용하는 케일에 많다. 유방암에 효과적이다.
에모딘(emodin)	살균 · 항궤양 · 세포 부활 작용이 인정된 알로에의 함유 성분으로, 전사인자(transcription factor)인 p53(세포가 악성으로 전환되는 것을 보호하는 핵심 경로를 조절)을 활성화하여 암세포의 주기를 차단하여 암세포가 증식하는 것을 억제한다.
베르베린(berberine)	황련(항염증 · 항소화성 궤양 등에 사용)과 황백(급성 · 신경성 위염)에 들어 있는 성분으로, p53을 향상시켜 세포 주기를 차단함으로써 암세포 증식 효소를 억제해 암세포의 증식을 막고 면역력을 증강시킨다.
황련(黃蓮)	뿌리에 베르베린과 알칼로이드가 함유되어 있어 항암 · 항균 · 해열 · 소염 작용을 한다. 시간과 농도에 의존하여 각 세포의 성장을 억제한다.

(5) 면역력을 높여 주는 녹즙

표 2-9 면역력을 높여 주는 녹즙

성분	효과
플라보노이드 (페놀성 천연 색소 화합물)	십자화과 채소인 브로콜리, 양배추, 방울양배추, 배추, 콜리플라워, 케일, 순무, 적무 등에는 항돌연변이 효과가 있는 플라보노이드와 탄닌/카테킨, 수용성 식이섬유, 비타민C, 페록시다제, 이소시아네이트, 클로로필 등이 풍부하여 이들의 상호 작용에 기인한다.

| 식물성 알칼로이드
(phyto alkaloid) | —암세포의 세포 내 구조물인 튜블린(tubulin)과 결합하여 세포 분열을 방해하는 빈블라스틴, 비노렐비, 파크리칵셀, 도세탁셀이라는 식물성 알칼로이드가 있다.
—식물에 함유되어 있는 함질소 염기 화합물로, 쓴맛이 나며 동물 속에 들어가 생리 활성을 나타낸다. 식물 중 약 1/4에서 발견된다(감자의 솔라닌, 커피의 피롤리딘계 알칼로이드인 카페인 등). |
| 에피게닌(apigenin) | 플라보노이드의 일종으로 세포 자멸사를 유도해 암세포를 제거한다. |

(6) 암세포의 분화를 촉진하는 물질

'분화 요법'은 암세포를 변형시켜 빨리 죽게 하는 것이다. 암이 진행되는 과정에서 세포의 분화 정도와 암세포의 파괴력은 반비례한다. 세포 분화를 유도하면 어떤 암세포는 증식 능력을 잃어버리고 조직 고유의 성질을 갖게 된다. 분화 요법에 이용되는 천연물은 베타카로틴, 레티노이드, 안스라퀴논, 비타민D 등이다.

표 2-10 암세포의 분화를 촉진하는 물질

성분	효과 및 함유 식품
베타카로틴	—T세포의 증식을 자극하여 면역력을 향상시킨다. —오렌지색 과일과 채소, 녹색잎 채소, 녹즙, 해조류. 당근, 토마토, 시금치, 양배추, 단호박에 들어 있다. ※ 양배추는 살짝 데치면 흡수율이 5배 높아진다. 양배추 즙은 하루 80~400cc 범위 내에서 섭취한다.
레티노이드	—항암제의 부작용을 동반할 염려가 없어 치료 방법으로 가치가 크다. 암세포의 성장 억제와 세포 분화를 유도한다. —동물의 간, 생선 간유, 전지 분유, 달걀에 들어 있다.
안스라퀴논	—암세포의 성장을 억제하는 토포아이소머레이즈와 펠로머레이즈의 증식 과정을 조절하여 암세포의 성장을 억제한다. 이 효소의 작용을 억제시키면 분열을 못하기 때문에 암세포가 증식하는 것을 차단할 수 있다. —탄닌, 녹차, 선학초, 알로에에 들어 있다.
비타민 D	—칼슘과 인의 흡수와 재흡수에 관여하는 단백 결합성 속도를 증가시키고, 면역 조절 세포·상피 세포·악성 종양 세포 등 다양한 세포의 증식과 분화 조절에 관여한다. —생선의 간유, 기름진 생선, 난황에 들어 있다.

2) 식사 형태

환자의 건강 상태에 맞춰 상을 차리되, 수술 뒤에는 의사의 지시에 따라 정맥 영양 〈 미음 〈 죽 〈 밥의 순서로 진행한다. 특히 위장 수술을 한 환자는 수술 부위로 음식이 지나가므로 기름기가 많거나 섬유질과 고기의 심줄이 있는 부위를 제거하여 자극적이지 않으면서도 부드러운 요리를 제공해야 한다. 환자도 과식은 반드시 금해야 한다. 투병 중인 환자가 구토나 오심에 시달릴 때는 메조미음이나 잡곡미음을 주어 속을 가라앉힌 뒤에 적절한 식사와 간식을 제공한다.

면역력을 높이기 위해 하루 세 끼 규칙적인 식사를 하고, 식사 시 면역력을 증강시키는 차를 제공하는 것도 좋다. 아침과 오후, 그리고 저녁에 환자의 상태에 따라 녹즙의 양을 조절하여 소량씩 제공하고, 하루 2회(오전·오후) 규칙적으로 간식을 준다.

3) 항산화 식단

오랫동안 암과 투병하다 보면 입맛이 떨어지거나 면역력이 저하되기 쉬운 만큼 매 끼 신경 써서 예방 및 치료에 도움이 되는 식품을 이용해 상을 차리는 것이 중요하다. 환자의 건강 상태와 기호를 최대한 반영하여 세 끼 모두 영양이 균형 잡힌 식사를 제공하고 면역력을 높여 주는 녹즙과 간식을 제공해야 한다.

2008년 11월 한국갤럽조사연구소 발표에 의하면 여성의 암 발생 순위는 위암 〉 유방암 〉 대장암 〉 자궁경부암 순이고, 남성은 위암 〉 폐암 〉 간암 〉 대장암 순이었다. 사람마다 암의 상태와 기호가 다르므로 식이 처방도 다른 것이 당연하다. 암별로 좋다고 인정된 식품을 골고루 이용하여 건강 상태에 적합한 영양이 균형 잡힌 상을 차리는 것이 중요한 이유도 여기에 있다.

세계보건기구 산하 국제암연구소에 의하면 암 사망의 30%는 식이, 30%는 흡연, 18%는 감염에 원인이 있으며, 그 밖에 직업이나 유전, 음주, 생식 요인 및 호르몬, 방사선, 환경 오염 등이 일부 관여한다고 한다. 이처럼 암 발생의 1/3은 식품과 관련되어 있으며, 이중 위암이나 대장암 등 소화기계 암은 특히 식품과 더욱 밀접한 관련이 있다. 그런 만큼 피토케미컬과 비타민A·C·E, 셀레늄, 식이섬유가 풍부한 식품을 골고루 섭취할 수 있는 식단을 구성하는 것이 중요하다. 단, 소화 능력이 약한 회복기 환자의 경우에는 식이섬유가 많은 녹황색 채소를 섭취하기가 곤란하므로 위장에 부담을 주지 않는 녹즙을 통해 섭취하는 것이 좋다.

일상에서 쉽게 구할 수 있는 항암 식품과 조리 시 지켜야 할 주의 사항은 다음과 같다. 저열량 식품으로 알려진 미역은 대장암과 유방암 예방 효과가 있다. 하지만 요오드 함량이 매우 높으므로 상시 섭취하지 않는 것이 좋다. 십자화과 채소인 무는 암 발생 위험을 낮춰 준다. 무청과 뿌리 추출물도 폐암 예방 효과가 있다. 시금치는 대장암과 유방암 예방 효과를 인정받고 있다. 찻잎에는 항산화 비타민과 폴리페놀이 함유되어 있으므로 차를 우려내고 남은 잎도 버리지 말고 나물로 무쳐 먹거나 볶음밥에 넣어 먹거나 된장국에 넣어 먹으면 좋다.

과일과 채소를 깨끗하게 손질하는 것도 중요하다. 특히 표면에 묻어 있는 농약과 해로운 물질을 제거하기 위해서는 식초나 소금물에 10~20분간 담가 두었다가 4~5회 정도 헹구어 사용하고, 떫은맛을 지닌 채소는 물에 담가 두었다가 이용해야 한다. 지나치게 뜨겁거나 차가운 요리는 피하고, 고기는 타면 발암 물질인 벤조피렌과 헤테로사이클릭아민이 생성되므로 불에 굽지 않는 것이 좋다. 육류를 먹을 때는 반드시 발암 물질을 흡착하여 몸 밖으로 배출하거나 분해해 주는 양배추, 풋고추, 토마토, 옥수수, 우엉 등과 함께 섭취한다. 마늘이나 양파처럼 동맥경화와 암 예방, 항균 작용을 하는 유황 화합물이 함유되어 있는 식품은 지나치게 오래 가열하면 안 된다. 폴리페놀이 풍부한 콩과 채소류, 불포화 지방산이 풍부한 종실유와 견과류, 통곡류에는 비타민E가 풍부하여 발암 물질인 니트로소아민의 생성을 억제해 주므로 함께 조리하면 효과적이다. 생선과 고기는 청주나 레드와인, 생강, 마늘 등에 재워 이용하면 발암 물질도 제거되고 맛도 좋아진다.

조리 기구에도 신경 써야 한다. 특이 철이나 구리로 된 기구는 과일과 채소에 들어 있는 항산화 영양소인 비타민C·E와 폴리페놀 등의 산화를 촉진하므로 암 환자를 위한 요리에 사용하는 냄비나 프라이팬, 칼은 스테인리스나 불소 처리된 것만 사용해야 한다.

암 환자는 저항력과 면역력이 떨어지면 체중이 급격히 감소하는 것은 물론 치료 효과가 떨어지고 치료 기간도 길어지므로 영양이 골고루 함유된 식사를 하는 것이 매우 중요하다.

4 암 종류별 식단 구성하기

1) 위암

(1) 위암 식단 구성하기

우리나라의 위암 환자 수는 매년 줄어들고 5년 생존율도 증가하고 있으나 아직도 발병 빈도가 남녀 모두 1위인 암이다. 위암을 예방하기 위해서는 원인이 되는 염장 식품이나 탄 음식, 질산염, 부패한 음식, 지나치게 자극적인 음식의 섭취를 피하고 항산화 물질이 풍부한 녹황색 채소와 과일을 충분히 섭취해야 한다. 이렇게만 해도 위암 발병률을 1/2~1/3로 줄일 수 있다. 국수나 라면, 자장면처럼 나트륨 함량이 높은 식품은 비후두암이나 위암의 위험률을 증가시킨다. 된장은 가열해도 생리 활성 물질이 거의 남아 있기 때문에 암 예방에 효과가 있으나 우리나라 된장은 일본 된장인 미소와 달리 염분 함량이 높아 위암 위험률을 증가시킨다. 그러므로 된장국이나 된장찌개를 끓일 때는 가능하면 채소와 버섯을 듬뿍 넣어 삼삼하게 조리하는 것이 좋다. 또 한꺼번에 많은 양은 위에 부담을 주므로 세 끼 모두 균형 잡힌 음식을 준비하여 소식을 하고 적당량의 간식을 규칙적으로 섭취해야 한다.

(2) 위암에 도움이 되는 식품

표 2-11 위암에 도움이 되는 식품

식품군			식품
주식	곡류군		고구마, 기장, 맥아, 메밀, 배아미, 수수, 옥수수, 율무, 자색 감자, 행인(살구 씨), 현미
부식	어육류	저지방	흰 살 생선(가자미 · 광어 · 넙치 · 대구 · 도미 · 동태 · 명태 · 홍어), 병어, 연어, 참치, 굴, 새우, 코다리, 황태
		중지방	노란콩, 강낭콩, 약콩, 두부, 연두부, 순두부, 된장, 미꾸라지, 삼치, 전갱이, 청어, 갈치
	채소군	녹황색 채소	가지, 녹색잎 채소, 당근, 부추, 콜리플라워, 케일, 브로콜리, 붉은 양파, 시금치, 토마토, 셀러리, 민들레, 호박, 고들빼기, 보리순, 상추, 신선초, 파, 쇠비름, 냉이, 쑥, 쑥갓, 달래, 취나물, 돌미나리, 원추리, 질경이, 파슬리, 컴프리

부 식	채소군	담색 채소	마늘, 무, 순무, 배추, 산마, 생강, 양파, 양배추, 연근, 포공영(민들레 뿌리 말린 것)
		버섯류	영지버섯, 표고버섯, 양송이버섯, 차가버섯
		해조류	김, 다시마, 미역, 매생이, 파래
	지방군		들기름, 들깨, 올리브유, 참기름, 참깨
간 식	우유군		유산균 음료, 두유, 무지방 우유
	과일군		감, 구아바, 귤, 딸기, 산딸기, 대추, 망고, 머루, 멜론, 무화과, 바나나, 배, 복숭아, 사과, 살구, 석류, 수박, 오렌지, 자몽, 적포도, 체리, 키위, 토마토, 파인애플, 파파야
후식/기타			겨자, 구기자, 꽃차(금은화), 녹차, 허브차, 홍차, 상기생, 알로에, 인삼, 미강, 차가버섯, 효모, 클로렐라

(3) 위암 환자를 위한 주간 식단

표 2-12 위암 환자를 위한 주간 식단

시간＼요일	월	화	수	목	금	토	일
식전	컴프리-당근즙 +효모	케일-당근즙+ 효모	신선초-당근즙 +효모	민들레-당근즙 +효모	시금치-당근즙 +효모	양배추-당근즙 +효모	파슬리-당근즙 +효모
조식	율무밥 모듬버섯조개탕 연두부찜 맨김구이 그린비타민토 마토샐러드 배추김치 차가버섯차	배아미밥 양파브로콜리 수프 연어구이 표고버섯볶음 애호박나물 배추김치 차가버섯차	현미밥 냉이된장국 닭고기셀러리 새송이볶음연 근조림 쑥갓나물 배추김치 차가버섯차	흑임자버섯죽 황태파국 수란과 감자사 과샐러드 파래무침 돌미나리나물 배추김치 차가버섯차	배아미밥 잣기장수프 참치&토마토구이 느타리버섯볶음 브로콜리새싹 샐러드 총각김치 차가버섯차	산마죽 콩나물무국 불고기 마늘구이 상추무침 배추김치 차가버섯차	감자수프 순두부김국 달걀모듬버섯 오믈렛 해초무침 영양부추홍피 망샐러드 배추김치 차가버섯차
간식	사과+윌	감귤+윌	붉은 포도+윌	딸기+윌	토마토+윌	한라봉+윌	배+윌
중식	약콩밥 버섯전골 허브삼치채소 무침 산마구이 냉이나물 배추김치 차가버섯차	조밥/채소알밥 감자미역국 연두부참깨샐 러드 파산적 양배추찜 오이소박이 차가버섯차	강낭콩밥 추어탕 콩나물 감자로즈마리구이 삼색파프리카+녹 차드레싱샐러드 총각김치 차가버섯차	흰콩현미밥 미소깐새우탕 사태산마조림 도라지나물 브로콜리볶음 배추김치 차가버섯차	율무밥/새우양 상추달걀볶음 밥 아욱된장국 연근피클 냉이나물 동치미 차가버섯차	율무밥/모듬버 섯덮밥 새우달걀국 단호박조림 표고버섯구이 새싹해초샐러드 동치미 차가버섯차	조밥 삼계탕/껍질 제거 무감자전 가지나물 쑥갓무침 깍두기 차가버섯차

간식	생고구마+흰 두유	방울토마토+탈지 우유	단감+흰 두유	키위+탈지 우유	생율+흰 두유	망고+흰 두유	연시+베지밀
석식	수수밥 부추된장국 연근달걀찜 어산적 청경채무침 배추김치 차가버섯차	팥밥 대구지리 감자산마조림 숙주나물 모듬채소샐러드 동치미 차가버섯차	조밥 청국장두부찌개 갈치순한맛카레구이 미역무침 시금치나물 배추김치 차가버섯차	잡곡밥 된장찌개 가자미찜 단호박구이 양상추적채새싹샐러드 백김치 차가버섯차	수수밥 홍합미역국 모듬콩두부샐러드 더덕구이 채소볶음 배추김치 차가버섯차	현미잡곡밥 명태된장국 오이선 감자당근조림 영양부추무침 백김치 차가버섯차	북어국물무밥 브로콜리된장국 대하찜 도토리묵무침 양배추샐러드 백김치 차가버섯차
야식	당근-쑥갓즙+효모	당근-민들레즙+효모	당근-고구마즙+효모	당근-컴프리즙+효모	당근-민들레뿌리 즙+효모	당근-콜리플라워즙+효모	당근-케일즙+효모

(4) 위암 수술후식

위는 식도를 통해 들어오는 음식물을 잘게 부수고 으깨어 위액(소화액)과 음식물을 섞는 역할을 한다. 소화액과 섞인 음식물은 일정 시간 위에 머무르다 천천히 소장으로 이동한다. 따라서 위의 일부 또는 전체를 절제하는 수술을 받은 환자는 위가 작아진 만큼 한 번에 저장할 수 있는 음식의 양이 적고, 위액 분비가 감소하거나 분비되지 않아 소화력이 약해져 조금만 먹어도 포만감을 느끼거나 음식물이 목에 걸린 듯한 증상이 나타날 수 있다. 또한 위의 공복 시간(emptying time)을 정상적으로 조절하지 못해 소화되지 못한 음식물이 장으로 빠르게 내려가 구토나 복통, 설사, 현기증, 혼수 등의 증상(덤핑 증후군, Dumping Syndrome)이 나타날 수도 있다. 하지만 위액 외에도 여러 가지 소화액이 있어 음식물을 소화시킬 수 있으므로 식이요법 원칙을 잘 지키면 된다. 차츰 식사량이 늘어나 2~3개월 뒤면 보통 사람처럼 먹을 수 있고 정상적인 생활이 가능해진다.

(5) 위암 수술 후 식이요법의 원칙

수술 직후 입원 상태에서는 맑은 미음이나 죽을 중심으로 조금씩 식사 형태와 양을 늘려가며 먹어야 한다. 퇴원 후에는 소화력이 충분해질 때까지 소량의 음식을 자주, 천천히 섭취해야 한다. 영양을 흡수하는 데 문제가 있어 체중이 잘 늘지 않고 빈혈이나 비타민 결핍 증상이 나타날 수 있으므로 비타민제나 철분제를 보충하는 것도 도움이 된다. 위암 수술 후 식이 원칙은 다음과 같다.

① 죽을 중심으로(소화 능력에 따라 된죽이나 밥으로 교체 가능) 반찬은 위에 부담을 주지 않고 응어리가 없도록 으깨거나 잘라서 섭취한다. 가능하면 섬유질이 적은 음식을 섭취한다.
② 한 입에 조금씩 먹고 충분히 씹어서 삼킨다. 과식은 금물이다.
③ 한 끼당 30분 이상에 걸쳐 천천히 먹고, 식후 30분이 지나기 전까지는 눕지 않는다.
④ 하루에 6회 정도로 나누어 먹는다. 의사와 상담하여 적응 정도에 따라 횟수를 줄여 나간다.
⑤ 빠른 회복과 체중 회복을 위해 주의를 요하거나 제한하라는 식품을 제외하고는 모든 영양소를 골고루 섭취한다.
⑥ 모든 음식은 부드럽게 조리한다. 곡류는 껍질을 벗긴 것만 사용하고, 고기는 살코기만 다져서 이용(기름기 많은 부위는 소화 장애를 일으킬 수 있음)한다. 생선은 살이 연하고 담백한 것으로, 채소는 섬유질과 껍질을 제거하고 이용한다. 또 모든 음식은 가능하면 다져서 가열 조리하고, 간은 약하게 한다.

원칙적으로 먹을 수 없는 음식은 없으나 짜고 매운 음식, 지나치게 단 음식, 술이나 커피, 탄산 음료처럼 자극적인 음식, 평소에 소화가 어렵던 음식은 피한다. 국물 요리는 국물 자체에 영양가가 거의 없고 용량이 줄어든 위에 부담을 줄 수 있으므로 제한한다. 섬유소가 많은 음식은 위에 부담을 줄 수 있다는 이유로 수술 직후에는 제한하지만 소화 기능을 보면서 서서히 양을 늘려 나간다. 위암 수술 후 알아두어야 할 사항은 다음과 같다.

① 위 절제 수술 후 나타나는 복부 팽만감이나 조기 포만감, 메스꺼움, 복통, 설사, 저혈당 등의 덤핑 신드롬은 대개 1년 정도 지나면 호전된다.
② 위 절제 후에는 약간의 빈혈이나 지방변이 생길 수 있다. 흔치 않지만 후유증으로 골연화증이 오는 경우도 있다.

③ 현저한 체중 감소(평소 체중의 20~30% 감소) 증상이 나타나므로 체중 유지에 신경 써야 한다.

④ 철분이나 비타민B_{12}, 엽산, 비타민D, 칼슘 등의 결핍 증상이 올 수 있으므로 이들 수치를 체크한다.

⑤ 식사 계획은 환자의 식사 적응 정도와 영양 상태에 따라 개별적으로 관리되어야 하며, 증세가 호전됨에 따라 식사 제한을 천천히 해제한다.

위암 수술 후 환자의 식단은 식이요법 원칙에 준하여 덤핑 신드롬이 생기는 것을 방지하는 데 도움이 되도록 해야 한다.

(6) 위암 수술 후 허용 식품과 제한 식품

표 2-13 위암 수술 후 허용 식품과 제한 식품

분류	허용 식품	제한 식품
곡류	쌀, 강화쌀, 무설탕 씨리얼, 식빵, 롤빵, 크래커, 국수, 감자, 고구마, 전분류	설탕이 입혀지거나 단맛이 나는 씨리얼 또는 설탕이 농축된 제품, 팝콘, 튀긴 감자, 현미, 팥, 수수, 말린 콩 등의 기타 잡곡
어육류	살코기, 생선, 달걀, 부드러운 치즈	조미 또는 저장 식품, 비엔나 소시지, 햄, 훈제 육류, 향이 강한 치즈, 핫도그, 멸치, 뱅어포
지방	버터, 마가린, 마요네즈, 식용유	샐러드 드레싱
채소	설탕이 첨가되지 않은 채소, 양송이, 오이, 익힌 채소(당근 · 호박 · 시금치 · 숙주 · 무 · 껍질 벗긴 가지 등)	섬유질이 많은 채소(도라지 · 더덕 · 콩나물 · 우엉 · 연근 등), 가스를 생성하는 채소(브로콜리 · 양파 · 피망 · 양배추 · 콜리플라워), 건조 채소(마른 고춧잎 · 무말랭이 등), 모든 생채소(양상추 제외)
과일	과일 주스, 바나나, 자몽, 익힌 과일(복숭아 · 배 파인애플 · 사과), 과일 통조림, 프루트칵테일	당이 첨가된 과일 통조림과 과일 주스, 모든 생과일(바나나 제외), 건조 과일(대추 · 건포도 · 곶감)
후식	과일이 주원료인 것, 단순당이나 농축된 당을 넣지 않고 만든 후식, 단맛이 없는 젤라틴, 설탕을 제외한 푸딩	케이크, 쿠키, 아이스크림, 셔벗, 설탕 시럽을 입힌 도넛이나 롤빵, 커스터드, 파이, 초콜릿
음료	우유, 저지방 우유, 탈지 우유, 버터 우유, 카페인 제거 커피	술, 탄산 음료, 당이 첨가된 유제품, 커피, 홍차, 식혜, 수정과
기타	우유, 저지방 우유, 탈지 우유, 버터 우유, 카페인 제거 커피	간장, 된장, 소금, 맑은 수프꿀, 잼, 시럽, 해조류(미역 · 다시마 · 김 · 매생이 · 곤포 등), 고춧가루, 파, 마늘, 후추, 겨자, 피클, 견과류(호두 · 땅콩 · 잣 · 아몬드 등)

2) 유방암

(1) 유방암 식단 구성하기

우리나라 여성에게 발생하는 암 가운데 발병률 2위로, 서구식 식생활로 인해 계속해서 증가 추세에 있다. 영양 과다인 비만 여성에게 많이 나타나며, 고지방 저식이섬유, 음주 등의 식습관과 에스트로겐 호르몬, 수유, 방사선에의 노출, 가족력(유전적 요인) 등의 환경적 요인이 위험 인자로 알려져 있다. 체중 초과 시 골절 등으로의 골격 전이와 재발 위험이 높아질 수 있으므로 과다한 열량과 지방 섭취를 제한해야 한다.

특히 항산화 영양소와 식이섬유의 섭취량을 늘리고 녹황색 채소와 과일, 콩, 해조류는 듬뿍 섭취하되 지방과 단순당 섭취량은 줄이는 것이 중요하다. 저열량 식품인 김과 미역은 대장암과 유방암 예방 효과가 있다고 알려져 있다. 하지만 요오드 함량이 매우 높으므로 상시 섭취는 피해야 한다. 시금치도 대장암과 유방암 예방에 효과가 있다고 인정되고 있다.

미국 존스홉킨스대학 연구진의 연구 결과에 의하면 한 달에 2회 이상 구운 고기를 먹는 여성은 그렇지 않은 여성에 비해 유방암이 발생할 위험이 높다고 한다. 식빵과 피자 등의 패스트푸드에 들어 있는 동물성 기름(버터 등)도 유방암 위험을 높인다고 한다. 자장면에 들어가는 고기와 붉은 육류의 동물성 지방도 위험 인자로 작용한다. 포화 지방산 섭취량이 많아도 유방암에 걸릴 위험이 높아진다.

반대로 두부는 암 발생 위험을 낮출 뿐만 아니라 유방암과 폐암 위험을 감소시킨다. 하지만 대한의사협회 국민건강위원회의 발표에 의하면 건강한 식단의 일부로 콩 식품을 섭취하는 것이 중요하긴 하나 고용량의 콩 추출물이 함유된 콩 보충제의 섭취는 유방암 환자에게 권장하지 않는다고 한다.

(2) 유방암에 도움이 되는 식품

표 2-14 유방암에 도움이 되는 식품

식품군			식품
주식	곡류군		자색 감자, 검은쌀, 고구마, 귀리, 맥아, 메밀, 밀기울, 밀 배아, 밤, 보리, 수수, 오트밀, 옥수수, 조, 통밀, 팥, 현미, 호밀가루
부식	어육류	저지방	가자미, 광어, 다슬기, 대구, 도미, 동태, 멸치, 살코기, 연어, 오리, 코다리, 황태
		중지방	검정콩 · 노란콩 배아, 콩 제품(두부 · 두유 · 된장 · 청국장 등), 녹두, 달걀노른자
	채소군	녹황색 채소	꽃상추, 녹색잎 채소, 당근, 단호박, 미나리, 부추, 붉은 파프리카, 붉은 양파, 붉은 피망, 브로콜리, 비트, 상추, 셀러리, 시금치, 아스파라거스, 양상추, 오이, 자색 가지, 적색 양배추, 청색 고추, 콩나물, 케일, 토마토, 호박고지, 익모초/녹즙용
		담색 채소	대파, 도라지, 밭에서 수확한 마늘, 무말랭이, 배추, 생강, 순무, 싹눈양배추, 양배추, 양파, 배추, 콜리플라워
		버섯류	차가버섯, 상황버섯, 느타리버섯, 표고버섯
		해조류	곤포, 김, 다시마, 매생이, 미역, 파래
	지방군		검은깨, 들깨, 땅콩류, 아마씨, 아몬드, 해바라기씨, 행인
간식	우유군		두유, 탈지 우유
	과일군		감, 귤 껍질, 구아바, 대추, 딸기, 배, 산딸기, 블루베리, 망고, 복숭아, 사과, 살구, 석류, 수박, 자몽, 오디, 오렌지, 자두, 적색 포도, 적색 포도의 껍질, 레드와인, 체리, 토마토, 파파야
후식/기타			구기자, 겨자, 생강, 금은화(식용꽃), 심황(카레), 녹차, 홍차, 프로폴리스, 커피콩, 효모(생물 · 세포벽이 글루칸+만난), 허브(바질 · 타임 · 타라곤 · 오레가노 · 로즈마리), 포공영(민들레 뿌리 말린 것), 후추

(3) 유방암 환자를 위한 주간 식단

표 2-15 유방암 환자를 위한 주간 식단

시간 \ 요일	월	화	수	목	금	토	일
식전	셀러리-당근즙+효모	오이-당근즙+효모	아스파라거스-당근즙+효모	파프리카-당근즙+효모	양배추-당근즙+효모	파슬리-당근즙+효모	시금치-당근즙+효모

조식	배아미밥 쇠고기무국 채소달걀찜 느타리버섯구이 오이반달초 배추김치 차가버섯차	흑임자버섯죽 연두부찜 호박고지나물 파래무침 꽃상추새싹샐러드 동치미 차가버섯차	약콩밥 버섯달걀탕 도미찜 단호박구이 삼색파프리카 샐러드 배추김치 차가버섯차	율무콩밥 감자북어국 닭가슴살셀러 리볶음 콩나물 브로콜리샐러드 배추김치 차가버섯차	옥수수호박죽 연어구이 연근피클 해송이버섯볶음 양상추홍피망 샐러드 백김치 차가버섯차	배아미서리태밥 시금치된장국 마늘홍고추장조림 단호박찜 그린비타민샐러드 배추김치 차가버섯차	흰콩흑미밥 북어파죽 버섯오믈렛 무말랭이무침 청경채나물 백김치 차가버섯차
간식	사과+유산균 음료	감귤+유산균 음료	포도+유산균 음료	딸기+유산균 음료	토마토+유산균 음료	한라봉+유산균 음료	배+유산균 음 료
중식	콩밥 홍합탕 닭가슴살카레 도토리묵 어린싹채소샐러드 배추김치 차가버섯차	흰콩현미밥 미소모듬버섯국 콩나물무밥 어산적 양배추쌈 오이소박이 차가버섯차	흑미밥 근대된장국 불고기 숙주나물 모듬채소쌈 배추김치 차가버섯차	수수밥 버섯전골 갈치카레구이 도라지생치 청경채나물 총각김치 차가버섯차	서리태흑미밥 브로콜리된장국 사태산마조림 가지나물 실파초회 배추김치 차가버섯차	현미밥 닭고기카레 생굴매생이국 과일채소샐러드 무나물 백김치 차가버섯차	잣기장수프 생굴전/애호박전 가지선 브로콜리오이볶음 콩나물겨자냉채 동치미 차가버섯차
간식	생고구마+흰 두유	방울토마토 + 탈지우유	단감+베지밀	키위+탈지 우유	생율+흰 두유	망고+베지밀	연시+탈지 우유
석식	율무밥 대구지리 맨김구이 우엉조림 영양부추무침 백김치 차가버섯차	조밥 청국장찌개 연근달걀찜 땅콩조림 시금치나물 총각김치 차가버섯차	배아미밥 동태국 삼색콩샐러드 다시마냉채 쑥갓나물 배추김치 차가버섯차	현미밥 채소듬뿍된장찌개 두부선 미역초간장샐러드 미나리나물 굴깍두기 차가버섯차	율무밥 모듬채소두부전골 김무침 멸치땅콩조림 그린비타민새 싹샐러드 총각김치 차가버섯차	팥밥 홍합미역국 두부조림 오이선/황백지 단, 표고 양배추쌈 석박지 차가버섯차	배아미밥 순두부김국 가자미구이 콜리플라워무침 셀러리상추샐러드 배추김치 차가버섯차
야식	당근-피망즙+ 효모	당근·케일즙+ 효모	당근-고구마즙 +효모	당근-부추-파 슬리즙+효모	당근-민들레뿌 리 즙+효모	당근-익모초즙 +효모	당근-무-무청 즙+효모

3) 폐암

(1) 폐암 식단 구성하기

우리나라 남성에게 발생하는 암 가운데 2위로, 예후가 좋지 않은 악성 암이다. 원인의 약 85%는 흡연으로 여겨지며, 환경 요인 및 비타민A의 결핍도 원인으로 꼽힌다. 특히 흡연은 비타민C 소모량을 증가시키기 때문에 담배를 피우는 사람은 항산화 성분이 풍부한 식품을 충분히 섭취해야 한다. 객담이나 호흡 곤란 등의 증상이 있을 때는 양질의 단백질과 항산화 비타민이 풍부한 식품을 믹서에 갈아 충분히 섭

취하여 기력이 쇠하지 않도록 해야 한다. 호흡 곤란과 식욕 부진으로 인해 섭취량
이 감소하여 체중이 줄어들면 영양 불량 위험이 높아지므로 영양이 균형 잡힌 식사
를 규칙적으로 해야 한다. 음식을 조리할 때는 지나치게 짜거나 맵지 않게 조리하
고 탄 음식이나 곰팡이가 핀 음식, 훈연 식품은 섭취하지 않는다.

폐암에 효과가 좋다고 알려진 식품을 살펴보면, 먼저 무청과 무 뿌리 추출물이
폐암 세포 예방에 효과가 있다. 특히 무청이 뿌리보다 암 예방 효과가 뛰어나다. 두
부는 암 발생 위험을 낮추고, 유방암과 폐암 위험도를 감소시킨다고 발표되었다.

(2) 폐암에 도움이 되는 식품

표 2-16 폐암에 도움이 되는 식품

식품군			식품
주식	곡류군		자색 감자, 고구마, 기장, 맥아, 보리쌀, 붉은 팥, 수수, 율무, 행인, 현미
부식	어육류	저지방	다슬기, 명태, 조개류, 참치, 코다리, 황태, 오리
		중지방	고등어, 꽁치, 장어, 콩과 콩제품(두부 · 순두부 · 연두부 · 콩가루)
	채소군	녹황색 채소	녹색잎 채소, 단호박, 당근, 부추, 브로콜리, 시금치, 신선초, 쑥갓, 단호박, 심황, 적색 양배추, 케일, 토마토
		담색 채소	도라지, 밭마늘, 민들레 뿌리, 배추, 생강, 생 와사비, 수삼, 아스파라거스, 양배추, 양상추, 우엉, 연근, 인삼, 대파
		버섯류	영지버섯, 표고버섯, 차가버섯
		해조류	김, 다시마, 생미역, 파래
	지방군		참깨, 올리브유
간식	우유군		요구르트, 두유, 탈지 우유
	과일군		감, 구아바, 단감, 대추, 딸기, 배, 복숭아, 사과, 살구, 석류, 수박, 자몽, 적색 포도 껍질, 레드 와인
후식/기타			구기자, 녹차, 녹즙, 로열젤리, 스쿠알렌, 심황(카레), 현미차

표 2-17 폐암 환자를 위한 주간 식단

요일 시간	월	화	수	목	금	토	일
식전	셀러리-당근즙+효모	신선초-당근즙+효모	아스파라거스-당근즙+효모	파프리카-당근즙+효모	시금치-당근즙+효모	파슬리-당근즙+효모	양배추-당근즙+효모
조식	기장밥 생굴무국 두부전 파래냉채 양상추홍피망 샐러드 배추김치 차가버섯차	흑임자버섯죽 삼색보푸라기 당근검정깨무침 적채그린비타 민샐러드 동치미 차가버섯차	배아미밥 순두부탕 참치무조림 마늘구이 생미역무침 배추김치 차가버섯차	현미밥 사골뼈사태곰국 잔멸치볶음 숙주나물 생깻잎찜 총각김치 차가버섯차	붉은팥죽 황태구이 무당근나물 파래냉채 백김치 차가버섯차	현미밥 배추된장국 닭다리살채소찜 도라지생채 시금치나물 배추김치 차가버섯차	은행죽 버섯오믈렛 우엉조림 싹채소홍피망무침 동치미 차가버섯차
간식	사과+유산균음료	감귤+유산균음료	포도+유산균음료	딸기+유산균음료	토마토+유산균음료	복숭아+유산균음료	배+유산균 음료
중식	보리밥 청국장찌개 닭가슴살셀러리볶음 콩나물 브로콜리초회 깍두기 차가버섯차	팥밥 냉이된장국 고등어구이+와사비간장 표고버섯나물 연근오이초절이 총각김치 차가버섯차	차수수밥 미소깐새우탕 도라지버섯비빔밥+깻잎채 과일샐러드 오이소박이 차가버섯차	콩밥 대구매운탕 애호박선 양배추쌈 표고버섯나물 깍두기 차가버섯차	보리밥 다슬기탕 카레라이스 삼색파프카샐러드 적색양배추김치 차가버섯차	율무밥 미소표고버섯부추탕 참치회채소덮밥 고구마·감자조림 배추김치 차가버섯차	배아미밥 쇠고기샤브샤브+모듬 채소 참꼬막무침 미삼냉채 배추김치 차가버섯차
간식	키위+흰 두유	방울토마토+탈지우유	생고구마+베지밀	단감+탈지 우유	석류+흰 두유	한라봉+베지밀	연시+탈지 우유
석식	율무밥 근대토장국 모듬버섯덮밥 어산적 새싹적채샐러드 백김치 차가버섯차	현미콩밥 우엉들깨탕 메추리알당근조림 가지선 오이생채 배추김치 차가버섯차	보리밥 된장찌개 꽁치구이+셀러리소스 도라지나물 양상추파프리카샐러드 깍두기 차가버섯차	기장밥 닭가슴살된장국 미나리두부찜 다시마초회 쑥갓적채무침 배추김치 차가버섯차	배아미밥 순두부김국 달걀채소말이 생미역초회 어린싹채소무침 배추김치 차가버섯차	보리밥 조개쑥갓탕 모듬콩두부샐러드 맨김구이 영양부추홍피망무침 총각김치 차가버섯차차	수수밥 명태지리 땅콩조림 무나물 쑥갓나물 오이소박이 차가버섯차
야식	당근-토마토즙+효모	당근·케일즙+효모	당근-고구마즙+효모	당근-부추-파슬리즙+효모	당근-민들레뿌리 즙+효모	당근-토마토즙+효모	당근-무-무청즙+효모

4) 대장암(결장암 & 직장암)

(1) 대장암(결장암 & 직장암) 식단 구성하기

선진국형 암으로, 남녀 모두 크게 증가하는 추세다. 음식물 중 식이섬유는 섭취하지 않고 동물성 지방이나 육류 섭취가 주인 고단백·고지방·저섬유 식이로 인해 변의 양이 적어지고 변이 장내에 오래 머무는 것이 발병 원인이다. 그 밖에도 칼슘(하루 800mg 이상 섭취해야 효과)과 비타민D 부족, 굽거나 튀기는 조리법, 운동 부족, 염증성 장 질환(크론병, 궤양성 대장염 등), 대장 용종, 가족력(유전적 요인)도 원인이 된다.

식빵이나 피자에 들어 있는 버터와 트랜스 지방산이 함유된 마가린에 의해 대장암과 전립선암 위험도가 증가하고, 피자 토핑에 들어간 육류와 가공 육류도 대장·직장암 위험을 증가시키는 요인이 된다. 그러므로 버터나 치즈, 마요네즈 소스, 쿠키, 도넛, 프렌치프라이, 마가린, 쇼트닝 함유 제품을 이용할 때는 반드시 트랜스 지방산(부분 수소화 지방산이라고도 함)이 포함되지 않은 것을 구입해야 한다. 달걀의 과잉 섭취와 자장면에 들어 있는 육류도 대장·직장암의 위험도를 높인다.

중요한 것은 동물성 지방과 트랜스 지방산의 섭취를 줄이고 녹황색 채소와 과일의 충분한 섭취를 통해 식이섬유 섭취량을 늘리고, 체중을 관리하여 비만을 방지하며, 금연·절주하는 생활 습관을 들이는 것이다.

(2) 대장암(결장암 & 직장암)에 도움이 되는 식품

표 2-18 대장암(결장암 & 직장암)에 도움이 되는 식품

식품군			식품
주식	곡류군		자색 감자, 검은 쌀, 고구마, 보리, 옥수수, 율무, 현미, 조, 수수, 팥, 통밀, 밤, 옥수수, 행인
부식	어육류	저지방	가오리, 가자미, 대구, 동태, 새우, 생굴, 잔멸치, 조기. 홍어, 홍합, 코다리, 황태, 담백하고 부드러운 살코기
		중지방	검은콩, 노란콩, 된장, 두부, 순두부, 연두부, 청국장, 달걀노른자

부식	채소군	녹황색 채소	가지, 녹색잎 채소, 근대, 김치, 단호박, 당근, 미나리, 부추, 붉은 양파, 브로콜리, 시금치, 쑥갓, 익모초/녹즙, 자색 가지, 적색 무, 적색 양배추, 청색 고추, 케일, 토마토
		담색 채소	도라지, 무, 밭마늘, 배추, 셀러리, 생강, 순무, 방울양배추, 양배추, 양상추, 양파, 우엉, 콜리플라워, 콩나물, 포공영(민들레 뿌리 말린 것)
		버섯류	느타리버섯, 건표고버섯, 생표고버섯, 양송이버섯, 차가버섯
		해조류	김, 미역, 다시마, 파래, 곤포, 매생이
	지방군		검은깨, 땅콩류, 들기름, 들깨, 올리브유, 참기름, 참깨
간식	우유군		두유, 유산균 음료, 탈지 우유
	과일군		수박, 감, 귤 껍질, 딸기, 배, 대추, 호두, 파파야, 망고, 복숭아, 오렌지, 사과, 망고, 체리, 딸기, 포도, 딸기, 석류, 나무딸기, 산딸기, 블루베리, 석류, 적색 포도, 오디, 적색 포도 껍질, 레드와인
녹즙			당근-고구마즙, 당근-무즙, 당근-민들레뿌리즙, 당근-부추즙, 당근-케일즙, 당근-콜리플라워즙, 당근-피망즙, 셀러리-당근즙, 시금치-당근즙, 아스파라거스-당근즙, 양배추-당근즙, 오이-당근즙, 파슬리-당근즙, 파프리카-당근즙
기타			구기자, 녹차, 생강, 금은화(식용꽃), 심황(카레), 클로렐라, 후추

(3) 대장암(결장암 & 직장암) 환자를 위한 주간 식단

표 2-19 대장암(결장암 & 직장암) 환자를 위한 주간 식단

시간\요일	월	화	수	목	금	토	일
식전	셀러리-당근즙	토마토-당근즙	스파라거스-당근즙	파프리카-당근즙	적색양배추-당근즙	파슬리-당근즙	시금치-당근즙
조식	율무밥 생태된장국 연두부찜 양송이버섯구이 양상추샐러드 백김치	강낭콩밥 미소표고버섯국 대하구이 자색감자당조림 오이뱃두리 물김치	기장밥 쇠고기무국 연근달걀찜 양배추찜 브로콜리나물 나박김치	현미밥 순두부탕 연어구이 단호박조림 양상추샐러드 동치미	흑미밥 닭가슴살된장국 깐새우냉채 가지나물 양상추샐러드 나박김치	기장밥 감자국 마늘장조림 무나물 시금치나물 백김치	녹차밥 곰국 조기구이 감자로즈마리구이 양상추샐러드 나박김치
간식	사과+유산균 음료	감귤+유산균 음료	포도+유산균 음료	딸기+유산균 음료	토마토+유산균 음료	사과+유산균 음료	배+유산균 음료

중식	녹차밥 쇠고기두부다 시마탕 잔멸치케첩볶음 단호박찜 시금치나물 나박김치	팥밥 채소청국장찌개 닭가슴살셀러 리볶음 가지나물 양상추샐러드 백김치	수수밥 미소깐새우된장국 순한맛 카레 표고버섯나물 양상추샐러드 동치미	보리밥 양송이버섯홍합국 불고기 탕평채 오이뱃두리 백김치	녹차밥 두부전골 황태찜 우엉조림 애호박눈썹나물 백김치	현미밥 미소표고버섯국 갈치카레구이 삼색파프리카볶음 양상추샐러드 물김치	율미밥 새우달걀국 닭가슴살카레 가지나물 쑥갓나물 동치미
간식	찐감자+베지밀	방울토마토+검 은콩두유	단감+베지밀	키위+검은콩두 유	생율+베지밀	바나나+검은콩 두유	딸기+베지밀
석식	보리밥 채소된장찌개 새우채소달걀찜 도토리묵무침 삼색파프리카볶음 동치미	현미밥 북어전골 두부선 깻잎찜 애호박눈썹나물 나박김치	녹차밥 감자국 황태구이 무지짐 쑥갓나물 백김치	기장밥 대구지리 연근조림 숙주나물 어린싹채소나물 물김치	팥밥 채소청국장찌개 양송이버섯오 믈렛 오이선 깨순나물 동치미	수수밥 황태전골 두부채샐러드 양배추찜 브로콜리나물 나박김치	보리밥 된장찌개 꽃게찜 연근조림 오이눈썹나물 동치미
야식	당근-자색양배 추즙	당근-케일즙	당근-익모초즙	당근-부추-파 슬리즙	당근-민들레뿌 리 즙	당근-토마토즙	당근-무-무청즙

(4) 대장암 수술 후 식사 요령

수술 방법에 따라 식사가 달라질 수 있다. 직장이나 에스상 결장 절제(切除) 또는 결장 장루술(왼쪽 인공 항문 수술)을 하고 난 뒤에는 변비가 생기기 쉬우므로 배변을 촉진하는 채소나 과일 등 부드러운 고섬유식을 하는 것이 좋다. 회장 장루술(오른쪽 인공 항문 수술)을 하고 난 뒤에는 장의 내용물이 액상에서 죽상으로 바뀌는 과정이 없어져 수분과 전해질의 손실이 커지므로 섬유질이 적고 껍질을 제거한 부드러운 저섬유식을 하는 것이 좋다.

대장암 수술 후 설사나 불규칙하면서도 잦은 배변, 변실금 등의 증상이 나타나거나 복부 팽만, 가스의 빈번한 배출로 인해 고통을 호소하는 사람들이 가끔 있는데, 이는 대장이나 직장 절제 후 발생하는 생리적인 현상이다. 특히 대장암 수술 1~2개월을 전후해서는 음식이 상처 부위를 통과하므로 섬유질이나 잔사 섭취량을 줄여 대변량과 대변 보는 빈도를 줄이기 위해 저잔사식(low residue diet)을 해야 한다. 회복 정도에 따라 정상 식이로 진행하면서 통증이나 불편함을 주는 식품을 선별적으로 제한하되, 장기간의 저잔사식은 장의 정상적인 운동을 위축시키고 변비를 초래할 수 있다는 점을 주의해야 한다.

① 하루 세 끼 이상 규칙적인 식사를 하여 규칙적인 배변 습관을 기른다.

② 천천히 꼭꼭 씹어 먹는다. 질기거나 딱딱한 섬유 식품은 체내에서 덩어리를 형성하여 장 폐색증을 일으킬 수 있으므로 이들 식품의 섭취를 피하고, 조리 시 잘 익히고 잘게 다져서 소화 흡수가 잘되게 하고 수술 부위가 막히지 않게 해야 한다.

③ 과식하지 않는다. 잡곡밥보다는 쌀밥 위주의 부드러운 음식을 섭취한다.

④ 육류의 기름이나 가금류의 껍질은 제거하고 살코기만 먹는다. 생선이나 두부, 달걀 등의 단백질 식품을 적절히 섭취한다.

④ 섬유질이 많은 채소의 섭취는 제한하고 섬유질이 적은 채소류를 부드럽게 조리해 먹되, 한번에 지나치게 많이 섭취하지 않는다.

⑤ 수분을 충분히 섭취한다. 장의 일부가 제거되어 수분 흡수가 원활하지 않아 탈수나 변비 등이 나타날 수 있으므로 하루 8~10컵 정도의 물을 마신다.

⑥ 장에 자극을 주는 향신료는 자제한다.

⑦ 생채소나 생선회, 육회 등은 당분간 피하고 익힌 음식 위주로 부드럽게 조리하여 섭취한다.

⑧ 유당 불내증이 있는 사람은 우유를 데워 마시거나 발효유로 대체한다.

⑨ 수술 직후에는 생과일보다 즙을 내어 마시는 것이 좋다. 지나치게 많이 마시면 소화가 잘 안 되거나 설사를 할 수 있으므로 반응을 살펴 가며 조절한다. 생과일도 소량씩 섭취하여 반응을 살피고, 과잉 섭취하지 않는다.

⑩ 말린 식품이나 지나치게 단단한 식품을 이용한 음식은 피한다.

⑪ 가스를 발생시키는 식품, 변을 묽게 하는 식품, 소화가 잘 안 되는 식품은 섭취에 주의한다.

⑫ 사람마다 식품에 대한 반응이 다르므로 새로운 음식을 먹을 때는 한 가지씩 먹어 보아 섭취량을 조금씩 늘리되, 수술 후 1~2개월간은 섭취 후 속이 편한 음식을 기록하며 즐기는 것이 좋다.

(5) 대장암 수술 후 나타나는 증상에 따른 제한 식품

표 2-20 대장암 수술 후 나타나는 증상에 따른 제한 식품

증상별 분류	식품 종류
가스를 많이 발생시키는 식품	콩류, 양파, 유제품(우유 · 요구르트), 탄산음료, 맥주, 빨대로 먹기
변을 묽게 하는 식품	콩류, 자두 또는 자두 주스(프룬 주스), 찬 우유, 술, 아이스크림, 풋과일, 지방을 많이 함유한 라면과 튀김류
소화가 잘 안 되는 식품	셀러리, 견과류(호두 · 밤 · 잣 등), 옥수수, 팝콘, 파인애플, 말린 과일, 과일 껍질
변비 유발 식품	바나나, 감, 땅콩, 밤, 토란, 인절미, 말린 과일(말린 바나나 · 건포도 등)
악취 유발 식품	많은 양의 파, 마늘, 양파, 청국장, 볶은 콩, 달걀, 치즈

5) 간암

(1) 간암 식단 구성하기

우리나라에서 많이 발생하는 암으로 중 · 장년의 발생률은 세계적으로 높은 수준이며, 사망률이 감소하고 있긴 하나 남성에게 발생하는 암 가운데 3위를 차지한다. 대개 간염이나 간경화 등을 거쳐 암으로 발전하며, B형 · C형 간염과 지속적인 음주, 강력한 발암 물질인 아플라톡신이 원인으로 지적된다. 따라서 술을 삼가고 간염이나 간경변 등으로 인한 간 기능 저하로 축적된 혈중 암모니아를 감소시켜 간에 무리를 주지 않는 것이 중요하다.

간암을 예방하기 위해서는 비타민과 무기질, 그리고 열량을 충분히 섭취할 수 있는 식단을 구성해야 한다. 간 기능에 따라 식사 요법이 다른데, 간 기능이 저하된 상태에서는 저단백 식이를 하여 간성뇌증이 발생하지 않도록 하고, 간 기능이 원활할 때는 간의 회복과 재생에 도움이 되는 고단백 식이를 해야 한다.

회복 기간 중 가장 신경 써야 할 것은 식욕 감퇴로 인한 체중 감소다. 그런 만큼 체중이 줄어들지 않도록 기호와 식습관을 고려하여 여러 가지 색깔의 채소와 과일을 선택하고, 환자가 좋아하는 조리 방법을 선택해 맛에 변화를 주어야 한다.

식욕이 저하된 경우에는 좋아하는 음식을 중심으로 소량씩 자주 섭취하게 하고, 합병증이 있는 경우에는 식품 선택과 조리 방법에 더욱더 신경 쓴다. 의약품이나 한약, 농약 처리되지 않은 재료로 만든 녹즙, 건강 기능성 식품(느릅나무껍질·헛개나무·인진쑥 등)은 간 기능에 영향을 줄 수 있으므로 반드시 주치의와 상담한 후에 복용 여부를 결정해야 한다. 특정 식품에 대한 거부 반응이 있을 때는 영양 성분이 비슷한 식품군 내에서 대체하는 것도 방법이다. 또 지나치게 뜨거운 음식은 메스꺼움이나 구토 등을 유발할 수 있으므로 상온(예 : 물의 온도=뜨거운 물 1/2컵+찬물 1/2컵, 반드시 뜨거운 물 먼저)에 가깝거나 약간 차갑게 조리하는 것이 좋다. 합병증이 있는 경우에는 식품의 선택과 조리에 더욱 주의해야 한다.

(2) 간암에 도움이 되는 식품

표 2-21 간암에 도움이 되는 식품

식품군			식품
주식	곡류군		자색 감자, 자색 고구마, 귀리, 기장, 맥아, 보리쌀, 붉은 팥, 수수, 옥수수, 율무, 현미, 흑미, 흑설탕
부식	어육류	저지방	가자미, 다슬기, 대구, 바지락, 새우, 연어, 참치, 코다리, 황태, 쇠고기(살코기, 넓적다리살), 닭 가슴살, 오리
		중지방	강낭콩, 노란콩, 약콩, 두부, 순두부, 연두부, 콩가루, 고등어, 꽁치, 미꾸라지, 장어, 달걀 노른자, 쇠고기(등심)
	채소군	녹황색 채소	녹색잎 채소, 단호박, 당근, 돌미나리, 무청, 부추, 브로콜리, 셀러리, 시금치, 신선초, 쑥갓, 자색 가지, 자색 양파, 적색 양배추, 적무, 차조기 잎, 청색 고추, 피망, 케일, 토마토
		담색 채소	감자, 대파, 더덕, 무, 밭 마늘, 방울양배추, 배추, 순무, 양배추, 양상추, 양파, 콜리플라워, 콩나물
		버섯류	느타리버섯, 양송이버섯, 영지버섯, 표고버섯, 차가버섯
		해조류	김, 미역, 다시마, 톳, 매생이 등
	지방군		홍화씨유, 검은깨, 검은깨 기름
간식	우유군		무지방 우유, 흰 두유

간식	과일군	감, 귤 껍질, 오렌지, 자몽, 구아바, 딸기, 산딸기, 블루베리, 망고, 복숭아, 배, 파파야, 사과, 살구, 석류, 수박, 오디, 오렌지, 자몽, 적포도, 체리
	후식/기타	구기자, 강화 인진쑥, 녹차, 상황버섯, 프로폴리스, 커피콩, 후추, 효모, 클로렐라, 상기생, 알로에, 클로렐라, 허브차(바질 · 타임 · 타라곤 · 오레가노 · 로즈마리), 금은화(식용꽃), 포공영(민들레 뿌리 말린 것)

(3) 간암 환자를 위한 주간 식단

표 2-22 간암 환자를 위한 주간 식단

시간 \ 요일	월	화	수	목	금	토	일
식전	셀러리-당근즙+효모	오이-당근즙+효모	아스파라거스-당근즙+효모	파프리카-당근즙+효모	시금치-당근즙+효모	파슬리-당근즙+효모	양배추-당근즙+효모
조식	율무밥 다슬기탕 토마토닭고기조림 어린싹채소샐러드 더덕구이 백김치	배아미밥 북어국 삼색콩샐러드 맨김구이 시금치나물 배추김치	현미밥 토마토미트소스덮밥+셀러리,양파, 무순 가지나물 오이생채 백김치	배아미밥 닭다리살된장국 느타리볶음 쑥갓나물 단호박구이 배추김치	율무밥 오이감정 감자마구이 감자당근조림 애호박나물 백김치	버섯홍합죽 모듬채소 오믈렛 가지찜 깨순나물 동치미	검은깨죽 새우살채소전 양상추토마토샐러드 동치미 복숭아주스
간식	사과+유산균음료	감 귤+유산균음료	포도+유산균음료	딸기+유산균음료	토마토+유산균음료	감 귤+유산균음료	배+유산균 음료
중식	율무밥 5색나물비빔밥+달걀프라이 건새우아욱된장국 단호박구이 배추김치	보리밥 미소팽이버섯국 닭가슴살카레 과일채소샐러드 망고주스 백김치	팥밥 근대된장국 삼치무조림 화양적 돌미나리나물 배추김치	기장밥 바지락미역국 채소알밥 두부구이 그린비타민샐러드 백김치	현미밥 미소콩나물국 참꼬막무침 표고버섯산적 청경채나물 동치미	흑미흰콩밥 배추들깨된장국 닭 다리 살토마토채소조림 무나물 신선초무침 나박물김치	콩보리밥 버섯미소된장국 불고기 무말랭이무침 시금치나물 배추김치
간식	망고+검은콩두유	자색고구마+베지밀	단감+검은콩두유	생율+베지밀	바나나+검은콩두유	키위+베지밀	방울토마토+검은콩두유
석식	현미밥 두부전골 연어구이 다시마초회 생깻잎찜 총각김치	기장밥 대구지리 가지선 새송이파프리카볶음 영양부추무침 배추김치	율무밥 순두부김국 대하찜 양배추홍피망샐러드 생미역무침 총각김치	보리밥 미소콩나물국 장어카레구이 연근초절이 브로콜리볶음 배추김치	검정콩밥 실파달걀탕 참치 & 토마토구이 양배추찜 마늘초 오이부추김치	수수밥 모듬버섯전골 황태구이 미나리강회 해조류샐러드 총각김치	기장밥 생명태된장국 미나리얹은 두부찜 양상추적채 샐러드 물파래냉채 오이소박이
야식	당근-피망즙+효모	당근 · 케일즙+효모	당근-토마토즙+효모	당근-순무즙+효모	당근-민들레뿌리 즙+효모	당근-자색감자즙+효모	당근-무-무청즙+효모

① 시각적으로 입맛을 돋우는 삼색 파프리카나 파슬리, 당근, 파, 마늘 등의 채소
　와 토마토, 감귤, 포도, 딸기 등의 과일을 이용한다.

② 레몬과 과일즙을 이용해 상큼한 맛을 내고, 꿀과 설탕으로 달콤한 맛을 내고, 참
　기름과 들기름을 이용해 고소한 맛을 내는 등 다양한 방법으로 식욕을 돋운다.

③ 특정 식품에 거부 반응을 일으킬 때는 영양 성분이 비슷한 다른 식품으로 대
　치하거나 조리 방법을 바꾸어 본다.

④ 지나치게 뜨거운 음식은 구토나 메스꺼움을 유발할 수 있으므로 상온에 가깝
　게, 그리고 약간 시원하게 조리한다.

6) 자궁암

(1) 자궁암 식단 구성하기

　우리나라 여성에게 발생하는 암 가운데 4위를 차지한다. 유방암과 마찬가지로
비만인 여성에게서 많이 나타나므로 지나치게 열량이 높은 음식이나 지방, 단순당
의 섭취를 줄이고 식이섬유가 풍부한 저칼로리 식품을 많이 섭취해야 한다. 비타민
A·C와 엽산 등 일부 영양소의 결핍도 원인이 되므로 이들 성분이 풍부한 녹황색
채소와 과일, 버섯, 해조류의 적극적인 섭취를 통해 균형 잡힌 식사가 되도록 한다.

(2) 자궁암에 도움이 되는 식품

표 2-23 자궁암에 도움이 되는 식품

식품군			식품
주식	곡류군		검은쌀, 고구마, 맥아, 보리쌀, 옥수수, 율무, 자색 감자, 통밀, 행인, 현미
부식	어육류	저지방	다슬기, 대구, 동태, 명태, 코다리, 황태, 오리 살코기
		중지방	검은콩, 노란콩, 달걀 노른자, 두부, 순두부, 연두부

부식	채소군	녹황색 채소	구기순, 깻잎, 녹색잎 채소, 당근, 붉은 양파, 단호박, 무청, 민들레, 부추, 브로콜리, 산나물(원추리·취), 상추, 시금치, 쑥, 오이, 익모초/녹즙, 자색 가지, 적색 양배추, 질경이, 청색 고추, 케일, 토마토
		담색 채소	대파, 무, 밭 마늘. 배추, 생강, 수삼, 싹눈양배추, 양배추, 양상추, 양파, 우엉, 홍산, 콩나물, 콜리플라워
		버섯류	느타리버섯, 표고버섯, 영지버섯, 차가버섯
		해조류	김, 곤포, 다시마, 매생이, 물파래, 물미역, 톳
	지방군		검은깨, 아마씨
간식	우유군		두유, 무지방 우유, 유산균 음료
	과일군		감, 구아바, 귤 껍질, 대추, 딸기, 망고, 배, 복숭아, 블루베리, 사과, 산딸기, 살구, 석류, 수박, 오디, 오렌지, 자몽, 적색 포도, 체리, 파파야
후식/기타			구기자, 후추, 프로폴리스, 커피콩, 허브(바질·타임·타라곤·오레가노·로즈마리), 금은화(식용 꽃), 포공영(민들레 뿌리 말린 것)

(3) 자궁암 환자를 위한 주간 식단

표 2-24 자궁암 환자를 위한 주간 식단

시간 \ 요일	월	화	수	목	금	토	일
식전	셀러리-당근즙+효모	케일-당근즙+효모	익모초-당근즙+효모	파프리카-당근즙+효모	시금치-당근즙+효모	파슬리-당근즙+효모	양배추-당근즙+효모
조식	흑미밥 콩나물국 닭고기셀러리볶음 표고버섯구이 브로콜리나물 배추김치 차가버섯차	현미밥 냉이토장국 5색도미찜 삼색파프리카샐러드 나물깻잎 배추김치 차가버섯차	채소콩나물죽 모듬버섯오믈렛 브로콜리+아스파라거스샐러드 애호박나물 동치미 차가버섯차	잡곡밥 감자국 황태찜 구운 김+참기름 오이홍피망생채 배추김치 차가버섯차	옥수수호박죽 연어구이 우엉조림 양상추토마토샐러드 백김치 차가버섯차	흑미흰콩밥 표고버섯부추탕 대합찜 단호박구이 상추무침 배추김치 차가버섯차	흑임자버섯죽 삼색보푸라기 고구마산마조림 미나리나물 동치미 차가버섯차
간식	사과+유산균 음료	감 귤+유산균 음료	포도+유산균 음료	토마토+유산균 음료	딸기+유산균 음료	한라봉+유산균 음료	배+유산균 음료
중식	율무밥/산채비빔밥 미소미역국 어산적 나박물김치 과일샐러드 차가버섯차	쇠고기무국 무말랭이밥/보리밥+달래양념장 북어·새송이·느타리·단호박구이 겉절이무침 차가버섯차	율무밥 청국장 갈치카레구이 물파래냉채 양상추적채샐러드 백김치 차가버섯차	보리새우아욱국 무밥/율무밥+들기름 북어국물 장조림 영양부추무침 백김치 차가버섯차	팥밥 홍합버섯탕 닭가슴살카레 마늘양파피클 어린싹채소무침 나박물김치 차가버섯차	보리밥 보리순된장국 참고막냉채 곤포쌈 오이파채무침 배추김치 차가버섯차	흑미밥 매생이굴국 불고기 생깻잎찜 모듬채소쌈 배추김치 차가버섯차

간식	토마토+흰 두유	망고+탈지우유	단감+베지밀	복숭아+탈지우유	배+흰 두유	방울토마토+베지밀	키위+탈지 우유
석식	보리밥 된장찌개 셀러리소스고등어구이 무나물 물미역양파당근냉채 총각김치 차가버섯차	율무밥 순두부김국 대하찜 우엉조림 시금치나물 배추김치 차가버섯차	검은콩현미밥 채소전골 삼색콩샐러드 연근피클 쑥갓나물 총각김치 차가버섯차	흑미밥 대구지리 느타리버섯나물 다시마쌈 취나물 배추김치 차가버섯차	현미밥 시레기된장국 미나리두부찜 맨김구이 도라지쪽파생채 배추김치 차가버섯차	율무밥 우엉들깨탕 꽁치무지짐 양배추찜 모듬채소샐러드 백김치 차가버섯차	잡곡밥 두부전골 참치&토마토구이 더덕생채 해조류샐러드 총각김치 차가버섯차
야식	당근-민들레즙+효모	당근-피망즙+효모	당근-익모초즙+효모	당근-부추-파슬리즙+효모	당근-민들레뿌리 즙+효모	당근-콜리플라워즙+효모	당근-무-무청즙+효모

7) 전립선암

(1) 전립선암 식단 구성하기

전립선암은 동물성 지방이 가장 큰 식이 요인으로 알려져 있다. 식생활이 서구화된 이후 지속적으로 증가하고 있는 만큼 식생활 개선이 가장 중요하다. 전립선암을 예방하기 위해서는 동물성 지방의 섭취를 줄이고 저지방·고섬유·저열량 식사를 해야 한다. 리코펜과 녹차, 셀레늄, 비타민D·E가 전립선암 예방에 효과가 있다고 알려져 있으므로 이들 성분이 포함된 식품을 매 끼 골고루 섭취할 것을 권한다. 또 전립선암 사망률과 지방 섭취량은 비례 관계에 있으므로 육류 섭취를 줄여 동물성 지방 섭취량을 줄이고, 녹황색 과일과 채소를 많이 섭취하며, 열량 섭취를 낮추고 규칙적인 운동으로 정상 체중을 유지해야 한다. 식빵이나 피자에 들어 있는 버터와 트랜스 지방산이 함유된 마가린은 대장암과 전립선암 위험을 증가시키지만 토마토 소스에 들어 있는 리코펜은 전립선암 위험을 낮추므로 토마토 소스를 적극 활용할 것을 권한다. 버터나 치즈, 마요네즈 소스, 쿠키, 도넛, 프렌치프라이, 마가린, 쇼트닝 함유 식품을 선택할 때는 반드시 트랜스 지방산이 포함되지 않은 것을 고른다.

표 2-25 암 진행 단계별 도움이 되는 영양소와 물질

식품군			식품
주식	곡류군		자색 감자, 검은쌀, 고구마, 맥아, 메밀, 배아미, 수수, 옥수수, 율무, 조, 행인, 현미
부식	어육류	저지방	굴, 새우, 대구, 도미, 넙치, 가자미, 홍어, 명태, 코다리, 황태
		중지방	강낭콩, 검정콩, 달걀노른자, 대두 배아 및 콩 제품(두부 · 두유 · 된장 · 청국장 등), 미꾸라지
	채소군	녹황색 채소	토마토, 구기순, 김치, 냉이, 단호박, 달래, 당근, 돌나물, 돌미나리, 깻잎, 마늘종, 무순, 무청, 보리순, 부추, 붉은 파프리카, 붉은 고추, 붉은 양파, 브로콜리, 시금치, 쑥, 자색 가지, 적색 무, 적색 양배추, 질경이, 청색 고추, 케일, 콩나물, 풋마늘
		담색 채소	마늘, 방울양배추, 배추, 양배추, 양파, 마늘, 생강, 순무, 콜리플라워
		버섯류	느타리버섯, 송이버섯, 차가버섯, 팽이버섯, 표고버섯, 송이버섯
		해조류	녹조류(청각 · 매생이 · 클로렐라 · 파래), 엽록체 · 베타카로틴 · 루테인, 홍조류(김), 엽록소 · 베타카로틴, 갈조류(미역 · 다시마), 엽록체 · 베타카로틴 · 알긴산 · 퓨코잔틴
	지방군		검은깨, 들깨, 땅콩, 아마씨, 검은깨
간식	우유군		요구르트, 두유, 탈지 우유
	과일군		감, 구아바, 귤껍질, 금귤, 대추, 딸기, 블루베리, 산딸기, 망고, 배, 복숭아, 사과, 살구, 수박, 석류, 오디, 오렌지, 자몽, 적색 포도, 적색 포도주, 체리, 파파야
후식/기타			구기자, 겨자, 녹차, 산수유, 상기생, 심황(카레), 오미자, 차전자(질경이 씨), 홍차, 효모, 후추

표 2-26 암 진행 단계별 도움이 되는 영양소와 물질

시간 \ 요일	월	화	수	목	금	토	일
식전	토마토-당근즙+효모	셀러리-당근즙+효모	아스파라거스-당근즙+효모	양배추-당근즙+효모	시금치-당근즙+효모	파슬리-당근즙+효모	붉은파프리카-당근즙+효모

조식	옥수수호박죽 대하찜 느타리버섯나물 오이밤김치 동치미 차가버섯차	율무밥 달래된장국 홍어찜 가지나물 양상추토마토 샐러드 차가버섯차	흑임자버섯죽 삼색보푸라기 송이버섯구이 시금치나물 나박물김치 차가버섯차	배아미밥 냉이토장국 오색도미찜 콩나물 오이소박이 차가버섯차	행인죽 황태찜 숙주미나리나물 애호박나물 백김치 차가버섯차	율무밥 냉이모시조개 된장국 오리고기가슴 살조림 토마토새싹샐러드 배추김치 차가버섯차	북어파죽 두부채샐러드 물파래무침 나물깻잎 동치미 차가버섯차
간식	사과+유산균 음료	감귤+유산균 음료	포도+유산균 음료	딸기+유산균 음료	토마토+유산균 음료	한라봉+유산균 음료	복숭아+유산균 음료
중식	배아미밥 매생이굴탕 닭가슴살셀러 리볶음 마늘구이 돌미나리나물 총각김치 차가버섯차	조밥 사태스지사골뼈국 삼색콩조림 다시마초회 근대나물 석박지 차가버섯차	배아미밥 두부김치찌개 생굴전 파래무침 냉이된장나물 깍두기 차가버섯차	율무밥 생태국 표고산적 고구마단호박 조림 상추파채무침 순무김치 차가버섯차	수수밥 버섯조개탕 닭가슴살카레 양파마늘홍고 추피클 양배추적채무침 배추김치 차가버섯차	보리밥 추어탕 마늘초 강낭콩조림 쑥갓자색양파 무침 순무김치 차가버섯차	흑미밥 쇠고기샤브샤브 +신선초, 당귀잎, 케일, 적색치커리 도토리묵무침 땅콩조림 배추김치 차가버섯차
간식	배+흰 두유	단감+탈지 우유	방울토마토+베 지밀	키위+흰 두유	키위+탈지 우유	망고+베지밀	토마토+흰 두유
석식	보리밥 콩나물무황태국 연근달걀찜 도토리묵무침 영양부추홍피망 무침순무김치 차가버섯차	수수밥 미소표고버섯 부추탕 코다리지짐 무나물 쑥갓나물 배추김치 차가버섯차	약콩밥 닭가슴살된장국 더덕생채 연근조림 참나물 총각김치 차가버섯차	무밥/배아미밥 새우달걀국 두부구이 톳냉채 달래무침 배추김치 차가버섯차	흰콩현미밥 대구지리 맨김구이 무말랭이무침 실파초회 백김치 차가버섯차	흑미밥 모듬버섯전골 가자미조림 물미역초회 브로콜리오이볶음 총각김치 차가버섯차	율무밥 부추된장국 광어찜 연근초절이 시금치나물 백김치 차가버섯차
야식	당근-피망즙+ 효모	당근-고구마즙 +효모	당근·케일즙+ 효모	당근-부추-파 슬리즙+효모	당근-민들레뿌 리 즙+효모	당근-콜리플라 워즙+효모	당근-순무즙+ 효모

8) 췌장암

(1) 췌장암 식단 구성하기

췌장암의 원인 중 식이와 관련된 것은 지방이 많은 음식의 섭취와 오래된 당뇨병, 만성 췌장염 등이다. 특히 지방과 알코올, 향신료, 커피는 소화 효소와 담즙이 분비되면 인한 심각한 통증을 유발하므로 이들 식품은 피해야 한다. 중요한 것은 고지방·고칼로리 식이를 피해 비만을 방지하고, 식이섬유와 항산화 물질이 풍부한 녹황색 채소와 과일, 버섯, 해조류를 중심으로 하는 식생활을 유지하며, 적당한 운동을 하는 것이다.

췌장은 탄수화물·단백질·지방을 분해하는 소화 효소를 생성 분비하고 인슐린을 분비하여 혈당을 조절하는 곳이다. 그래서 췌장에 이상이 있는 췌장암 환자의 경우 음식물의 소화가 잘 이루어지지 않으므로 부드러운 고열량식을 조금씩 자주 섭취해야 한다. 단, 지나치게 단 음식을 피해 당뇨가 나타나지 않도록 신경 써야 한다. 또한 치료 중 나타나는 부작용인 오심, 구토, 구강 궤양 등으로 인해 음식물을 섭취하기가 힘들어 영양 불량이 되거나 그로 인해 건강이 악화될 수 있으므로 체중 변화와 탈수에도 각별히 신경 써야 한다. 췌장암 수술 후 인슐린 분비의 저하로 당뇨 증상이 있을 때는 혈당 조절을 위한 치료와 함께 당뇨 식이요법에 준한 식사를 해야 한다.

(2) 췌장암에 도움이 되는 식품

표 2-27 췌장암에 도움이 되는 식품

식품군			식품
주식	곡류군		검은쌀, 고구마, 자색 감자
부식	어육류	저지방	대구, 명태, 코다리, 황태, 병어, 살코기
		중지방	검은콩, 콩 제품, 달걀
	채소군	녹황색 채소	녹색잎 채소, 당근, 토마토, 시금치, 단호박, 적색 양배추, 청색 고추, 자색 가지, 붉은 양파, 콩나물
		담색 채소	양배추, 무
		버섯류	느타리버섯, 차가버섯, 표고버섯
		해조류	해조류
	지방군		검은깨, 땅콩류
간식	우유군		탈지 우유, 흰 두유

간식	과일군	수박, 살구, 딸기, 감, 석류, 자몽, 구아바, 사과, 망고, 체리, 오디, 적색 포도 껍질, 적포도, 적포도주, 나무딸기, 딸기, 산딸기, 블루베리
	후식/기타	구기자, 녹차

(3) 췌장암 환자를 위한 주간 식단

표 2-28 췌장암 환자를 위한 주간 식단

시간＼요일	월	화	수	목	금	토	일
식전	셀러리-당근즙+효모	오이-당근즙+효모	아스파라거스-당근즙+효모	파프리카-당근즙+효모	시금치-당근즙+효모	파슬리-당근즙+효모	양배추-당근즙+효모
조식	배아미밥 쇠고기무국 채소달걀찜 느타리버섯구이 오이홍피망생채 배추김치 차가버섯차	흑임자버섯죽 연두부찜 호박고지나물 파래무침 꽃상추새싹샐러드 동치미 차가버섯차	약콩밥 버섯달걀탕 병어찜 단호박구이 파프리카토마토샐러드 배추김치 차가버섯차	발아현미밥 자색감자국 닭가슴살마늘조림 콩나물 브로콜리샐러드 배추김치 차가버섯차	옥수수호박죽 황태구이 연근조림 해송이버섯나물 양상추홍피망샐러드 백김치 차가버섯차	배아미서리태밥 시금치된장국 꽈리고추장조림 달걀프라이 그린비타민샐러드 배추김치 차가버섯차	약콩흑미밥 북어파죽 오리가슴살된장구이 표고버섯볶음 청경채나물 백김치 차가버섯차
간식	사과+탈지유 이용한 유산균 음료	감귤+탈지유 이용한 유산균 음료	포도+탈지유 이용한 유산균 음료	딸기+탈지유 이용한 유산균 음료	토마토+탈지유 이용한 유산균 음료	한라봉+탈지유 이용한 유산균 음료	자몽+탈지유 이용한 유산균 음료
중식	약콩흑미밥 미역북어된장국 두부조림 꽈리고추찜 싹채소토마토샐러드 배추김치 차가버섯차	서리태현미밥 무다시마국 콩나물무밥 오리고기된장구이 브로콜리초회 오이소박이 차가버섯차	흑미밥 근대된장국 사태산마조림 숙주나물 모듬채소쌈 배추김치 차가버섯차	율무서리태밥 모듬버섯전골 갈치지짐 도라지생채 청경채나물 총각김치 차가버섯차	약콩흑미밥 브로콜리된장국 대하찜 가지나물 실파초회 배추김치 차가버섯차	보리흑미밥 생굴매생이국 두부조림 무미나리생채 깨순나물 백김치 차가버섯차	흑미밥 샤브샤브+모듬채소 콩나물겨자냉채 단호박찜 나박물김치 차가버섯차
간식	생자색고구마+흰 두유	방울토마토 + 탈지우유	배+베지밀	석류+탈지 우유	자몽+흰 두유	오디+베지밀	연시+탈지 우유
석식	흑미밥 대구지리 깻잎찜 도토리묵 영양부추무침 백김치 차가버섯차	흑미밥 청국장찌개 야채달걀찜 땅콩우엉조림 시금치나물 총각김치 차가버섯차	배아미밥 동태지리 삼색콩조림 다시마냉채 쑥갓나물 배추김치 차가버섯차	흑미밥 채소듬뿍된장찌개 두부선 미역초간장샐러드 미나리나물 굴깍두기 차가버섯차	흑미밥 모듬채소두부전골 김무침 자색감자조림 그린비타민새싹샐러드 순무김치 차가버섯차	흑미밥 모듬버섯전골 코다리지짐 모듬채소샐러드 마늘파프리카구이 총각김치 차가버섯차	배아미밥 순두부김국 가자미지짐 양배추찜 상추자색양파샐러드 동치미 차가버섯차
야식	당근-파슬리즙+효모	당근 · 케일즙+효모	당근-샐러리즙+효모	당근 - 부추-파슬리즙+효모	당근-민들레뿌리 즙+효모	당근-익모초즙+효모	당근-무-무청즙+효모

9) 갑상선암

(1) 갑상선암 식단 구성하기

수술 전후 특별히 금기되거나 권장되는 식품은 없다. 단, 방사선 요오드 치료가 예정된 경우에는 치료 전 2주간 요오드가 함유되어 있는 해산물(식물 : 김·미역·다시마·톳 등 / 동물 : 명태·고등어·광어·우럭·오징어·문어·꼴뚜기·조개·소라·전복·성게·해삼·멍게·미더덕 등)이나 곡류(호밀·귀리·기장·라면·옥수수빵·시리얼 등), 달걀노른자, 프루트칵테일은 피한다. 허용 식품 이외의 과일, 우유 및 유제품, 밀크셰이크, 아이스크림, 지방류(아몬드·마요네즈), 조미료(천일염·고추장·된장·다시다·각종 젓갈과 장아찌), 기호 식품(적색 색소를 함유한 음료와 프림 들어간 커피·초콜릿·패스추리·머핀·도넛·케이크·피자·비스킷·팝콘) 등의 섭취도 제한한다.

(2) 갑상선암에 도움이 되는 식품

갑상선암 환자는 특별히 주의해야 할 음식은 없으나 수술 후 부갑상선 기능 저하증으로 칼슘 수치가 떨어질 때는 칼슘이 풍부한 음식을 섭취해야 한다. 단, 갑상선암 수술 후 방사선 동위 원소 치료를 할 경우에는 요오드가 들어간 식품을 제한해야 한다.

표 2-29 갑상선암에 도움이 되는 식품

식품군			식품
주식	곡류군		검은쌀, 고구마, 맥아, 자색 감자, 행인
부식	어육류	저지방	대구, 명태, 코다리, 황태, 황태포, 삼치, 살코기, 멸치, 뱅어포
		중지방	검은콩, 콩 제품
	채소군	녹황색 채소	산(山) 길경/차전초, 녹색잎 채소(깻잎 · 아욱 · 곰취 · 시금치 · 열무 등), 당근, 붉은 양파, 익모초/녹즙, 자색 가지, 적색 양배추, 청색 고추, 토마토
		담색 채소	단호박, 생강, 양배추, 우엉, 포공영(민들레 뿌리 말린 것)

부식	채소군	버섯류	느타리버섯, 차가버섯, 표고버섯
		해조류	해조류
	지방군		검은깨, 호두
간식	우유군		두유
	과일군		사과, 대추, 망고, 딸기, 산딸기, 블루베리, 석류, 오디, 적색 포도, 체리
후식/기타			구기자, 산수유, 금은화(식용꽃), 오미자

(3) 요오드 제한식

식사 중 요오드 섭취량을 최소화하기 위한 식사로, 갑상선 기능 항진증이나 갑상선암에 대한 방사선 요오드 치료 전후에 사용된다. 갑상선 기능 항진증 치료 시에는 치료 전 2주, 치료 후 3일간 사용되며, 갑상선암 치료 시에는 치료 전 4주, 치료 후 1주일간 사용된다. 치료 중에는 반드시 요오드가 함유된 모든 식품과 요오드 함유 종합 비타민, 요오드 함유 약물, 건강 보조 식품을 제한해야 한다.

표 2-30 요오드 제한식의 허용 식품과 제한 식품

식품군	허용 식품	주의 식품	제한 식품
곡류군	쌀밥, 밀가루, 국수(단, 소금이 첨가되지 않은 것), 삶은 감자(껍질 제외), 삶은 고구마(껍질 제외), 삶은 옥수수	오트밀, 마카로니, 녹말가루, 옥수수캔, 식빵	호밀, 귀리, 기장, 라면, 옥수수빵, 호밀빵, 시리얼
어육류균	쇠고기, 닭고기, 달걀 흰자, 달걀 흰자만 들어 있는 식품	돼지고기, 두부, 콩	모든 바다 생선, 달걀 노른자, 해산물(게 · 새우 · 조개류 · 갑각류)
채소군	신선한 채소류, 천일염과 젓갈이 함유되지 않은 모든 김치류	–	각종 해조류(김 · 미역 · 다시마 · 파래 등), 시금치, 브로콜리, 요오드와 젓갈류가 포함된 모든 김치류
지방군	식물성 기름, 무염 땅콩	버터, 땅콩버터, 마가린	아몬드, 마요네즈
우유군	–	요구르트, 저지방 우유	우유 및 유제품, 밀크셰이크, 아이스크림

과일군	오렌지, 귤, 토마토, 수박, 배, 사과, 포도, 참외, 복숭아, 오렌지주스, 파인애플주스	멜론, 단감, 바나나, 딸기, 키위, 건포도	푸르트칵테일, 허용 식품 외의 과일
기호식품	탄산음료, 원두커피, 우유가 들어가지 않은 수프	꿀, 쨈, 젤리	적색 색소를 함유한 음료, 초콜릿, 커피(프림 포함), 패스추리, 머핀, 도넛, 케이크, 피자, 비스킷, 팝콘
양념류	맛소금, 정제소금, 설탕, 파, 마늘, 생강, 식초, 고춧가루, 통깨, 케첩, 겨자가루, 후추	—	천일염, 고추장, 된장, 각종 젓갈류, 각종 장아찌류

(4) 요오드 제한 식단

표 2-31 요오드 제한 식단

시간 \ 요일	월	화	수	목	금	토	일
식전	셀러리-당근즙+효모	오이-당근즙+효모	아스파라거스-당근즙+효모	파프리카-당근즙+효모	케일-당근즙+효모	파슬리-당근즙+효모	양배추-당근즙+효모
조식	쌀밥 콩나물국 닭가슴살조림 버섯구이 오이홍피망생채 백김치 차가버섯차	쌀밥 쇠고기토란탕 호두조림 애호박나물 양상추새싹샐러드 동치미 차가버섯차	쌀밥 감자국 마늘장조림 숙주나물 삼색파프리카샐러드 백김치 차가버섯차	쌀밥 버섯맑은국 닭가슴살셀러리볶음 콩나물 상추초절이 백김치 차가버섯차	옥수수호박죽 달걀흰자탕 두부구이 버섯나물 양상추홍피망샐러드 백김치 차가버섯차	쌀밥 아욱된장국 산마장조림 도라지나물 그린비타민샐러드 백김치 차가버섯차	쌀밥 두부장국 계란흰자찜 깻잎찜 청경채나물 백김치 차가버섯차
간식	방울토마토+두유	감귤+두유	사과+두유	배+두유	한라봉+두유	토마토+두유	복숭아+두유
중식	옥수수밥 쇠고기무국 달걀흰자찜 도토리묵 어린싹채소초절이 양배추김치 차가버섯차	쌀밥 미소모듬버섯국 콩나물무밥+양념장 파산적 치커리무침 나박물김치 차가버섯차	쌀밥 달걀흰자탕 두부선 단호박구이 모듬채소샐러드 오이물김치 차가버섯차	쌀밥 모듬야채전골 달걀흰자말이 가지나물 청경채나물 나박물김치 차가버섯차	쌀밥 콩나물국 사태마늘조림 청포묵 실파초회 동치미 차가버섯차	쌀밥 두부버섯전골 통우엉조림 과일채소샐러드 무생채 나박물김치 차가버섯차	쌀밥 육개장 연근조림 오이밴두리 콩나물겨자냉채 물김치 차가버섯차
간식	생고구마+흰두유	방울토마토+탈지우유	단감+베지밀	키위+탈지 우유	생율+흰 두유	망고+베지밀	연시+탈지 우유

| 석식 | 쌀밥
두부전골
마늘구이
통우엉조림
영양부추무침
물김치
차가버섯차 | 쌀밥
무맑은국
닭다리찜/껍질
제거
더덕생채
쑥갓나물
백김치
차가버섯차 | 옥수수밥
열무된장국
버섯산적
호두조림
발아깻잎나물
동치미
차가버섯차 | 쌀밥
곰국
꽈리고추찜
연근초절이
미나리나물
동치미
차가버섯차 | 쌀밥
모듬채소전골
알감자조림
땅콩조림
그린비타민새
싹무침
백김치
차가버섯차 | 쌀밥
닭곰탕
단호박찜
양배추나물
오이반달초
동치미
차가버섯차 | 옥수수밥
토란탕
가지선
버섯구이
셀러리상추무침
동치미
차가버섯차 |
| 야식 | 당근-피망즙+
효모 | 당근·케일즙+
효모 | 당근-고구마즙
+효모 | 당근-부추-파
슬리즙+효모 | 당근-민들레뿌
리 즙+효모 | 당근-익모초즙
+효모 | 당근-무-무청+
효모 |

10) 두경부암

(1) 두경부암 식단 구성하기

얼굴과 구강, 혀에 생기는 두경부암의 원인은 일정 물질에의 노출이 90% 이상이다. 혀나 구강에 생기는 암은 흡연과 뜨거운 음식이 원인이므로 음식을 섭취할 때 온도에 주의해야 한다. 특히 흡연과 알코올은 구강암·후두암·인후암을 유발하는 요인이며, 자외선은 피부암과 관련이 있다고 보고되고 있다. 음식물의 온도는 뜨거운 물과 차가운 물을 반씩 섞는 것이 가장 좋다. 약을 먹을 때 뜨거운 물을 먼저 반 컵 붓고 찬물을 반 컵 섞어 마시면 된다.

(2) 두경부암에 도움이 되는 식품

표 2-32 두경부암에 도움이 되는 식품

	식품군		식품
주식	곡류군		단호박, 자색 감자
부식	어육류	저지방	대구, 명태, 코다리, 황태, 살코기
		중지방	달걀, 콩류, 콩 제품
	채소군	녹황색 채소	녹색잎 채소, 당근, 토마토, 시금치 등

		담색 채소	양배추, 마늘
부식	채소군	버섯류	느타리버섯, 차가버섯, 표고버섯
		해조류	해조류
간식	우유군		무지방 우유, 하얀 두유
	과일군		제철 녹황색 과일
후식/기타			구기자, 결명자차, 녹차

(3) 두경부암 환자를 위한 주간 식단

표 2-33 두경부암 환자를 위한 주간 식단

시간＼요일	월	화	수	목	금	토	일
식전	셀러리-당근즙+효모	오이-당근즙+효모	아스파라거스-당근즙+효모	파프리카-당근즙+효모	시금치-당근즙+효모	파슬리-당근즙+효모	양배추-당근즙+효모
조식	배아미밥 쇠고기무국 채소달걀찜 표고버섯구이 시금치나물 배추김치 차가버섯차	흑임자버섯죽 연두부찜 마늘홍피망구이 파래무침 꽃상추새싹샐러드 동치미 차가버섯차	약콩밥 시금치된장국 도미찜 단호박구이 삼색파프리카샐러드 배추김치 차가버섯차	율무콩밥 채소듬뿍된장찌개 두부선 맨김구이 브로콜리토마토샐러드 배추김치 차가버섯차	옥수수호박죽 북어찜 느타리버섯나물 양상추홍피망샐러드 백김치 차가버섯차	배아미서리태밥 시금치된장국 마늘홍고추장조림 단호박찜 그린비타민샐러드 배추김치 차가버섯차	흰콩흑미밥 북어파죽 모듬버섯오믈렛 무말랭이무침 청경채나물 백김치 차가버섯차
간식	사과+흰 두유	감 귤+무지방 우유	포도+흰 두유	딸 기+무지방 우유	토마토+흰 두유	한라봉+무지방 우유	토마토+흰 두유
중식	콩밥 생굴매생이국 두부조림 도토리묵 어린싹토마토샐러드 배추김치 차가버섯차	흰콩현미밥 미소모듬버섯국 콩나물무밥+양념장 어산적 양배추쌈 오이소박이 차가버섯차	흑미밥 감자국 버섯불고기 숙주나물 모듬채소쌈 배추김치 차가버섯차	수수밥 버섯전골 갈치카레구이 도라지생치 취나물 총각김치 차가버섯차	서리태흑미밥 브로콜리된장국 사태산마조림 가지나물 실파초회 배추김치 차가버섯차	현미밥 콩나물김치국 코다리지짐 과일잎채소샐러드 무나물 백김치 차가버섯차	발아현미밥 육개장 마늘홍피망구이 오이볶음 콩나물겨자냉채 동치미 차가버섯차
간식	배+무지방 우유	방울토마토+흰 두유	토마토+무지방 우유	키위+흰 두유	생 율+무지방 우유	방울토마토+흰 두유	연 시+무지방 우유

석식	율무밥 생태지리 단호박찜 우엉조림 영양부추무침 백김치 차가버섯차	조밥 청국장찌개 북어구이 가지볶음 시금치나물 총각김치 차가버섯차	배아미밥 대구지리 삼색콩샐러드 다시마냉채 쑥갓나물 배추김치 차가버섯차	현미밥 근대된장국 닭가슴살셀러 리볶음 콩나물 미나리나물 굴깍두기 차가버섯차	율무밥 모듬채소두부전골 연어구이 미역냉채 그린비타민새 싹샐러드 총각김치 차가버섯차	팥밥 홍합미역국 두부조림 오이선/황백지 단, 표고 양배추쌈 석박지 차가버섯차	배아미밥 콩비지찌개 가자미조림 김무침 시금치나물 순무김치 차가버섯차
야식	당근-피망즙+ 효모	당근 · 케일즙+ 효모	당근-신선초즙 +효모	당근-부추-파 슬리즙+효모	당근-민들레뿌 리 즙+효모	당근-익모초즙 +효모	당근-무-무청 즙+효모

11) 신장암

(1) 신장암 식단 구성하기

신장의 실질(수질 & 피질)에 주로 생기는 암으로, 흡연과 고혈압 등이 원인이다. 장기간 혈액 투석을 하는 환자도 신장암 발생 위험이 높아진다. 녹황색 채소와 과일을 많이 섭취하고 동물성 단백질과 지방은 적게 섭취하는 것이 예방에 좋다. 전이된 부위에 따라 호흡 곤란이나 기침, 두통 등의 증상이 나타나며, 암세포가 생산하는 특정 호르몬으로 인해 고혈압이나 고칼슘 혈증, 간 기능 저하 등의 증상이 나타나 이런 증상을 검사하는 과정에서 발견되기도 한다.

(2) 신장암에 도움이 되는 식품

표 2-34 신장암에 도움이 되는 식품

식품군		식품
주식	곡류군	검은쌀, 보리, 고구마, 귀리, 자색 감자, 행인
부식	어육류 저지방	대구, 명태, 코다리, 황태, 오리 살코기
	어육류 중지방	검은콩
	채소군 녹황색 채소	브로콜리, 콜리플라워, 케일, 적색 무, 녹색잎 채소, 단호박, 당근, 붉은 양파, 시금치, 적색 양배추, 자색 가지, 청색 고추, 차전초(질경이 잎), 토마토

부식	채소군	담색 채소	양배추, 방울양배추, 배추, 생강, 순무
		버섯류	느타리버섯, 차가버섯, 표고버섯
		해조류	해조류
	지방군		검은깨
간식	우유군		
	과일군		배, 사과, 망고, 체리, 대추, 딸기, 산딸기, 블루베리, 석류, 오디, 적색 포도
후식/기타			강화 인진쑥, 구기자, 녹차, 느타리버섯, 산수유, 상황버섯, 금은화(식용꽃), 오미자, 차가버섯, 커피콩, 표고버섯, 포공영, 프로폴리스, 효모, 허브(바질 · 타임 · 타라곤 · 오레가노)

(3) 신장암 환자를 위한 주간 식단

표 2-35 신장암 환자를 위한 주간 식단

요일 시간	월	화	수	목	금	토	일
식전	셀러리-당근즙 +효모	셀러리-당근즙 +효모	아스파라거스- 당근즙+효모	양배추-당근즙 +효모	시금치-당근즙 +효모	파슬리-당근즙 +효모	파프리카-당근 즙+효모
조식	단호박죽 황태구이 느타리버섯나물 시금치나물 동치미 차가버섯차	보리밥 쇠고기무국 두부조림 파래무침 참나물 배추김치 차가버섯차	흑임자버섯죽 삼색보푸라기 송이버섯구이 냉이된장나물 나박물김치 차가버섯차	보리밥 매생이생굴국 달걀흰자찜 호두조림 청경채나물 배추김치 차가버섯차	자색감자죽 오색도미찜 숙주나물 애호박나물 백김치 차가버섯차	약콩밥 북어미역국 코다리찜 가지나물 양상추적채샐러드 배추김치 차가버섯차	북어파죽 달걀흰자찜 자색감자조림 나물깻잎 동치미 차가버섯차
간식	사 과 + 검 은콩 두유	감 귤 + 검 은콩 두유	적포도+검은콩 두유	딸 기 + 검 은콩 두유	대 추 + 검 은콩 두유	한라봉+검은콩 두유	사 과 + 검 은콩 두유
중식	검정콩밥 미소달래된장국 오리 가슴살 셀 러리볶음 맨김구이 돌미나리나물 총각김치 차가버섯차	흑미밥 동태찌개 숙주나물 자색고구마조림 근대나물 석박지 차가버섯차	흑미밥 두부김치찌개 생굴전 파래무침 시금치나물 깍두기 차가버섯차	서리태밥 우엉들깨탕 편육냉채 자색 고구마단 호박조림 상추 자색 양파 채무침 순무김치 차가버섯차	흑미밥 꽃게탕 꽈리고추찜 청포묵 쑥갓 자색 양파 무침 배추김치 차가버섯차	흑미밥 오리닭 가슴살 백숙 마늘피망구이 무나물 적채싹채소무침 순무김치 차가버섯차	흑미밥 쇠고기샤브샤 브+신선초, 당 귀잎, 케일, 적 색치커리 도토리묵무침 무초절이 배추김치 차가버섯차

간식	블루베리+무지방우유	산딸기+무지방우유	석류+무지방우유	체리+무지방우유	오디+무지방우유	망고+무지방우유	배+무지방우유
석식	보리밥 대구지리 연근조림 청포묵 브로콜리볶음 순무김치 차가버섯차	서리태콩밥 버섯전골 달걀흰자찜 마늘홍피망구이 영양부추무침 자색양파순무김치 차가버섯차	약콩밥새우달걀국 닭다리살백숙 더덕생채 가지나물 쑥갓나물 총각김치 차가버섯차	흑미밥 무채북어국 두부구이 톳냉채 달래무침 순무김치 차가버섯차	흑미밥 콩비지찌개 맨김구이 양배추찜 실파나물 깍두기 차가버섯차	흑미약콩밥 콩나물김치국 갈치구이 표고버섯나물 브로콜리오이볶음 총각김치 차가버섯차	보리밥 냉이모시조개된장국 흑두부찜 물미역자색양파무침 시금치나물 순무김치 차가버섯차
야식	당근-피망즙+효모	당근-고구마즙+효모	당근 · 케일즙+효모	당근-부추-파슬리즙+효모	당근-민들레뿌리 즙+효모	당근-콜리플라워즙+효모	당근-무-무청즙+효모

12) 방광암

(1) 방광암 식단 구성하기

방광암의 식이 원인으로 꼽히는 것은 커피와 인공 감미료이며, 주된 원인은 흡연이다. 담배의 개수와 흡연 기간 모두 방광암 위험과 관련이 있으며, 담배를 피우기 시작한 연령이 낮을수록 위험이 증가한다고 보고되고 있다. 각종 화학 약품에의 노출과 진통제, 감염, 결석, 방사선 조사, 항암제 등도 발병 요인으로 생각되고 있다. 방광암을 예방하기 위해서는 금연이 필수이며, 방광암 발생을 억제하는 데 도움을 주는 수분을 충분히 섭취하고, 예방 효과가 알려진 항산화 비타민A · C와 베타카로틴이 풍부한 식품을 매 끼 골고루 섭취해야 한다.

(2) 방광암에 도움이 되는 식품

표 2-36 방광암에 도움이 되는 식품

식품군		식품
주식	곡류군	검은쌀, 고구마, 자색 감자
부식	어육류 저지방	대구, 명태, 코다리, 황태
	어육류 중지방	검은콩

부식	채소군	녹황색 채소	녹색잎 채소, 당근, 토마토, 시금치, 단호박, 적색 양배추, 청색 고추, 자색 가지, 붉은 양파
		담색 채소	양배추
		버섯류	느타리버섯, 차가버섯, 표고버섯
		해조류	해조류
	지방군		검은깨
간식	우유군		
	과일군		수박, 살구, 딸기, 감, 적포도, 석류, 자몽, 구아바, 사과, 망고, 체리, 딸기, 산딸기, 블루베리, 석류, 적포도, 오디
후식/기타			구기자

(3) 방광암 환자를 위한 주간 식단

표 2-37 방광암 환자를 위한 주간 식단

시간＼요일	월	화	수	목	금	토	일
식전	셀러리-당근즙+효모	셀러리-당근즙+효모	아스파라거스-당근즙+효모	양배추-당근즙+효모	시금치-당근즙+효모	파슬리-당근즙+효모	파프리카-당근즙+효모
조식	옥수수호박죽 대하찜 느타리버섯나물 오이밤김치 동치미 차가버섯차	흑미밥 자색감자국 삼색콩샐러드 김무침 양상추토마토샐러드 배추김치 차가버섯차	흑임자죽 삼색보푸라기 새송이버섯구이 시금치나물 나박물김치 차가버섯차	흑미밥 쇠고기미역국 콩자반 탕평채 취나물 배추김치 배추김치	자색감자죽 황태구이 무지짐 미나리나물 백김치 차가버섯차	흑미밥 토란다시마국 꽈리고추장조림 양송이버섯볶음 양상추토마토샐러드 나박물김치 차가버섯차	북어파죽 두부채샐러드 물파래무침 나물깻잎 동치미 차가버섯차
간식	사과＋유산균음료	감귤＋유산균음료	포도＋유산균음료	딸기＋유산균음료	고구마+유산균음료	한라봉+유산균음료	배+유산균 음료
중식	배아미밥 콩나물국 닭가슴살셀러리볶음 마늘구이 돌미나리나물 총각김치 차가버섯차	약콩밥 곰국 우엉조림 양배추찜 브로콜리초회 석박지 차가버섯차	흑미밥 두부김치찌개 생굴전 파래무침 냉이된장나물 깍두기 차가버섯차	보리밥 동태찌개 표고버섯너물 자색 고구마단 호박조림 파프리카토마토샐러드 순무김치 차가버섯차	흑미밥 버섯미소국 닭가슴살카레 자색 양파홍고 추피클 숙주나물 오이소박이 차가버섯차	보리밥 추어탕 마늘홍피망구이 강낭콩조림 쑥갓 자색 양파무침 순무김치 차가버섯차	흑미밥 쇠고기샤브샤브+신선초, 당귀잎, 케일, 적색치커리 도토리묵무침 무초절이 배추김치 차가버섯차

간식	토마토+흰 두유	단감+무지방 우유	방울토마토+베 지밀	키위+무지방 우유	토마토+탈지 우유	망고+무지방 우유	방울토마토+흰 두유
석식	서리태콩밥 매생이굴탕 달걀찜 무나물 영양부추적채무침 배추김치 차가버섯차	흑미밥 미소표고버섯 부추탕 황태찜 메밀묵무침 쑥갓초절이 배추김치 차가버섯차	약콩밥 오리가슴살백숙 더덕생채 마늘종조림 참나물 총각김치 차가버섯차	흑미밥 무다시마국 대하구이 가지선 달래무침 배추김치 차가버섯차	약콩밥 대구지리 맨김구이 연근조림 실파초회 백김치 차가버섯차	흑미밥 콩비지찌개 홍어찜 물미역초회 애호박나물 총각김치 차가버섯차	버섯덮밥/율무밥 냉이모시조개 된장국 오색도미찜 꽈리고추찜 시금치나물 백김치 차가버섯차
야식	당근-피망즙+ 효모	당근-고구마즙 +효모	당근 · 케일즙+ 효모	당근-부추-파 슬리즙+효모	당근-민들레뿌 리 즙+효모	당근-콜리플라 워즙+효모	당근-무-무청 즙+효모

13) 피부암

(1) 피부암 식단 구성하기

피부암은 햇빛에의 과다 노출을 피하는 것이 가장 중요하다. 특히 피부색이 옅거나 피부가 약한 사람은 어릴 때부터 햇빛에 장시간 노출되지 않게 조심해야 한다. 항산화 작용을 하는 영양소와 기능성 물질들이 노화와 자외선, 스트레스 등으로부터 세포막이 파괴되는 것을 막아 준다. 따라서 피부가 착색되는 것을 방지해 주는 니아신, 피부와 점막 형성에 관여하는 비타민B_{12}, 피부의 각질층을 유지해 주는 비오틴이 함유된 식품을 적극적으로 섭취하는 것이 좋다. 피부와 점막을 보호하고 표피의 각화 과정을 정상화하며 피지선의 기능을 조절하고 항산화 비타민A와 베타카로틴(동물의 간, 어유, 달걀, 당근, 늙은 호박, 토마토 등), 콜라겐의 탄력성을 유지해 주는 비타민C, 세포막의 정상을 유지하여 노화를 지연시키는 비타민E(식물성 기름, 밀배아, 아보카도, 아스파라거스 등)도 충분히 섭취하는 것이 좋다.

피부 표면의 장력을 낮추고 케라틴으로부터 수분의 반발력을 막아 보습 효과를 발휘하는 자연 보습 인자(NMF : Natural Moisturing Factor)의 구성 요소인 아미노산(세린 · 글라이신 · 알라닌 · 프로라인 · 시트루린 · 아르기닌 등)이 풍부한 단백질 식품의 섭취도 권한다. 항균 작용과 세포 증식, 그리고 재생을 촉진하여 매끄럽고 튼튼한 상피 조직을 형성하는 알란토인이 들어 있는 우엉과 항산화 작용을 하여 활성 산소에 의한 피부 세포의 파괴를 억제하고 모세 혈관을 보호하는 루테인이 풍부한 감귤류와 토마토, 게나 새우 같은 갑각류의 껍질이나 버섯과 균류의 세포벽에 존재하며 보습 작용을 통해 노화와 주름을 개선하는 키틴, 강력한 항산화 효과로 암을 예방하는 리코펜이 풍부한 토마토도 피부암 예방과 치료에 효과가 좋다.

또 한 가지 중요한 것은 충분한 수분 섭취다. 피부를 부드럽고 촉촉하게 유지하려면 표피의 각질층이 수분에 의해 유지되어야 한다. 건강한 표피의 각질층은 15~20%의 수분을 함유하고 있는데, 수분이 10% 이하가 되면 피부가 건조해지고 윤기가 사라지며 거칠어진다. 피부 건강을 유지하기 위해서는 하루 8잔 이상, 약 1,800~2,200cc의 수분을 섭취해야 한다.

최근 우리나라 화장품 업계에서는 피부 노화의 원인인 자외선·공해·활성 산소·스트레스 등으로부터 피부를 보호하고 피부의 활성화를 유도하기 위해 식물성 줄기 세포 활성화제를 추출하여 접목시키고 있다. 즉, 피부 세포막의 파괴로 피부 노화를 촉진하는 유해 산소(有害酸素)로 불리는 활성 산소의 피해를 막아 주는 기능성 생리 활성 물질이 함유된 식품들 중 곰취, 녹차, 로열젤리, 블루베리, 상황버섯, 아스파라거스, 완두콩, 함초, 해양 식물 등의 추출물을 넣어 만든 기능성 화장품들이 출시되고 있다.

(2) 피부암에 도움이 되는 식품

표 2-38 피부암에 도움이 되는 식품

식품군		식품
주식	곡류군	검은쌀, 옥수수, 자색 고구마, 자색 감자, 밀 배아
부식	어육류 저지방	대구, 명태, 코다리, 황태, 껍질째 먹는 잔새우와 작은 게, 살코기, 간
	어육류 중지방	검은콩, 검은콩 제품, 완두콩, 달걀 노른자
	채소군 녹황색 채소	당근, 녹색잎 채소(곰취·근대·쑥갓·시금치·부추·미나리 등), 고들빼기, 늙은 호박, 단호박, 애호박, 붉은 양파, 아스파라거스, 자색 가지, 적색 양배추, 청색 고추, 토마토
	채소군 담색 채소	양배추, 우엉

부식	채소군	버섯류	느타리버섯, 차가버섯, 표고버섯, 상황버섯
		해조류	청태, 미역, 다시마, 파래, 김, 곤포, 매생이, 함초
	지방군		검은깨, 호두 등 견과류
간식	우유군		무지방 우유, 유산균 음료(플레인 요구르트)
	과일군		파파야, 망고, 복숭아, 오렌지, 귤, 금귤, 한라봉, 수박 감, 귤 껍질, 사과, 망고, 체리 딸기, 산딸기, 블루베리, 석류, 적색 포도, 오디
후식/기타			구기자, 녹차, 후추

3) 피부암 환자를 위한 주간 식단

표 2-39 피부암 환자를 위한 주간 식단

시간＼요일	월	화	수	목	금	토	일
식전	셀러리-당근즙+효모	셀러리-당근즙+효모	아스파라거스-당근즙+효모	양배추-당근즙+효모	시금치-당근즙+효모	파슬리-당근즙+효모	파프리카-당근즙+효모
조식	옥수수호박죽 대하찜 느타리버섯나물 오이밤김치 동치미 차가버섯차	자색감자수프 토마토샌드위치 브로콜리샐러드 오렌지주스 차가버섯차	흑임자버섯죽 잔새우무침 송이버섯구이 시금치나물 나박물김치 차가버섯차	잣기장수프 마늘빵과 마구이 삼색파프리카 샐러드+녹차드 레싱 토마토주스 차가버섯차	검정깨죽 삼색보푸라기 숙주미나리나물 애호박나물 백김치 차가버섯차	자색 양파브로 콜리수프 현미찰떡+유자 견과소스 토마토새싹샐러드 차가버섯차	북어파죽 콩자반 물파래무침 나물깻잎 동치미 차가버섯차
간식	사과+유산균음료	포도+유산균음료	감귤+유산균음료	딸기+유산균음료	토마토+유산균음료	한라봉+유산균음료	배+유산균 음료
중식	배아미밥 매생이굴탕 닭가슴살셀러리볶음 마늘구이 돌미나리나물 총각김치 차가버섯차	흑미밥 사태지지사골뼈국 삼색콩두부샐러드 다시마초회 근대나물 석박지 차가버섯차	배아미밥 우엉들깨탕 쇠간전 더덕구이 냉이된장나물 깍두기 차가버섯차	율무밥 명태된장국 표고산적 자색고구마단 호박조림 상추파채무침 순무김치 차가버섯차	흑미밥 버섯조개탕 닭가슴살카레 양파마늘홍고 추피클 양배추적채무침 배추김치 차가버섯차	흑미밥 추어탕 마늘초 강낭콩조림 쑥갓자색양파무침 순무김치 차가버섯차	흑미밥 쇠고기샤브샤브+신선초, 당귀잎, 케일, 적색치커리 도토리묵무침 땅콩조림 배추김치 차가버섯차
간식	생자색고구마+흰 두유	단감+탈지 우유	방울토마토+베지밀	석류+흰 두유	키위+탈지 우유	망고+베지밀	체리+흰 두유

| 석식 | 보리밥
콩나물무황태국
연근달걀찜
도토리묵무침
영양부추홍피망
무침배추김치
차가버섯차 | 서리태밥
미소표고버섯
부추탕
황태찜
무나물
쑥갓나물
배추김치
차가버섯차 | 약콩밥
닭가슴살된장국
파래무침
호두조림
참나물
총각김치
차가버섯차 | 흑미서리태밥
새우달걀국
두부선
톳냉채
달래무침
배추김치
차가버섯차 | 검정콩현미밥
대구지리
맨김구이
연근조림
실파초회
백김치
차가버섯차 | 흑미밥
순두부김국
홍어찜
물미역초회
브로콜리오이볶음
총각김치
차가버섯차 | 흑미약콩밥
냉이모시조개
된장국
오색도미찜
우엉조림
시금치나물
백김치
차가버섯차 |
| 야식 | 당근-피망즙+
효모 | 당근-고구마즙
+효모 | 당근 · 케일즙+
효모 | 당근-부추-파
슬리즙+효모 | 당근-민들레뿌
리 즙+효모 | 당근-콜리플라
워즙+효모 | 당근-무-무청
즙+효모 |

14) 담낭암

(1) 담낭암 식단 구성하기

담낭암 발생 기전은 아직까지 정확히 규명되지는 않았으나 담관 정체(stasis), 만성 염증, 만성 감염, 발암 물질에의 노출 등이 원인으로 추측되고 있다. 그 밖에 만성 간담관 내 기생충 감염, 담관 확장을 동반한 선천성 기형, 원발성 경화성 담관염, 만성 궤양성 대장염, 담관암 유발 인자에 대한 직업적 노출(고무와 관련된 일을 하거나 자동차 공장에 근무하는 사람), 가족성 용종증, 선천성 간섬유종 등도 위험 인자로 지적된다.

담낭암과 담관암을 예방하기 위한 뚜렷한 예방 수칙이나 권고 기준은 없으며, 일상에서 위험 요인을 피하는 것이 가장 좋은 방법이다. 간흡충증 예방을 위해서는 익히지 않은 민물고기의 섭취를 피하고, 담낭 용종과 궤양성 대장염, 원발성 경화성 담관염, 선천성 간섬유종 등의 질환을 앓고 있는 환자는 반드시 주치의의 지시에 따라 적절한 치료를 받아야 한다.

암 예방 및 치료에 도움이 되는 성분이 풍부한 식품을 골고루 선택하여 매 끼 균형 잡힌 영양을 섭취하는 것이 중요하며, 궤양성 대장염의 경우에는 특히 식품의 선택과 조리법에 신경 써야 한다.

(2) 담낭암에 도움이 되는 식품

표 2-40 담낭암에 도움이 되는 식품

식품군			식품
주식	곡류군		검은쌀, 옥수수, 자색 고구마, 자색 감자
부식	어육류	저지방	대구, 명태, 코다리, 황태
		중지방	검은콩, 달걀 노른자
	채소군	녹황색 채소	당근, 녹색잎 채소, 토마토, 시금치, 단호박, 적색 양배추, 청색 고추, 자색 가지, 붉은 양파
		담색 채소	양배추, 양파, 마늘, 무
		버섯류	느타리버섯, 차가버섯, 표고버섯
		해조류	곤포, 김, 다시마, 매생이, 미역
	지방군		올리브유, 참기름
간식	우유군		무지방 우유, 흰 두유
	과일군		파파야, 망고, 복숭아, 오렌지, 수박, 감, 귤껍질, 사과, 망고, 체리, 딸기, 산딸기, 블루베리, 석류, 적색 포도, 오디
후식/기타			구기자, 녹차, 후추

(3) 담낭암 환자를 위한 주간 식단

표 2-41 담낭암 환자를 위한 주간 식단

시간＼요일	월	화	수	목	금	토	일
식전	셀러리-당근즙+효모	셀러리-당근즙+효모	아스파라거스-당근즙+효모	양배추-당근즙+효모	시금치-당근즙+효모	파슬리-당근즙+효모	파프리카-당근즙+효모

조식	옥수수호박죽 대하찜 느타리버섯나물 오이밤김치 동치미 차가버섯차	감자수프 토마토샌드위치 브로콜리샐러드 차가버섯차	흑임자버섯죽 삼색보푸라기 송이버섯구이 시금치나물 나박물김치 차가버섯차	잣기장수프 마늘빵과 마구이 파프리카녹차 드레싱샐러드 차가버섯차	산마죽 황태구이 숙주미나리나물 애호박나물 백김치 차가버섯차	양파브로콜리수프 현미찰떡+유자 견과소스 토마토새싹샐러드 차가버섯차	북어파죽 두부채샐러드 물파래무침 나물깻잎 동치미 차가버섯차
간식	사 과 + 유 산 균 음료	감 귤 + 유 산 균 음료	포 도 + 유 산 균 음료	딸 기 + 유 산 균 음료	토마토+유산균 음료	한라봉+유산균 음료	배+유산균 음료
중식	배아미밥 매생이굴탕 닭가슴살셀러리볶음 마늘구이 돌미나리나물 총각김치 차가버섯차	조밥 사태스지사골뼈국 삼색콩두부샐러드 다시마초회 근대나물 석박지 차가버섯차	배아미밥 두부김치찌개 생굴전 물파래무침 냉이된장나물 깍두기 차가버섯차	율무밥 명태된장국 표고산적 고구마단호박조림 상추파채무침 순무김치 차가버섯차	수수밥 버섯조개탕 닭가슴살카레 양파마늘홍고 추피클 양배추적채무침 배추김치 차가버섯차	보리밥 추어탕 마늘초 강낭콩조림 쑥갓 자색양파무침 순무김치 차가버섯차	흑미밥 쇠고기샤브샤브+신선초, 당귀잎, 케일, 적색치커리 도토리묵무침 땅콩조림 배추김치 차가버섯차
간식	생 고 구 마 + 흰 두유	단감+탈지 우유	방울토마토+베지밀	키위+흰 두유	생율+탈지 우유	망고+베지밀	연시+흰 두유
석식	보리밥 콩나물무황태국 연근달걀찜 도토리묵무침 영양부추홍피망무침배추김치 차가버섯차	수수밥 미소표고버섯부추탕 황태찜 무나물 쑥갓나물 배추김치 차가버섯차	약콩밥 닭가슴살된장국 더덕구이 연근조림 참나물 총각김치 차가버섯차	무밥/배아미밥 새우달걀국 두부선 톳냉채 달래무침 배추김치 차가버섯차	흰콩현미밥 대구지리 맨김구이 무말랭이무침 실파초회 백김치 차가버섯차	흑미밥 순두부김국 홍어찜 물미역초회 브로콜리오이볶음 총각김치 차가버섯차	버섯덮밥/율무밥 냉이모시조개된장국 오색도미찜 연근초절이 시금치나물 백김치 차가버섯차
야식	당근-피망즙+효모	당근-고구마즙+효모	당근 · 케일즙+효모	당근-부추-파슬리즙+효모	당근-민들레뿌리 즙+효모	당근-콜리플라워즙+효모	당근-무-무청즙+효모

15) 난소암

(1) 난소암 식단 구성하기

난소암의 식이 원인으로는 고지방 · 고단백 위주의 식습관과 비만 등을 꼽을 수 있다. 가족력이나 본인과 가족이 유방암 · 자궁내막암 · 직장암 등의 병력이 있는 경우에도 위험이 높아진다. 따라서 기름기가 많은 동물성 식품과 지방이 많은 식품의 섭취 및 튀김이나 부침 등의 조리법을 피하고 정상 체중을 유지할 수 있도록 항산화 영양소와 식이섬유가 풍부한 과일과 채소, 버섯, 해조류를 충분히 섭취해야 한다.

　수술과 항암제 치료를 받다 보면 환자와 가족 모두가 지칠 수 있고, 혈소판 감소증이 발생하면 쉽게 지혈이 되지 않아 코피가 나거나 쉽게 멍이 들 수 있다. 적혈구 감소에 의한 빈혈로 낙상 사고 위험도 크므로 주의해야 한다. 대부분의 암 환자들이 좋다는 말에 마음이 흔들려 약초나 약물을 복용하여 간에 무리를 주거나 오히려 증상을 악화시키는 경우가 있는데, 이럴 때는 반드시 주치의와 상의해야 한다.

(2) 난소암에 도움이 되는 식품

표 2-42 난소암에 도움이 되는 식품

식품군		식품
주식	곡류군	검은쌀, 맥아, 자색 감자, 행인
부식	어육류 저지방	다슬기, 대구, 명태, 오리 살코기, 코다리, 황태
	어육류 중지방	검은콩, 두부류
	채소군 녹황색 채소	녹색잎 채소, 당근, 토마토, 시금치, 단호박, 적색 양배추, 청색 고추, 자색 가지, 붉은 양파, 고구마
	채소군 담색 채소	대파, 밭마늘, 생강, 양배추, 콩나물, 포공영(민들레 뿌리 말린 것)
	채소군 버섯류	느타리버섯, 차가버섯, 표고버섯
	채소군 해조류	해조류
	지방군	검은깨
간식	우유군	무지방 우유
	과일군	대추, 딸기, 망고, 블루베리, 사과, 산딸기, 석류, 오디, 적색 포도, 체리
후식/기타		구기자, 금은화(식용꽃)

표 2-43 난소암 환자를 위한 주간 식단

시간 \ 요일	월	화	수	목	금	토	일
식전	셀러리-당근즙+효모	셀러리-당근즙+효모	아스파라거스-당근즙+효모	양배추-당근즙+효모	시금치-당근즙+효모	파슬리-당근즙+효모	파프리카-당근즙+효모
조식	단호박죽 대하찜 느타리버섯나물 오이밤김치 동치미 차가버섯차	약콩밥 시레기된장국 오리살코기구이 자색감자조림 양상추토마토샐러드 차가버섯차	흑임자버섯죽 홍어찜 시금치나물 나박물김치 차가버섯차	흑미밥 버섯전골 두부조림 마늘종볶음 오이소박이 차가버섯차	행인죽 황태구이 콩나물냉채 애호박나물 백김치 차가버섯차	흑미밥 순두부김국 꽈리고추장조림 토마토새싹샐러드 배추김치 차가버섯차	북어파죽 메추리알당근조림 시금치나물 탕평채 동치미 차가버섯차
간식	사과+유산균음료	감귤+유산균음료	포도+유산균음료	딸기+유산균음료	토마토+유산균음료	한라봉+유산균음료	토마토+유산균음료
중식	배아미밥 매생이굴탕 편육냉채 마늘구이 돌미나리나물 총각김치 차가버섯	차조밥 다슬기탕 두부조림 다시마초회 근브로콜리볶음 석박지 차가버섯차	배아미밥 닭다리살백숙 연근조림 숙주나물 냉이된장나물 깍두기 차가버섯차	율무밥 생태지리 양배추찜 고구마단호박조림 상추파채무침 순무김치 차가버섯차	약콩밥 냉이모시조개된장국 닭가슴살카레 양파마늘홍고추피클 브로콜리오이볶음 배추김치 차가버섯차	보리밥 꽃게탕 마늘초 강낭콩조림 쑥갓 자색 양파 무침 순무김치 차가버섯차	흑미밥 쇠고기샤브샤브+신선초, 당귀잎, 케일, 적색치커리 무생채 땅콩조림 배추김치 차가버섯차
간식	생고구마+흰두유	체리+무지방우유	방울토마토+베지밀	키위+흰두유	석류+무지방우유	망고+베지밀	배+흰두유
석식	보리밥 콩나물무황태국 연근달걀찜 도토리묵무침 영양부추홍피망무침배추김치 차가버섯차	수수밥 미소표고버섯부추탕 코다리찜 무나물 쑥갓나물 배추김치 차가버섯차	수수밥 청국장찌개 삼색보푸라기 파래무침 나물깻잎 총각김치 차가버섯차	흑미밥 새우달걀국 두부선 톳냉채 달래무침 배추김치 차가버섯차	서리태현미밥 대구지리 맨김구이 청포묵무침 실파초회 백김치 차가버섯차	흑미밥 근대된장국 조기찜 표고버섯나물 양배추적채무침 총각김치 차가버섯차	율무밥 팽이버섯조개탕 연두부찜 우엉조림 물파래무침 오이소박이 차가버섯차
야식	당근-피망즙+효모	당근-고구마즙+효모	당근·케일즙+효모	당근-부추-파슬리즙+효모	당근-민들레뿌리 즙+효모	당근-콜리플라워즙+효모	당근-무-무청즙+효모

16) 식도암

(1) 식도암 식단 구성하기

식도암의 식이 요인으로는 뜨거운 음료, 비타민A · C, 베타카로틴, 비타민B$_2$, 니아신, 아연 등의 영양소 결핍, 곰팡이 독소, 니트로소아민, 흡연, 음주, 방사선, 위산의 지속적인 역류, 만성적인 식도 자극(양잿물 · 하부식도 연하곤란증) 등을 꼽을 수 있다.

식도암의 대표적인 증상은 90% 이상에게서 나타나는, 음식물을 삼키기 힘든 연하곤란증이다. 처음에는 고형 음식을 삼킬 때만 불편함을 느끼나 점차 부드러운 유동식을 넘길 때도 힘들어진다. 상태가 심할 경우 물조차 삼킬 수 없게 된다. 증상이 호전되기 어려워 체중이 감소하고 지속적으로 둔한 연하통과 등을 치는 듯한 증상이 나타난다. 그 밖에도 구토나 출혈, 쉰 목소리, 만성 기침이 나타나거나 소화액과 음식물, 이물질이 기도로 잘못 흡인되어 야기되는 흡인성 폐렴도 발생할 수 있으므로 증상에 따라 식이요법을 진행해야 한다.

(2) 식도암에 도움이 되는 식품

표 2-44 식도암에 도움이 되는 식품

식품군			식품
주식	곡류군		자색 감자, 행인
부식	어육류	저지방	대구, 명태, 코다리, 황태
		중지방	검은콩, 콩 제품
	채소군	녹황색 채소	녹색잎 채소, 당근, 토마토, 시금치, 단호박, 산 길경, 차전초(질경이 잎)
		담색 채소	생강, 양배추, 포공영(민들레 뿌리 말린 것)
		버섯류	느타리버섯, 차가버섯, 표고버섯

	채소군	해조류	해조류
부식			
	지방군		땅콩류
간식	우유군		
	과일군		나무딸기, 대추, 딸기, 석류, 적색 포도의 껍질, 레드와인
후식/기타			구기자, 녹차, 산수유, 오미자, 차전자

(3) 식도암 환자를 위한 주간 식단

표 2-45 식도암 환자를 위한 주간 식단

시간＼요일	월	화	수	목	금	토	일
식전	셀러리-당근즙+효모	셀러리-당근즙+효모	아스파라거스-당근즙+효모	양배추-당근즙+효모	시금치-당근즙+효모	파슬리-당근즙+효모	파프리카-당근즙+효모
조식	옥수수호박죽 대하찜 느타리버섯나물 오이밤김치 동치미 차가버섯차	흑미밥 콩나물국 조기구이 자색감자조림 토마토샌드위치 브로콜리샐러드 차가버섯차	흑임자버섯죽 삼색보푸라기 송이버섯구이 시금치나물 나박물김치 차가버섯차	조밥 꽃게탕 콩자반 오이뱃두리 동치미 차가버섯차	행인죽 연어구이 숙주미나리나물 애호박나물 백김치 차가버섯차	배아미밥 자색감자된장국 오리 가슴살된장구이 토마토새싹샐러드 배추김치 차가버섯차	북어파죽 두부채샐러드 물파래무침 나물깻잎 동치미 차가버섯차
간식	사과+유산균음료	감귤+유산균음료	포도+유산균음료	딸기+유산균음료	토마토+유산균음료	한라봉+유산균음료	배+유산균 음료
중식	배아미밥 매생이굴탕 닭가슴살셀러리볶음 마늘구이 돌미나리나물 총각김치 차가버섯차	조밥 사태스지사골뼈국 삼색콩두부샐러드 다시마초회 근대나물 석박지 차가버섯차	배아미밥 두부김치찌개 생굴전 물파래무침 냉이된장나물 깍두기 차가버섯차	율무밥 명태된장국 표고버섯구이 고구마단호박조림 상추파채무침 순무김치 차가버섯차	수수밥 버섯조개탕 닭가슴살카레 양파마늘홍고추피클 양배추적채무침 배추김치 차가버섯차	보리밥 추어탕 마늘초 강낭콩조림 쑥갓자색양파무침 순무김치 차가버섯차	흑미밥 쇠고기샤브샤브+신선초, 당귀잎, 케일, 적색치커리 도토리묵무침 새송이버섯구이 배추김치 차가버섯차
간식	생고구마+흰두유	단감+탈지 우유	방울토마토+베지밀	키위+흰 두유	생율+탈지 우유	망고+베지밀	연시+흰 두유

석식	보리밥 콩나물무황태국 연근달걀찜 도토리묵무침 영양부추홍피망 무침배추김치 차가버섯차	수수밥 미소표고버섯 부추탕 코다리찜 무나물 쑥갓나물 배추김치 차가버섯차	수수밥 청국장찌개 삼색보푸라기 파래무침 나물깻잎 총각김치 차가버섯차	흑미밥 새우달걀국 두부선 톳냉채 달래무침 배추김치 차가버섯차	서리태현미밥 대구지리 맨김구이 청포묵무침 실파초회 백김치 차가버섯차	흑미밥 근대된장국 조기찜 표고버섯나물 양배추적채무침 총각김치 차가버섯차	율무밥 팽이버섯조개탕 연두부찜 우엉조림 물파래무침 오이소박이 차가버섯차
야식	당근-피망즙+ 효모	당근-고구마즙 +효모	당근 · 케일즙+ 효모	당근-부추-파 슬리즙+효모	당근-민들레뿌 리 즙+효모	당근-콜리플라 워즙+효모	당근-무-무청 즙+효모

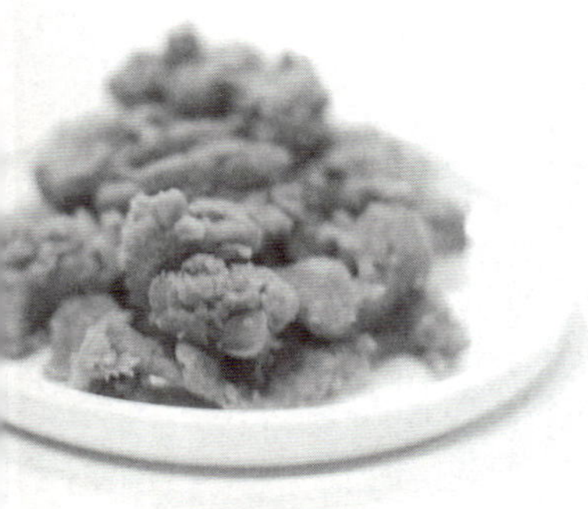

암과 심·뇌혈관 질환자에게 좋은 건강 녹즙

암과 심·뇌혈관 질환자를 위한 건강 녹즙

기존의 항암 요법이 식욕 감퇴로 인한 영양 불량 및 체중 감소, 면역력 저하 등의 부작용을 가져오면서 이들 증상을 사전에 예방하고 치료 효과를 높여 주는 항산화 효과가 인정된 물질을 이용한 연구 보고가 활발해지고 있다. 이와 함께 건강한 노후를 위해 암과 심·뇌혈관 질환, 그리고 당뇨와 각종 생활습관병의 원인이 되는 활성 산소를 제거하여 산화로 인한 세포의 손상을 막자는 패러다임도 진행 중이다.

그중 암 환자에게 부족해지기 쉬운 대표적인 영양소는 탄수화물·단백질·칼슘·철분·비타민C·베타카로틴·비타민B_{12}이다. 그런 만큼 암과 심·뇌혈관 질환, 그리고 각종 생활습관병 예방에 효과가 있다고 인정된 항산화 영양소(셀레늄, 비타민C·E, 베타카로틴)와 식물 화학 물질(카로티노이드·플라보노이드·함유황 물질 등), 식이섬유가 풍부한 녹황색 채소와 과일과 견과류를 충분히 섭취하는 것이 중요하다.

우리 몸은 여러 가지 원소로 구성되어 있는데, 그중에서도 탄소·탄소·수소·질소 등의 화학 원소와 칼슘·인·나트륨·칼륨·마그네슘·철·아연·요오드·셀레늄·망간·불소·크롬·몰리브덴 등의 미네랄이 중요한 역할을 한다. 특히 혈액과 세포 조직, 여러 기관과 선을 비롯한 우리 몸에 모든 부위에 영양분을 공급하고 있으므로 이들을 적당히 섭취해야만 건강을 유지할 수 있다. 이들 성분이 풍부한 채소와 과일을 적극적으로 섭취하라는 것도 이 때문이다. 특히 산소는 기본

원소 가운데 하나이지만 가열할 경우 파괴되고, 효소 역시 40.1℃ 정도의 온도에서 파괴되어 영양에 필요한 대부분의 유기 원소들이 생명력을 잃는다. 그렇기 때문에 자연 상태의 신선한 생식품을 섭취하는 것이 중요하다.

채소와 과일은 포만감을 느끼게 하여 비만을 예방하고 장 운동을 촉진하여 변비를 막아 주며, 노폐물이 장에 머무는 시간을 단축시켜 장을 청소하고 혈당과 콜레스테롤을 저하시키는 등의 중요한 역할을 한다. 하지만 채소에는 고체 상태인 식이섬유가 포함되어 있어 소화·흡수에 오랜 시간이 걸리고 포만감을 주기 때문에 한꺼번에 많은 양을 섭취하기가 어렵다. 특히 소화 능력이 약한 회복기 환자는 더더욱 그렇다. 익혀 먹으면 좀 더 많은 양을 섭취할 수 있으나 가열하면 열에 약한 성분과 효소가 파괴되어 생명력을 잃는다는 단점이 있다. 그렇기 때문에 이들 채소와 과일 중 기호에 맞는 것을 골라 신선한 생즙을 만들어 먹는 것이 좋다. 신선한 채소와 과일을 재료로 즙을 낸 만큼 세포와 조직, 선과 기관, 그리고 모든 조직에 흡수되어 빠른 효과를 발휘한다.

즙에는 채소나 과일 한 가지만을 이용하는 단일즙이 있고, 2~3가지 과일과 채소를 적정량 배합하여 만든 혼합즙이 있는데, 어느 한 가지만을 지속적으로 이용하는 것보다 여러 가지를 섞어 혼합즙으로 마시는 것이 다양한 영양소를 골고루 섭취할 수 있어 더 효과적이다. 아무리 영양이 좋은 식품이라 해도 우리 몸에 필요한 모든 영양소가 들어 있는 단일 식품은 없기 때문이다. 녹즙기를 이용해 식이섬유를 제거하고 즙만 섭취하면 항산화 영양소의 섭취는 물론 소화·흡수도 잘되어 면역력 증진에 도움이 된다. 보통 익힌 음식이 소화·흡수되는 데 걸리는 시간은 3~4시간, 길게는 5시간으로, 대부분의 영양소가 에너지는 내는 데 연료로 사용되기 때문에 세포와 조직의 재생에 이용되는 양은 극히 적다. 하지만 생즙이 소화·흡수되는 데 걸리는 시간은 10~15분으로, 영양소의 대부분이 세포와 조직, 인체의 선과 기관의 재생에 사용된다. 특히 생즙에는 식이섬유가 포함되어 있지 않아 소화 흡수의 전 과정이 매우 빠르게 진행되기 때문에 소화 기관의 노력이 덜 든다는 것도 장점이다. 녹즙을 만들어 마시기 어려운 환자의 경우에는 시판되는 녹즙 가루를 이용해도 된다. 어떤 형태든 녹즙을 마시면 질병의 예방과 치료에 도움이 된다.

1 암과 심·뇌혈관 질환자에게 녹즙이 필요한 이유

1) 녹즙의 중요성

녹즙은 암과 심·뇌혈관 질환 및 당뇨병을 비롯한 각종 생활습관병을 예방하여 평생 건강을 유지하려는 모든 사람에게 좋다. 특히 수술과 화학 치료, 방사선 치료 등으로 인해 면역 기능이 떨어지고 스트레스를 많이 받는 암 환자에게 효과적이다.

암 환자나 수술 환자, 중병으로 투병 중인 환자는 여러 가지 치료의 부작용으로 인해 몸속에 활성 산소가 누적되거나 소화력이 약해지기 쉽다. 그런데 회복기 환자들의 식사는 대부분 불에 익힌 것으로, 조리 중 효소와 비타민, 미네랄 등 영양분이 많이 파괴된 데다 한꺼번에 많은 양을 섭취하기 어렵다는 문제가 있다. 인체 세포와 조직에 영양을 공급하는 고체 식품의 경우 소화 흡수가 쉽지 않다는 것도 단점이다. 그런 만큼 신선한 채소와 과일을 재료로 만든 녹즙을 통해 면역력이 떨어지지 않도록 신경 써야 한다.

특히 암은 여러 단계를 거쳐 진행되는 만큼 각 단계마다 그 원인이 되는 활성 산소를 제거하는 성분이 풍부한 식품을 섭취하는 것이 중요하다. 녹즙은 이들 영양 성분을 농축된 상태로 마시는 것이기 때문에 증상에 따라 1~2가지 이상의 채소를 섞어 이용하면 더욱 효과적이다. 특히 녹즙에 들어 있는 비타민B군은 효소의 보조효소 성분이 되므로 효소를 활성화하는 데 매우 중요하다.

녹즙의 하루 섭취 권장량을 살펴보면 미국은 470ml이고, 영국은 570ml이다. 하지만 위장 수술 후 회복 중에 있는 환자는 설사를 할 수 있으므로 상태에 따라 섭취량을 조절하면 된다.

하지만 과즙에는 당이 들어 있어 과잉 섭취할 경우 당뇨나 비만을 유발할 수 있다는 점을 주의해야 한다. 다행히 섬유질을 제거한 녹즙은 부작용이 없고 빠른 시간에 소화·흡수된다는 점에서 모든 사람에게 이롭다. 녹즙을 섭취하는 것이 부담스럽거나 입에 맞지 않는 경우에는 채소수프를 추천한다. 채소수프도 식물섬유가 제거된 상태이기 때문이 맛이 부드럽고 소화·흡수율이 높다. 게다가 말린 채소에는 체세포를 증식시키고 백혈구와 혈소판의 증강과 면역에 관계하는 T세포의 작용을 3배 이상 증가시키는 인과 비타민D가 풍부해서 면역력을 강화해 주기 때문에 각종 질환을 예방하는 데 효과가 있다.

하지만 녹즙을 마신다고 해서 모든 질병이 치유되는 것은 아니다. 면역 기능을 방해하는 알코올, 흡연, 영양 부족, 당분, 스트레스, 콜레스테롤이 높은 식품은 가능하면 피하는 것이 녹즙의 효과도 높이고 질병의 예방과 치료 효과도 높일 수 있는 방법이다.

2) 영양소가 살아 있는 과즙과 녹즙

과일과 채소는 가능하면 유기농으로 재배된 것을 이용한다. 유기농 식품을 구할 수 없을 때는 자연 성분 분해 세제를 이용해 껍질에 남아 있는 살충제와 왁스, 살균제, 비료를 제거하거나 껍질을 벗기거나 잎을 떼어 낸 뒤에 이용한다. 하지만 대부분의 영양소가 껍질과 가장 위층에 집중되어 있는 만큼 이들 부분을 제거하면 그만큼 영양 손실이 생긴다는 것을 감안해야 한다.

과일 자체만을 이용한 과즙은 과당 함량이 높고, 과당은 흡수 속도가 매우 빨라서 에너지가 급할 때는 효과적이지만 500ml 이상을 섭취하면 당뇨나 저혈당, 통풍을 악화시킬 수 있다. 그러므로 하루 섭취량을 130~250ml로 제한하는 것이 좋다. 가능하면 제철 과일을 적극적으로 이용하고, 잎채소와 뿌리채소는 7 : 3의 비율로 섭취하는 것이 적당하다. 녹황색 채소를 그냥 섭취하면 흡수율이 17~28%에 불과하고 소화하는 데도 3~4시간이나 걸리지만 녹즙으로 만들어 섭취하면 흡수율이 67~68%로 3~4배나 높아지고, 소화 시간도 15분으로 12~16배나 빨라진다.

녹즙 재료의 영양 성분표에서도 보았듯이 녹황색 채소에는 면역력 강화에 중요한 영양 성분이 골고루 들어 있다. 따라서 암과 심·뇌혈관 질환, 당뇨를 비롯한 각종 생활습관병을 앓고 있는 사람에게 이들 영양 성분을 섭취할 수 있는 녹즙은 필수다. 미국 국립암협회에서는 하루 3~5회 분량의 채소를 섭취하라고 권장하고 있다. 실제로 매일매일 꾸준히 2잔의 신선한 녹즙을 마시면 건강에 매우 좋다고 한다.

3) 녹즙 효과적으로 마시는 방법

영양이 살아 있어 면역력을 높여 주는 녹즙 재료로는 아스파라거스, 비트, 당근, 오이, 양배추, 셀러리, 민들레, 치커리, 마늘, 케일, 부추, 상추, 양상추, 양파, 겨자잎, 파슬리, 피망, 감자, 무, 시금치, 토마토, 콜리플라워 등을 꼽을 수 있다. 그 밖에 깨나 꿀, 효모, 알파토코페롤도 재료로 이용할 수 있다. 중요한 것은 어느 한 가지 채소나 과일에 집착하거나 의존하지 말고 반드시 여러 가지 식품을 섞어 다양한 성분을 섭취해야 한다는 것이다. 녹즙을 효과적으로 마시는 방법은 다음과 같다.

① 녹즙은 약이 아닌 만큼 꾸준히 섭취해야 효과를 기대할 수 있다. 녹즙을 생활화해야 한다.

② 채소는 부위에 따라 성질과 영양소가 다르므로 잎채소나 뿌리채소 등을 매일 골고루 섭취하되 3 : 2의 비율로 섭취하는 것이 좋다. 단, 당근과 오이에는 비타민C 파괴 효소가 들어 있으므로 따로따로 갈아 마시거나 마시기 직전에 섞어서 식초를 한 방울 떨어뜨려 마시는 것이 좋다(식초는 효소의 작용을 억제한다).

③ 녹즙에 함유된 비타민과 무기질은 주효소인 단백질의 기능을 활성화해 준다. 이들 성분이 부족하면 탄수화물 · 단백질 · 지방의 대사 생성물이 배설되지 못하고 체내에 축적되어 장애를 가져오며 암과 노화를 유발할 수 있다.

④ 녹즙에는 지용성 비타민(A/베타카로틴 · D · E · K), 수용성 비타민(B군 · C), 지용성 생리 활성 물질(카로티노이드류), 수용성(플라보노이드류) 성분이 많이 들어 있다. 지용성 성분은 지방과 섞여야 흡수가 잘되고, 비타민B는 공복에 섭취하면 빨리 배출되며, 항산화 비타민C는 공복에 섭취하면 속이 쓰릴 수 있다. 그래서 비타민제는 식후에 복용하라고 하는 것이다. 녹즙을 마실 때는 필수 지방산과 단백질이 풍부한 호두나 땅콩 등의 견과류를 먼저 먹은 뒤에 마시면 더욱 효과적이다.

4) 녹즙에 이용되는 채소의 주요 성분과 효과

표 3-1 녹즙에 이용되는 채소의 주요 성분과 효과

채소류	주요 성분	효과
감자	비타민A · B₁ · B₂ · C, 칼륨, 황, 인, 염소	피부병, 피부 정화
겨자잎	수산, 황, 인	이뇨제, 부종
당근	비타민A · B₁ · B₂ · C, 베타카로틴, 칼륨, 마그네슘, 인, 철	암과 궤양 치유, 신경계 보호
마늘	알리신, 유황 화합물, 셀레늄	위액 분비와 이뇨 촉진, 식욕 증진
무	칼륨, 나트륨, 철분, 마그네슘, 비타민C, 디아스타제	점막 치유 및 진정 작용
무청	단백질, 카로틴, 비타민C, 섬유질, 칼슘, 철	폐암 예방
미나리	비타민A · B₁ · B₂ · C, 칼슘, 철 등의 미네랄	유방암 · 대장암 · 난소암 · 위암 등 예방
민들레	칼륨, 칼슘, 나트륨, 마그네슘, 철분, 황	폐와 신경 조직 강화, 골연화 방지
방풍나물	칼륨, 인, 황, 규소, 염소	정신 장애 예방, 결핵, 폐렴, 폐기종 예방
부추	칼슘, 칼륨 등의 미네랄, 비타민B₁ · B₂ · C	항돌연변이 작용, 위암 · 유방암 · 간암 세포의 성장 억제
브로콜리	비타민A · B₁ · B₂, 니코틴산, 비타민K · P 등의 각종 비타민	항돌연변이 작용, 피로 회복, 빈혈 예방
비트	유기나트륨, 칼륨, 염소, 안토시아닌	월경 불순 예방, 림프 활동 촉진
상추	철분, 마그네슘, 인, 황, 엽록소	빈혈, 신경계와 폐 강화
셀러리	나트륨, 황, 마그네슘, 철분	혈액과 림프액의 유동성 유지
순무	칼슘, 칼륨	골다공증, 위산 과다, 치질 예방
시금치	엽산, 철분, 칼슘, 식이섬유, 베타카로틴	변비, 치조 농루, 궤양, 빈혈, 염증 예방
신선초	비타민B₁ · B₂ · B₆ · B₁₂ · C, 철분, 인, 칼슘, 유기게르마늄	세포의 암화 억제, 혈액 정화, 신진대사 촉진
아스파라거스	이뇨제, 당뇨병, 신장병, 빈혈	류머티즘, 신경염 예방
알파파	칼슘, 마그네슘, 인, 염소, 칼륨, 규소 등	콜레스테롤 수치 저하, 변비 개선, 피부 미용, 장내 발암 물질 흡수
양갓냉이	황, 인, 염소, 칼륨, 칼슘, 나트륨, 마그네슘, 철	종기, 치질, 치핵 억제
양배추	비타민A · C · K · U, 리신 등의 필수 아미노산 풍부	십이지장 궤양, 변비 치료
방울양배추	식이섬유, 인돌-3-카비놀	인슐린 분비 강화, 근육 성장

양상추	나트륨, 칼륨	에디슨병
양파	단백질, 지방, 칼슘, 칼륨, 철, 퀘르세틴, 미리시틴	암 활성화 억제, 동맥경화 · 고지혈증 예방
엔다이브	비타민A	시신경과 눈의 근육 조직 강화
오이	황, 규소, 칼륨, 나트륨, 칼슘, 인, 염소	이뇨제, 혈압 정상 유지
우엉	이눌린	몸속의 노폐물 배출 및 독소 제거
유자	비타민B군 · C, 헤스페리딘, 구연산, 사과산, 호박산, 피넨아시트랄	신체 활성화, 신경 안정, 피로 회복
영지버섯	핵산, 글루칸, 게르마늄, 렉틴, 시스틴, 류신	이뇨 · 해독 · 강장 · 소염 · 항균 작용
케일	탄수화물, 단백질, 지방, 비타민A · B₁ · B₂, 니아신, 칼슘, 철, 엽록소	신경 안정, 골다공증 예방, 조혈, 변비 예방, 체질 개선
토마토	리코펜, 비타민B₁ · B₂ · C, 베타카로틴, 나트륨, 칼슘, 칼륨, 마그네슘, 구연산, 사과산, 수산	암과 노화 방지, 특히 유방암 · 전립선암 · 소화기계암 예방 효과
파슬리	칼륨, 카로틴, 비타민C	모세 혈관 강화, 부종, 결석과 눈병 예방
푸른 파파야	소화 효소, 식이섬유	위장 장애 및 궤양, 상처 치유
피망	규소, 캡사이신	손톱, 머리카락, 땀샘 기능 회복
해조류	요오드, 알긴산	갑상선 기능 상승, 변비 및 대장암 예방
호박	단백질, 지방, 탄수화물, 미네랄, 비타민A · B₁ · B₂, 니아신	부종 억제, 노화 예방, 만성 간 질환 및 간암 예방
칼륨 종합 식품	당근, 셀러리, 시금치, 파슬리	회복기 환자에게 최고

5) 녹즙 재료로 좋은 식품의 영양 분석표(가식부 100g 기준)

표 3-2 녹즙 재료로 좋은 식품의 영양 분석표

식품명	에너지 kcal	3대 영양소 (열량원)			무기질			비타민					식이섬유 g		수분 g	기능성
		단백질	지질	탄수화물	칼슘	철	칼륨	베타카로틴	B₁	B₂	니아신	C	수용성	불용성		
			g			mg		ug		mg						
당근	34	1.1	0.1	8.6	40	0.7	395	7,620	0.06	0.05	0.8	8	0.4	2.5	89.5	베타카로틴
돌나물	11	1.3	0.3	2.2	212	2.3	154	717	0.05	0.06	0.3	26	1.1		95.4	베타카로틴, 터핀, 플라본
마늘	51	2.6	0.4	13.5	24	0.9	273	281	0.26	0.22	0.5	56	-	-	82.8	알리신, 이소시아네이트, 셀레늄
셀러리	22	1.8	0.2	5.5	177	1.4	298	648	0.16	0.18	0.8	47	-	-	91.1	베타카로틴, 루테올린, 루틴, 퀘르세틴, 아피게닌, 쿠마린

파슬리	31	3,2	0,5	1,4	206	1,5	680	2,941	0,17	0,24	1,4	139	0,6	6,2	87,6	베타카로틴, 플라보노이드, 클로로필
붉은 파프리카	26	1,5	0,8	5,4	3	1,0	157	3,052	0,05	0,12	1,2	119	–	–	91,8	베타카로틴
붉은 피망	24	1,3	0,3	6,2	8	0,7	218	2,336	0,06	0,09	1,1	191	–	–	91,7	베타카로틴, 캡사이신
시금치	27	2,8	0,4	5,3	43	2,5	595	2,860	0,12	0,28	0,5	66	0,9	2,3	90,4	베타카로틴, 클로로필
브로콜리	28	5,0	0,3	5,0	64	1,5	307	766	0,12	0,26	1,1	98	2,9		88,6	인돌
콜리플라워	24	2,0	0,2	4,9	29	0,6	355	–	0,76	0,06	0,63	72	–	–	92,3	인돌, 이소시아네이트
비트뿌리	34	1,7	0,0	8,4	7	2,2	406	0	0,02	0,04	0,1	23	–	–	88,3	안토시아닌
취청오이	11	1,1	0,3	2,3	28	0,6	312	56	0,04	0,02	0,3	9	0,1	1,1	95,9	베타카로틴
적상추	15	2,1	0,1	3,0	107	2,8	674	118	0,09	0,27	0,4	16	0,2	1,6	93,4	베타카로틴
순무뿌리	31	1,4	–	7,6	50	1,4	350	–	0,06	0,09	0,8	17	–	–	90,3	함유황 알릴류
신선초	57	4,4	1,1	12,2	235	3,2	752	2,721	0,17	0,46	0,6	71	–	–		베타카로틴, 루테올린, 엽록소, 사포닌
쑥	68	5,3	0,0	20,0	230	4,3	1,103	3,375	0,12	0,32	0,8	33	–	–	71,9	베타카로틴, 엽록소
쑥갓	21	3,5	0,1	4,6	38	2,0	250	3,755	0,07	0,14	0,3	18	–	–	90,9	베타카로틴
아기양배추	43	6,3	0,2	5,8	70	1,1	480	616	0,13	0,12	3,3	64	4,52		85,3	베타카로틴, 알리신, 이소시아네이트, 설포라판
양배추	19	0,6	0,1	5,4	29	0,5	205	6	0,04	0,03	0,3	35	0,2	2,0	93,5	알리신, 이소시아네이트, 설포라판, 인돌, 쿠마린
적양배추	22	1,2	0,0	5,0	25	1,0	389	3	0,04	0,04	0,1	26	1,6	12,4	93,1	안토시아닌, 알리신, 이소시아네이트, 설포라판
양상추	11	0,9	0,1	2,8	32	0,6	157	96	0,04	0,05	0,2	7	0,1	1,0	95,8	베타카로틴
치커리	13	1,7	0,3	2,7	79	1,2	387	5,356	0,03	0,11	0,4	10	0,2	0,9	94,0	베타카로틴
케일	43	5,0	0,6	7,3	281	1,1	318	1,813	0,23	0,12	1,1	80	0,5	3,2	85,6	베타카로틴, 루테올린, 루틴, 쿼르세틴, 아피게닌, 엽록소, 알리신, 이소시아네이트, 설포라판, 클로로필
토마토	14	0,9	0,1	3,3	9	0,3	178	542	0,04	0,01	0,6	11	0,5	0,8	95,2	리코펜, 베타카로틴, 루테올린, 쿼르세틴, 루틴, 아피게닌
방울토마토	16	0,9	0,1	3,9	4	0,4	183	1,448	0,06	0,03	0,9	21	–	–	94,6	
조선무뿌리	18	0,8	0,1	4,4	26	0,7	213	46	0,03	0,02	0,4	15	0,2	1,0	94,3	베타카로틴, 콜린
미나리	16	1,5	0,1	4,3	24	2,0	412	1,499	0,06	0,12	1,5	10	0,3	1,5	93,0	베타카로틴
민들레	40	2,7	0,7	7,6	187	3,1	397	8,400	0,19	0,26	0,3	35	–	–	85,6	베타카로틴, 루틴, 이눌린, 콜린

조선 부추	21	2.9	0.5	3.9	47	2.1	446	3,094	0.11	0.18	0.8	37	0.2	2.7	91.4	베타카로틴, 이소시아네이트, 알리신, 클로로필
아스파 라거스	12	1.9	0.1	2.8	22	0.8	220	321	0.12	0.13	0.8	5	–	–	94.6	베타카로틴
감자	66	2.8	–	14.6	4	0.6	485	0	0.11	0.06	1.0	36	0.1	1.3	81.4	
굴	42	1.0	0.1	10.8	9	0.6	120	849	0.07	0.15	0.7	48	0.1	1.0	87.8	베타카로틴, 터핀
한라봉	50	1.2	0.1	12.9	5	0.5	114	891	0.07	0.14	0.6	58	–	–	85.4	
레몬	31	1.4	0.8	7.0	55	0.4	120	–	0.05	0.02	0.7	70	2.0	2.9	90.4	터핀
사과 (부사)	57	0.3	0.1	15.8	3	0.3	95	19	0.01	0.01	0.1	4	0.1	1.3	83.6	루테올린, 퀘르세틴, 아피게닌, 루틴
석류	56	0.2	–	15.5	8	0.1	250	0	0.01	0.01	0.2	10	–	–	83.9	리코펜
오렌지	43	0.9	0.1	11.2	33	0.2	126	90	0.11	0.02	0.3	43	0.4	1.6	87.4	베타카로틴, 크립토산틴
포도	56	0.5	0.1	15.1	6	0.4	173	15	0.03	0.01	0.1	2	–	–	84.8	리코펜, 안토시아닌

6) 대표적인 녹즙명과 주요 재료

표 3-3 대표적인 녹즙명과 주요 재료

녹즙명	녹즙의 재료
아스파라거스-당근, 셀러리	아스파라거스 4개+당근 3개+셀러리 대 2개
아스파라거스-셀러리	아스파라거스 6개+셀러리 대 4개
비트-당근	비트 1/2개(잎 포함)+당근 4개
비트-당근-셀러리	비트 1/2개(잎 포함)+당근 3개+셀러리 대 2대
비트-당근-파슬리	비트 1/2개(잎 포함)+당근 3개+파슬리(반 줌)
비트-당근-피망	비트 1/2개(잎 포함)+당근 3개+피망 1/2개
비트-당근-시금치	비트 1/2개(잎 포함)+당근 3개+시금치 1/2컵
비트-고구마	비트 1/2개(잎 포함)+고구마 1개+사과 1개(길게 자른 것/선택 자유)
브로콜리-당근	브로콜리 1개+당근 3개
브로콜리-당근-셀러리	브로콜리 1개+당근 3개+셀러리 1개
브로콜리-당근-파슬리	브로콜리 1개+당근 3개+파슬리 1/2컵
양배추-당근	양배추 1/2개(길게 자른 것)+당근 3개
양배추-당근-셀러리	양배추 1/2개(길게 자른 것)+당근 3개+셀러리 대 2대

양배추-당근-파슬리	양배추 1/2개(길게 자른 것)+당근 3개+파슬리 1/2컵
당근-콜리플라워	당근 4개+콜리플라워 1컵
당근-셀러리	당근 4개+셀러리 대 4개
당근-셀러리-파슬리	당근 4개+셀러리 대 3개+파슬리 1/2컵
당근-오이-파슬리	당근 4개+오이 1/2개+파슬리 1/2컵
당근-민들레 잎	당근 5개+민들레 잎 1/2컵
당근-민들레 뿌리	당근 4개+민들레 뿌리 1개
당근-민들레-시금치	당근 4개+민들레 뿌리 1개+시금치 1/2컵
당근-케일	당근 5개+케일 잎 3개
당근-부추-파슬리	당근 4개+부추 1컵+파슬리 1컵
당근-상추	당근 4개+상추 1단(길게 자른 것)
당근-양파-파슬리	당근 4개+양파 1/2개+파슬리 1컵
당근-피망	당근 5개+피망 1/2개
당근-무	당근 4개+무 2개(잎 포함)
당근-시금치	당근 5개+시금치 1컵
당근-순무	당근 4개+순무 1개(잎 포함)
당근-고구마	당근 4개+고구마 1/2개
셀러리-양배추	셀러리 대 4개+양배추 1/2개(길게 자른 것)
셀러리-오이	셀러리 대 4개+오이 1/2개
셀러리-오이-케일	셀러리 대 4개+오이 1/2개+케일 잎 3개
셀러리-오이-파슬리	셀러리 대 4개+오이 1/2개+파슬리 1/2컵
셀러리-오이-파슬리-시금치	셀러리 대 4개+오이 1/2개+파슬리 1/2컵+시금치 1/2컵
셀러리-민들레 잎	셀러리 대 4개+민들레 잎 1컵
셀러리-양상추-시금치	셀러리 대 4개+양상추 1포기(길게 자른 것)+시금치 1/2컵
오이-토마토-파슬리	오이 1/2개+토마토 2개(자른 것)+파슬리 1/2컵
파슬리-시금치-토마토	파슬리 1/2컵+시금치 1/2컵+토마토 4개(자른 것)
파슬리-토마토	파슬리 1/2컵+토마토 4개(자른 것)
피망-토마토	녹색 또는 적색 피망 1/2개+토마토 4개(자른 것)
시금치-토마토	시금치 1컵+토마토 4개(자른 것)

7) 녹즙의 재료별 분량

표 3-4 녹즙의 재료별 분량

녹즙의 재료별 분량(g)/녹즙 2컵		녹즙의 재료별 분량(g)/녹즙 2컵		녹즙의 재료별 분량(g)/녹즙 2컵	
당근	450	당근/민들레/상추	255/85/110	당근/시금치	280/170
무/무청	450	당근/민들레/시금치	280/85/85	당근/시금치/순무/양갓냉이	230/110/55/55
미나리	450	당근/민들레/순무	310/85/55	당근/아스파라거스/상추	230/110/110
민들레	450	당근/비트	370/80	당근/양배추	310/140
비트/잎	450	당근/비트/사과	200/80/170	당근/양배추/상추	230/110/110
상추	450	당근/비트/상추	255/85/110	당근/양배추/셀러리	200/110/140
셀러리	450	당근/비트/셀러리	230/80/140	당근/치커리	365/85
시금치	450	당근/비트/시금치	280/85/85	당근/치커리/셀러리/파슬리	200/55/140/55
치커리	450	당근/비트/오이	280/85/85	당근/오이	340/110
양배추	450	당근/상추	280/170	당근/사과	250/200
오이	450	당근/상추/순무	280/110/60	당근/석류	310/140
파슬리	450	당근/상추/시금치	225/140/85	당근/석류/비트	255/110/85
피망	450	당근/상추/오이	200/140/110	당근/야자	365/85
레몬	450	당근/셀러리	250/200	당근/오렌지	310/140
사과	450	당근/셀러리/무	230/140/80	셀러리/민들레/시금치	230/110/110
석류	450	당근/셀러리/상추	200/140/110	셀러리/상추/시금치	200/140/110
오렌지	450	당근/셀러리/순무	230/165/55	셀러리/시금치/파슬리	280/110/60
포도	450	당근/셀러리/시금치	200/140/110	셀러리/치커리/파슬리	310/85/55
당근/무	310/140	당근/셀러리/치커리	255/140/55	셀러리/오이/순무	280/110/60
당근/무/미나리	230/110/110	당근/셀러리/파슬리	255/140/55	셀러리/오이/시금치/파슬리	230/85/85/50
당근/미나리	340/110	당근/순무	340/110	양배추/셀러리	140/310
당근/민들레	340/110	당근/순무/미나리	280/85/85	고칼륨 녹즙 (당근/셀러리/시금치/파슬리)	200/110/80/60

2 암 환자와 비타민의 관계

1) 암과 비타민

암과의 싸움에서 이기려면 기능성 물질이 풍부한 식품을 골고루 섭취해야 한다. 그러나 항암 치료 중인 암 환자들은 대부분 구토나 메스꺼움, 설사, 변비, 구강 건조증, 입과 목의 통증, 입맛의 변화, 식욕 부진 등에 따른 섭취량 부족으로 체중이 감소하고 영양 불량 상태가 나타나기 쉽다. 특히 암 환자의 95%가 오메가-3 필수 지방산과 비타민B · C · E · D · K · 베타카로틴, 그리고 항산화 무기질인 셀레늄이 부족한 상태라고 한다. 그 외에 구리나 칼슘 · 마그네슘 · 크롬 · 아연 등의 무기질과 수분도 부족한 것으로 나타났다.

우리 몸이 필요로 하는 비타민의 양은 매우 적다. 하지만 비타민은 3대 열량 영양소인 당질 · 지질 · 단백질이 대사되는 과정에서 보조 효소로 작용하며, 세포 분열과 시력 · 성장 · 상처 치유 · 혈액 응고 작용을 비롯해 모든 질병의 원인으로 알려져 있는 활성 산소를 억제하여 암과 심 · 뇌혈관 질환, 당뇨병을 치료하고 노화를 막아 주는 등 다양한 생리 작용을 한다. 하지만 대부분의 비타민은 체내에서 합성되지 않기 때문에 반드시 식품을 통해 섭취해야 한다. 단, 예외적으로 자외선(햇빛)을 쪼이면 피부에서 합성되는 비타민D, 장내 박테리아에 의해 합성되는 비타민K, 아미노산의 일종인 트립토판으로부터 합성되는 니아신(비타민B₃) 같은 비타민도 있다.

비타민은 종류가 다양하고 생리적 기능도 각각 다르다. 그렇기 때문에 면역력을 강화하고 암과의 싸움에서 이기기 위해서는 매일 30가지 이상의 식품을 골고루 섭취하는 것이 중요하다. 가능하면 식품을 통해 섭취하는 것이 좋지만 여의치 못할 경우에는 의사의 처방을 받아 녹즙이나 기능성 식품을 통해서라도 섭취해야 한다. 하루에 필요한 항산화 비타민 권장량은 다음과 같다.

표 3-5 하루에 필요한 항산화 비타민 권장량 (《한국인 영양 권장량(제7차 개정)》)

	종류		1일 권장량	함유 식품
지용성	비타민A (베타카로틴 흡수율은 레티놀의 1/3)	레티놀	성인 남녀 모두 700 μg RE	버터 · 간유 · 난황 · 연어 등 동물성 식품에 풍부
		베타카로틴 (프로비타민A의 전구체)		시금치 · 당근 · 감 · 귤 · 푸른잎 채소 등 녹황색 식품에 함유
	비타민E (다가 불포화 지방 섭취가 많을수록 산화 방지를 위해 비타민E의 필요량 증가)		성인 남녀 모두 10mg α-TE	곡류의 배아 · 종실유 · 콩류 · 푸른잎 채소 · 식물성 기름 · 마가린
수용성	비타민C		성인 남녀 모두 70mg	신선한 과일과 채소. 특히 감귤류 · 딸기 · 감자에 풍부

이 참고치와 각 식단의 수치를 비교해 보면 하루에 필요한 비타민 섭취량을 파악할 수 있다. 어디서 식사를 하든 항산화 물질이 풍부한 식품의 섭취량을 가늠할 수 있어 건강한 식생활을 하는 데 도움이 된다.

2) 비타민의 종류와 주요 기능

표 3-6 비타민의 종류와 주요 기능

종류 및 1일 섭취 권장량			함유 식품(결핍증 · 과잉증)	주요 생리 기능
지용성	A 700 μg RE	동물성 레티놀 (활성형)	- 육류와 어류의 간(대구나 참치의 간 및 간유), 연어, 달걀 노른자, 우유 및 버터, 치즈 등 - 결핍증 : 야맹증, 안구(결막 · 각막)건조증, 피부 건조(각질화), 성장 지연, 호흡기 감염, 소화 기관의 소화 능력 상실하여 설사 - 과잉증 : 과잉 섭취 시 피로감, 두통, 구역질, 설사, 다음다갈증, 식욕 부진, 체중 감소 등. 어린이 장기간 비타민A 농축제 다량 섭취 시 식욕 부진, 체중 감소, 흥분, 발열, 탈모, 피부 질환, 간경화 등	- 항산화 · 항암 작용 - 감염에 대한 저항성 높여 면역력 강화 - 세포 분화 조절 기능으로 암 발생을 억제 - 세포의 점막 보존에 필수(상피세포 유지)
		식물성 베타카로틴 (프로비타민A)	- 오렌지색 · 녹색 · 적색을 띠는 당근, 시금치, 감, 귤, 푸른잎 채소 등 녹황색 채소류와 과일류에 풍부 - 결핍증 : 상동(체내에서 프로비타민A로 전환) - 과잉증 : 없음 - 조리 시 주의 : 공기와 광선에 불안정하므로 조리와 보관에 주의	
	D 10 μg		- 프로비타민D₂, D₃가 중요. 비타민D와 D₂는 버섯과 효모 등의 식물계에 다량 존재하며, 비타민D와 D₃는 생선 간유와 기름진 생선, 난황, 버터 등의 동물계에 다량 함유 - 결핍증 : 구루병(어린이/영아 · 소아), 골다공증(성인) - 과잉증 : 성인 권장량의 5배 정도 섭취하면 독성 유발(고칼슘 혈증/혈관 경화 · 신결석 · 탈모 · 체중 감소 · 설사 · 경련 등)	- 혈중 칼슘과 인 흡수 조절 - 종양 세포의 증식 억제

분류	종류	급원 및 특징	기능
지용성	E (알파토코페롤) 10mg	- 주로 곡류의 배아, 종실류와 견과류, 콩류, 푸른 잎 채소, 식물성 기름(대두유 · 옥수수유 · 면실유 · 잇꽃씨 기름 · 유채기름 · 참기름 · 들기름 등), 마가린 등에 많이 함유. 비타민E가 간유에는 거의 없고 달걀, 버터에는 매우 소량 함유 - 다가 불포화 지방산(PUFA) 많이 섭취할수록 산화 방지 위해 비타민E 필요량도 증가 - 결핍증 : 신경 손상, 불임. 미숙아/적혈구막 약화로 용혈성 빈혈. - 과잉증 : 혈액 응고를 막는 비타민K와의 길항 작용으로 혈소판 응집 감소, 수술 후 출혈	- 지질 과산화 억제로 항산화 기능 - 암과 허혈성 심 · 뇌혈관 질환 예방 - 항불임 인자 - 신경 손상 예방
	K 1μg	- 시금치 · 양배추 등의 녹색 채소에 풍부(100g당 50 ~ 800μg). 건강한 사람은 필요량의 50% 정도가 장내 박테리아에 의해 합성 - 결핍증 : 출혈, 골절	- 혈액 응고 인자
수용성	C 70mg	- 풋고추, 고춧잎, 피망, 케일, 양배추, 시금치 등의 신선한 채소류와 키위, 오렌지, 딸기, 토마토 등의 신선한 과일류 및 감자 등에 풍부 (오렌지주스 1컵 154mg, 귤 1개 55mg, 토마토 1개 44mg, 고구마 1개 24mg) - 결핍증 : 괴혈병(잇몸 출혈 및 염증 · 관절 붓고 골격 통증 · 골격 조직 발육 부진 · 골절, 외상 시 쉽게 출혈), 면역력 저하, 상처 회복 지연, 체중 감소 등 - 독성 : 없음	- 항산화 기능(세포 내에서 생성되는 활성 산소를 제거하여 세포를 보호함) - 콜라겐 합성(세포와 세포 사이를 결합, 연결하여 피부·연골·치아·모세혈관·근육을 단단하게 함) - 철분 흡수 촉진
	B복합체 / 비타민C 외 · B1(티아민) 0.5mg/ 1,000kcal	- 맥주 효모, 돼지고기, 콩류, 전곡류의 배아, 땅콩 등 견과류에 다량 함유 - 에너지 섭취량에 비례하여 비타민B1 권장량도 증가 - 결핍증 : 각기병, 식욕 부진, 체중 감소 - 주의 : 생선 초밥, 날생선, 특히 담수어 살 속에 비타민B1 파괴 효소인 티아미나제가 들어 있다. 열에 약하다.	- 당질 대사에 관여하는 여러 효소의 보조 효소로서의 작용
	B2 (리보플라빈) 0.6mg	- 우유 · 쇠간 · 육류 · 생선 및 달걀 등의 동물성 식품에 다량 함유. 버섯과 시금치에 소량 함유 - 비타민B1처럼 에너지 섭취량에 비례하여 비타민B2 권장량도 증가 - 열에 강하지만 자외선에 쉽게 파괴되므로 반드시 햇빛 차단, 냉장 보관 - 결핍증 : 구순구각염, 설염(혀의 염증), 광선 공포증(광선에 눈이 부심, 백내장), 성장 지연	- 산화 · 반응의 보조 효소 - 탄수화물 · 지방 · 아미노산이 대사되어 에너지 생성 과정에 필수
	B3 (니아신) 0.6mg	- 돼지고기 · 생선 · 곡류 · 무화과에 함유. 필수 아미노산 트립토판이 풍부한 양질의 단백질 식품에 많이 들어 있고, 채소와 과일, 곡류에는 매우 소량 함유 - 효모, 가금류, 콩류, 우유 등에는 니아신 함량 적으나 트립토판 함량이 높아 충분히 섭취하면 결핍증 예방 가능 - B1 · B2처럼 에너지 섭취량에 비례하여 비타민B3 권장량도 증가 - 결핍증 : 니아신과 필수 아미노산인 트립토판이 동시에 부족한 식사를 수개월간 계속하면 나타남. 펠라그라와 4D 현상(피부염, 설사, 우울증, 사망)	- 비타민B1 · B2와 함께 당질 · 지질 · 단백질의 산화 과정을 촉매하는 보조 효소 - 필수 아미노산인 트립토판 60mg은 체내에서 니아신 1mg으로 전환되는데, 이 과정에서 B1 · B2 · B6 반드시 필요

수용성	B복합체/비타민C 외	B_5 (판토텐산) 5mg	- 보조 효소인 코엔자임A(CoA)과 아실기 운반 단백질(acyl carrier protein, ACP)의 구성 성분으로, 사람은 장내 박테리아에 의해 합성되기 때문에 결핍증 없음 - 간, 알류, 콩류, 효모와 고등어, 꽁치, 땅콩, 닭고기 등 동 · 식물계에 풍부 - 장내 박테리아에 의해 합성 가능 - 결핍증 : 식욕 부진, 소화 불량, 우울증, 팔다리 경련, 빈혈 등	- 당질 · 지질 · 단백질에서 에너지를 내기 위해 최종적으로 '활성초산(아세틸-CoA' 형성에 필요한 보조 효소인 '코엔자임 A' 의 구성 성분) - 호르몬과 콜레스테롤, 헤모글로빈 합성 과정의 보조 효소로 작용
		B_6 (피리독신) 1.4mg	- 인산화 형태로 존재. 동물성 식품/단백질 식품, 식물성 식품/당과 결합되어 있다. 간에서 PLP로 전환되어 당인산화 효소 작용을 통해 여러 가지 작용을 한다. - 동물 내장(간 · 콩팥), 생선, 연어, 돼지고기, 닭가슴살, 난류에 매우 풍부. 현미, 대두, 귀리, 시금치, 바나나, 감자, 해바라기씨 등 동 · 식물계에 널리 분포 - 결핍증 : 경련성 발작, 흥분, 복통 및 코, 턱, 입 가장자리 등의 피부가 거칠어지고 붉어지는 피부 질환 등(비타민B_6의 기능을 저해하는 결핵 치료제 장기 복용하는 환자는 반드시 결핵 치료제와 함께 B_6 영양제 복용 필요)	- 단백질 · 아미노산 대사 촉매하는 효소 반응의 보조 효소로 작용 - 헴 합성 및 기타(헤모글로빈 구성 성분인 헴 합성 과정에 관여, 임신 초기의 입덧 · 차멀미 · 뱃멀미 등 의 구토 증상 치료 효과)
		B_{12} (코발아민) 2.4㎍	- 동물성 식품에만 존재한다고 알려졌으나 최근 해조류에서도 발견됨. 위 절제 수술을 받은 환자는 B_{12} 흡수를 증진시키는 내적 인자가 정상적으로 만들어지지 못하므로 장내 흡수 저하 - 특히 소 간 등의 동물성 내장, 굴 · 꽁치 등의 어패류, 쇠고기, 달걀, 우유와 유제품 등	- 메티오닌 합성 반응의 보조 효소 - 핵산 합성과 조혈 작용에 관여(엽산이 적혈구와 DNA 합성에 B_{12} 필요) - 중추신경계 관여, 신경 조직 정상적 대사 도움
		비오틴 40㎍	- 황(S) 함유 비타민으로 생난백 섭취 시 당단백인 아비딘이 흡수를 방해한다. - 간, 효모, 난황, 콩, 곡식 등 - 결핍증 : 피부염, 결막염, 탈모/생난백 섭취, 장기간 항생제 복용 시	- 지방산과 당질 대사 과정에 관여 - 지방산 합성 ,측쇠 아미노산 루신 대사에 필수
		콜린	- 달걀 노른자, 간, 쇠고기, 젖, 효모, 콩 등에 다량 함유 - 결핍증 : 간장에 지방 축적, 지방간	- 레시틴의 구성 성분
		엽산 250㎍	- 간, 시금치 · 근대 · 상추 · 브로콜리 등의 엽채류, 오렌지 주스, 간, 효모, 육류, 달걀 등 - 결핍증 : 빈혈, 지능 장애/위산 저하, 항생제 복용 시, 장의 흡수 능력 저하 시, 알코올 중독	- 아미노산 메티오닌 합성에 B_{12} 와 동시 필요 - 핵산(DNA)에 필수적인 보조 효소 - 신경 전달 물질 합성에 조효소로 필요

3 질병별 효과적인 녹즙

신선한 제철 과일과 채소를 이용한 과즙과 녹즙에는 항산화 비타민C · E · 베타카로틴, 항산화 무기질, 셀레늄 및 식이섬유, 각종 기능성 생리 활성 물질, 그리고 음식물의 대사와 소화에 필요한 살아 있는 효소들이 풍부하다. 이들 성분은 암 예방에 보조적인 역할을 하고 암 발생 단계마다 작용하는 활성 산소에 의한 산화 작용을 방지한다. 암을 유발하는 화학 물질을 해독하는 효소의 생산을 돕고 암 유발 성분의 화학 작용을 막아 주고 면역력을 증강시키는 역할도 한다.

효소는 열에 약해서 음식을 익히는 과정에서 거의 파괴되고 없어진다. 특히 가열한 음식은 소화되는 데 시간이 오래 걸리고 치료 효과가 더디다. 하지만 신선한 주스에는 살아 있는 효소가 매우 풍부하여 소화·흡수되는 시간이 짧아 질병을 예방하고 치료하는 효과가 빠르다. 따라서 질병에 효과가 있다고 이들 식품을 이용하여 녹즙을 만들어 마시면 좋다.

빨간색, 주황색, 노란색, 자주색 등의 식물 색소인 카로틴은 활성 산소에 의한 산화 방지 효과가 커서 암과 심장병을 예방해 준다. 세계적으로 녹황색 채소와 과일을 충분히 먹어야 한다고 강조하는 것도 이 때문이다. 그중에서도 최고의 카로틴 공급원은 짙은 녹색 채소와 황색과 주황색을 띠는 과일과 채소류다. 녹색 식물의 카로틴은 단백질과 지질에 혼합되는 클로로필과 엽록체에 베타카로틴 형태로 존재하며, 색깔이 짙을수록 베타카로틴 함량도 높다. 주황색 과일과 채소류도 색이 짙을수록 베타카로틴 함량이 많다.

플라보노이드는 활성 산소 손상에 대한 방어력이 뛰어나고 세포 내 비타민C 함량을 증가시키며 모세혈관을 튼튼하게 해 주는 식물 색소로, 자연의 생물학적 반응을 조절한다. 클로로필은 신선한 녹즙에 들어 있는 식물 세포의 엽록체에 존재하는 지용성 녹색 색소로, 산화를 억제하고 암을 예방하는 효과가 있다.

이처럼 녹황색 채소와 과일을 이용한 즙(汁, juice)에는 항산화 비타민과 무기질, 효소, 카로틴류, 플라보노이드류, 이소티오시아네이트 등 다양한 성분들이 함유되어 있기 때문에 녹즙을 섭취하면 질병 예방 및 치료에 도움이 된다.

1) 질병별 효과적인 녹즙

표 3-7 질병별 효과적인 녹즙

녹즙명	질병명	녹즙명	질병명
당근·비트·오이, 당근·시금치	가려움증	고칼륨즙, 당근	설사
당근·비트·오이, 당근·시금치	가슴 쓰림	고칼륨즙, 당근, 당근·비트·상추·순무, 당근·시금치, 당근·셀러리·파슬리	소아마비
당근, 당근·비트·오이, 당근·시금치	간 경변 피로	레몬, 당근, 당근·비트·오이, 당근·시금치, 시금치	소화 불량
고칼륨즙, 당근·시금치, 당근·파슬리	갑상선종	고칼륨즙, 당근, 당근·비트·오이, 당근·시금치	수두
겨자무·레몬, 당근·비트·오이, 당근·무·셀러리, 당근·시금치	감기	당근·비트·오이, 당근·시금치	수종
고칼륨즙, 당근·비트·상추·순무, 당근·비트·석류, 당근·비트·오이	갱년기	고칼륨즙, 당근·비트·오이, 당근·시금치, 시금치	습진
당근, 당근·시금치, 당근·파슬리, 당근·셀러리·엔디브·피슬리	결막염	당근·비트·오이, 당근·셀러리, 당근·시금치	신경 과민
당근·비트·오이, 당근·셀러리·파슬리, 당근·파슬리	결석	레몬, 당근·비트·오이, 당근·셀러리·파슬리, 당근·시금치	신경염
고칼륨즙, 당근, 당근·민들레, 당근·비트·오이, 당근·시금치	결핵	고칼륨즙, 당근·셀러리, 당근·시금치	신경 쇠약
고칼륨즙, 당근·비트·오이, 당근·시금치, 시금치	고혈압	당근·셀러리, 당근·시금치	신경통
당근·셀러리, 당근·시금치, 셀러리, 포도	관절염	당근, 당근·비트·오이, 당근·셀러리·파슬리, 당근·시금치	신우염
당근, 당근·비트·오이, 당근·시금치, 양배추	궤양 (특히 위궤양)	레몬, 당근·비트·오이 또는 야자, 당근·셀러리·파슬리	신장 결석
겨자무·레몬, 당근·비트·오이, 당근·시금치	기관지염 기침	당근·시금치	심장 장애
당근, 당근·비트·오이, 당근·시금치, 당근·셀러리·엔다이브·파슬리	난시	당근·비트·오이, 당근·시금치, 당근·셀러리·파슬리	신장염
겨자무·레몬, 당근·시금치, 당근·무·셀러리, 당근·셀러리·파슬리	난청	당근, 당근·비트·오이, 당근·시금치	알레르기
고칼륨즙, 당근, 당근·비트·오이, 당근·시금치	뇌막염	당근, 당근·시금치	암
당근·비트·오이, 당근·시금치, 당근·시금치·셀러리	늑막염	당근·민들레·상추, 당근·비트·오이, 당근·시금치	항산화 작용
당근·비트·오이, 당근·셀러리, 당근·셀러리·파슬리, 당근·시금치	뇌염	당근·비트·오이, 당근·시금치	요독증

당근 · 비트 · 오이, 당근 · 셀러리 · 파슬리, 당근 · 시금치	뇌종양	고칼륨즙, 당근 · 시금치, 오이	우울증
고칼륨즙, 당근, 당근 · 셀러리 · 파슬리, 당근 · 셀러리, 당근 · 시금치	다발성 경화증	당근 · 비트 · 오이	야뇨증
당근 · 비트 · 오이 또는 야자, 당근 · 시금치	단백뇨	당근 · 비트 · 오이, 당근 · 시금치, 시금치	위염
당근 · 비트 · 오이 또는 야자, 당근 · 셀러리 · 파슬리	담낭 장애 담석	겨자무 · 레몬, 고칼륨즙, 당근 · 비트 · 오이, 당근 · 시금치	인플루엔자
고칼륨즙, 당근 · 셀러리 · 엔디브 · 파슬리, 당근 · 셀러리 · 파슬리, 당근 · 시금치, 당근 · 아스파라거스	당뇨병	고칼륨즙, 당근, 당근 · 비트 · 오이, 당근 · 민들레 · 순무 당근 · 시금치, 당근 · 비트 · 상추와 순무	임신
당근, 당근 · 비트 · 오이, 당근 · 시금치	대장염	고칼륨즙, 시금치	저혈압
고칼륨즙, 당근 · 비트 · 오이, 당근 · 시금치, 알파파 · 레몬	대하증	레몬, 당근, 당근 · 비트 · 오이, 당근 · 상추 · 아스파라거스, 당근 · 시금치	전립선 장애
고칼륨즙, 당근 · 비트 · 시금치, 당근 · 시금치, 셀러리 · 상추 · 시금치	동맥경화증	칼륨즙, 당근 · 비트 · 오이, 당근 · 셀러리 · 파슬리, 당근 · 시금치	전신 강직증
고칼륨즙, 당근 · 비트 · 오이, 당근 · 시금치	정맥류(염)	고칼륨즙, 당근 · 비트 · 시금치, 당근 · 시금치	두드러기
당근 · 비트 · 오이, 당근 · 셀러리 · 파슬리, 당근 · 시금치, 당근 · 시금치 · 순무 · 양갓냉이	종양	고칼륨즙, 당근 · 비트 · 오이, 당근 · 시금치	두통
당근 · 비트 · 오이 또는 셀러리, 당근 · 셀러리 · 파슬리, 당근 · 시금치	좌골 신경통	레몬, 당근 · 비트 · 오이, 당근 · 시금치	류머티즘
고칼륨즙, 당근 · 비트 · 셀러리, 당근 · 시금치	중풍	당근 · 비트 · 오이, 당근 · 셀러리 · 파슬리, 당근 · 시금치	마비
겨자무 · 레몬, 당근 · 시금치	천식	레몬, 오렌지, 포도	발열
고칼륨즙, 당근 · 시금치, 당근 · 시금치 · 순무 · 양갓냉이	치질/치핵	당근 · 비트 · 오이, 당근 · 시금치, 당근 · 셀러리 · 파슬리, 당근 · 피망	방광염
칼륨즙, 당근 · 비트 · 오이, 당근 · 셀러리 · 파슬리, 당근 · 시금치	탈수	당근, 당근 · 시금치, 당근 · 셀러리 · 파슬리, 당근 · 셀러리와 엔디브 · 피슬리	백내장
고칼륨즙, 당근, 당근 · 비트 · 오이	통풍	당근, 당근 · 민들레 · 순무, 당근 · 비트 · 오이, 당근 · 상추와 알파파(자주개자리)	백혈병
레몬, 당근 · 비트 · 오이, 당근 · 시금치, 사과, 포도	파상열	고칼륨즙, 당근, 당근 · 비트 · 오이, 당근 · 시금치	편도선염
당근, 당근 · 비트 · 오이, 당근 · 시금치, 시금치	변비	고칼륨즙, 당근 · 민들레 · 시금치, 당근 · 비트 · 오이, 당근 · 셀러리, 당근 · 시금치, 시금치	편두통
당근 · 비트 · 오이, 당근 · 시금치	복통	겨자무 · 레몬, 당근 · 비트 · 오이, 당근 · 시금치, 당근 · 셀러리 · 무	폐렴
당근 · 비트 · 오이, 당근 · 상추 · 시금치, 당근 · 시금치	부스럼 종창	고칼륨즙, 당근, 당근 · 시금치	헤르니아
당근 · 비트 · 오이, 당근 · 셀러리, 당근 · 시금치, 포도	불면증	고칼륨즙, 당근 · 비트 · 오이, 당근 · 시금치, 당근 · 시금치 · 순무 · 양갓냉이	혈전증
당근, 당근 · 비트 · 오이, 당근 · 시금치	비만증	고칼륨즙, 당근 · 비트 · 오이, 당근 · 시금치	협심증
당근 · 비트 · 오이, 당근 · 시금치, 당근 · 셀러리 · 파슬리	비염	당근 · 비트 · 오이 또는 야자, 당근 · 셀러리 · 파슬리, 당근 · 시금치	황달
칼륨즙, 당근 · 비트 · 오이 또는 셀러리, 당근 · 시금치	빈혈	당근, 당근 · 비트 · 오이, 당근 · 시금치, 시금치	후두염

2) 질병에 도움이 되는 녹즙의 영양 성분

녹즙은 몸에 좋으며, 마시는 것이 마시지 않는 것보다 좋다. 녹즙 재료의 영양 성분표에서 살펴본 것처럼 모든 채소에는 3대 열량 영양소와 각종 미네랄, 비타민 그리고 식물 화학 물질이 들어 있기 때문이다. 또한 단일즙보다는 혼합즙이 질병 예방과 치료 효과가 더욱 인정되고 있는 만큼 혼합즙을 마실 것을 권한다.

단일즙 가운데서는 당근즙이 거의 모든 질환에 도움이 되고, 혼합즙 가운데서는 당근·시금치즙이 효과가 좋다. 하지만 당근이나 호박, 오이 등에는 비타민C 파괴 효소인 아스코르비나제가 들어 있으므로 이들을 즙으로 마실 때는 단일즙보다는 다른 채소와 섞어 혼합즙으로 마시는 것이 좋다. 당근과 오이를 다른 채소와 혼합해서 마실 때는 식초를 한 방울 떨어뜨리면 비타민C 파괴 효소의 작용을 억제할 수 있다.

3) 단일즙의 영양 성분

p.216~218의 영양 성분표를 참조한다.

4) 혼합즙의 영양 성분 예

혼합즙 가운데 다양하게 사용되는 즙의 영양 성분은 다음과 같다. 다른 녹즙들도 p.216~218의 녹즙 재료 영양 분석표를 참조하여 계산해 보면 3대 열량 영양소인 탄수화물, 단백질, 지방과 기능성 영양소인 칼슘, 인, 칼륨 등의 여러 가지 미네랄과 항산화 영양소가 다양하게 들어 있는 것을 알 수 있을 것이다. 특히 모든 질병에 도움이 되는 당근즙에 다양한 채소를 혼합하여 갈아 마시면 질병의 예방과 치료에 효과를 볼 수 있다.

2007년도 사단법인 한국영양학회에서 발표한 한국인 1일 영양 권장량을 참고하면 3대 영양소와 비타민, 무기질, 그리고 생리 활성 물질이 풍부한 녹즙의 효용 가치를 알 수 있다. 다음 표는 한국인 1일 영양 권장량과 당근즙을 이용한 혼합즙의 영양 분석표이다.

표 3-8 한국인 1일 영양 권장량과 당근즙을 이용한 혼합즙의 영양 분석표

연령(세)		체중 (kg)	신장 (cm)	에너지 (kcal)	단백질 (g)	무기질 칼슘	무기질 철분	무기질 아연	비타민 A	비타민 E	비타민 C	비타민 B₁	비타민 B₂	니아신
						mg	mg	mg	μg RE	mg 알파-TE	mg	mg	mg	mg NE
남자	20~29	67	174	2,500	70	700	12	12	700	10	70	1.3	1.5	17
	30~49	68	170	2,500	70	700	12	12	700	10	70	1.3	1.5	17
	50~64	68	168	2,300	70	700	12	12	700	10	70	1.2	1.4	15
	65~74	64	167	2,000	65	700	12	12	700	10	70	1.0	1.2	13
	75세 이상	60	166	1,800	60	700	12	12	700	10	70	1.0	1.2	13
여자	20~29	54	161	2,000	55	700	16	10	700	10	70	1.0	1.2	13
	30~49	55	158	2,000	55	700	16	10	700	10	70	1.0	1.2	13
	50~64	57	157	1,900	55	700	16	10	700	10	70	1.0	1.2	13
	65~74	54	154	1,700	55	700	12	10	700	10	70	1.0	1.2	13
	75세 이상	52	152	1,600	55	700	12	10	700	10	70	1.0	1.2	13

표 3-9 당근 · 시금치즙의 영양 분석표(가식부 450g/2컵)

식품명	분량 g	에너지 kcal	3대 영양소(열량원) 단백질	3대 영양소 지질	3대 영양소 당질	무기질 칼슘	무기질 철분	무기질 칼륨	비타민 베타카로틴	비타민 B₁	비타민 B₂	니아신	C
			g	g	g	mg	mg	mg	ug	mg	mg	mg	
당근	280	95.2	3.08	0.28	21.84	112	1.96	1,106	21,336	0.16	0.14	2.24	22.4
시금치	170	45.9	4.76	0.68	9.01	73.1	4.25	1,012	4,862	0.2	0.47	0.85	112.2
합계		141.1	7.84	0.96	30.85	185.1	6.21	2,118	26,218	0.36	0.61	3.09	134.6

※ 당근과 시금치를 갈아 만든 혼합즙으로 여러 가지 질환에 좋다.

표 3-10 당근 · 비트 · 오이즙의 영양 분석표(가식부 450g/2컵)

식품명	분량 g	에너지 kcal	3대 영양소(열량원) 단백질	3대 영양소 지질	3대 영양소 당질	무기질 칼슘	무기질 철분	무기질 칼륨	비타민 베타카로틴	비타민 B₁	비타민 B₂	니아신	C
			g	g	g	mg	mg	mg	ug	mg	mg	mg	
당근	280	95.2	3.08	0.28	21.84	112	1.96	1,106	21,336	0.16	0.14	2.24	22.4
비트	85	38.25	1.61	0.08	8.58	17.85	0.68	345.1	0	0.03	0.01	0.17	8.5

식품명	분량 g	에너지 kcal	단백질	지질	당질	칼슘	철분	칼륨	베타카로틴	B₁	B₂	니아신	C
오이/재래종	85	7.65	0.68	0.08	1.44	22.1	0.17	137.7	153.85	0.02	0.02	0.17	8.5
합계		141.1	5.37	0.44	31.86	151.95	2.81	1,588.8	21,489.85	0.21	0.17	2.58	39.4

※ 당근과 비트, 오이를 갈아 만든 혼합즙으로 여러 가지 질환에 좋다.

표 3-11 고칼륨 녹즙(당근 · 셀러리 · 시금치 · 파슬리)**의 영양 분석표**(가식부 450g/2컵)

식품명	분량 g	에너지 kcal	3대 영양소 (열량원)			무기질			비타민				
			단백질	지질	당질	칼슘	철분	칼륨	베타카로틴	B₁	B₂	니아신	C
			g			mg			ug	mg			
당근	200	68	2.2	0.2	15.6	80	1.4	790	15,240	0.12	0.1	1.6	16
셀러리	110	23.1	0.44	0.22	2.97	58.30	1.54	327.8	712.8	0.17	0.19	0.88	51.7
시금치	80	21.6	0.16	0.32	3.76	34.4	2.0	476.0	2,288	0.09	0.22	0.4	52.8
파슬리	60	18.6	0.06	0.3	3.24	123.6	0.9	408	1,764.6	0.1	0.14	0.84	83.4
합계		131.3	2.86	1.04	25.57	296.3	5.84	2,001.8	20,005.4	0.48	0.65	3.72	200.9

※ 당근에 칼륨 함량이 높은 셀러리, 시금치, 파슬리를 갈아 만든 혼합즙으로 여러 가지 질환에 효과가 좋다.

4 면역력 증강을 위한 과즙과 녹즙

암은 면역력과의 투쟁이다. 그러므로 항산화 영양소와 피토케미컬이 들어 있는 식품의 섭취를 통해 암을 유발하고 면역력을 떨어뜨리는 과산화 지질의 생성을 억제하는 것이 암과의 싸움에서 이길 수 있는 방법이다. 하지만 채소에 들어 있는 식이섬유는 포만감도 크고 소화 기관에서 쉽게 소화 · 흡수되지 않기 때문에 한꺼번에 많은 양을 섭취하기가 어렵다. 따라서 식이섬유가 제거된 녹즙을 통해 이들 성분을 섭취하는 것이 좋다.

1) 혈액을 맑게 하는 녹즙

혈액 속에 암의 원인이 되는 과산화 지질이 많아지면 피가 혼탁해져 면역력이 떨어지고 그 결과 투병 생활이 어려워진다. 따라서 암 투병 중인 환자는 피를 맑게 해 주는 녹즙과 과즙을 가능하면 매일 섭취하는 것이 좋다. 피를 맑게 해 주는 주스와 요리로는 당근+사과즙, 양배추 주스, 귤껍질차, 셀러리 주스, 프로폴리스, 생강차, 강화 인진쑥(환), 현미잡곡밥, 깨죽, 마늘구이, 양파구이, 무생채(생강즙), 호박잎쌈, 머위잎쌈, 황태청국장 등이 있다. 특히 사과와 마늘은 결장암 개선 효과를 인정받고 있다.

그리고 녹즙과 녹즙 가루를 섭취할 때는 효모나 알파토코페롤을 함께 섭취하거나 저지방 우유에 녹즙 가루를 타서 마시는 것이 효과적이다. 효소의 보조 역할을 하는 비타민은 단백질과 결합되었을 때 더욱 흡수가 잘되고 효소가 활성화되기 때문이다.

재료별 손질 방법에도 주의를 기울여야 하는데, 사과와 채소는 죽염이나 식초를 살짝 탄 물에 3~5분간 담갔다 깨끗이 헹구어 사용하고, 신선초나 케일은 밑동과 밑동에 붙어 있는 퇴비 속 질산과 질소가 흡수되어 발암 물질이 생성될 수 있기 때문이다.

2) 식품의 소화 흡수율

영양학회나 영양사협회에서 나온 임상 자료는 없는 관계로 녹즙 회사에서 나온 자료를 참고했다.

- **식품으로 섭취 시** : 소화 시간 3~4시간 / 흡수율 17~18%
- **녹즙으로 섭취 시** : 소화 시간 약 15분 / 흡수율 67~68%

3) 1일 녹즙 허용량

녹즙은 어디까지나 건강 보조 음료이지 치료제가 아니라는 사실을 잊어서는 안 된다. 재료는 반드시 유기농으로 재배한 것만 이용해야 한다. 농약이 묻은 채소를 이용할 경우 만성 간 질환 환자는 간 기능 수치가 급증하여 오히려 증상이 악화될 수 있다. 사람에 따라 설사를 하는 경우도 있고, 신장이 나쁜 사람은 칼륨이 부담이 될 수 있으므로 주치의의 허락 없이 절대로 함부로 복용해서는 안 된다. 또 체질이 냉한 사람은 소화 장애가 오기 쉬우므로 반드시 입에 머금었다 천천히 삼켜야 한다.

녹즙의 하루 허용량은 일반적으로 2~3컵이며, 4컵까지 허용되고 있다. 그러나 환자 상태에 따라 반응이 다르므로 적은 양부터 시작하여 조금씩 늘려 가는 것이 좋다.

녹즙을 단일 식품으로 섭취할 경우, 처음에는 당근즙 이외에는 마시기가 힘들어 포기하는 경우가 많다. 그러므로 적응 기간에는 사과를 섞는 것도 좋다. 단일즙으로 마실 경우 오전에는 잎채소, 저녁에는 뿌리채소를 섭취할 것을 권한다. 보통 잎채소 300g을 녹즙으로 만들면 약 200ml의 녹즙이 나온다. 잎채소와 뿌리채소를 동시에 사용하면 단일 재료만 이용할 때보다 더 많은 항산화 성분을 섭취할 수 있으므로 가능하면 혼합즙으로 마실 것을 권한다. 잎채소와 뿌리채소의 비율은 20~30% : 60~70%가 가장 적당하다. 이렇게 섭취하다 익숙해지면 단일즙으로 바꿔도 된다. 아무 때나 마시기보다는 오전 10시, 오후 2시, 오후 5시 이렇게 시간을 정해 놓고 하루 3회 규칙적으로 섭취하는 것이 좋다.

4) 면역력 증강을 위한 과즙 & 녹즙 레서피

● 면역력 증강 과즙

과즙명	재료	1인당 분량 (g)	교환 단위수								영양가						
											3대 영양소 함량과 열량				항산화 비타민		
			곡류군	어육류군			채소군	지방군	우유군	과일군	탄수화물 g	단백질 g	지방 g	열량 kcal	베타카로틴 μg	비타민 C mg	비타민 E mg
				저지방	중지방	고지방											
면역력 증강 과즙	오렌지	100								1	12	—	—	50	90	43	
	파인애플	100								1	12	—	—	50	0	15	
	딸기	100								1/2	6	—	—	25	—	71	
	바나나	120								2	24	—	—	100	9	10	
	합계									4.5	54	—	—	225	99	139	
만드는 법	- 모든 과일을 깨끗이 손질하여 흐르는 물에 여러 번 헹구어 물기를 제거한 뒤 깍둑썰기 하여 오렌지, 파인애플, 딸기 순으로 주서기에 넣어 간다. 바나나를 첨가하여 마신다.																
Tip	- 효능과 주치 : 면역력 향상에 반드시 필요한 영양이 풍부하며, 항바이러스·산화 방지 효과가 인정된 플라보노이드 등 피토케미컬이 풍부하다. 감염이 있는 경우에 마시면 좋다. - 주의 : 가능하면 국산 유기농 재료만 사용한다.																
과제	※ 실제로 녹즙의 양이 얼마나 되는지, 영양 성분은 어떻게 변하는지에 대한 실질적인 연구가 필요하다.																

● 면역력 증강 녹즙

녹즙명	재료	1인당 분량 (g)	교환 단위수								영양가						
											3대 영양소 함량과 열량				항산화 비타민		
			곡류군	어육류군			채소군	지방군	우유군	과일군	탄수화물 g	단백질 g	지방 g	열량 kcal	베타카로틴 μg	비타민 C mg	비타민 E mg
				저지방	중지방	고지방											
면역력 증강 녹즙	마늘	20									6	1	—	12.6	0	5.6	
	생강	15									2	0.2	—	8	0	0.8	
	파슬리	70					1				3.7	2	—	22	206	97.3	
	당근	350					7				21	14	—	140	26,670	28	
	사과/부사	100								1	15.8	0.3	—	64	19	4	
	합 계						8			1	48.5	17.5	—	236.6	26,895	135.7	
조리법	① 채소와 사과는 농약 처리를 하여 물기를 제거하고 당근과 사과는 깍둑썰기하고 파슬리는 적당히 자른다. ② 파슬리로 마늘과 생강을 싸서 주서기에 넣고 당근을 넣은 뒤 사과를 교대로 넣는다.																
Tip	- 효능과 주치 : 면역력 증강에 큰 도움이 되며, 특히 감염 환자에게 효과가 좋다. - 주의 : 반드시 국산 유기농 재료만 사용한다.																
과제	※ 실제로 녹즙의 양이 얼마나 되는지, 영양 성분은 어떻게 변하는지에 대한 실질적인 연구가 필요하다.																

● 셀러리 사과 녹즙

음식명	재료	1인당 분량 (g)	교환 단위수								영양가						
			곡류군	어육류군			채소군	지방군	우유군	과일군	3대 영양소 함량과 열량				항산화 비타민		
				저지방	중지방	고지방					탄수화물 g	단백질 g	지방 g	열량 kcal	베타카로틴 μg	비타민 C mg	비타민 E mg
셀러리 사과 녹즙	셀러리	100					1+1/2				5.5	1.8	0.2	22	648	47	
	사과	100								1	15.8	0.3	0.1	57	19	4	
	합계						1+1/2			1	21.3	2.1	0.3	79	667	51	

만드는 법	① 양조 식초와 볶은 소금을 탄 물에 셀러리를 10분 정도 담가 두었다가 헹구어 잔류 농약을 제거한다. ② 셀러리 100g을 녹즙기에 갈아 즙을 받아 놓는다. ③ 사과를 깨끗이 씻어 씨와 껍질을 제거한 뒤 과육만 녹즙기에 간다. ④ 셀러리즙과 사과즙을 섞어 마신다.
Tip	- 효능과 주치 : 불면증에 좋으며, 관절염 · 당뇨병 · 치질 · 관상동맥 질환 · 담석 · 신장 결석 등에 효과적이다. 무기 칼슘보다 흡수가 잘되는 유기 칼슘과 철분, 유기 마그네슘이 함유되어 있다. - 주의 : 반드시 국산 유기농 재료만 이용하고 농약 성분이 남지 않도록 깨끗이 씻는다.
과제	※ 실제로 녹즙의 양이 얼마나 되는지, 영양 성분은 어떻게 변하는지에 대한 실질적인 연구가 필요하다.

● 당근 사과즙

음식명	재료	1인당 분량 (g)	교환 단위수								영양가						
			곡류군	어육류군			채소군	지방군	우유군	과일군	3대 영양소 함량과 열량				항산화 비타민		
				저지방	중지방	고지방					탄수화물 g	단백질 g	지방 g	열량 kcal	베타카로틴 μg	비타민 C mg	비타민 E mg
당근 사과즙	당근	100					1+1/2				4.5	3	—	30	7,620	8	
	사과	100								1	12	—	—	50	19	4	
	합계						1+1/2			1	16.5	3	—	80	7,639	12	

만드는 법	- 당근에는 항산화 베타카로틴이 매우 풍부하다. 　① 사과와 당근은 흐르는 물에 깨끗이 씻어 껍질을 제거한 뒤 사과는 껍질과 씨를 도려낸다. 　② 당근즙을 낸 뒤 사과즙을 내어 섞어 마신다.
Tip	- 효능과 주치 : 베타카로틴과 비타민C가 풍부하며, 불면증에 효과적이다. - 주의 : 반드시 국산 유기농 재료만 이용하고 농약 성분이 남지 않도록 깨끗이 씻는다.
과제	※ 실제로 녹즙의 양이 얼마나 되는지, 영양 성분은 어떻게 변하는지에 대한 실질적인 연구가 필요하다.

● 포도 레몬즙

음식명	재료	1인당 분량 (g)	교환 단위수									영양가						
			곡류군	어육류군			채소군	지방군	우유군	과일군		3대 영양소 함량과 열량				항산화 비타민		
				저지방	중지방	고지방						탄수화물 g	단백질 g	지방 g	열량 kcal	베타카로틴 μg	비타민 C mg	비타민 E mg
포도 레몬즙	포도	200								2		30.2	1	0.2	102	30	4	
	레몬	200								2		14	2.8	1.6	62	0	140	
	합계									4		44.2	3.8	1.8	164	30	144	

만드는 법	- 레몬에는 항산화 비타민C가 매우 풍부하다. ① 포도는 흐르는 물에 여러 번 씻어 양조 식초와 볶은 소금을 탄 물에 10분 정도 담가 두었다가 헹군다. ② 녹즙기에 포도를 넣고 즙을 낸 다음 레몬즙을 낸다. ③ 포도즙과 레몬즙을 함께 섞어 마신다.
Tip	- 효능과 주치 : 포도에 들어 있는 포도당과 레몬의 비타민C는 피로를 푸는 데 효과적이다. 또 포도에는 리코펜과 안토시아닌도 들어 있어 노화를 지연시키고, 유방암 · 폐암 · 간암에 효과를 발휘한다. - 주의 : 반드시 국산 유기농 재료만 이용하고 농약 성분이 남지 않도록 깨끗이 씻는다.
과제	※ 실제로 녹즙의 양이 얼마나 되는지, 영양 성분은 어떻게 변하는지에 대한 실질적인 연구가 필요하다.

● 피망 녹즙

음식명	재료	1인당 분량 (g)	교환 단위수									영양가						
			곡류군	어육류군			채소군	지방군	우유군	과일군		3대 영양소 함량과 열량				항산화 비타민		
				저지방	중지방	고지방						탄수화물 g	단백질 g	지방 g	열량 kcal	베타카로틴 μg	비타민 C mg	비타민 E mg
피망 녹즙	피망	200					1+1/2					12.4	12.6	0.6	48	4,672	132	
	사과	100								1		15.8	0.3	0.1	57	19	4	
	당근	100					1+1/2					8.6	1.1	0.1	34	7,620	8	
	합계						3			1		36.8	14	0.8	139	12,311	144	

만드는 법	- 피망에는 항산화 비타민C가 풍부하고, 당근에는 베타카로틴이 풍부하다. ① 피망, 사과, 당근은 흐르는 물에 깨끗이 씻어 양조 식초와 볶은 소금을 탄 물에 10분 정도 담가 두었다가 헹구어 잔류 농약을 제거한다. ② 피망, 당근, 사과를 녹즙기에 넣어 즙을 내어 섞어 마신다.
Tip	- 효능과 주치 : 피망과 당근에 들어 있는 베타카로틴과 비타민C가 피로를 풀어 주고, 항암 효과를 발휘한다. - 주의 : 반드시 국내산 유기농 식품만 사용하고, 사과는 갈변 반응이 일어나므로 즙을 낸 뒤 바로 마신다.
과제	※ 실제로 녹즙의 양이 얼마나 되는지, 영양 성분은 어떻게 변하는지에 대한 실질적인 연구가 필요하다.

● 시금치 당근즙

음식명	재료	1인당 분량 (g)	교환 단위수								영양가						
											3대 영양소 함량과 열량				항산화 비타민		
			곡류군	어육류군			채소군	지방군	우유군	과일군	탄수화물 g	단백질 g	지방 g	열량 kcal	베타카로틴 ㎍	비타민 C mg	비타민 E mg
				저지방	중지방	고지방											
시금치 당근즙	시금치	100					1+1/2				5.3	2.8	0.4	27	2,860	66	
	당근	100					1+1/2				8.6	1.1	0.1	34	7,620	8	
	사과	100					1+1/2				15.8	0.3	0.1	57	19	4	
	합계						4+1/2				115.5	4.2	0.6	118	10,499	78	

만드는 법	- 당근에는 항산화 베타카로틴이 매우 풍부하고, 시금치에는 비타민C가 풍부하다. ① 시금치, 당근, 사과를 흐르는 물에 여러 번 씻은 후 양조식초와 볶은 소금을 탄 물에 10분 정도 담갔다가 헹군다. ② 시금치를 녹즙기에 넣어 즙을 낸 뒤 당근즙과 사과즙을 낸다. ③ 시금치, 당근, 사과즙을 함께 섞어 마신다.
Tip	- 효능과 주치 : 베타카로틴과 비타민C가 풍부해 항산화 효과가 우수하고, 위궤양과 암을 치료하는 데 효과적이다. - 주의 : 반드시 국산 유기농 재료만 이용하고 농약 성분이 남지 않도록 깨끗이 씻는다.
과제	※ 실제로 녹즙의 양이 얼마나 되는지, 영양 성분은 어떻게 변하는지에 대한 실질적인 연구가 필요하다.

● 쑥갓즙

음식명	재료	1인당 분량 (g)	교환 단위수								영양가						
											3대 영양소 함량과 열량				항산화 비타민		
			곡류군	어육류군			채소군	지방군	우유군	과일군	탄수화물 g	단백질 g	지방 g	열량 kcal	베타카로틴 ㎍	비타민 C mg	비타민 E mg
				저지방	중지방	고지방											
쑥갓즙	쑥갓	200					3				9.2	7	0.2	42	7,510	36	
	합계						3				9.2	7	0.2	42	7,510	36	

만드는 법	① 쑥갓은 흐르는 물에 깨끗이 씻어 양조 식초와 볶은 소금을 탄 물에 10분 정도 담갔다가 헹구어 불순물과 잔류 농약을 제거한다. ② 쑥갓을 녹즙기에 넣어 즙을 내어 마신다.
Tip	- 효능과 주치 : 베타카로틴과 비타민C가 풍부해 항암 효과가 우수하다. - 주의 : 반드시 국산 유기농 재료만 이용하고 농약 성분이 남지 않도록 깨끗이 씻는다.
과제	※ 실제로 녹즙의 양이 얼마나 되는지, 영양 성분은 어떻게 변하는지에 대한 실질적인 연구가 필요하다.

● **양배추즙**

음식명	재료	1인당 분량 (g)	교환 단위수								영양가						
			곡류군	어육류군			채소군	지방군	우유군	과일군	3대 영양소 함량과 열량				항산화 비타민		
				저지방	중지방	고지방					탄수화물 g	단백질 g	지방 g	열량 kcal	베타카로틴 µg	비타민 C mg	비타민 E mg
양배추즙	양배추	100					1+1/2				5.4	0.6	0.1	19	6	35	
	시금치	100					1+1/2				5.3	2.8	0.4	27	2,860	66	
	합계						3				10.7	3.4	0.5	46	2,866	101	

만드는 법	- 시금치에는 항산화 베타카로틴과 비타민C가 매우 풍부하다. ① 양배추와 시금치는 흐르는 물에 깨끗이 씻어 물기를 제거한다. ② 녹즙기에 양배추를 넣어 즙을 낸 뒤 시금치즙을 내어 섞어 마신다.
Tip	- 효능과 주치 : 양배추에 들어 있는 알리신, 이소시아네이트, 설포라판은 유방암에 효과적이다. 시금치에 들어 있는 항산화 물질인 비타민C와 베타카로틴은 함께 섭취하면 더욱 효과적이다. - 주의 : 반드시 국산 유기농 재료만 이용하고 농약 성분이 남지 않도록 깨끗이 씻는다.
과제	※ 실제로 녹즙의 양이 얼마나 되는지, 영양 성분은 어떻게 변하는지에 대한 실질적인 연구가 필요하다.

● **미나리 당근즙**

음식명	재료	1인당 분량 (g)	교환 단위수								영양가						
			곡류군	어육류군			채소군	지방군	우유군	과일군	3대 영양소 함량과 열량				항산화 비타민		
				저지방	중지방	고지방					탄수화물 g	단백질 g	지방 g	열량 kcal	베타카로틴 µg	비타민 C mg	비타민 E mg
미나리 당근즙	미나리	100					1+1/2				4.3	1.5	0.1	16	1,499	10	
	당근	100					1+1/2				8.6	1.1	0.1	34	7,620	8	
	사과	50								1/2	7.9	0.2	—	57	10	4	
	합계						3			1/2	20.8	2.8	0.2	107	9,129	22	

만드는 법	- 당근에는 항산화 베타카로틴이 매우 풍부하다. ① 미나리, 당근, 사과는 흐르는 물에 깨끗이 씻어 양조 식초와 볶은 소금을 탄 물에 10분 정도 담가둔다. ② 녹즙기에 미나리, 당근, 사과즙을 내어 바로 마신다.
Tip	- 효능과 주치 : 항산화 물질인 베타카로틴과 비타민C가 풍부해 항암 효과가 우수하다. - 주의 : 사과는 공기 중에 노출되면 쉽게 갈변되므로 갈아서 바로 마신다. 반드시 국산 유기농 재료만 이용하고 농약 성분이 남지 않도록 깨끗이 씻는다.
과제	※ 실제로 녹즙의 양이 얼마나 되는지, 영양 성분은 어떻게 변하는지에 대한 실질적인 연구가 필요하다.

● 상추 셀러리 녹즙

음식명	재료	1인당 분량 (g)	교환 단위수								영양가						
			곡류군	어육류군			채소군	지방군	우유군	과일군	3대 영양소 함량과 열량				항산화 비타민		
				저지방	중지방	고지방					탄수화물 g	단백질 g	지방 g	열량 kcal	베타카로틴 μg	비타민 C mg	비타민 E mg
상추 셀러리 녹즙	셀러리	50					2/3				2.8	0.6	0.1	11	324	23.5	
	상추	100					1+1/2				3.0	2.1	0.1	15	118	16	
	파슬리	30					1/2				0.4	1.1	0.2	10	980	46.3	
	합계						2+2/3				6.2	3.8	0.4	36	1,422	85.8	

만드는 법	- 파슬리에는 베타카로틴과 비타민C가 풍부하다. ① 셀러리와 상추는 흐르는 물에 여러 번 씻어서 양조 식초와 볶은 소금을 탄 물에 10분 정도 담가 두었다가 헹군다. ② 먼저 셀러리즙을 낸 뒤 상추즙과 파슬리즙을 낸다. ③ 셀러리와 상추즙, 파슬리즙을 함께 섞어 마신다.
Tip	- 효능과 주치 : 불면증과 스트레스를 풀어 주고, 관절염 · 당뇨병 · 치질 · 관상동맥 질환 · 담석 · 신장 결석 등에 효과적이다. 식욕을 증진시키고 면역력을 강화해 주는 효과도 있다. - 주의 : 반드시 국산 유기농 재료만 이용하고 농약 성분이 남지 않도록 깨끗이 씻는다.
과제	※ 실제로 녹즙의 양이 얼마나 되는지, 영양 성분은 어떻게 변하는지에 대한 실질적인 연구가 필요하다.

● 토마토즙

음식명	재료	1인당 분량 (g)	교환 단위수								영양가						
			곡류군	어육류군			채소군	지방군	우유군	과일군	3대 영양소 함량과 열량				항산화 비타민		
				저지방	중지방	고지방					탄수화물 g	단백질 g	지방 g	열량 kcal	베타카로틴 μg	비타민 C mg	비타민 E mg
토마토즙	토마토	100								1/2	3.3	0.9	0.1	14	542	11	
	방울토마토	125								1/2	4.9	1.1	0.1	20	1,810	26.3	
	합계									1	8.2	2	0.2	34	2,352	37.3	

만드는 법	- 토마토에는 리코펜 성분이 매우 풍부하다. ① 재료를 흐르는 물에 깨끗이 씻어 불순물을 제거한다. ② 녹즙기에 토마토즙을 내어 마신다.
Tip	- 효능과 주치 : 리코펜, 베타카로틴, 퀘르세틴 성분은 유방암에 효과적이다. - 주의 : 반드시 국산 유기농 재료만 이용하고 농약 성분이 남지 않도록 깨끗이 씻는다.
과제	※ 실제로 녹즙의 양이 얼마나 되는지, 영양 성분은 어떻게 변하는지에 대한 실질적인 연구가 필요하다.

● 셀러리 사과 녹즙

음식명	재료	1인당 분량 (g)	교환 단위수								영양가						
											3대 영양소 함량과 열량				항산화 비타민		
			곡류군	어육류군			채소군	지방군	우유군	과일군	탄수화물 g	단백질 g	지방 g	열량 kcal	베타카로틴 μg	비타민 C mg	비타민 E mg
				저지방	중지방	고지방											
샐러리 사과 녹즙	셀러리	10					1+1/2				5.5	1.8	0.2	22	648	47	
	사과	100								1	15.8	0.3	0.1	57	19	4	
	합계						1+1/2			1	21.3	2.1	0.3	79	667	51	

만드는 법	① 셀러리는 깨끗이 씻고, 사과는 껍질을 깎고 씨 부분을 도려낸다. ② 셀러리 100g을 녹즙기에 넣고 갈아 즙을 낸다. ③ 사과는 과육만 녹즙기에 간다. ④ 셀러리즙과 사과즙을 함께 섞어 마신다.
Tip	- 효능과 주치 : 불면증에 좋으며, 관절염 · 당뇨병 · 치질 · 관상동맥 질환 · 담석 · 신장 결석 등에 효과적이다. 무기칼슘보다 흡수가 잘되는 유기칼슘과 철분, 유기마그네슘이 함유되어 있다. - 주의 : 반드시 국산 유기농 재료만 이용하고 농약 성분이 남지 않도록 깨끗이 씻는다.
과제	※ 실제로 녹즙의 양이 얼마나 되는지, 영양 성분은 어떻게 변하는지에 대한 실질적인 연구가 필요하다.

5 암 종류별 효과적인 녹즙과 흡수율

암 종류별로 효과적인 성분이 함유된 녹황색 채소와 과일을 충분히 섭취하되, 재료는 가능하면 유기농을 이용해야 소화 · 흡수도 잘되고 영양도 좋다. 단일 재료만 이용한 단일즙보다는 2~3가지를 섞어 만든 혼합즙이 좋다. 잎채소로만 즙을 내면 마시기 힘들므로 처음에는 혼합 주스를 섭취하다 익숙해지면 단일즙으로 바꾸는 것도 방법이다.

1) 간암에 좋은 녹즙

● 면역력 증강 과즙

| 음식명 | 재료 | 1인당 분량 (g) | 교환 단위수 | | | | | | | | | 영양가 | | | | | | |
| | | | 곡류군 | 어육류군 | | | 채소군 | 지방군 | 우유군 | 과일군 | 3대 영양소 함량과 열량 | | | | 항산화 비타민 | | |
				저지방	중지방	고지방					탄수화물 g	단백질 g	지방 g	열량 kcal	베타카로틴 μg	비타민 C mg	비타민 E mg
면역력 증강 과즙	오렌지	100								1	12	—	—	50	90	43	
	파인애플	100								1	12	—	—	50	0	15	
	딸기	100								1/2	6	—	—	25	—	71	
	바나나	120								2	24	—	—	100	10,8	12	
	합계									4,5	54	—	—	225	100,8	141	
만드는 법	① 모든 과일을 깨끗이 손질하여 흐르는 물에 여러 번 헹구어 물기를 제거한 뒤 깍둑썰기 한다. ② 오렌지, 파인애플, 딸기 순으로 주서기에 넣어 바나나를 첨가하여 마신다.																
Tip	- 효능과 주치 : 면역력 향상에 꼭 필요한 영양이 풍부한 과즙으로, 항바이러스 및 산화 방지 효과가 인정된 플라보노이드 등 식물 화학 물질이 풍부하다. 감염증이 있는 환자에게 좋다. - 주의 : 가능하면 유기농 재료만 사용하고, 농약과 살충제, 왁스 등을 제거하거나 껍질을 벗겨 이용한다.																
과제	※ 실제로 녹즙의 양이 얼마나 되는지, 영양 성분은 어떻게 변하는지에 대한 실질적인 연구가 필요하다.																

● 포도 레몬즙

| 음식명 | 재료 | 1인당 분량 (g) | 교환 단위수 | | | | | | | | | 영양가 | | | | | | |
| | | | 곡류군 | 어육류군 | | | 채소군 | 지방군 | 우유군 | 과일군 | 3대 영양소 함량과 열량 | | | | 항산화 비타민 | | |
				저지방	중지방	고지방					탄수화물 g	단백질 g	지방 g	열량 kcal	베타카로틴 μg	비타민 C mg	비타민 E mg
포도 레몬즙	포도	200								2	30,2	1	0,2	102	30	4	
	레몬	200								2	14	2,8	1,6	62	0	140	
	합계									4	44,2	3,8	1,8	164	30	144	
만드는 법	① 포도를 흐르는 물에 깨끗이 씻어 놓는다. ② 녹즙기에 포도를 넣고 즙을 낸 다음 레몬즙을 낸다. ③ 포도와 레몬즙을 섞어 함께 마신다.																
Tip	- 효능과 주치 : 포도에 있는 포도당과 레몬의 비타민C가 피로 회복에 우수하다. 포도에 리코펜과 안토시아닌이 함유되어 있어 노화 지연, 유방암, 폐암, 간암에 효과적이다. - 주의 : 반드시 국산 유기농 재료만 이용하고 농약 성분이 남지 않도록 깨끗이 씻는다.																
과제	※ 실제로 녹즙의 양이 얼마나 되는지, 영양 성분은 어떻게 변하는지에 대한 실질적인 연구가 필요하다.																

● 피망 녹즙

음식명	재료	1인당 분량 (g)	교환 단위수								영양가						
			곡류군	어육류군			채소군	지방군	우유군	과일군	3대 영양소 함량과 열량				항산화 비타민		
				저지방	중지방	고지방					탄수화물 g	단백질 g	지방 g	열량 kcal	베타카로틴 μg	비타민 C mg	비타민 E mg
피망 녹즙	피망	200					1+1/2				12.4	12.6	0.6	48	4,672	132	
	사과	100								1	15.8	0.3	0.1	57	19	4	
	당근	100					1+1/2				8.6	1.1	0.1	34	7,620	8	
	합계						3			1	36.8	14	0.8	139	12,311	144	

만드는 법	- 피망에는 비타민C가 풍부하고, 당근에는 베타카로틴이 풍부하다. ① 피망, 사과, 당근은 흐르는 물에 깨끗이 씻어 양조 식초와 볶은 소금을 탄 물에 10분 정도 담가 두었다가 헹구어 잔류 농약을 제거한다. ② 피망, 당근, 사과를 녹즙기에 갈아 즙을 내어 섞어 마신다.
Tip	- 효능과 주치 : 피망과 당근에는 베타카로틴과 비타민C가 풍부해 피로를 풀어 주고, 항산화 물질이 풍부해 항암 효과도 뛰어나다. - 주의 : 반드시 국내산 유기농만 이용하고, 사과는 산소에 산화되어 갈변 반응이 일어나므로 즙을 낸 후 바로 마신다.
과제	※ 실제로 녹즙의 양이 얼마나 되는지, 영양 성분은 어떻게 변하는지에 대한 실질적인 연구가 필요하다.

● 시금치 당근즙

음식명	재료	1인당 분량 (g)	교환 단위수								영양가						
			곡류군	어육류군			채소군	지방군	우유군	과일군	3대 영양소 함량과 열량				항산화 비타민		
				저지방	중지방	고지방					탄수화물 g	단백질 g	지방 g	열량 kcal	베타카로틴 μg	비타민 C mg	비타민 E mg
시금치 당근즙	시금치	100					1+1/2				5.3	2.8	0.4	27	2,860	66	
	당근	100					1+1/2				8.6	1.1	0.1	34	7,620	8	
	사과	100					1+1/2				15.8	0.3	0.1	57	19	4	
	합계						4+1/2				29.7	4.2	0.6	118	10,499	22	

만드는 법	- 시금치에는 비타민C가 풍부하고, 당근에는 베타카로틴이 풍부하다. ① 유기농 시금치와 당근을 준비하여 사과는 껍질을 깎고 씨 부분을 도려낸다. ② 시금치를 녹즙기에 넣어 즙을 낸 뒤 당근즙, 사과즙을 낸다. ③ 시금치, 당근, 사과즙을 함께 섞어 마신다.
Tip	- 효능과 주치 : 시금치는 항산화 효과가 뛰어나고 위궤양과 대장암 치료에 효과적이다. - 주의 : 반드시 국산 유기농 재료만 이용하고 농약 성분이 남지 않도록 깨끗이 씻는다.
과제	※ 실제로 녹즙의 양이 얼마나 되는지, 영양 성분은 어떻게 변하는지에 대한 실질적인 연구가 필요하다.

2) 대장암에 좋은 녹즙

● 미나리 당근즙

음식명	재료	1인당 분량 (g)	교환 단위수								영양가						
			곡류군	어육류군			채소군	지방군	우유군	과일군	3대 영양소 함량과 열량				항산화 비타민		
				저지방	중지방	고지방					탄수화물 g	단백질 g	지방 g	열량 kcal	베타카로틴 ㎍	비타민 C mg	비타민 E mg
미나리 당근즙	미나리	100					1+1/2				43	1.5	0.1	16	1,499	10	
	당근	100					1+1/2				8.6	1.1	0.1	34	7,620	8	
	사과	50								1/2	15.8	0.3	0.1	57		19	4
	합계						3			1/2	28.7	2.9	0.3	107	9,138	22	

만드는 법	① 미나리, 당근, 사과를 깨끗이 씻어서 사과는 껍질을 깎고 씨를 도려낸다. ② 녹즙기에 미나리, 당근, 사과를 넣어 즙을 내어 바로 마신다.
Tip	- 효능과 주치 : 사과에는 비타민과 무기질, 펙틴, 섬유질이 풍부해 정장 효과가 뛰어나고, 유기산이 위액 분비를 촉진하고 소화를 돕는다. 당근과 미나리에는 베타카로틴이 풍부해 항암 효과가 높다. - 주의 : 반드시 국산 유기농 재료만 이용하고 농약 성분이 남지 않도록 깨끗이 씻는다.
과제	※ 실제로 녹즙의 양이 얼마나 되는지, 영양 성분은 어떻게 변하는지에 대한 실질적인 연구가 필요하다.

● 브로콜리 당근즙

음식명	재료	1인당 분량 (g)	교환 단위수								영양가						
			곡류군	어육류군			채소군	지방군	우유군	과일군	3대 영양소 함량과 열량				항산화 비타민		
				저지방	중지방	고지방					탄수화물 g	단백질 g	지방 g	열량 kcal	베타카로틴 ㎍	비타민 C mg	비타민 E mg
브로콜리 당근즙	당근	100					1+1/2				8.6	1.1	0.1	34	7,620	8	
	브로콜리	100					1+1/2				5.0	5.0	0.3	28	766	98	
	사과	70								1	15.8	0.3	0.1	57		19	4
	합계									1	29.4	6.4	0.5	119	8,405	110	

만드는 법	- 당근에는 베타카로틴이 풍부하고, 브로콜리에는 비타민C가 풍부하다. ① 유기농 당근과 브로콜리를 깨끗이 씻어 놓는다. ② 사과는 깨끗이 씻어서 껍질을 벗기고 씨를 도려낸다. ③ 당근, 브로콜리, 사과 순으로 즙을 내어 섞어 마신다.
Tip	- 효능과 주치 : 당근의 베타카로틴, 브로콜리의 비타민C, 사과의 비타민과 무기질이 항암 작용을 한다. - 주의 : 반드시 국산 유기농 재료만 이용하고 농약 성분이 남지 않도록 깨끗이 씻는다.
과제	※ 실제로 녹즙의 양이 얼마나 되는지, 영양 성분은 어떻게 변하는지에 대한 실질적인 연구가 필요하다.

● 신선초 셀러리즙

음식명	재료	1인당 분량 (g)	교환 단위수								영양가						
			곡류군	어육류군			채소군	지방군	우유군	과일군	3대 영양소 함량과 열량				항산화 비타민		
				저지방	중지방	고지방					탄수화물 g	단백질 g	지방 g	열량 kcal	베타카로틴 μg	비타민 C mg	비타민 E mg
신선초 셀러리즙	신선초	200					3				14.2	5	0.6	78	0	50	
	당근	100					1+1/2				8.6	1.1	0.1	34	7,620	8	
	셀러리	100					1+1/2				5.5	1.8	0.2	22	648	47	
	합계						6			1	28.3	7.9	0.9	134	8,268	105	

만드는 법	① 신선초, 당근, 셀러리를 깨끗이 씻어 놓는다. ② 신선초, 당근, 셀러리 순으로 즙을 내어 섞어 마신다.
Tip	- 효능과 주치 : 신선초의 칼콘과 트리테르페노이드 성분이 항암 작용을 한다. 대장암과 폐암에 효과를 발휘한다. - 주의 : 반드시 국산 유기농 재료만 이용하고 농약 성분이 남지 않도록 깨끗이 씻는다.
과제	※ 실제로 녹즙의 양이 얼마나 되는지, 영양 성분은 어떻게 변하는지에 대한 실질적인 연구가 필요하다.

● 양배추 귤즙

음식명	재료	1인당 분량 (g)	교환 단위수								영양가						
			곡류군	어육류군			채소군	지방군	우유군	과일군	3대 영양소 함량과 열량				항산화 비타민		
				저지방	중지방	고지방					탄수화물 g	단백질 g	지방 g	열량 kcal	베타카로틴 μg	비타민 C mg	비타민 E mg
양배추 귤즙	양배추	100					1+1/2				5.4	0.6	0.1	19	6	35	
	귤	100								1	10.8	1.0	0.1	42	849	48	
	합계						1+1/2			1	16.2	1.6	0.2	61	855	83	

만드는 법	① 양배추는 깨끗이 씻어서 준비해 놓고, 귤은 과육 부분만 준비한다. ② 녹즙기에 귤을 먼저 넣어 즙을 낸 뒤 양배추즙을 내어 섞어 마신다.
Tip	- 효능과 주치 : 양배추는 살짝 데쳐 믹서에 갈아 먹어도 소화 흡수에 도움이 된다. 새콤달콤한 귤은 터핀 성분 덕분에 대장암에도 효과가 좋다. - 주의 : 반드시 국산 유기농 재료만 이용하고 농약 성분이 남지 않도록 깨끗이 씻는다.
과제	※ 실제로 녹즙의 양이 얼마나 되는지, 영양 성분은 어떻게 변하는지에 대한 실질적인 연구가 필요하다.

3) 폐암에 좋은 녹즙

● 토마토 시금치즙

음식명	재료	1인당 분량 (g)	교환 단위수								영양가						
			곡류군	어육류군			채소군	지방군	우유군	과일군	3대 영양소 함량과 열량				항산화 비타민		
				저지방	중지방	고지방					탄수화물 g	단백질 g	지방 g	열량 kcal	베타카로틴 ㎍	비타민 C mg	비타민 E mg
토마토 시금치즙	토마토	200								3	6.6	1.8	0.2	28	1,084	22	
	시금치	100					1+1/2				5.3	2.8	0.4	27	2,860	66	
	합계									3	11.9	4.6	0.6	55	3,944	88	

만드는 법	① 흐르는 물에 재료를 깨끗이 씻어서 불순물을 제거한다. ② 녹즙기에 토마토와 시금치를 넣어 즙을 내어 섞어 마신다.
Tip	- 효능과 주치 : 토마토의 리코펜과 베타카로틴, 퀘르세틴 성분은 유방암, 폐암에 효과적이다. - 주의 : 반드시 국산 유기농 재료만 이용하고 농약 성분이 남지 않도록 깨끗이 씻는다.
과제	※ 실제로 녹즙의 양이 얼마나 되는지, 영양 성분은 어떻게 변하는지에 대한 실질적인 연구가 필요하다.

● 당근 케일즙

음식명	재료	1인당 분량 (g)	교환 단위수								영양가						
			곡류군	어육류군			채소군	지방군	우유군	과일군	3대 영양소 함량과 열량				항산화 비타민		
				저지방	중지방	고지방					탄수화물 g	단백질 g	지방 g	열량 kcal	베타카로틴 ㎍	비타민 C mg	비타민 E mg
당근 케일즙	당근	300					4				25.8	3.3	0.3	102	22,860	24	
	케일	100					1+1/2				7.3	5.0	0.6	43	1,813	80	
	합계						5+1/2				33.1	8.3	0.9	145	24,673	104	

만드는 법	① 당근과 케일을 깨끗이 씻어 놓는다. ② 녹즙기에 당근과 케일을 넣어 즙을 내어 섞어 마신다.
Tip	- 효능과 주치 : 당근의 베타카로틴과 케일에 들어 있는 인돌 성분이 뛰어난 항암 효과를 발휘한다. - 주의 : 반드시 국산 유기농 재료만 이용하고 농약 성분이 남지 않도록 깨끗이 씻는다.
과제	※ 실제로 녹즙의 양이 얼마나 되는지, 영양 성분은 어떻게 변하는지에 대한 실질적인 연구가 필요하다.

● 당근 시금치즙

음식명	재료	1인당 분량 (g)	교환 단위수								영양가						
			곡류군	어육류군			채소군	지방군	우유군	과일군	3대 영양소 함량과 열량				항산화 비타민		
				저지방	중지방	고지방					탄수화물 g	단백질 g	지방 g	열량 kcal	베타카로틴 μg	비타민 C mg	비타민 E mg
당근 시금치즙	당근	200					3				17.2	2.2	0.2	68	15,240	16	
	시금치	100					1+1/2				10.6	5.6	0.8	54	5,720	132	
	사과	50								1/2	7.9	0.2	0	29	10	2	
	합계						4+1/2			1/2	8	1	101	134	20,970	150	

만드는 법	① 당근, 시금치, 사과를 깨끗이 씻어서 사과는 껍질을 벗기고 씨를 도려낸다. ② 당근, 시금치, 사과 순으로 즙을 내어 섞어 마신다.
Tip	- 효능과 주치 : 시금치의 베타카로틴과 클로로필 성분이 항암 작용을 하고, 당근과 사과에 풍부한 퀘르세틴이 항암 효과를 높인다. 위암 · 유방암 · 전립선암에 좋다. - 주의 : 반드시 국산 유기농 재료만 이용하고 농약 성분이 남지 않도록 깨끗이 씻는다.
과제	※ 실제로 녹즙의 양이 얼마나 되는지, 영양 성분은 어떻게 변하는지에 대한 실질적인 연구가 필요하다.

● 당근 쑥갓즙

음식명	재료	1인당 분량 (g)	교환 단위수								영양가						
			곡류군	어육류군			채소군	지방군	우유군	과일군	3대 영양소 함량과 열량				항산화 비타민		
				저지방	중지방	고지방					탄수화물 g	단백질 g	지방 g	열량 kcal	베타카로틴 μg	비타민 C mg	비타민 E mg
당근 쑥갓즙	당근	100					1+1/2				8.6	1.1	0.1	34	7,620	8	
	쑥갓	200					3				4.6	3.5	0.1	21	3,755	18	
	귤	100								1/2	10.8	1.0	0.1	42	891	48	
	합계						4+1/2			1/2	35.7	8	1	101	20,970	150	

만드는 법	① 당근, 쑥갓, 귤을 깨끗이 씻어서 귤은 껍질을 벗긴다. ② 당근, 쑥갓, 귤 순으로 녹즙기에 즙을 내어 섞어 마신다.
Tip	- 효능과 주치 : 쑥갓은 베타카로틴 함량이 높다. 귤의 비타민과 쓴맛 성분인 터핀이 항암 작용을 하는데, 특히 피부암과 대장암에 효과가 우수하다. 껍질에도 항암 성분이 들어 있다. - 주의 : 반드시 국산 유기농 재료만 이용하고 농약 성분이 남지 않도록 깨끗이 씻는다.
과제	※ 실제로 녹즙의 양이 얼마나 되는지, 영양 성분은 어떻게 변하는지에 대한 실질적인 연구가 필요하다.

4) 유방암에 좋은 녹즙

● 당근 치커리즙

음식명	재료	1인당 분량 (g)	곡류군	어육류군 저지방	중지방	고지방	채소군	지방군	우유군	과일군	탄수화물 g	단백질 g	지방 g	열량 kcal	베타카로틴 μg	비타민 C mg	비타민 E mg
당근 치커리즙	당근	200					3				17.2	2.2	0.2	68	51,904	16	
	치커리	200					3				5.4	3.4	0.6	26	10,712	20	
	합계						6				22.6	5.6	0.8	94	62,616	36	

만드는 법	① 당근, 치커리를 깨끗이 씻어 놓는다. ② 당근, 치커리 순으로 녹즙기에 즙을 내어 마신다.
Tip	- 효능과 주치 : 당근과 치커리는 베타카로틴이 풍부한 동시에 항암 효과가 매우 뛰어나다. - 주의 : 반드시 국산 유기농 재료만 이용하고 농약 성분이 남지 않도록 깨끗이 씻는다.
과제	※ 실제로 녹즙의 양이 얼마나 되는지, 영양 성분은 어떻게 변하는지에 대한 실질적인 연구가 필요하다.

● 양배추 부추즙

음식명	재료	1인당 분량 (g)	곡류군	어육류군 저지방	중지방	고지방	채소군	지방군	우유군	과일군	탄수화물 g	단백질 g	지방 g	열량 kcal	베타카로틴 μg	비타민 C mg	비타민 E mg
양배추 부추즙	양배추	200					3				10.8	1.2	0.2	38	12	70	
	부추	200					1+1/2				7.8	5.8	1	42	6,188	74	
	귤	100								1+1/2	10.8	2	0.1	42	849	48	
	합계						4+1/2			1+1/2	29.4	9	1.3	122	7,049	192	

만드는 법	① 양배추, 부추, 귤을 깨끗이 씻어 놓는다. ② 양배추, 부추, 귤 순으로 녹즙기에 즙을 내어 섞어 마신다.
Tip	- 효능과 주치 : 양배추의 인돌 화합물은 유방암과 전립선암 예방 효과가 뛰어나고, 부추의 매운맛 성분인 알릴이 소시아네이트도 뛰어난 항암 효과를 발휘한다.
과제	※ 실제로 녹즙의 양이 얼마나 되는지, 영양 성분은 어떻게 변하는지에 대한 실질적인 연구가 필요하다.

● 민들레즙

음식명	재료	1인당 분량 (g)	교환 단위수								영양가						
			곡류군	어육류군			채소군	지방군	우유군	과일군	3대 영양소 함량과 열량				항산화 비타민		
				저지방	중지방	고지방					탄수화물 g	단백질 g	지방 g	열량 kcal	베타카로틴 μg	비타민 C mg	비타민 E mg
민들레즙	파슬리	100					1+1/2				1.4	3.2	0.5	31	2,941	139	
	민들레	100					1+1/2				7.6	2.7	0.7	40	8,400	35	
	오이	100					1+1/2				2.3	1.1	0.3	11	56	9	
	합계						4+1/2				11.3	7	1.5	82	11,397	183	

만드는 법	① 파슬리, 민들레, 오이를 깨끗이 씻어 놓는다. ② 파슬리, 민들레, 오이 순으로 녹즙기에 즙을 내어 섞어 마신다.
Tip	- 효능과 주치 : 민들레는 베타카로틴과 비타민을 가장 많이 함유하고 있어서 항암 효과가 매우 뛰어나다. - 주의 : 반드시 국산 유기농 재료만 이용하고 농약 성분이 남지 않도록 깨끗이 씻는다.
과제	※ 실제로 녹즙의 양이 얼마나 되는지, 영양 성분은 어떻게 변하는지에 대한 실질적인 연구가 필요하다.

● 오이 토마토즙

음식명	재료	1인당 분량 (g)	교환 단위수								영양가						
			곡류군	어육류군			채소군	지방군	우유군	과일군	3대 영양소 함량과 열량				항산화 비타민		
				저지방	중지방	고지방					탄수화물 g	단백질 g	지방 g	열량 kcal	베타카로틴 μg	비타민 C mg	비타민 E mg
오이 토마토즙	오이	100					1+1/2				2.3	1.1	0.3	11	56	9	
	토마토	100					1+1/2				3.3	0.9	0.1	14	542	11	
	고구마	50					1/2				12	0.5	0.2	52	0	1	
	합계						3+1/2				17.6	2.5	0.6	77	598	21	

만드는 법	① 오이, 토마토, 고구마를 깨끗이 씻어 놓는다. ② 오이, 토마토, 고구마 순으로 녹즙기에 즙을 내어 섞어 마신다.
Tip	- 효능과 주치 : 토마토에 풍부한 리코펜과 베타카로틴, 퀘르세틴이 항암 작용을 하고, 고구마의 강글리오시드도 항암 작용을 한다. - 주의 : 가능하면 유기농 재료만 사용하고, 여의치 못할 때는 발포성 살균 소독제를 사용하여 표면에 묻어 있는 농약과 살충제, 왁스 등을 제거하거나 껍질을 벗겨 이용한다.
과제	※ 실제로 녹즙의 양이 얼마나 되는지, 영양 성분은 어떻게 변하는지에 대한 실질적인 연구가 필요하다.

● 브로콜리 포도즙

음식명	재료	1인당 분량 (g)	교환 단위수								영양가						
											3대 영양소 함량과 열량				항산화 비타민		
			곡류군	어육류군			채소군	지방군	우유군	과일군	탄수화물 g	단백질 g	지방 g	열량 kcal	베타카로틴 μg	비타민 C mg	비타민 E mg
				저지방	중지방	고지방											
브로콜리 포도즙	브로콜리	200					3				10	10	0.6	56	1,532	196	
	포도	100								1+1/2	30.2	1	0.2	112	30	4	
	합계						3			1+1/2	40.2	11	0.8	168	1,562	200	

만드는 법	① 브로콜리와 포도를 깨끗이 씻어 놓는다. ② 브로콜리즙을 먼저 낸 뒤 포도즙을 내서 섞어 먹는다.
Tip	- 효능과 주치 : 포도의 색소 성분인 리코펜과 안토시아닌이 유방암에 대한 항암 효과가 뛰어나다. - 주의 : 가능하면 유기농 재료만 사용하고, 여의치 못할 때는 발포성 살균 소독제를 사용하여 표면에 묻어 있는 농약과 살충제, 왁스 등을 제거하거나 껍질을 벗겨 이용한다.
과제	※ 실제로 녹즙의 양이 얼마나 되는지, 영양 성분은 어떻게 변하는지에 대한 실질적인 연구가 필요하다.

5) 위암에 좋은 녹즙

● 부추 당근즙

음식명	재료	1인당 분량 (g)	교환 단위수								영양가						
											3대 영양소 함량과 열량				항산화 비타민		
			곡류군	어육류군			채소군	지방군	우유군	과일군	탄수화물 g	단백질 g	지방 g	열량 kcal	베타카로틴 μg	비타민 C mg	비타민 E mg
				저지방	중지방	고지방											
부추 당근즙	부추	100					1+1/2				3.9	2.9	0.5	21	3,094	37	
	당근	100					1+1/2				8.6	1.1	0.1	34	7,620	8	
	귤	100					1+1/2				10.8	1.0	0.1	42	849	48	
	합계						4+1/2				23.3	5.0	0.7	97	11,563	93	

만드는 법	① 부추, 당근, 귤을 깨끗이 씻어 놓는다. ② 부추, 당근, 귤을 녹즙기에 넣어 즙을 내어 섞어 먹는다. 귤은 껍질째 넣어도 좋고 과육만 이용해도 좋다.
Tip	- 효능과 주치 : 부추의 알릴이소티아네이트와 귤의 크립토산틴이 항암(위암 · 유방암 · 전립선암 · 폐암) 작용을 한다. - 주의 : 가능하면 유기농 재료만 사용하고, 여의치 못할 때는 씻기 전에 약한 식초물에 2~3분간 담가 두거나 발포성 살균 소독제를 사용하여 표면에 묻어 있는 농약과 살충제, 왁스 등을 제거하거나 껍질을 벗겨 이용한다.
과제	※ 실제로 녹즙의 양이 얼마나 되는지, 영양 성분은 어떻게 변하는지에 대한 실질적인 연구가 필요하다.

● 브로콜리 포도즙

음식명	재료	1인당 분량 (g)	교환 단위수									영양가						
			곡류군	어육류군			채소군	지방군	우유군	과일군		3대 영양소 함량과 열량				항산화 비타민		
				저지방	중지방	고지방						탄수화물 g	단백질 g	지방 g	열량 kcal	베타카로틴 μg	비타민 C mg	비타민 E mg
브로콜리 포도즙	브로콜리	200					3					10	10	0.6	56	1,532	196	
	적포도	100								1+1/2		30.2	1	0.2	112	30	4	
	합계						3			1+1/2		40.2	11	0.8	168	1,562	200	

만드는 법	- 브로콜리에는 비타민C가 매우 풍부하다. ① 브로콜리와 적포도를 깨끗이 씻어 놓는다. ② 브로콜리즙을 먼저 낸 뒤 적포도즙을 내서 섞어 먹는다.
Tip	- 효능과 주치 : 적포도에 들어 있는 색소 성분인 리코펜과 안토시아닌이 위암에 대한 항암 효과가 뛰어나다. - 주의 : 가능하면 유기농 재료만 사용하고, 여의치 못할 때는 씻기 전에 약한 식초물에 2~3분간 담가 두거나 발포성 살균 소독제를 사용하여 표면에 묻어 있는 농약과 살충제, 왁스 등을 제거하거나 껍질을 벗겨 이용한다.
과제	※ 실제로 녹즙의 양이 얼마나 되는지, 영양 성분은 어떻게 변하는지에 대한 실질적인 연구가 필요하다.

● 오이 토마토즙

음식명	재료	1인당 분량 (g)	교환 단위수									영양가						
			곡류군	어육류군			채소군	지방군	우유군	과일군		3대 영양소 함량과 열량				항산화 비타민		
				저지방	중지방	고지방						탄수화물 g	단백질 g	지방 g	열량 kcal	베타카로틴 μg	비타민 C mg	비타민 E mg
부추 시금치 토마토즙	부추	100					1+1/2					3.9	2.9	0.5	21	3,094	37	
	시금치	100					1+1/2					5.3	2.8	0.4	27	2,860	66	
	토마토	50								1/2		1.8	0.4	0	8	724	10.5	
	합계						3			1/2		11	6.1	0.9	56	6,678	113.5	

만드는 법	① 부추, 시금치, 토마토를 깨끗이 씻어 놓는다. ② 부추, 시금치, 토마토 순으로 녹즙기에 즙을 내어 섞어 먹는다.
Tip	- 효능과 주치 : 부추의 이소티아네이트와 시금치의 클로로필 색소가 위암에 대한 항암 효과가 뛰어나다. - 주의 : 가능하면 유기농 재료만 사용하고, 여의치 못할 때는 씻기 전에 약한 식초물에 2~3분간 담가 두거나 발포성 살균 소독제를 사용하여 표면에 묻어 있는 농약과 살충제, 왁스 등을 제거하거나 껍질을 벗겨 이용한다.
과제	※ 실제로 녹즙의 양이 얼마나 되는지, 영양 성분은 어떻게 변하는지에 대한 실질적인 연구가 필요하다.

● 브로콜리 케일 귤즙

음식명	재료	1인당 분량 (g)	곡류군	저지방	중지방	고지방	채소군	지방군	우유군	과일군	탄수화물 g	단백질 g	지방 g	열량 kcal	베타카로틴 μg	비타민C mg	비타민E mg
				어육류군							3대 영양소 함량과 열량				항산화 비타민		
브로콜리 케일 귤즙	브로콜리	200					3				20	20	0.6	56	1,532	196	
	케일	100					1+1/2				14.6	10	1.2	86	3,626	160	
	귤	100								1	10.8	1.0	0.1	42	849	48	
	합계						4+1/2			1	45.4	31	1.9	184	6,007	404	

만드는 법	① 브로콜리, 케일, 귤을 깨끗이 씻어 놓는다. ② 녹즙기에 브로콜리, 케일, 귤 순으로 즙을 내어 섞어 먹는다.
Tip	- 효능과 주치 : 브로콜리와 케일에는 항암 효과가 뛰어난 인돌 화합물과 베타카로틴, 비타민C가 들어 있다. - 주의 : 가능하면 유기농 재료만 사용하고, 여의치 못할 때는 씻기 전에 약한 식초물에 2~3분간 담가 두거나 발포성 살균 소독제를 사용하여 표면에 묻어 있는 농약과 살충제, 왁스 등을 제거하거나 껍질을 벗겨 이용한다.
과제	※ 실제로 녹즙의 양이 얼마나 되는지, 영양 성분은 어떻게 변하는지에 대한 실질적인 연구가 필요하다.

6) 전립선암에 좋은 녹즙

● 바나나 고구마즙

음식명	재료	1인당 분량 (g)	곡류군	저지방	중지방	고지방	채소군	지방군	우유군	과일군	탄수화물 g	단백질 g	지방 g	열량 kcal	베타카로틴 μg	비타민C mg	비타민E mg
				어육류군							3대 영양소 함량과 열량				항산화 비타민		
바나나 고구마즙	바나나	200								2	55	0	0	100	700	70	
	고구마	10					1				3	2	0	20	700	70	
	합계						1			2		2	0	120	1,400	140	

만드는 법	① 바나나는 껍질을 벗기고, 고구마는 깨끗이 씻는다. ② 바나나와 고구마를 믹서기에 갈아 마신다.
Tip	- 효능과 주치 : 바나나와 고구마 모두 변비에 좋다. - 주의 : 가능하면 유기농 재료만 사용하고, 여의치 못할 때는 씻기 전에 약한 식초물에 2~3분간 담가 두거나 발포성 살균 소독제를 사용하여 표면에 묻어 있는 농약과 살충제, 왁스 등을 제거하거나 껍질을 벗겨 이용한다.
과제	※ 실제로 녹즙의 양이 얼마나 되는지, 영양 성분은 어떻게 변하는지에 대한 실질적인 연구가 필요하다.

● 오렌지 파프리카즙

음식명	재료	1인당 분량 (g)	교환 단위수								영양가						
					어육류군						3대 영양소 함량과 열량				항산화 비타민		
			곡류군	저지방	중지방	고지방	채소군	지방군	우유군	과일군	탄수화물 g	단백질 g	지방 g	열량 kcal	베타카로틴 ㎍	비타민 C mg	비타민 E mg
오렌지 파프리카즙	오렌지	200								2	22.4	1.8	0.2	85	180	86	
	파프리카	200								2	10.8	3	1.6	52	6,104	238	
	합계									4	33.2	4.8	1.8	138	6,284	324	

만드는 법	① 오렌지와 파프리카를 깨끗이 씻어 놓는다. ② 오렌지, 파프리카즙을 낸다.
Tip	- 효능과 주치 : 오렌지의 색소 성분인 베타카로틴과 붉은 색소 성분인 리코펜이 위암 · 전립선암에 대한 항암 효과가 뛰어나고 피로 회복에도 좋다. - 주의 : 가능하면 유기농 재료만 사용하고, 여의치 못할 때는 씻기 전에 약한 식초물에 2~3분간 담가 두거나 발포성 살균 소독제를 사용하여 표면에 묻어 있는 농약과 살충제, 왁스 등을 제거하거나 껍질을 벗겨 이용한다.
과제	※ 실제로 녹즙의 양이 얼마나 되는지, 영양 성분은 어떻게 변하는지에 대한 실질적인 연구가 필요하다.

● 당근즙

음식명	재료	1인당 분량 (g)	교환 단위수								영양가						
					어육류군						3대 영양소 함량과 열량				항산화 비타민		
			곡류군	저지방	중지방	고지방	채소군	지방군	우유군	과일군	탄수화물 g	단백질 g	지방 g	열량 kcal	베타카로틴 ㎍	비타민 C mg	비타민 E mg
당근즙	당근	500					8				47.3	5.5	0.5	187	41,910	44	
	합계						8				47.3	5.5	0.5	187	41,910	44	
	체내 흡수율 : 67~68%										32.16	3.74	0.34	127.2	28,498	30	

만드는 법	① 당근을 깨끗이 씻어 녹즙기에 넣기 좋은 크기로 잘라 놓는다. ② 당근을 녹즙기에 넣어 즙을 낸다.
Tip	- 효능과 주치 : 당근에 풍부한 베타카로틴 덕분에 항암 · 항산화 효과가 뛰어나고, 시력을 보호하고 세포 분화에도 관여한다. - 주의 : 가능하면 유기농 재료만 사용하고, 여의치 못할 때는 씻기 전에 약한 식초물에 2~3분간 담가 두거나 발포성 살균 소독제를 사용하여 표면에 묻어 있는 농약과 살충제, 왁스 등을 제거하거나 껍질을 벗겨 이용한다.
과제	※ 실제로 녹즙의 양은 200㎖(1컵)이며, 당근 5.5개 정도가 필요하다.

7) 그 밖의 효과적인 녹즙

● 양배추즙

음식명	재료	1인당 분량 (g)	교환 단위수								영양가						
											3대 영양소 함량과 열량				항산화 비타민		
			곡류군	어육류군			채소군	지방군	우유군	과일군	탄수화물 g	단백질 g	지방 g	열량 kcal	베타카로틴 µg	비타민 C mg	비타민 E mg
				저지방	중지방	고지방											
양배추즙	양배추	300					4				16.2	1.8	0.3	5.7	18	105	
	합계						4				16.2	1.8	0.3	5.7	18	105	
	체내 흡수율 : 67~68%										22.6	5.6	0.8	94	62,616	36	

만드는 법	① 양배추를 깨끗이 씻어 물기를 제거한 뒤 녹즙기에 넣고 즙을 낸다.
Tip	- 효능과 주치 : 양배추에는 방향족 화합물인 인돌과 함황 화합물인 설포라판이 함유되어 있어 항암 효과가 뛰어나다. 대장암 · 유방암 · 간암 · 전립선암 · 자궁경부암에 효과적이다. - 주의 : 가능하면 유기농 재료만 사용하고, 표면의 농약과 살충제, 왁스 등을 제거하거나 껍질을 벗겨 이용한다.
과제	※ 실제로 녹즙의 양은 200ml(1컵)이며, 양배추 1/4통 정도가 필요하다.

● 신선초즙

음식명	재료	1인당 분량 (g)	교환 단위수								영양가						
											3대 영양소 함량과 열량				항산화 비타민		
			곡류군	어육류군			채소군	지방군	우유군	과일군	탄수화물 g	단백질 g	지방 g	열량 kcal	베타카로틴 µg	비타민 C mg	비타민 E mg
				저지방	중지방	고지방											
신선초즙	신선초	300					4				21.3	7.5	0.9	117	0	75	
	합계						4				21.3	7.5	0.9	117	0	75	
	체내 흡수율 : 67~68%										11	1.2	0.2	3.9	12.2	71.4	

만드는 법	① 신선초를 깨끗이 씻어서 녹즙기에 넣어 즙을 낸다.
Tip	- 효능과 주치 : 신선초에는 플라보노이드인 루테올린과 비타민C가 함유되어 있어 항암 효과가 뛰어나다. 피부암 · 간암 · 치질에 효과적이다. - 주의 : 가능하면 유기농 재료만 사용하고, 표면의 농약과 살충제, 왁스 등을 제거하거나 껍질을 벗겨 이용한다.
과제	※ 실제로 녹즙의 양은 200ml(1컵)이다.

- ● 케일즙

음식명	재료	1인당 분량 (g)	교환 단위수									영양가						
			곡류군	어육류군			채소군	지방군	우유군	과일군	3대 영양소 함량과 열량				항산화 비타민		
				저지방	중지방	고지방					탄수화물 g	단백질 g	지방 g	열량 kcal	베타카로틴 μg	비타민 C mg	비타민 E mg
케일즙	케일	300					4				21.9	15	1.8	129	5,439	240	
	합계						4				21.9	15	1.8	129	5,439	240	
	체내 흡수율 : 67~68%										14.9	10.2	1.2	87.7	3,698	163.2	
만드는 법	① 케일을 깨끗이 씻어 놓는다. ② 케일을 녹즙기에 넣어 즙을 낸다.																
Tip	- 효능과 주치 : 케일에는 인돌과 함황 화합물인 설포라판, 알릴설파이드, 알릴이소사이네이트, 알리신, 클로로필이 풍부해 항암 효과가 뛰어나다. 유방암 · 전립선암 · 위암 · 자궁경부암 · 대장암 · 간암에 효과적이다. - 주의 : 가능하면 유기농 재료만 사용하고, 여의치 못할 때는 씻기 전에 약한 식초물에 2~3분간 담가 두거나 발포성 살균 소독제를 사용하여 표면에 묻어 있는 농약과 살충제, 왁스 등을 제거하거나 껍질을 벗겨 이용한다.																
과제	※ 실제로 녹즙의 양은 200ml(1컵)이다.																

- ● 당근즙

음식명	재료	1인당 분량 (g)	교환 단위수									영양가						
			곡류군	어육류군			채소군	지방군	우유군	과일군	3대 영양소 함량과 열량				항산화 비타민		
				저지방	중지방	고지방					탄수화물 g	단백질 g	지방 g	열량 kcal	베타카로틴 μg	비타민 C mg	비타민 E mg
당근즙	당근	550					8				47.3	5.5	0.5	187	41,910	44	
	합계						8				47.3	5.5	0.5	187	41,910	44	
	체내 흡수율 : 67~68%										32.16	3.74	0.34	127.2	28,498	30	
만드는 법	① 당근을 깨끗이 씻어 녹즙기에 넣기 좋은 크기로 잘라 놓는다. ② 당근을 녹즙기에 넣어 즙을 낸다.																
Tip	- 효능과 주치 : 당근의 베타카로틴이 항암 · 항산화 작용을 하고, 시력을 보호하며 세포 분화에 관여한다. - 주의 : 가능하면 유기농 재료만 사용하고, 여의치 못할 때는 씻기 전에 약한 식초물에 2~3분간 담가 두거나 발포성 살균 소독제를 사용하여 표면에 묻어 있는 농약과 살충제, 왁스 등을 제거하거나 껍질을 벗겨 이용한다.																
과제	※ 실제로 녹즙의 양은 200ml(1컵)이며, 당근 5.5개 정도가 필요하다.																

질병 예방과 치료에 좋은
항산화 요리

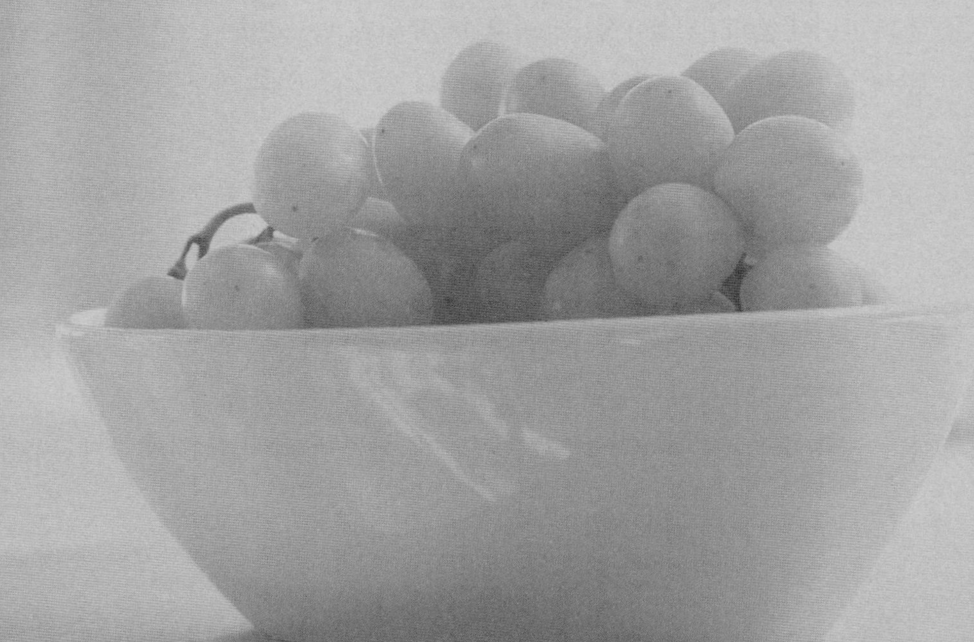

질병 예방과 치료에 좋은 항산화 요리

항산화 식품을 이용한 밥상을 차려 매 끼 골고루 섭취하는 것이 암과 노화, 심·뇌혈관 질환을 예방하고 조기 치료하는 지름길이라는 것은 앞에서도 누누이 밝혔다. 그중에서도 특히 우리의 전통 식단인 한식을 눈여겨볼 만하다. 한식의 기본은 1식 3찬으로, 주식인 밥을 중심으로 국과 반찬이 조화를 이룬 영양식이라 할 수 있다. 날이 갈수록 한식에 대한 전 세계인의 관심이 높아지는 것도 이 때문이다.

우리 조상들은 오래 전부터 항산화 물질이 풍부한 부식 재료를 직접 재배하여 생으로 섭취하는 식습관을 유지해 왔다. 과거에는 지금처럼 산과 들이 농약이나 산성비 등의 환경 오염 물질에 오염되지 않았기 때문에 모든 식재료를 흐르는 물에 씻어서 쌈이나 겉절이 등으로 즐겨도 아무런 문제가 없었다. 그렇게 해도 오늘날처럼 암이나 심·뇌혈관 질환, 당뇨병과 같은 생활습관병과 만성 질환에 시달리는 사람도 많지 않았다.

그러나 지금은 상황이 달라졌다. 하루하루 바쁜 생활을 해 나가고 있는 현대인에게 패스트푸드나 즉석 조리 식품 같은 간편 식품과 외식은 필수다. 문제는 항산화 영양소와 식물 화학 물질, 식이섬유가 풍부한 녹황색 채소류보다는 콜레스테롤과 포화 지방산 함량이 높은 동물성 식품과 칼로리가 높은 음식을 위주로 섭취하고 있다는 것이다. 특히 모든 재료가 농약의 오염에서 자유롭지 못해 식품의 선택과 손질, 씻는 방법에 주의하지 않으면 많이 먹을수록 오히려 건강에 좋지 않은 영향을 끼친다.

그런데 우리는 이렇게 한식이 세계 최고의 항산화 음식임을 자부하면서도 식탁에 자주 오르는 음식들에 대해 항산화 영양소가 얼마나 들어 있는지는 따져 보려고 하지 않는다. 우리가 무심코 먹고 있는 음식들에 들어 있는 항산화 영양소와 생리 활성 물질을 검토해 보면 한식은 5대 식품군과 식이섬유가 조화를 이룬, 말 그대로 건강식이다. 그런 만큼 종류별로 골고루 이용하기만 하면 평생 건강한 삶을 누릴 수 있다.

이번 장에서는 한식 항산화 요리를 중심으로 레서피와 영양 정보를 제공할 것이다. 영양가를 계산함에 있어 3대 영양소와 열량은 식품 교환표를 이용하였고, 무기질과 항산화 비타민은 2007년 11월에 발행된《쉽게 보는 식품 칼로리와 영양 성분표》를 참고하였으며, 여기에 없는 것은 2007년에 발행된《한국인 영양 권장량(제7차 개정)》을 따랐다.

1 주식(수프 · 죽 · 밥)

1) 암과 심 · 뇌혈관 환자를 위한 약죽

밥이 보약이라는 말처럼 식생활에서 가장 중요한 것은 밥이다. 면역력을 강화해야 하는 환자는 약물 치료와 스트레스로 인해 입맛이 떨어져 식욕을 느끼지 못하는 경우가 많다. 밥을 먹기 어려울 때는 한 끼 식사로도 좋고, 부드럽고 고소하면서 항산화 영양소가 들어 있는 수프나 죽으로 대신하는 것도 좋은 방법이다. 옛날부터 죽은 구황식 · 별미식 · 보양식 · 치료식 · 환자식 · 식사 대용식으로 많이 이용되어 왔다.

《본초강목(本草綱目)》에서는 참깨죽, 흑임자죽, 마죽, 복령죽, 백합죽, 대추죽, 밤죽, 행인죽, 연밥죽, 연근죽, 들깨죽, 잣죽, 매화죽, 생강죽, 호두죽, 구기죽 등을 소개하고 있다. 특히 종실류에는 단백질이 풍부해서 죽으로 끓여 먹으면 영양을 보충할 수 있다.

《한방약죽백과》에서는 증상에 따라 더 자세한 분류를 해 놓았는데, 기가 허할 때는 각종 허쇠증에 좋은 보기(補氣) 약죽류(황기인삼죽/보허정기죽·땅콩죽·참마죽·고구마죽 등), 빈혈에 좋은 보혈(補血) 약죽류(우유죽/타락죽·해삼죽 등), 진액을 생성해 주는 보음(補陰) 약죽류(소맥죽/보리죽·둥굴레죽·더덕죽/사삼죽 등), 양기를 따뜻하게 하는 보양(補陽) 약죽류(부추죽·구기양신죽/구기자양고기죽 등), 소화 기능을 튼튼히 해 주는 건위(健胃) 약죽류(귤피죽·매화죽 등), 변비를 치료하는 윤장(潤腸) 약죽류(잣죽), 열을 식혀 주는 청열(淸熱) 약죽류(결명자죽·포공영죽 등), 추위를 이기게 하는 산한(散寒) 약죽류(건강죽·계피죽·신선죽/생강대파죽 등), 수종을 해소하는 이수 약죽류(차전엽죽·팥죽·오리죽 등), 기타 약죽류(익모초죽·토란죽·오매죽/청매실죽 등)을 보조 치료 처방으로 이용해 왔다.

2) 죽에 들어가는 재료별 영양가(식품 100g/국산)

아무리 약죽(藥粥)이라고 해도 치료 목적으로 섭취할 때는 반드시 주치의와 상의해야 한다. 보양 목적의 약죽도 필요한 기간만 식사 대용으로 이용하면 체질을 강화하여 질병을 치료하고 예방하는 데 도움이 된다. 죽상에는 동치미, 다양한 색상의 채소와 버섯을 이용한 나물, 북어 무침, 장조림 등을 올려 힘든 치료와 약물로 인해 떨어진 입맛을 돋우워 주는 것이 좋다. 죽에 많이 쓰이는 재료별 영양소와 함량은 다음과 같다.

식품명	3대 영양소 함량 및 열량				항산화 비타민			식이섬유		
	열량 kcal	단백질 g	지질 g	당질 g	베타카로틴 μg	비타민C mg	비타민E mg	총량 g	수용성	불용성
참깨 · 흰깨	552	18.8	49.9	17.0	0.0	0.0	1.30	24.60	—	—
참깨 · 검은깨	559	18.4	51.4	15.9	0.0	0.0	7.60	21.19	—	—
들깨	523	18.2	47.2	15.9	0.0	0.0	1.30	6.60	—	—
볶은 땅콩	569	25.9	48.8	17.3	0.0	0.0	11.1	14.56	—	—
잣	665	14.7	68.2	10.6	0.0	0.0	2.1	3.03	—	—
호두	652	15.4	66.7	9.8	0.0	0.0	2.94	6.31	—	—
생밤	162	3.2	0.6	35.8	45.0	12.0	0.00	12.60	—	—
은행	183	5.4	1.7	36.8	92.0	14.0	2.1	3.76	—	—
마른 대추	289	5.0	2.0	71.0	5.0	8.0	2.38	17.36	—	—
마른 인삼	316	15.7	0.5	64.6	0.0	6.0	0.39			
고구마	128	1.4	0.2	30.3	113.0	25.0	1.10	8.78		
산마	56	2.3	0.2	11.8	0.0	9.0	1.10	9.80		
납작보리	339	10.5	1.7	71.1	0.0	0.0	0.60	5.93	—	—
팥	312	21.1	1.4	55.8	0.0	0.0	1.00	19.16	—	—
결명자차	330	10.6	10.8	50.8	0.0	0.0	0.60	—	—	—
구기자차	328	14.6	10.7	47.0	—	11.0	1.07	1.44	—	—
저지방 우유	36	2.9	0.6	5.6	0	0	0.1			
탈지 우유	33	3.4	0.1	4.7	0	2	0.04			
생해삼	25	3.7	0.4	0.8	0	0	2.60			
양고기(살코기)	144	16.4	8.0	0.0	0	0	0.50			
오리고기(살코기)	151	17.7	8.1	0.0	0	0	0.70			
대파	26	1.5	0.3	5.5	775	21	0.20	2.6	0.2	2.4
더덕	55	3.8	0.3	10.8	0	6	0.39	5.1	—	—
민들레	40	2.7	0.7	7.6	8,400	35	4.00	—	—	—
부추	21	2.9	0.5	3.7	3,094	37	0.92	2.9	0.2	2.7
생강	53	1.5	0.2	12.3	0	5	0.50	2.9	—	—
연근	67	2.1	0.1	0.0	0	57	0.40	2.3	—	—
질경이	54	3.3	0.2	12.4	7,872	9	0.48	—	—	—

3) 암과 심·뇌혈관 질환자에게 좋은 수프·죽·밥

(1) 죽

● 구기자약콩죽

음식명	재료	1인당 분량 (g)	교환 단위수								영양가										
			곡류군	어육류군			채소군	지방군	우유군	과일군	3대 영양소 함량 및 열량				항산화 비타민			콜레스테롤 mg	식이섬유(g)		
				저지방	중지방	고지방					탄수화물 g	단백질 g	지방 g	열량 kcal	베타카로틴 ㎍	비타민 C mg	비타민 E mg		총량	수용성	불용성
구기자약콩죽	구기자	10									4.7	1.5	1.1	32.8	366	1.1	0.1	0	0.1	–	–
	약콩	15			3/4						–	6	3.7	56.3	0	0		0	–	–	–
	쌀	50	1+2/3								41	3.4	–	166.6	0	0	0.2	0	0.48	–	–
	소금																				
	물	2컵																			
	합계		1+2/3		3/4						48.7	11.5	4.8	255.7	366	1.1	0.3	0	0.6	–	–

만드는 법	① 구기자는 흐르는 물에 재빨리 씻어 물 2컵을 부어 5시간 정도 불리고, 약콩은 하룻밤 정도 불려 껍질을 벗긴다. ② 쌀은 깨끗이 씻어 30분 정도 불려 두었다가 체에 밭쳐 물기를 뺀다. ③ 믹서에 불린 구기자와 물, 약콩을 넣고 간다. ④ 냄비에 ③과 쌀을 넣고 센 불에서 끓이다가 끓기 시작하면 불을 줄여 계속 저어 가며 농도를 조절해 가며 끓인다. ⑤ 소금간을 하고, 기호에 따라 설탕을 넣어 먹는다
Tip	- 효능과 주치 : 구기자에는 비타민A(3,660RE/100g)와 칼슘, 철, 칼륨이 매우 풍부하고, 항산화 비타민과 플라보노이드가 들어 있어서 항암 작용을 한다. 한방에서는 모든 체질의 허약한 환자에게 좋다고 하며, 당뇨병의 예방과 치료에도 효과가 있다. 약콩(쥐눈이콩)은 철분과 칼륨, 칼슘이 풍부하여 빈혈이나 고혈압, 골다공증 예방에 효과가 좋다. 구기자약콩죽을 일 년에 10회 이상 먹으면 일 년 내내 잔병치레가 없다고 할 정도로 노약자와 회복기 환자는 물론 모든 사람에게 좋다. 특히 자양강장·정력 증강 효과가 있어서 남성에게 좋고, 소양인·소음인·태음인에게도 좋다. - 주의 : 국내산 유기농 콩만 사용하되 농약 처리에 주의할 것.
과제	※ 실제로 조리 후 항산화 영양소와 식물 화학 물질의 양에 대한 측정이 필요하다.

● 황기인삼죽/보허정기죽

음식명	재료	1인당 분량 (g)	교환 단위수								영양가										
			곡류군	어육류군			채소군	지방군	우유군	과일군	3대 영양소 함량 및 열량				항산화 비타민			콜레스테롤 mg	식이섬유(g)		
				저지방	중지방	고지방					탄수화물 g	단백질 g	지방 g	열량 kcal	베타카로틴 ㎍	비타민 C mg	비타민 E mg		총량	수용성	불용성
황기 인삼죽 /보허 정기죽	황기	30																			
	인삼	5									1.0	0.2	—	4.9	0	0.8	—	0			
	멥쌀	50	1+2/3								41	3.4	—	166.6	0	0	0.2	0	0.48		
	설탕	약간																			
	물																				
	합계		1+2/3								42	3.6		171.5	0	0.8	0.2	0	0.48		

만드는 법	- 허약 체질을 개선하고 비와 위를 튼튼하게 해 주는 죽이다. ① 황기와 인삼을 얇게 썰어 냉수에 30분 정도 담갔다가 꺼내어 질그릇에 넣고 약한 불에 진하게 달인다. ② 달여 낸 약즙을 짜낸 뒤 다시 냉수를 부어 재탕한다. ③ 초단과 재탕한 것을 섞어 반으로 나누어 매일 아침 저녁으로 멥쌀과 함께 적당량의 물을 넣어 죽을 쑨다. ④ 죽이 끓을 무렵 설탕을 약간 넣고 조금 더 끓인다.
Tip	- 효능과 주치 : 약화된 체력, 오랜 투병 생활로 허약해진 몸, 기가 약해져 정신이 몽롱할 때, 허약 체질로 식은땀이 날 때, 식욕이 부진할 때, 만성 설사가 계속될 때, 기가 약해 나타나는 부종 등 일체의 기쇠혈어(氣衰血虛) 증상에 좋다. 재료는 간단하지만 중 · 노년층이 장기적으로 섭취하면 건강에 큰 도움을 볼 수 있다. 비장을 튼튼하게 하고 심신을 안정시키는 효과도 있어 불면증 치료에도 효과를 볼 수 있다. 땅콩을 찧어서 쌀과 함께 죽을 쑤어 먹으면 산모의 모유 부족증을 치료하는 데도 효과를 볼 수 있다. - 주의 : 모든 재료는 국내산 유기농만 이용한다. 섭취 기간 중에는 무나 차를 섭취하지 말고, 열이 나거나 갈증이 나고 대소변이 순조롭게 나오지 않을 때도 복용하지 않는 것이 좋다. 용량은 환자에 따라 조절하고, 3~5일간 섭취한 뒤 2~3일 정도 쉬었다가 다시 먹는다.
과제	※ 실제로 조리 후 항산화 영양소와 식물 화학 물질의 양에 대한 측정이 필요하다.

● 땅콩죽

음식명	재료	1인당 분량 (g)	교환 단위수									영양가								
												3대 영양소 함량 및 열량				항산화 비타민			콜레스테롤 mg	식이섬유(g)		
			곡류군	어육류군			채소군	지방군	우유군	과일군		탄수화물 g	단백질 g	지방 g	열량 kcal	베타카로틴 μg	비타민 C mg	비타민 E mg		총량	수용성	불용성
				저지방	중지방	고지방																
땅콩죽	멥쌀	45	1+1/2									34.5	3	—	150	0	0	0.2	0	0.4	—	—
	산마	30	1									3.5	0.7	—	16.8	0	2.7	0.3	0	0.8	—	—
	각설탕	소량																				
	물																					
	말린 땅콩	40										6.8	9.9	20	214	0	0	4.8	0	1.3	—	—
	호두	40										3.9	6.2	27	261	8.8	0	1.2	0	2.4	—	—
	합계 땅콩죽	2.5										44.8	13.6	20	380.8	0	2.7	5.3	0	2.5	—	—
	합계 호두죽	2.5										41.9	9.9	27	427.6	8.8	2.7	1.7	0	3.6	—	—

만드는 법

- 경상남도 지방의 향토 음식으로, 고소한 맛이 식욕을 돋운다.
① 땅콩을 깨끗이 씻어 절구에 찧는다.
② 냄비에 멥쌀과 참마를 넣고 죽을 쑨다.
③ 죽이 끓으면 ①과 각설탕을 넣고 조금 더 끓인다.

Tip

- 효능과 주치 : 땅콩은 장생과(長生果)로 알려져 있으며, 폐를 윤기 있게 하고 기침을 멈추게 하며 비위를 튼튼하게 하고 혈액을 생성한다. 소화가 안 되는 환자에게 좋으며, 맛과 영양이 풍부해 한방에서는 약재로 사용한다. 땅콩죽은 모유 부족증을 치료하는 효과가 있다. 호두는 오메가-6지방산인 리놀레산이 풍부하고, 호두 씨의 둘레에는 세포의 노화를 억제하는 성분이 들어 있다. 주로 호흡기가 약한 사람에게 처방되는데, 만성 기관지염이나 천식, 기침, 가래 등에 효과가 좋다. 호두 기름은 변비에 좋으며, 평소에 장이 약한 사람이 호두를 먹으면 장이 튼튼해진다. 저항력 향상, 콜레스테롤 배출, 동맥경화 및 고혈압 예방, 정장 작용 등도 한다. 한방에서는 변비나 기침, 구리 독 등을 해독하는 데 약재로 쓰며, 비타민도 풍부하여 미용식으로 이용된다. 두뇌를 회전시키고 기억력을 높이는 데도 효과가 있다고 알려져 수험생을 위한 식품으로도 인기가 높다. 땅콩죽과 호두죽은 입맛을 돋우므로 이유식·노인식·병인식으로 적당하다.
- 주의 : 모든 재료는 국내산 유기농만 이용한다. 땅콩 속껍질에는 식이섬유가 풍부하므로 벗기지 말고 그대로 사용해야 장 건강에 좋다. 그런 만큼 설사 환자는 땅콩을 많이 먹는 것이 좋지 않다. 곰팡이에 변질된 땅콩에는 강한 발암 물질인 아플라톡신이 들어 있으므로 절대로 사용하지 말아야 한다. 치료 과정에 제한 없이 장기간 섭취해도 좋다.
- 참고 : 호두를 이용하여 같은 방법으로 끓여도 좋고, 땅콩이나 호두, 쌀만 이용해서 끓여도 좋다.

과제

※ 실제로 조리 후 항산화 영양소와 식물 화학 물질의 양에 대한 측정이 필요하다.

● 산마죽

음식명	재료	1인당 분량 (g)	교환 단위수								영양가									
					어육류군						3대 영양소 함량 및 열량				항산화 비타민			콜레스테롤 mg	식이섬유(g)		
			곡류군	저지방	중지방	고지방	채소군	지방군	우유군	과일군	탄수화물 g	단백질 g	지방 g	열량 kcal	베타카로틴 ㎍	비타민 C mg	비타민 E mg		총량	수용성	불용성
산마죽	산마/생	100									11.8	2.3	0.2	56	0	9.0	1.1	0	2.51	—	—
	쌀가루	50									39	3.1	0.5	181	0	0		0	—	—	—
	달걀 노른자	40									—	6.2	11.9	136	20	0	12.6	512	0	0	0
	대파	10					1/7				0.4	0.3	—	3	77.5	2.1	—	0	0.3	0.02	0.24
	생강	5																			
	흑설탕, 물																				
	합계										51.2	11.9	12.6	376	97.5	11.1	13.7	512	2.8	0.02	0.24

만드는 법	① 씻어서 불린 쌀을 믹서에 물 1컵 정도를 붓고 쌀알이 반쪽이 되도록 살짝 간다. ② 우묵한 팬에 참기름을 넣고 쌀을 넣어 뒤적이다 물 1/2컵을 붓고 쌀이 퍼질 정도로 익힌다. ③ 산마는 껍질을 벗겨 50g은 작게 깍뚝썰기하고, 50g은 강판에 갈아 ②에 섞은 뒤 중간 불에서 계속 저어가며 끓인다. ④ 깍둑썰기한 마가 다 익으면 참기름을 넣고 소금과 국간장으로 약하게 간을 한 뒤 달걀 노른자와 채 썬 김을 올려 국간장과 함께 낸다
Tip	- 효능과 주치 : 참마는 맛이 달고 보익성이 강한 약재로, 비장을 튼튼하게 하고 폐를 보하며 신정을 채워 준다. 장기간 복용하면 눈과 귀가 총명해지고 몸이 가벼워져 굶주림을 모른 채 오래 살 수 있다. 또 설사를 멎게 하고 담과 가래를 삭혀 주며 피부와 체모를 윤택하게 한다. 전분을 비롯해 단백질, 점액질, 콜린, 비타민 C 등이 들어 있다. 참마의 점액 성분인 뮤신은 소화 효소 덩어리로, 단백질의 소화를 도와주기 때문에 단백질과 콜레스테롤 함량이 높은 달걀 노른자와 찰떡 궁합을 이룬다. 소화 불량이 있거나 아침 식사가 부담되는 사람에게 좋고, 마와 고기, 마와 호두를 넣어 함께 조리해도 좋다. 껍질을 까서 우유와 함께 갈아 마시거나 분말 형태로 된 것을 따뜻한 물에 넣어 수프 형태로 이용해도 된다. 생강과 대추, 감귤은 허약한 몸을 회복시켜 준다. - 주의 : 모든 재료는 국내산 유기농만 이용하되, 마는 씻지 않고 깎은 뒤에 물에 씻어야 손이 간지럽지 않다. 마를 깎고 나서 손이 가려우면 재빨리 식초물에 담가야 한다. 마는 절반만 갈아서 넣어야 씹는 감을 즐길 수 있다. 따뜻할 때 먹어야 맛있고, 일 년 내내 제한 없이 먹을 수 있다.
과제	※ 실제로 조리 후 항산화 영양소와 식물 화학 물질의 양에 대한 측정이 필요하다.

● 고구마죽

| 음식명 | 재료 | 1인당 분량 (g) | 교환 단위수 | | | | | | | | | 영양가 | | | | | | | | | | |
| | | | 곡류군 | 어육류군 | | | 채소군 | 지방군 | 우유군 | 과일군 | | 3대 영양소 함량 및 열량 | | | | 항산화 비타민 | | | 콜레스테롤 mg | 식이섬유 (g) | | |
				저지방	중지방	고지방						탄수화물 g	단백질 g	지방 g	열량 kcal	베타카로틴 µg	비타민 C mg	비타민 E mg		총량	수용성	불용성
고구마죽	고구마	280	4									92	8	—	400	316	70	3.1	0	10.6	3.9	6.7
	멥쌀	30	1									23	2	—	100	0	0	0.1	0	0.29	—	—
	설탕	약간																				
	물																					
	합계		5									115	10	—	500	316	70	3.2	0	10.9	3.9	6.7

만드는 법	① 껍질이 붉고 속이 노란 고구마를 준비하여 깨끗이 씻어 껍질째 아주 작은 덩어리로 자른다. ② 고구마와 멥쌀을 담은 냄비에 물 1.2컵을 붓고 죽을 쑤어서 끓으면 설탕을 넣고 조금 더 끓인다.
Tip	- 효능과 주치 : 고구마는 위와 장을 튼튼하게 하고 이질과 요로 감염, 영양 부족, 만성 소화 불량을 치료한다. 비타민B군 · C · E, 베타카로틴, 칼륨, 칼슘, 식이섬유가 풍부하고 암과 노화 등을 개선한다. - 주의 : 당뇨 환자와 평소에 단 것을 먹지 못하는 위장병 환자는 과식하지 말아야 한다.
과제	※ 실제로 조리 후 항산화 영양소와 식물 화학 물질의 양에 대한 측정이 필요하다.

● 밤죽

| 음식명 | 재료 | 1인당 분량 (g) | 교환 단위수 | | | | | | | | | 영양가 | | | | | | | | | | |
| | | | 곡류군 | 어육류군 | | | 채소군 | 지방군 | 우유군 | 과일군 | | 3대 영양소 함량 및 열량 | | | | 항산화 비타민 | | | 콜레스테롤 mg | 식이섬유 (g) | | |
				저지방	중지방	고지방						탄수화물 g	단백질 g	지방 g	열량 kcal	베타카로틴 µg	비타민 C mg	비타민 E mg		총량	수용성	불용성
밤죽	생밤	80	1+1/3									31	3	—	133	36	9.6	0	0	2.9	—	—
	쌀	30	1									23	2	—	100	0	0	0.1	0	0.29	—	—
	물	1.2 컵																				
	소금																					
	합계		2+1/3									54	5	—	233	36	9.6	0.1	0	3.2	—	—

만드는 법	① 쌀은 깨끗이 씻어 일어서 2시간 이상 물에 불리고, 밤은 속껍질을 벗겨 놓는다. ② 분량의 물을 쌀과 밤에 약간 넣고 블렌더에 갈아 고운 체에 받친다. ③ 두꺼운 냄비에 쌀물과 밤물을 넣고 나무 주걱으로 저어 가며 끓인 뒤 소금간을 한다.
Tip	- 효능과 주치 : 밤에는 활성 산소를 제거하여 암과 노화 방지 작용을 하는 비타민C와 베타카로틴이 들어 있다. 환자의 영양식이나 어린이의 이유식으로 좋다. 계피 가루를 살짝 뿌리면 향이 좋아진다. -주의 : 쌀과 밤가루의 비율은 2:1이 적당하다. 속껍질과 과육에는 탄닌이 들어 있으므로 위장 수술을 한 환자는 삼간다.
과제	※ 실제로 조리 후 항산화 영양소와 식물 화학 물질의 양에 대한 측정이 필요하다.

음식명	재료	1인당 분량 (g)	교환 단위수									영양가									
					어육류군							3대 영양소 함량 및 열량				항산화 비타민			콜레스테롤	식이섬유(g)		
			곡류군	저지방	중지방	고지방	채소군	지방군	우유군	과일군		탄수화물 g	단백질 g	지방 g	열량 kcal	베타카로틴 ㎍	비타민 C mg	비타민 E mg	mg	총량	수용성	불용성
대추죽/ 초미죽	말린 대추	30								1+1/2		18	—	—	75	3	2.4	0.7	0	3.7	—	—
	쌀	30	1									23	2	—	100	0	0	0.1	0	0.29	—	—
	물	2.2컵																				
	소금	소량																				
	합계		1							1+1/2		42	2	—	175	3	2.4	0.8	0	4	—	—

만드는 법	- 대추의 은은한 단맛과 고운 붉은색이 조화를 이룬 보양죽으로, 특히 노인들에게 대접하면 좋다. ① 쌀은 깨끗이 씻어 일어서 약 2시간 동안 물에 불린다. ② 대추는 찬물에 깨끗이 씻어 마른행주로 닦아낸 뒤 분량의 물 중 1컵을 넣고 끓이다 대추 살이 무르면 손으로 주물러 체에 걸러 씨를 발라낸다. ③ 쌀을 블렌더에 갈아 체에 밭친다. ④ 냄비에 대추 거른 물과 쌀물을 넣고 잘 저어 가면서 끓인다. ⑤ 한소끔 끓어오르면 불을 줄여 가끔 저어 주다가 잘 어우러지면 소금간을 한다.
Tip	- 효능과 주치 : 대추는 비타민과 탄수화물이 풍부하고 약재의 성분을 완화해 주는 효과가 있다. 철분과 칼슘 함량이 높으며, 생대추에는 비타민C가 60mg이나 들어 있다. 한방에서는 대추가 통증을 완화하고 근육의 긴장을 풀어 주며 여러 가지 자극에 대한 과민증에 효과가 있다고 본다. 빈혈, 관절 마디마디의 통증, 불면증, 초조함, 히스테리에도 효능이 있다. - 참고 : 계핏가루를 살짝 뿌리면 맛이 더 어울린다. 삶은 밤을 갈아서 함께 넣으면 맛이 더욱 풍부해지고 영양도 높아진다. 단맛이 부족하다고 느껴지면 꿀을 타서 먹어도 된다. 생강, 대추, 감귤은 허약한 몸을 회복시켜 준다.
과제	※ 실제로 조리 후 항산화 영양소와 식물 화학 물질의 양에 대한 측정이 필요하다.

● 아욱/근대·부추·시금치죽

음식명	재료	1인당 분량 (g)	교환 단위수									영양가									
			곡류군	어육류군			채소군	지방군	우유군	과일군		3대 영양소 함량 및 열량				항산화 비타민			콜레스테롤 mg	식이섬유 (g)		
				저지방	중지방	고지방						탄수화물 g	단백질 g	지방 g	열량 kcal	베타카로틴 μg	비타민 C mg	비타민 E mg		총량	수용성	불용성
아욱 / 근대 · 부추 · 시금치죽	쌀	45	1+1/2									34.5	3	—	150	0	0	0.2	0	0.4	—	—
	보리새우	2			2/5							—	3.2	0.8	20	0	0	0	3			
	된장	20										3	2.2	0.7	26	0	3.2	0.2	0	—	—	—
	고추장	2																				
	다진 마늘	1																				
	다진 파	2																				
	물	1.6컵																				
	아욱	50					1					3	2	—	20	3,430	24	0.7	0	2.1	—	—
	근대	50					5/7					2	1.5	—	15	1,341	9	0.9	0	1.5	—	—
	조선부추	50					5/7					2	1.5	—	15	1,547	18.5	0.5	0	1.4	0.1	1.3
	시금치	50					5/7					2	1.5	—	15	1,820	30	1.5	0	1.6	0.5	1.1
	합계 아욱죽		1+1/2		2/5		1					40.5	10.4	1.5	216	3,430	27.2	1.1	3	2.5	—	—
	근대죽		1+1/2		2/5		5/7					39.5	9.9	1.5	211	1,341	12.2	1.3	3	1.9	—	—
	부추죽		1+1/2		2/5		5/7					39.5	9.9	1.5	211	1,547	21.7	0.9	3	2.0	0.1	1.3
	시금치죽		1+1/2		2/5		5/7					39.5	9.9	1.5	211	1,820	33.2	1.9	3	2.9	0.5	1.1

만드는 법	① 쌀은 깨끗이 씻어 일어서 2~3시간 정도 물에 불린다. ② 아욱은 껍질을 벗겨 섬유질을 제거한 뒤 문질러 씻어 풋기를 뺀 뒤 다시 씻는다. ③ 냄비에 마른새우와 마늘, 파, 된장을 걸러 넣고 고추장을 섞어 분량의 물을 부은 뒤 센 불에서 한소끔 끓이다 불린 쌀과 아욱을 넣고 중간 불에서 쌀이 퍼질 때까지 끓인다.
Tip	- 효능과 주치 : 제철에 나는 잎채소에 고추장과 된장을 걸러 부운 뒤 마른 새우를 넣고 끓인 죽이다. 비타민A와 베타카로틴이 풍부한 아욱은 암과 심혈관 질환을 예방하고 노화를 방지하며 백내장과 당뇨병 등을 예방한다. 베타카로틴이 풍부한 근대는 노인을 위한 국거리나 나물 반찬으로 좋다. 부추는 비타민A와 식이섬유, 칼륨이 풍부하여 정장 작용을 하고 혈액 순환을 돕는다. 마늘과 파, 양파 등에 들어 있는 황화알릴류는 살균 작용을 하고 소화 효소의 분비를 촉진하며 비타민B₁의 흡수를 높여 주어 피로를 풀고 감기를 예방한다. 철분이 풍부한 시금치는 빈혈에 좋고, 베타카로틴이 풍부해 암을 예방하는 데 효과가 있다. - 주의 : 반드시 국산 유기농 재료만 이용하고 농약 성분이 남지 않도록 깨끗이 씻는다. 결석이 있는 사람은 근대와 시금치 섭취를 삼가는 것이 좋다.
과제	※ 실제로 조리 후 항산화 영양소와 식물 화학 물질의 양에 대한 측정이 필요하다.

● 녹두죽

음식명	재료	1인당 분량 (g)	교환 단위수									영양가									
												3대 영양소 함량 및 열량				항산화 비타민			콜레스테롤 mg	식이섬유(g)		
			곡류군	어육류군			채소군	지방군	우유군	과일군		탄수화물 g	단백질 g	지방 g	열량 kcal	베타카로틴 µg	비타민 C mg	비타민 E mg		총량	수용성	불용성
				저지방	중지방	고지방																
녹두죽	녹두	90	3									69	6	—	300	64.8	0	1.3	0	15.7	—	—
	쌀	30	1									23	2	—	100	0	0	0.1	0	0.29	—	—
	물	7컵																				
	소금	소량																				
	합계											102	8	—	400	64.8	0	1.4	0	15.99	—	—

만드는 법	① 쌀은 깨끗이 씻어 일어서 2시간 정도 물에 불린다. ② 녹두는 씻어 일어서 4컵의 물을 붓고 중불에서 속이 터질 때까지 푹 삶는다. ③ 녹두가 잘 무르면 중간체(어레미)에 나머지 물 1컵을 넣고 잘 주물러 가며 걸러서 껍질을 버리고 가라앉힌다. 준비한 녹두물이 총 2컵이 되도록 한다. ④ 냄비나 솥에 ②의 윗물만 따라 2컵을 부은 뒤 불린 쌀을 넣고 한소끔 끓인다. ⑤ 죽이 끓어오르면 불을 줄여 나무주걱으로 가끔 저어 가면서 끓인다. ⑥ 쌀알이 완전히 퍼지면 녹두앙금을 넣어 잘 어우러지게 한 뒤 물에서 내려 소금으로 간을 맞춘다.
Tip	- 효능과 주치 : 녹두는 소염 · 해열 · 이뇨 작용이 있으며, 부종이나 여름을 타거나 고혈압 등의 증상에 이용하고, 갈증과 설사, 열감기에도 효과가 좋다. 특히 몸속에 쌓인 노폐물을 해독하고 열을 내려 주며 식욕을 돋우는 역할을 하며, 맛이 좋기 때문에 입맛이 없거나 영양이 결핍된 환자들에게 좋다. 필수 아미노산과 불포화 지방산 함량도 풍부하여 소화를 돕고 배뇨 작용도 원활하게 한다. 칼륨과 칼슘이 매우 풍부하며, 비타민A와 베타카로틴, 식이섬유도 상당량 함유되어 있다. 하지만 몸을 차게 하는 효과가 있으므로 혈압이 낮은 사람이나 냉증이 있는 사람은 섭취를 피하는 것이 좋다. 한약을 먹는 경우에는 강한 해독 작용 때문에 약의 효능까지 떨어트리므로 함께 먹지 말아야 한다. - 주의 : 농약 성분이 남지 않도록 깨끗이 씻는다. 녹두 알갱이가 씹혀야 맛있으므로 녹두의 형체가 없어질 때까지 끓이지 않도록 한다.
과제	※ 실제로 조리 후 항산화 영양소와 식물 화학 물질의 양에 대한 측정이 필요하다.

● 장국죽

음식명	재료	1인당 분량 (g)	교환 단위수								영양가										
											3대 영양소 함량 및 열량				항산화 비타민			콜레스테롤 mg	식이섬유(g)		
			곡류군	어육류군			채소군	지방군	우유군	과일군	탄수화물 g	단백질 g	지방 g	열량 kcal	베타카로틴 ㎍	비타민 C mg	비타민 E mg		총량	수용성	불용성
				저지방	중지방	고지방															
장국죽	쌀	45	1.5								34.5	3	—	150	0	0	0.2	0	0.4	—	—
	쇠고기/ 홍두깨살	40		1							—	8	2	50	0	0		—	—	—	—
	표고버섯	5					0.1				0.3	0.2	—	2	0				0.2	—	—
	다진 파, 마늘	3,2												1							
	참기름, 깨소금	2, 3									—	—	3	15	0	0		0	0.3	—	—
	진간장, 후춧가루																				
	물	1.6컵																			
	소금, 양념 간장	소량																			
	합계		1.5	1			0.1				34.8	11.2	218		0	0	0.2	0	0.9	—	—

만드는 법	- 쇠고기를 작게 썰어 갖은 양념을 하여 끓인 장국에 쌀을 넣어 끓인 죽으로, 간장으로 간을 한다고 해서 장국죽이라 한다. 육류를 넣어 조리하기 때문에 다른 죽에 비해 영양이 높고 맛이 좋다. 특히 아기의 이유식이나 노인과 환자의 영양식으로 좋다. ① 쌀을 깨끗이 씻어 일어서 2~3시간 물에 불려 싸라기 크기 정도로 빻는다. ② 쇠고기는 곱게 다지고 불린 표고버섯은 채 썰어 다진 파, 마늘, 참기름, 깨소금, 후춧가루, 진간장으로 양념한다. ③ ②를 냄비에 넣고 볶다가 쌀을 넣고 한번 더 볶다가 분량의 물을 붓고 끓인다. ④ 센 불에서 한소끔 끓으면 두어 번 저어 가면서 불을 줄이고 쌀이 잘 퍼지도록 끓인다. ⑤ 쌀이 퍼지기 시작하면 간장으로 간을 맞춘 뒤 이때부터는 젓지 않는다. ⑥ 소금으로 간을 맞춘다.
Tip	- 효능과 주치 : 쇠고기는 철분이 풍부한 양질의 단백질 식품이지만 포화 지방산 함량이 높다는 단점이 있다. 여기서는 살코기만 이용한다. 표고버섯에는 종양 억제 식이섬유의 일종인 글루칸이 들어 있어 암을 제거하고, 표고버섯에서 분리된 다당 고분자 물질인 렌티난은 발암 억제 작용을 한다. 또 표고버섯의 효소 작용에 의해 생성되는 특유의 향기 성분인 렌티오닌은 혈중 높은 콜레스테롤을 낮춰 혈압을 내린다. 표고의 삿갓에는 뼈 발달에 도움이 되는 프로비타민D_2인 에르고스테롤이 풍부하다. - 주의 : 농약 성분이 남지 않도록 깨끗이 씻는다.
과제	※ 실제로 조리 후 항산화 영양소와 식물 화학 물질의 양에 대한 측정이 필요하다.

● 굴/전복/홍합죽

음식명	재료	1인당 분량 (g)	교환 단위수									영양가									
			곡류군	어육류군			채소군	지방군	우유군	과일군		3대 영양소 함량 및 열량				항산화 비타민			콜레스테롤 mg	식이섬유(g)		
				저지방	중지방	고지방						탄수화물 g	단백질 g	지방 g	열량 kcal	베타카로틴 μg	비타민 C mg	비타민 E mg		총량	수용성	불용성
굴/전복/홍합죽	쌀	45	1.5									34.5	3	—	150	0	0	0.2	0	0.4	—	—
	물	1.6컵																				
	소금	적당량																				
	생굴	70		1								—	8	2	50	11.9	1.4	0.9	35	0.2	—	—
	생전복	70		1								—	8	2	50	—	1.4	1.1	95.2			
	생홍합	70		1								—	8	2	50	5.6	2.8	1.7	34.3			
합계	굴죽	1.5	1									34.5	8	2	200	11.9	1.4	1.1	35	0.6		
	전복죽	1.5	1									34.5	8	2	200	—	1.4	1.3	95.2	0.4		
	홍합죽	1.5	1									34.5	8	2	200	5.6	2.8	1.9	34.3	0.4		

만드는 법	① 쌀을 깨끗이 씻어 일어서 2시간 이상 물에 불린다. ② 굴이나 홍합은 크기에 따라 적당하게 자르고, 전복은 아주 얇게 저민다. ③ 불린 쌀을 분량의 물과 함께 끓이다 한소끔 끓어오르면 약한 불로 줄여 끓인다. ④ 밥알이 어우러지면 생굴이나 홍합을 넣어 쌀알이 퍼질 때까지 잠깐 끓이다 청장과 소금으로 간을 하여 향을 살린다(전복은 불린 쌀과 함께 넣어 참기름에 볶다가 끓인다).

Tip	- 효능과 주치 : 바다의 우유라고 불리는 굴은 귀한 식품으로, 심장 기능을 높여 주는 타우린이 풍부하여 심장에 좋고, 혈전과 동맥경화증을 예방하는 데 효과적이다. 한방에서는 혈압을 정상으로 유지하고 심장의 흥분을 진정시키는 데 처방하고, 저혈압과 심장병을 치료하는 데도 이용한다. 미각을 돋우고 주독을 풀어 주며, 피부를 매끄럽게 하는 효과도 있다. 그러나 몸을 냉하게 하므로 냉 체질인 사람은 많이 섭취하지 않는 것이 좋다. 굴 껍질은 태워서 분말로 이용하는데, 진정 · 제산 · 이뇨 효과가 있으며, 불면증이나 정신 불안, 위산 과다에도 사용한다. 전복은 수분 함량은 높은 반면 지질 함량은 낮은 식품으로, 지용성 비타민은 거의 들어 있지 않으나 단백질이 두부(3.2~6.8%)의 2~5배 정도 들어 있다(약 15%). 비타민B군과 칼슘, 철분도 함유되어 있다. 한방에서는 눈과 몸의 피로를 풀어 주는 효과를 인정하고 있다. 콜레스테롤 수치가 높은 사람은 전복보다는 굴을 이용하는 것이 좋다. 홍합은 칼슘, 철분, 칼륨, 비타민 B군을 골고루 함유하고 있다. 굴죽과 홍합죽은 소화가 잘되므로 어린이나 노인식, 회복기 환자식으로 좋다. - 참고 : 굴이나 전복, 홍합을 재료로 죽을 끓일 때 쌀이 어우러지면 무지방 우유나 저지방 우유를 섞어도 맛과 영양이 좋다. - 주의 : 재료는 모두 국내산만 이용한다.

과제	※ 실제로 조리 후 항산화 영양소와 식물 화학 물질의 양에 대한 측정이 필요하다.

● 검은깨/들깨/잣죽

| 음식명 | 재료 | 1인당 분량 (g) | 교환 단위수 | | | | | | | | 영양가 | | | | | | | | | | |
| | | | 곡류군 | 어육류군 | | | 채소군 | 지방군 | 우유군 | 과일군 | 3대 영양소 함량 및 열량 | | | | 항산화 비타민 | | | 콜레스테롤 mg | 식이섬유(g) | | |
				저지방	중지방	고지방					탄수화물 g	단백질 g	지방 g	열량 kcal	베타카로틴 μg	비타민 C mg	비타민 E mg		총량	수용성	불용성
검은깨/들깨/잣죽	쌀	45	1.5								34.5	3	—	150	0	0	0.2	0	0.4		
	물	1.5컵																			
	소금	적당량																			
	설탕/꿀	적당량																			
	검은깨	48						6			—	—	30	270	0	0	3.6	0	10.2	—	—
	들깨	48						6			—	—	30	270	0	0	0.6	0	10.0	0.8	9.2
	잣	48						6			—	—	30	270	0	0	6.2	0	1.4	—	—
합계	검은깨/흑임자죽		1.5					6			34.5	3	30	420	0	0	3.8	0	10.6	—	—
	들깨죽		1.5					6			34.5	3	30	420	0	0	0.8	0	10.4	0.8	9.2
	잣죽		1.5					6			34.5	3	30	420	0	0	6.4	0	1.8	—	—

| 만드는 법 | ① 쌀을 깨끗이 씻어 일어서 2시간 이상 물에 불리고, 분량의 물을 계량해 놓는다. |

만드는 법

① 쌀을 깨끗이 씻어 일어서 2시간 이상 물에 불리고, 분량의 물을 계량해 놓는다.
② 깨는 깨끗이 씻어 일어서 물기를 뺀 뒤 고소한 맛이 나도록 살짝 볶아 쌀과 깨를 각각 분마기에 넣어 계량해 놓은 물과 함께 간다.
③ 갈아 놓은 쌀과 깨를 각각 물을 조금씩 넣어 가며 고운 체에 밭쳐 찌꺼기는 버린다.
④ 두꺼운 냄비에 갈아 놓은 쌀과 남은 물을 부은 뒤 불에 올려 나무주걱으로 젓다가 뜨거워지면 깨를 조금씩 넣어 가며 젓는다.
⑤ 한소끔 끓어오르면 불을 줄여 죽이 잘 어우러질 때까지 서서히 끓인다.
⑥ 쌀이 다 익으면 소금간을 하거나 소금과 설탕을 따로 담아 낸다.

Tip

- 효능과 주치 : 검은깨와 잣에는 세포가 산화되는 것을 억제하여 노화를 방지하는 비타민E가 풍부하고, 검은깨와 들깨에는 식이섬유가 풍부해 변비 예방과 해소에 좋다. 또 참깨에는 세포가 노화되는 것을 억제하는 세사미놀과 항산화 전구체인 세사모린이 들어 있어 지질 산화 안정성이 높기 때문에 지질 중 가장 산화가 덜 된다. 그만큼 다른 기름에 비해 보존 기간이 길다는 것이 장점이다. 깨는 연명장수 · 강장 보정 효과가 있고, 산부의 최유를 촉진하며 머리카락을 빛나게 한다. 검은깨가 흰깨에 비해 항산화 성분이 더 풍부하다. 한방에서는 자양강장, 간장과 신장을 윤택하게 하는 데, 해독제, 허약 체질, 병후 회복, 변비 등에 처방한다. 변비나 빈혈, 저혈압이 있는 사람에게는 깨와 호두를 함께 버무린 요리가 효과적이다.
- 참고 : 쌀을 갈아서 가라앉힌 윗물을 먼저 끓이다 나중에 앙금을 넣어도 된다. 끓기 시작한 처음에는 된 듯하나 시간이 지나면 묽어지므로 물을 더 넣지 않아도 된다. 처음 불에 올린 뒤에는 늘어붙지 않도록 잘 저어 주어야 하지만 끓기 시작하면 그러지 않아도 된다. 잣죽이나 깨죽 상에는 동치미, 북어무침, 자반, 장조림을 함께 내는 것이 좋다. 설탕이나 꿀을 종지에 담아 내도 좋다.
- 주의 : 재료는 국산 유기농만 이용하고 농약 성분이 남지 않도록 깨끗이 씻는다.

과제

※ 실제로 조리 후 항산화 영양소와 식물 화학 물질의 양에 대한 측정이 필요하다.

● 타락죽/우유죽

음식명	재료	1인당 분량 (g)	교환 단위수									영양가								
												3대 영양소 함량 및 열량				항산화 비타민			콜레스테롤 mg	식이섬유(g)		
			곡류군	어육류군			채소군	지방군	우유군	과일군		탄수화물 g	단백질 g	지방 g	열량 kcal	베타카로틴 μg	비타민C mg	비타민E mg		총량	수용성	불용성
				저지방	중지방	고지방																
타락죽/우유죽	쌀	45	1.5									34,5	3	—	150	0	0	0.2	0	0.4	—	—
	물	0.6 컵																				
	우유	1컵							1			11	6	6	125	24	2	0.2	22	0.44	—	—
	소금	적당량																				
	설탕/꿀	적당량																				
	합계		1.5							1		45,5	9	6	275	24	2	0.4	22	0.8	—	—

만드는 법

- 찹쌀가루에 우유(타락)를 넣어 쑨 죽으로, 궁중에서 10월부터 보양식으로 먹던 전통죽이다. 임금이 병이 나거나 몸이 약할 때 보양식으로 올렸다.

① 깨끗이 씻은 쌀을 일어서 2시간 이상 불에 불려 블렌더에 넣고 분량의 물을 붓고 갈아서 고운 체에 받친다.

② 냄비에 나머지 물과 쌀 갈은 물을 넣고 불에 올려 저어 가며 끓인다.

③ 한소끔 끓어올라 죽이 어우러지면 우유를 조금씩 넣어 멍울이 생기지 않도록 잘 젓는다. 불이 세면 우유가 덩어리진다.

④ 약한 불에서 조금 더 끓이다 소금간을 한다. 소금과 설탕, 꿀을 따로 담아 내도 된다.

Tip

- 효능과 주치 : 우유 100g에는 100~105mg의 칼슘이 흡수되기 쉬운 수용성 상태로 들어 있다. 단백질, 비타민A, 철도 들어 있어 발육기 소아의 영양 보급원이 되고, 40대 이후의 골다공증 예방에도 효과가 있다. 우유에 들어 있는 대표적인 생체 기능성 성분은 칼슘의 흡수를 높이는 CPP, 뇌 기능을 좋게 하는 강글리오시드, 간염 예방 효과가 있는 시스타틴, 면역력을 증강시키는 락토페린, 진통 효과가 있는 모르핀, 유도체인 가조모르핀 등이며, 성장 호르몬의 분비를 촉진한다. 우유는 오래 전부터 궁중 보양식으로 이용되어 왔으며, 어린이의 이유식, 회복기 환자의 환자식으로 좋다. 하지만 우유의 칼슘 성분은 전립선암 발생 위험을 높이고, 신장암 발생 위험을 높인다는 설이 있다. 하지만 대장암 · 폐암 · 방광암을 예방하고 유방암과 난소암을 억제하는 효과를 인정받고 있으므로 중년 이후의 남성은 우유보다는 두유를 마시는 것이 좋고, 여성은 우유를 섭취하는 것이 좋다.

- 주의 : 유기농 쌀을 이용하고, 농약 성분이 남지 않도록 깨끗이 씻는다.

과제

※ 실제로 조리 후 항산화 영양소와 식물 화학 물질의 양에 대한 측정이 필요하다.

● 진피쇠고기죽

음식명	재료	1인당 분량(g)	교환 단위수									영양가									
				어육류군							3대 영양소 함량 및 열량				항산화 비타민			콜레스테롤 mg	식이섬유(g)		
			곡류군	저지방	중지방	고지방	채소군	지방군	우유군	과일군	탄수화물 g	단백질 g	지방 g	열량 kcal	베타카로틴 μg	비타민 C mg	비타민 E mg		총량	수용성	불용성
진피 쇠고기죽	진피	5																			
	찹쌀	50	1+2/3								15.4	3.4	—	166.6	0	0	0.2	0	0.5	—	—
	쇠고기	40		1							—	8	2	50	0	0	0.1	19.6	—	—	—
	총백	1뿌리																			
	국간장	적당량																			
	물, 후추	1.6컵, 약간																			
	합계		1+2/3	1							15.4	11.4	2	216.6	0	0	0.3	19.6	0.5	0	0

만드는 법	① 쇠고기는 찬물에 담가 핏물을 충분히 제거한다. ② 찹쌀은 1~2시간 전에 미리 씻어서 불린 것을 체에 밭쳐 물기를 제거한다. ③ 생강은 깨끗이 씻어서 껍질을 벗겨 얇게 편으로 썬다. ④ 냄비에 물 2컵을 붓고 쇠고기, 진피(귤 껍질), 생강, 통후추를 넣은 뒤 한소끔 끓여 국간장과 총백(파의 뿌리)을 넣고 뭉근한 불에서 50분 정도 자작하게 끓여 국물이 1.5컵 정도로 줄어들면 쇠고기와 진피, 생강, 통후추를 건져 낸다. ⑤ ④에 찹쌀을 넣고 센 불에서 죽을 끓이다 끓어오르면 불을 줄인다. ⑥ 국간장으로 간을 하고, 쇠고기는 가늘게 찢거나 편육으로 썰어 곁들인다.
Tip	- 효능과 주치 : 쇠고기는 양질의 단백질 식품으로, 지질이 적은 부위는 스태미나식의 재료로 좋다. 하지만 포화 지방산 함량이 높으므로 살코기만 이용하고 과식하지 않는 것이 좋다. 진피는 귤나무의 껍질을 약용한 것으로, 맛은 쓰고 맵지만 성질은 따뜻하다. 기 순환을 원활하게 하는 대표적인 약재로 사용되어 왔으며, 오래 말린 것일수록, 그리고 색깔이 붉을수록 효과가 좋다. 소화 불량, 식욕 부진, 체증, 설사, 구토, 기침, 구풍 등의 효과가 있고, 항궤양 · 항알레르기 · 항균 작용 및 이뇨 작용을 한다. 위장 기능을 보강하려면 속껍질에 붙어 있는 흰 부분까지 함께 써야 한다. 태음인에게 특히 좋다. - 주의 : 유기농 재료를 이용하고, 농약 성분이 남지 않도록 깨끗이 씻는다. - 참고 : 생강과 대추, 감귤은 허약한 몸을 회복시켜 준다.
과제	※ 실제로 조리 후 항산화 영양소와 식물 화학 물질의 양에 대한 측정이 필요하다.

(2) 수프

● 잣기장찹쌀 수프

음식명	재료	1인당 분량 (g)	교환 단위수									영양가									
												3대 영양소 함량 및 열량				항산화 비타민			콜레스테롤	식이섬유 (g)		
			곡류군	어육류군			채소군	지방군	우유군	과일군		탄수화물 g	단백질 g	지방 g	열량 kcal	베타카로틴 μg	비타민 C mg	비타민 E mg	스테롤 mg	총량	수용성	불용성
				저지방	중지방	고지방																
잣 기장 찹쌀 수프	찹쌀	10	1/3									8	0.7	—	33	0	0	—		0.1	—	—
	기장	30	1/5									4.6	0.4	—	20	0	0	—		3.0	0.3	2.6
	잣	30						4				—	—	20	180	0	0	3.9	0	0.9	—	—
	우유/보통	80							2/5			4.4	2.4	2.4	50	9.6	0.8	0.1	8.8	0.1	—	—
	물,소금	1컵																				
	합계		0.5					4	1/5			17	3.5	22.4	283	9.6	0.8	0.1	8.8	10.1	0.3	2.6

만드는 법	① 기장과 찹쌀은 깨끗이 씻어 물에 불리고, 잣은 깨끗이 손질한다. ② 찹쌀과 잣을 믹서에 넣고 1컵의 물을 조금씩 부어가며 곱게 갈아서 불린 기장과 함께 냄비에 넣고 뭉근한 불에서 나무 주걱으로 저어 가며 천천히 끓인다. ③ ②가 약간 되직해지면 저지방 우유나 무지방 우유를 넣고 끓여 소금으로 간한다.
Tip	- 효능과 주치 : 찹쌀의 녹말 구성을 살펴보면 아밀로오스는 없고 아밀로펙틴만 있는데, 노화 억제 효과가 있는 기능성 성분인 오리자스타틴이 함유되어 있다. 기장은 곡류 중 칼륨 함량이 가장 풍부하고 (1,200mg/100g), 단백질, 지방, 비타민A 등이 풍부하여 체력을 높여 준다. 설사를 그치게 하고 빈혈을 예방·치료하는 효과도 있다. 하지만 과식하면 열이 나고 가슴이 답답해질 수 있으므로 주의해야 한다. 잣에는 항산화 비타민E와 필수 지방산인 리놀레산(42%)과 올레산(27%), 감마리놀렌산(16%)이 풍부하다. 한방에서는 오장을 기르고 폐를 윤택하게 하며 자양 강장 효과를 인정하고 있다. 두통과 변비, 토혈, 마른 기침(헛기침)에도 효과가 좋고, 피부 미용과 건뇌, 백발에도 효과가 있으므로 매일 조금씩 섭취하면 좋다. - 주의 : 가능하면 유기농 재료만 사용하고, 여의치 못할 때는 씻기 전에 약한 식초물에 2~3분간 담가 두거나 발포성 살균 소독제를 사용하여 표면에 묻어 있는 농약과 살충제, 왁스 등을 제거하거나 껍질을 벗겨 이용한다.
과제	※ 실제로 조리 후 항산화 영양소와 식물 화학 물질의 양에 대한 측정이 필요하다.

● 양파브로콜리수프

음식명	재료	1인당 분량 (g)	교환 단위수								영양가										
			곡류군	어육류군			채소군	지방군	우유군	과일군	3대 영양소 함량 및 열량				항산화 비타민			콜레스테롤 mg	식이섬유(g)		
				저지방	중지방	고지방					탄수화물 g	단백질 g	지방 g	열량 kcal	베타카로틴 µg	비타민 C mg	비타민 E mg		총량	수용성	불용성
양파 브로콜리 수프	양파	25					1/2				1.5	1	—	10	0	2	0.03	0	0.4	0.05	0.3
	브로콜리	70					1				3	2	—	20	536	69	—	0	2	—	—
	탈지 우유	40							1/5		1.9	1.4	—	13	0		0.4	0	0	0—	—
	쇠고기	20		1/2							—	4	2.5	38	0	0.2	0.4	12.8	—	—	—
	마늘, 양파	5,10					1/5				0.6	0.4	—	4	0	1.6	0.06	0	0.3	—	—
	포도씨유	5						1			—	—	5	45							
	소금, 물																				
	합계			1/2			1.7	1	1/5		6.7	8.2	7.5	127	536	73	0.5	12.8	2.7	0.1	0.3

만드는 법	① 쇠고기는 푹 고아서 식힌 뒤 기름기를 완전히 제거한다. ② 마늘은 다지고 양파는 곱게 채 썰어 포도씨유를 두른 뒤 노르스름하게 볶는다. ③ 브로콜리는 삶아서 물 1컵과 함께 믹서에 넣고 갈다가 ②를 넣고 함께 간다. ④ 냄비에 ①과 ③을 넣고 끓이다 우유를 넣고 한번 더 끓으면 소금으로 간하여 따뜻할 때 담아 낸다.
Tip	- 효능과 주치 : 브로콜리에는 비타민C와 베타카로틴이 매우 풍부하다. 활성 산소를 억제하고 인체를 해독하는 효과가 뛰어나 노화를 예방해 준다는 사실이 알려지면서 더욱 각광받고 있는 식품이다. 비타민A가 풍부하여 면역력을 강화하고 비타민 K가 뼈의 성장과 강화를 도와준다. 점막의 저항력을 강화해 주어 감기나 세균으로 인한 감염을 예방하는 효과도 뛰어나다. 탈지 우유는 열량은 낮지만 비타민B군 칼슘, 칼륨 등이 매우 풍부하고, 감염 예방 효과를 높여 주는 시스타틴, 면역력 증강에 좋은 락토페린, 뇌 기능 향상에 도움을 주는 강글리오시드, 칼슘 흡수를 높이는 CPP 등의 기능성 물질이 함유되어 있다. 무지방 우유와 탈지분유는 다이어트가 필요한 비만증 환자나 콜레스테롤을 제한해야 하는 환자에게 최적의 식품이다. - 주의 : 가능하면 유기농 재료만 사용하고, 여의치 못할 때는 씻기 전에 약한 식초물에 2~3분간 담가 두거나 발포성 살균 소독제를 사용하여 표면에 묻어 있는 농약과 살충제, 왁스 등을 제거하거나 껍질을 벗겨 이용한다.
과제	※ 실제로 조리 후 항산화 영양소와 식물 화학 물질의 양에 대한 측정이 필요하다.

● 더덕연근수프

음식명	재료	1인당 분량 (g)	교환 단위수									영양가										
												3대 영양소 함량 및 열량				항산화 비타민			콜레스테롤 mg	식이섬유(g)		
			곡류군	어육류군			채소군	지방군	우유군	과일군		탄수화물 g	단백질 g	지방 g	열량 kcal	베타카로틴 µg	비타민 C mg	비타민 E mg		총량	수용성	불용성
				저지방	중지방	고지방																
더덕 연근 수프	더덕	25					1					3	2	—	20	0	1.5	0.1	0	1.3	—	—
	연근	25					1/2					1.5	1	—	10	0	14.3	0.1	0	0.6	—	—
	율무	30	1									23	2	—	100	0	0	0.9	0	1.2	—	—
	물	2컵																				
	소금	적당량																				
	합계		1				1.6															

만드는 법	- 건강 수프인 동시에 사찰에서 즐겨온 건강 음식이기도 하다. ① 더덕은 칼로 껍질을 돌려가며 벗겨 적당한 크기로 썬다. ② 연근은 칼이나 필러로 껍질을 벗겨 흐르는 물에 젓가락을 이용하여 구멍 속의 흙까지 깨끗이 씻은 뒤 적당한 크기로 썬다. ③ 냄비에 물 2컵을 붓고 ①과 ②를 넣어 20분 정도 삶아 건져 놓은 뒤 삶은 물을 죽에 이용한다. ④ 율무는 5시간 정도 담가두었다가 건져 ③과 함께 믹서에 넣고 갈아 냄비에 넣고 연근과 더덕 삶은 물을 부어 20분 정도 끓여 소금간을 한다.
Tip	- 효능과 주치 : 사삼이라고도 하는 더덕은 독특한 향과 맛을 가진 고급 재료. 몸을 차갑게 하는 효과가 있어 폐 기운을 돋워 주기 때문에 예부터 기관지염이나 기침의 약재로 이용해 왔다. 고름을 빨아내고 가래를 제거하는 효과가 있어 호흡기 질환에도 이용된다. 연근에는 특히 비타민C가 풍부하고, 비타민E와 철분, 칼륨, 식이섬유도 비교적 많이 들어 있다. 스트레스와 피로를 풀어 주고 변통을 촉진하는 효과가 있다. 율무는 위장을 튼튼하게 할 뿐만 아니라 다이어트 식품으로도 좋다. 단백질(100g당 15.1g)과 비타민E, 식이섬유가 풍부하다. 최근에는 암과 고혈압, 당뇨병, 신장병, 관절염 등에 효과가 있는 것으로도 밝혀졌다. 한방에서는 자궁 근종이나 부종, 사마귀 제거, 피부를 아름답게 하는 데 이용한다. 더덕연근수프는 미용에도 좋고 신경 안정 효과도 있다. - 참고 : 탈지 분유나 탈지 우유를 약간 섞어도 좋다. - 주의 : 가능하면 유기농 재료만 사용하고, 여의치 못할 때는 씻기 전에 약한 식초물에 2~3분간 담가 두거나 발포성 살균 소독제를 사용하여 표면에 묻어 있는 농약과 살충제, 왁스 등을 제거하거나 껍질을 벗겨 이용한다.
과제	※ 실제로 조리 후 항산화 영양소와 식물 화학 물질의 양에 대한 측정이 필요하다.

● 장국밥

음식명	재료	1인당 분량 (g)	교환 단위수								영양가										
			곡류군	어육류군			채소군	지방군	우유군	과일군	3대 영양소 함량 및 열량				항산화 비타민			콜레스테롤 mg	식이섬유(g)		
				저지방	중지방	고지방					탄수화물 g	단백질 g	지방 g	열량 kcal	베타카로틴 μg	비타민 C mg	비타민 E mg		총량	수용성	불용성
장국밥	쌀	60	2								46	4	—	200	0	0	0.2	0	0.6	—	—
	사태	80		2							—	16	4	100	0	0	0.2	0	—	—	—
	조선무	70					1				3	2	—	20	32.2	10.5	0.3	0	0.8	0.1	0.7
	파	7									0.8	0.6	—	6	108.5	2.9	—	0	0.4	0	0.4
	마늘, 간장	적당량																			
	참기름, 깨	4, 2						1			—	—	5	45	0	0	—	0	0.2	—	—
	삶은 생고비	35					0.5				1.5	1	—	10	140	2.1	1.4	0	1.7	—	—
	도라지	25					0.5				1.5	1	—	10	0	3.0	0.1	0	1.1	—	—
	콩나물	35					0.5				1.5	1	—	10	0	2.8	0.3	0	0.9	0.3	0.6
	합계		2	2			2.5	1			54	26	9	401	281	21	3	0	5.7	0.4	1.7

만드는 법

① 쇠고기는 덩어리째 찬물에 씻어서 무와 함께 푹 끓이다가 무가 무르면 꺼내서 얇게 나박썰기를 한다.
② 고기는 좀 더 읽힌 뒤에 얇게 저며 썰어 양념장에 양념한다.
③ 고사리는 손질하여 양념장에 양념하여 볶고, 도라지는 소금으로 주물러 양념장에 무치고, 콩나물은 삶아서 양념장에 무친다.
④ 고기를 끓여 낸 장국에 청장으로 간을 한 뒤 양념한 고기와 무를 다시 넣어 한소끔 끓인다.
⑤ 뚝배기에 뜨거운 밥을 담은 뒤 ④를 붓고 나물을 골고루 얹어 기호에 따라 파, 깨소금, 고춧가루 등을 넣어 먹는다.

Tip

- 효능과 주치 : 고비는 식이섬유와 당질이 풍부하고, 칼륨과 비타민B군, 비타민C · E도 함유되어 있다. 도라지는 더덕보다 많은 식이섬유와 칼륨을 가지고 있다. 껍질에 들어 있는 사포닌 성분이 감기와 기침, 목이 붓고 아픈 데, 편도선염 등 기관지 질환에 효과를 발휘한다. 5년 이상 된 굵은 것이라야 약효를 볼 수 있다. 콩나물은 비타민C와 아스파라긴, 식이섬유가 풍부하다.
- 주의 : 모든 재료는 국산 유기농 재료만 이용하고 농약 성분이 남지 않도록 깨끗이 씻는다.

과제

※ 실제로 조리 후 항산화 영양소와 식물 화학 물질의 양에 대한 측정이 필요하다.

● **약선잡곡밥 ①**

음식명	재료	1인당 분량 (g)	교환 단위수									영양가									
			곡류군	어육류군			채소군	지방군	우유군	과일군		3대 영양소 함량 및 열량				항산화 비타민			콜레스테롤 mg	식이섬유(g)		
				저지방	중지방	고지방						탄수화물 g	단백질 g	지방 g	열량 kcal	베타카로틴 μg	비타민 C mg	비타민 E mg		총량	수용성	불용성
약선 잡곡밥	쌀	90	3									69	6	—	300	0	0	0.4	0	0.9		
	물	0.8컵																				
	고구마	70	1									23	2	—	100	79.1	17.5	0.8	0	2.7	1.0	1.7
	차수수	30	1									23	2	—	100	16.5	0	0.2	0	1.3	0.1	1.2
	녹두	30	1									17	6.7	—	100	21.6	0	0.4	0	5.2	—	—
	생완두	20	—									3.6	1.6	—	24	0	4.6	0.1	0	2.0		
	생밤	60	1									23	2	—	100	27	7.2	0	0	3.0	—	—
	검은콩	20			1							—	8	5	75	0	0	0.2	0	5.2	1.2	3.8
	도라지	25					1					3	2	—	20	0	6.8	0.1	0	1.0	—	—
	조선무	70					1					3	2	—	20	32.2	10.5	0.1	0	0.6	—	—
	신고배	50								0.5		6	—	—	25	0	2	—	0	0.9	0.3	0.6
합계	고구마차수수밥	5										92	8	—	500	95.6	17.5	1.2	0	4.6	1.1	2.9
	녹두완두콩밥	4										66.6	12.3	—	424	21.6	4.6	0.7	0	7.8	—	—
	밤검은콩밥	4			1							92	16	—	475	27	7.2	0.6	0	9.1	1.2	3.8
	도라지무밥	3					2			0.5		81	10	—	365	32.2	19.3	0.6	0	3.4	0.3	0.6

만드는 법

① **고구마차수수밥** : 고구마는 깨끗이 씻어 껍질째 먹기 좋은 크기로 썰고, 차수수는 하룻밤 정도 불려 체에 받쳐 물기를 빼고, 쌀은 깨끗이 씻어 30분간 불렸다가 체에 받쳐 물기를 제거한 뒤 솥에 안친다. 쌀 위에 고구마를 얹고 수수를 안쳐 밥물을 부어 밥을 짓는다. 특히 태음인과 소음인에게 좋다.

② **녹두완두콩밥** : 녹두는 깨끗이 씻어 방망이를 이용해 반으로 쪼개질 정도로 살짝 빻아 2시간 정도 물에 불린다. 완두콩은 껍질을 까서 그대로 쓴다. 마른 완두콩을 이용할 때는 씻어서 1~2시간 정도 물에 담가 두었다가 체에 받쳐 물기를 뺀다. 쌀은 깨끗이 씻어서 30분 정도 불려 두었다 체에 받쳐 물기를 뺀 뒤에 이용한다. 특히 소양인에게 좋다.

③ **밤검은콩밥** : 밤은 껍질을 벗겨 반으로 자르고, 검은콩은 깨끗이 씻어 5시간 정도 충분히 불려 체에 받쳐 물기를 제거하고 불린 물은 그대로 밥물로 이용한다. 차조는 씻어서 잘 일어 놓고, 쌀은 깨끗이 씻어서 30분간 불려 두었다가 체에 받쳐 물기를 뺀다. 솥에 쌀을 안치고 밤, 검은콩, 차조를 넣은 뒤 검은콩 불린 물로 밥을 짓는다. 태음인에게 좋다.

④ **도라지무밥** : 도라지는 흐르는 물에 재빨리 씻어 잔뿌리를 제거하고 돌려가며 껍질을 벗겨 씻어서 사방 5mm 크기로 썬다. 배는 갈아서 즙을 내어 그 속에 도라지를 30분 정도 담가 도라지에 배맛이 들게 한다. 무는 껍질을 벗겨 곱게 채 썰고, 쌀은 깨끗이 씻어 30분 정도 불려 두었다가 체에 받쳐 물기를 뺀다. 솥에 무를 깔고 쌀과 배즙에 담근 도라지를 섞어 안친 뒤 소금을 약간 넣고 밥물을 적게 부어 밥을 짓는다.

Tip

- 효능과 주치 : 고구마는 허약한 몸을 보하고 비장을 튼튼하게 하며 추위를 잘 타는 사람에게 좋은 식품으로, 씻어서 껍질째 먹는 것이 좋다. 비타민C와 베타카로틴이 암과 노화를 방지하고, 식이섬유와 칼륨이 풍부하여 대장암과 변비를 예방하고 고혈압을 치료한다. 수수는 오곡밥에서 빼놓을 수 없는 재료로, 철 · 칼슘 · 칼륨 · 아연 등의 무기질과 니아신이 풍부하며, 소화를 돕고 기침과 천식을 해소해 준다. 위가 뒤틀리거나 구토 또는 설사가 날 때 먹어도 효과가 있다. 녹두는 단백질을 비롯해 칼슘 · 칼륨 · 철 · 아연 등의 무기질과 비타민B군이 풍부하다. 여름에 특히 좋은 식품으로, 더위를 식히고 갈증을 멎게 하며 해독 작용을 하고 소화가 잘되어 위에 부담을 주지 않는다. 한방에서는 소염 · 해독 · 해열 · 이뇨제로 쓰며, 부종이나 고혈압, 갈증, 설사, 열감기 등에도 처방한다. 완두콩에는 베타카로틴과 식이섬유가 풍부하며, 피부염에 좋은 니아신도 함유되어 있다. 맛이 달고 위를 보호하며 혈액 순환을 도와 생리 불순과 월경통에 효과를 발휘하고, 모유가 잘 나오지 않을 때 삶아 먹으면 젖이 잘 분비된다. 양질의 단백질 식품인 검은콩은 지방산의 60%가 필수 지방산으로, 혈중 콜레스테롤 수치를 떨어트리고 동맥경화를 예방한다. 항바이러스 · 항고지혈증 · 항고혈압 · 항동맥경화 효과가 있는 사포닌이 들어 있고, 항산화 작용을 하는 안토시안계 색소도 함유되어 있다. 또 생콩에는 적혈구 응집소 및 트립신 억제 물질이 들어 있어서 독성을 나타내므로 반드시 익혀 먹어야 한다. 한방에서 길경이라고 하는 도라지는 더덕보다 많은 식이섬유와 칼륨을 가지고 있다. 무는 여러 가지 효소가 함유되어 있어 생채로 먹는 것이 가장 좋은데, 특히 녹말 분해 효소인 아밀라아제가 풍부해 소화를 촉진한다. 비타민C와 베타카로틴, 칼슘 함량도 비교적 높은 편이다.

- 주의 : 모든 재료는 국산 유기농 재료만 이용하고 농약 성분이 남지 않도록 깨끗이 씻는다.

과제

※ 실제로 조리 후 항산화 영양소와 식물 화학 물질의 양에 대한 측정이 필요하다.

● 약선잡곡밥②

음식명	재료	1인당 분량 (g)	곡류군	어육류군 저지방	중지방	고지방	채소군	지방군	우유군	과일군	탄수화물 g	단백질 g	지방 g	열량 kcal	베타카로틴 μg	비타민 C mg	비타민 E mg	콜레스테롤 mg	총량	수용성	불용성
약선 잡곡밥	물	0.8컵																			
	쌀	90	3								69	6	—	300	0	0	0.4	0	0.9	—	—
	수삼	20									4	0.9	—	19.6	0	3	0.1	0	—	—	—
	건대추	10								0.5	1.5	1	—	25	0.1	0.8	0.1	0	1.2	—	—
	쌀	90									69	6	—	300	0	0	0.4	0	0.9	—	—
	연근	10					1/5				0.6	0.4	—	4	0	0.6	—	0	0.1	—	—
	건표고버섯	5									2.9	0.9	—	4	0	0	0	0	0.6	—	—
	건목이버섯	5									3.1	0.6	—	13	0	0	0.1	0	0.9	—	—
	생느타리버섯	10									0.3	0.2	—	2	0	0.3	0	0	0.4	—	—
	율무	45	1.5								34.5	3	—	150	0	0	1.4	0	0.3	0	0.3
	찰현미	45	1.5								34.5	3	—	150	0	0	0.7	0	0.8	—	—
	쌀	30	1								23	2	—	100	0	0	0.1	0	0.3	—	—
	기장	10	1/3								7.7	0.7	—	33.3	0	0	0.1	0	0	—	—
	찰현미	40	1+1/3								30.7	2.7	—	133.3	0	0	0.7	0	0.7	—	—
	보리쌀	10	1/3								7.7	0.7	—	33.3	0	0	0.1	0	1.1	0.7	0.4
	쌀	40	1+1/3								30.7	2.7	—	133.3	0	0	0.1	0	0.3	—	—
합계	수삼대추밥		3							0.5	74.5	7.9	—	344.6	0.1	3.8	0.6	0	2.1	—	—
	연근버섯밥		3.5				1/5				75.9	8.1	—	323	0	0.9	0.5	0	2.9	—	—
	율무찰현미밥		3.5								92	8	—	400	0	0	2.2	0	1.4	—	0.3
	기장찰현미밥		3+1/3								76.8	6.8	—	333.2	0	0	1.0	0	2.1	0.7	0.4

만드는 법

① **수삼대추밥** – 수삼은 깨끗이 씻어 3cm 길이로 썰고, 대추는 씻어서 물기를 닦은 뒤 칼집을 넣어 씨를 파내고 손질한 수삼을 끼운다. 쌀은 깨끗이 씻어 30분 정도 불렸다가 체에 밭친다. 솥에 쌀을 안치고 수삼 끼운 대추를 넣어 밥물을 붓고 밥을 짓는다. 수삼과 대추로 한 달에 한 번 밥을 지어 먹으면 기운을 차릴 수 있으며, 소음인에게 특히 좋다.

② **연근버섯밥** – 연근 껍질을 벗겨 흐르는 물에 대고 젓가락으로 구멍 속까지 깨끗이 씻어 적당한 크기로 자른다. 마른 표고는 미지근한 물에 불려 기둥을 떼어내고 5cm 크기로 자르고, 불린 물은 밥물로 사용한다. 목이버섯은 미지근한 물에 불려 적당한 크기로 찢고, 느타리도 씻어서 적당한 크기로 찢는다. 쌀은 깨끗이 씻어 30분 정도 불렸다가 체에 밭쳐 물기를 뺀다. 솥에 쌀을 안치고 대두, 연근, 표고, 목이, 느타리를 얹고 밥물을 부어 밥을 짓는다. 태음인에게 좋다.

③ **율무찰현미밥** – 율무와 찹쌀현미를 각각 씻어서 하룻밤 정도 불려두었다가 체에 밭쳐 물기를 빼고, 쌀은 깨끗이 씻어 30분 정도 불려 체에 밭쳐 물기를 뺀다. 솥에 율무, 찹쌀현미, 쌀을 넣고 밥물을 부어 밥을 짓는다.

④ **기장찰현미밥** – 기장, 찹쌀현미, 보리는 각각 씻어서 5시간 정도 불려 두었다가 체에 밭쳐 물기를 빼고, 쌀은 깨끗이 씻어 30분 정도 불려 체에 밭쳐 물기를 뺀다. 솥에 쌀을 안치고 기장, 찹쌀현미, 보리를 넣은 뒤 물을 붓고 밥을 짓는다.

Tip

- 효능과 주치 : 불로장수의 묘약으로 불리는 인삼은 20여 종의 유효한 사포닌을 포함하고 있는 대표적인 장수 식품으로, 저항력을 높여 혈당치를 낮추는 작용이 있어 허약 체질 개선 · 강장 · 강정 · 피로 회복 · 빈혈 · 혈압 개선 · 위장 강화 등에 널리 쓰인다. 대추는 통증을 줄여 주고 근육의 긴장을 풀어 주며 자극으로 인한 과민증에 효과가 있어 오래 전부터 완화제 · 강장제 · 진통제로 이용되어 왔다. 빈혈이나 관절 마디마디의 통증, 불면증, 초조함, 히스테리에도 효과가 있다. 연근에는 비타민C와 식이섬유를 비롯해 비타민E, 철, 칼륨 등이 풍부하다. 스트레스를 해소하고 피로를 풀어 주며 변통을 촉진하는 효과가 있다. 표고에는 종양 억제 인자인 글루칸이 풍부하고, 발암 억제 효과가 있는 다당 고분자 물질인 렌티난도 들어 있다. 향기 성분인 렌티오닌이 혈중 콜레스테롤 수치를 낮춰 혈압을 내려 주고, 프로비타민D₂인 에르고스테롤이 뼈를 발달시켜 주어 골다공증을 예방한다. 목이버섯은 식이섬유가 풍부하고, 생느타리버섯은 비타민C와 식이섬유가 함유되어 있다. 율무는 암에 대한 연명 효과를 인정받고 있으며, 부종과 사마귀를 없애 주므로 자궁근육종인 사람에게는 율무차를 권한다. 찰현미는 비타민E와 식이섬유가 풍부하다. 기장은 곡류 중 칼륨이 가장 풍부하여 고혈압 환자에게 좋고, 식이섬유가 풍부해 변통을 돕고 대장암을 예방한다.
- 주의 : 모든 재료는 국산 유기농 재료만 이용하고 농약 성분이 남지 않도록 깨끗이 씻는다.

과제

※ 실제로 조리 후 항산화 영양소와 식물 화학 물질의 양에 대한 측정이 필요하다.

● **비빔밥**

음식명	재료	1인당 분량 (g)	교환 단위수								영양가										
			곡류군	어육류군			채소군	지방군	우유군	과일군	3대 영양소 함량 및 열량				항산화 비타민			콜레스테롤 mg	식이섬유(g)		
				저지방	중지방	고지방					탄수화물 g	단백질 g	지방 g	열량 kcal	베타카로틴 μg	비타민 C mg	비타민 E mg		총량	수용성	불용성
비빔밥	쌀	80	2+2/3								38.4	4.7	—	166.6	0	0	0.3	0	0.8	—	—
	물 또는 육수	0.9컵																			
	쇠고기/홍두깨살	60		1+2/3							—	13.4	3.4	83.3	0	0	2.7	0.1	—	—	—
	콩나물	40					4/7				1.6	1.2	—	12	0	3.2	0.3	0	1.0	0.4	0.6
	도라지	40					4/5				2.4	1.6	—	16	0	4.8	0.2	0	1.7	—	—
	삶은 고비	40					4/7				1.6	1.2	—	12	3.6	0	1.6	0	1.9	—	—
	애호박	40					4/7				1.6	1.2	—	12	59.6	5.6	1.0	0	0.6	0.2	0.4
	표고버섯	5					1/5				0.6	0.4	—	4	0	0	—	0	—	—	—
	신고배	50								1/2	6	—	—	25	0	2	—	0	0.9	0.3	0.6
	달걀	1/4			1/4						—	2	1.3	18.8	4.5	0	0.3	118.8	0	0	0
	말린 다시마	7					0.1				2.9	0.5	—	13	40.3	1.3	0.3	0	1.9	0.2	1.7
	참기름, 깨소금	7, 4											10	90	0	0	0.3	0	0.8	—	—
	다진 파, 마늘	7, 7					2/7				0.8	0.6	—	6	54.3	1.5	0	0	0.2	—	0.2
	진간장, 청장	적당량																			
	합계		2+2/3	1+2/3	1/4		3+0.1			1/2	17.9	26	14.7	458.7	457	23	6.7	118.9	9	1.1	3.5

만드는 법

① 쌀을 씻어서 육수를 붓고 고슬고슬하게 밥을 지은 다음 참기름과 소금을 약간 넣고 골고루 섞는다.

② 미지근한 물에 불린 표고버섯과 쇠고기를 가늘게 채 썰어 양념장에 양념을 하여 살짝 볶는다.

③ 콩나물은 소금을 약간 넣고 삶아 양념장에 양념하고, 애호박은 5cm 길이로 채 썰어 소금에 살짝 절였다가 물기를 제거하여 다진 파와 마늘을 넣고 볶다가 참기름과 깨소금으로 양념한다.

④ 도라지는 소금에 주물러 헹궈 쓴맛을 제거한 뒤 길이 5cm, 두께 0.3cm로 채 썰어 충분히 볶다가 다진 파와 마늘을 넣고 다시 한번 볶아 청장과 참기름, 깨소금을 넣는다.

⑤ 고비도 도라지와 같은 길이로 썰어 다진 파와 마늘을 넣고 볶다가 진간장으로 간을 맞춘 뒤 깨소금으로 맛을 낸다.

⑤ 배는 굵게 채 썰고, 달걀은 황백 지단을 부쳐 5cm 길이로 가늘게 채 썬다.

⑥ 다시마는 기름에 튀겨 잘게 부수고, 약고추장(다진 쇠고기를 양념하여 볶다가 설탕, 물, 고추장을 넣어 볶은 것)을 만든다.

⑦ 대접에 밥을 반쯤 담은 뒤 준비한 재료를 얹고 다시마 튀긴 것을 얹은 뒤 약고추장과 참기름을 함께 낸다.

⑧ 나물류와 밥을 따로 담아 내도 좋다.

※ 나물별 이용하면 좋은 양념장

- 쇠고기 · 표고 양념장 : 진간장 2.5작은술, 설탕 1.5큰술, 다진 파 2큰술, 깨소금 · 참기름 · 다진 마늘 각 1큰술, 후춧가루 1작은술
- 콩나물 · 도라지 양념장 : 소금 1작은술, 깨소금 · 참기름 각 1작은술, 청장 · 다진 파 · 마늘 각 2작은술
- 애호박 양념장 : 소금 1큰술, 다진 파 · 마늘 · 참기름 각 2작은술

Tip

- 효능과 주치 : 육류, 알류, 녹황색 채소, 버섯, 해조류를 비롯해 참기름, 깨소금까지 들어 있는 비빔밥은 탄수화물 · 지방 · 단백질은 물론 항산화 비타민과 식이섬유 등을 모두 포함한 웰빙 건강 음식이다. 계절마다 나는 제철 채소와 식용꽃을 이용하면 먹는 맛은 기본이고 보는 맛까지 살릴 수 있다.
- 주의 : 모든 재료는 국산 유기농 재료만 이용하고 농약 성분이 남지 않도록 깨끗이 씻는다. 고비에는 티아미니아제라는 비타민B1 파괴 효소가 들어 있으므로 충분히 삶아서 조리해야 한다.
- 참고 : 비빔밥에 넣는 나물은 제철에 가장 흔한 채소 가운데 3가지 이상을 준비하고, 양념한 청포묵을 올려도 좋다. 채소가 흔치 않은 겨울에는 해초류를 이용해도 좋다. 밥은 쌀밥만을 고집하지 말고 보리나 율무 등을 섞어도 된다. 나박물김치와 동치미를 곁들이면 좋다.

과제

※ 실제로 조리 후 항산화 영양소와 식물 화학 물질의 양에 대한 측정이 필요하다.

● 콩나물/무/김치밥

| 음식명 | 재료 | 1인당 분량 (g) | 교환 단위수 | | | | | | | | 영양가 | | | | | | | | | | |
| | | | 곡류군 | 어육류군 | | | 채소군 | 지방군 | 우유군 | 과일군 | 3대 영양소 함량 및 열량 | | | | 항산화 비타민 | | | 콜레스테롤 mg | 식이섬유(g) | | |
				저지방	중지방	고지방					탄수화물 g	단백질 g	지방 g	열량 kcal	베타카로틴 μg	비타민 C mg	비타민 E mg		총량	수용성	불용성
콩나물/ 무/ 김치밥	쌀	90	3								69	6	—	300	0	0	0.4	0	0.8	—	—
	물	0.8컵																			
	파, 마늘, 생강	5,2					0.1				0.3	0.2	—	2	38.8	1.1	—	0	0.1	—	—
	참기름, 깨소금	2,2									—	—	3.3	30							
	진간장	1큰술																			
	고추,후춧 가루	소량																			
	콩나물	70					1				3	2	—	20	0	3.5	0.6	0	1.8	0.6	1.2
	조선무	70					1				3	2	—	20	32.2	10.5	0.3	0	1.8	0.8	0.4
	배추김치	100					2				6	4	—	20	290	14	0.12	0	3.0	0.2	2.8
	돼지고기 살코기	30			3/4						—	6	1.5	37.5	0	0.6	0.09	22.5	0	0	0
합계	콩나물밥	3					1				72.3	8.2	3.3	352	38.8	4.6	1.0	0	2.7	0.6	1.2
	무밥	3					1				72.3	8.2	3.3	352	711	1.6	0.7	0	2.7	0.8	0.4
	김치밥	3			3/4		2				75.3	16.2	4.8	389.5	328.8	15.7	0.6	22.5	3.9	0.2	2.8

만드는 법

① 쌀은 깨끗이 씻어 일어서 약 30분간 물에 불린다.
② 콩나물은 뿌리를 떼어 내고 깨끗이 씻어서 분량의 물을 붓고 쌀을 안친 뒤 그 위에 콩나물을 소복이 얹어 흰밥을 짓는 요령으로 밥을 지어 고루 섞어서 푼다(김치밥을 할 때는 무를 조금 굵게 채 썰어 밥솥 밑에 깔고 그 위에 쌀을 고루 펴서 안친 뒤 속을 털어낸 김치를 대강 짜서 채 썰어 양념장에 버무린 돼지고기와 함께 냄비 밑에 깔고 그 위에 쌀을 안치면 된다).
③ 양념장을 준비하여 밥과 함께 낸다.

Tip

- 효능과 주치 : 콩나물에는 비타민C와 숙취에 효과적인 아스파라긴, 식이섬유가 풍부하여 암과 변비를 예방하고 치료하는 데 효과적이다. 무에는 녹말 분해 효소인 아밀라아제가 풍부하고, 면류의 중독을 풀어 주는 효과가 있어 면을 먹을 때는 무와 함께 먹는 것이 좋다. 특히 보리나 밀로 만든 음식을 먹고 체했을 때 생무를 씹어 먹거나 무나물을 먹으면 좋다. 무청에도 영양이 풍부한데, 베타카로틴이 100g당 2,210ug, 비타민C가 75mg, 비타민E가 0.4mg, 식이섬유가 10.84g이나 함유되어 있다. 배추김치에는 주재료인 배추와 부재료인 파, 마늘, 고춧가루 등에 항산화 성분이 골고루 들어 있다. 또 발효 과정에서 생리 활성 물질과 유산균이 생성되고, 정장 작용을 하는 식이섬유가 풍부하여 면역력을 증강시키고 대장암을 예방하며 비만을 예방한다. 하지만 짠 것이 단점이므로 가능하면 싱겁게 담가 먹는 것이 좋다.
- 참고 : 무, 콩나물, 김치는 자체적으로 수분을 가지고 있으므로 이들을 재료로 밥을 지을 때는 흰밥을 지을 때보다 물을 적게 넣어야 한다. 콩나물과 무밥은 먹을 때 양념장을 살짝 얹어 먹는다. 김치와 돼지고기는 쌀 위에 올려서 밥을 지어도 되고, 기름에 한번 볶아 밥을 지어도 된다.
- 주의 : 모든 재료는 국산 유기농 재료만 이용하고 농약 성분이 남지 않도록 깨끗이 씻는다.

과제

※ 실제로 조리 후 항산화 영양소와 식물 화학 물질의 양에 대한 측정이 필요하다.

● 채소해물밥

| 음식명 | 재료 | 1인당 분량 (g) | 교환 단위수 | | | | | | | | 영양가 | | | | | | | | 식이섬유(g) | | |
| | | | 곡류군 | 어육류군 | | | 채소군 | 지방군 | 우유군 | 과일군 | 3대 영양소 함량 및 열량 | | | | 항산화 비타민 | | | 콜레스테롤 mg | | | |
				저지방	중지방	고지방					탄수화물 g	단백질 g	지방 g	열량 kcal	베타카로틴 μg	비타민C mg	비타민E mg		총량	수용성	불용성
채소해물밥	쌀	90	3								69	6	−	300	0	0	0.4	0	0.8	−	−
	소금																				
	물																				
	당근	20					2/7				0.8	0.6	−	6	1,524	1.6	0.1	0	0.6	0.1	0.5
	생표고	10					1/5				0.6	0.4	−	4	0	0.5	0	0	0.4	−	−
	양파	20					2/5				0.8	0.6	−	6	0	1.6	−	0	0.3	−	0.3
	생완두콩	20									4.9	2.1		26	16	4.6	0.1	0	1.4	−	−
	참기름, 깨	3, 2											4	36	0	0	0.3		0.4	−	−
	굴/자연산	70		1							−	8	2	50	50	2.1	0.3	25	0.2	−	−
	대합	70		1							−	8	2	50	0	2.1	0.7	30.8	−	−	−
	맛조개	70		1							−	8	2	50	48	0.7	−	−	−	−	−
	새우/대하	70		1+2/5							−	11.2	1.8	70	0	0.7	0.6	207	−	−	−
	오징어	70		1+2/5							−	11.2	1.8	70	0	1.4	1.8	−	0.4	−	−
합계	채소굴밥	3	1				0.9				71	15.6	6	402	1,590	10.4	9.2	25	3.3	0.1	0.8
	채소대합밥	3	1				0.9				71	15.6	6	402	1,540	10.4	10.6	31	3.1	0.1	0.8
	채소맛조개밥	3	1				0.9				71	15.6	6	402	1,588	9	0.9	−	3.1	0.1	0.8
	채소새우밥	3	1+2/5				0.9				71	18.8	5.8	422	1,540	9	1.52	07	3.1	0.1	0.8
	채소오징어밥	3	1+2/5				0.9				71	18.8	5.8	422	1,540	9.7	2.7	−	3.5	0.1	0.8

만드는 법

① 쌀은 깨끗이 씻어 일어서 30분 이상 물에 불린다. 해물을 따로 넣어 밥을 지어도 맛있지만 섞으면 더 맛있다.

② 굴은 딱지를 떼어내고 소금 물에 살살 씻어서 물기를 뺀다(대합이나 맛조개는 옅은 소금물에 담가 해감을 토하게 한 뒤 깨끗이 씻어 숟가락으로 껍질을 까고. 새우와 오징어는 잘 손질하여 적당한 크기로 썰어 쌀, 채소와 함께 밥을 짓는다).

③ 당근, 표고버섯, 양파는 사방 0.5cm 크기로 썰어 놓고, 완두콩은 깨끗이 씻어 물기를 뺀다.

④ ①의 쌀과 준비한 재료들을 넣고 물을 부어 고슬고슬하게 밥을 지어 그릇에 담은 뒤 양념장을 곁들인다.

Tip

- 효능과 주치 : 비타민A와 베타카로틴이 풍부한 당근은 하여 시각 · 청각 기능을 높이고 생식 기능을 유지하며 면역력을 높여 암(특히 전립선암)을 예방하고 노화를 늦춰 준다. 당근 잎에도 비타민C가 뿌리의 25배나 많이 들어 있으므로 잎도 버리지 말고 사용하는 것이 좋다. 표고버섯은 종양 억제 식이섬유의 일종인 베타글루칸과 다당 고분자 물질인 렌티난이 발암 억제 작용을 한다. 혈중 콜레스테롤 수치를 낮추고 혈압을 내려 주는 역할도 한다. 양파에는 매운맛 성분인 티오설피네이트가 들어 있어 심장병과 암을 예방하며, 플라본 색소인 퀘르세틴이 고혈압을 막아 준다. 항산화 영양소와 수용성 식이섬유가 풍부한 완두는 암과 변비 예방 및 치료에 좋다. 바다의 우유라고 불리는 굴은 귀한 식품으로, 심장 기능을 높여 주는 타우린이 풍부하여 심장에 좋고, 혈전과 동맥경화증을 예방하는 데 효과적이다. 한방에서는 혈압을 정상으로 유지하고 심장의 흥분을 진정시키는 데 처방하고, 저혈압과 심장병을 치료하는 데도 이용한다. 그러나 몸을 냉하게 하므로 냉 체질인 사람은 많이 섭취하지 않는 것이 좋다. 대합은 4~6월이 가장 맛있는 조개로, 식욕 증진에는 좋으나 모시조개처럼 비타민B₁ 분해 효소가 들어 있으므로 절대로 생식해서는 안 된다. 칼슘과 철이 풍부하고 많고 맛 성분인 글루탐산이 많으며 글리신과 알라닌 등의 아미노산 함량이 높다. 새우에는 체력 증강 효과가 있는 타우린이 들어 있어 저혈압을 개선하고 체력을 증강시켜 주며, 항산화 영양소도 풍부하다. 한방에서는 강장 · 두피의 종기 · 습진 · 가려움증 등에 처방하며, 소화가 잘되어 회복기 환자나 노약자, 어린이 보양식에 많이 이용된다. 오징어는 낙지류처럼 소화 시간이 길어 비만 예방에 도움이 되고, 글루탐산과 타우린 등의 맛 성분이 풍부해 감칠맛이 난다.
- 주의 : 모든 재료는 국산 유기농 재료만 이용하고 농약 성분이 남지 않도록 깨끗이 씻는다.

과제

※ 실제로 조리 후 항산화 영양소와 식물 화학 물질의 양에 대한 측정이 필요하다.

2 부식

1) 암과 심·뇌혈관 환자를 위한 부식

암과 노화, 심혈관 질환을 예방하고 이미 발생한 질환의 조기 치유와 회복을 위해서는 계절에 많이 나오는 어패류와 항산화 물질이 풍부한 녹황색 채소, 과일, 버섯, 해조류를 이용하여 국, 찌개, 전골, 찜, 선, 조림, 초, 구이, 전, 적, 회, 편육, 마른찬, 숙채, 생채, 김치 등으로 다양하게 섭취해야 한다. 모든 재료는 가능하면 국내산 중 신선한 유기농 또는 친환경 식품을 이용해 담백하고 삼삼하게 조리하여 음식 고유의 향과 맛, 영양을 즐긴다.

부식을 조리할 때는 고추나 마늘, 생강, 파처럼 독특한 향을 지니고 있어 음식에 풍미를 더해 주는 향미(香味) 채소를 적극 사용할 것을 권한다. 국물 요리에는 감칠맛을 더해 주는 다시마나 마른 새우, 멸치, 조개, 표고버섯, 가쓰오부시, 양파, 토마토를 적절히 활용한다. 향미 채소와 풍미를 내는 식품을 적절히 이용하면 화학 조미료를 넣지 않아도 맛있고 건강한 음식을 만들 수 있다.

2) 향미 채소와 감칠맛을 내는 식품의 영양가(식품 100g/국산)

표 4-2 향미 채소와 감칠맛을 내는 식품의 영양가

영양가			영양가								
			3대 영양소 함량 및 열량				항산화 비타민			식이섬유(g)	
			열량 kcal	단백질 g	지질 g	당질 g	베타 카로틴 µg	비타민 C mg	비타민 E mg	총량	수용성	불용성
향미 채소	고추	청	24	1.4	0.8		−	72		4.7	0.1	4.6
		홍	39	2.6	1.7		6,466	116		10.3	1.4	8.9
	마늘		126	5.4	0.0		0	28		5.9	4.3	1.6
	생강		53	1.5	0.2		0	5		2.9	−	−
	파/대파		26	1.5	0.3		775	21		2.6	0.2	2.4

① **고추**─마늘과 함께 우리나라를 대표하는 양념으로 비타민C와 베타카로틴이 풍부하며, 기능성 물질인 캡사이신이 신경 조절 작용을 하여 여름 타는 것을 막아 주고 피로를 풀어 주며 식욕을 증진시킨다. 혈액 순환을 돕고 스트레스를 풀어 주며 지방 분해를 촉진하고 냉증을 개선하는 효과도 있다. 하지만 과잉 섭취하면 위와 장을 자극하여 설사가 나거나 간장 기능을 해칠 수 있다.

② **마늘**─우리나라 음식에 빠져서는 안 되는 필수 양념으로 생리 활성 물질인 알리신이 들어 있어 살균력이 강하고 병에 대한 저항력을 높여 주며, 혈전과 동맥경화, 암 등의 생활습관병을 예방한다. 비타민B_1과 결합한 알리티아민이 0.1mg 정도 들어 있어 비타민B_1의 흡수·이용률을 높여 준다. 세포를 재생하고 항암 작용을

하는 스코르니딘도 들어 있다. 대장암 · 위암 · 유방암 위험을 감소시키는 효과를 인정받고 있으며, 한방에서는 위장 기능 조절, 소화 불량, 설사, 식중독에 이용한다. 백일해, 수종, 종기에도 효과가 좋고 마늘 생즙은 구충 작용을 한다. 하루에 생마늘 1쪽, 익힌 마늘 2~3쪽이면 충분하다. 보충제로 이용해도 되지만 식품으로 이용하는 것이 더 좋다. 가열해도 기능성이 남아 있으므로 위장 기능이 약하거나 나쁜 사람은 익혀 먹는 것이 좋다.

③ **생강**－기능성 물질인 진저롤이 소화를 촉진하고 살균 작용을 하며, 황색 색소인 커큐민이 항산화 작용을 한다. 한방에서는 건위제나 식욕 증진제로 이용된다. 생선의 보존 및 냄새 제거에 이용하고, 강장 · 피로 회복 · 발한 효과가 있어 감기를 개선한다.

④ **파**－마늘과 같은 황 화합물인 알리신이 들어 있다. 몸을 따뜻하게 하고 위장 기능을 도우며, 감기 증상이 악화되는 것을 막아 주고, 소변을 좋게 하며 흥분을 가라앉혀 준다.

건새우/중	300	54.4	6.2		0	0				
멸치/대	303	17.7	4.1		0	1				
조개 대합	74	11.7	1.0		Ø	3				
조개 바지락	68	13.0	1.1		30	3				
조개 재첩	94	12.5	1.9		45	2				
마른 다시마	87	7.4	1.1		576	18		27.6	2.4	25.2
마른 표고	272	18.1	3.1		0	0		—	—	—
양파	34	1.0	0.1		0	8		1.5	0.2	1.3
토마토	14	0.9	0.1		542	11		1.3	0.5	0.8

① **가쓰오부시**－일본을 대표하는 천연 조미료로, 이노신산 성분에 의해 맛이 우러난다. 국, 전골, 조림, 무침 등에 다양하게 이용한다. 가쓰오부시를 선택할 때는 유통 기한이 긴 것을 고르되 선도와 향 유지를 위해 소량씩 구입해서 이용하는 것이 좋다.

② **마른 새우**－감칠맛 성분은 핵산 계통의 아미노산 성분인 아데닐산에 의한 것이다. 글루탐산이 들어 있는 다시마나 채소류와 함께 조리하면 더욱 맛있다. 굵고 붉은색이 선명하고 고소한 향이 나는 것이 좋다. 밀봉해서 냉동 보관한다.

③ **멸치**－감칠맛 성분은 가쓰오부시와 같은 이노신산이 대부분이며, 글루탐산 성분도 이노신산의 약 1/10 정도 들어 있다. 국물을 내면 2가지 맛이 상승 효과를 발휘하여 감칠맛이 더해진다. 등이 검지 않고 색깔이 맑은 것이 상품이다.

④ **조개**－글루탐산과 아데닐산 맛 성분에 조개류의 고유한 감칠맛인 호박산이 들어 있다. 조개류 자체의 감칠맛을 즐기려면 찜이나 구이로 이용하고, 국물 맛을 즐기려면 차가운 물에 넣어 끓여 먹는다. 껍질이 얇은 것이 어린 조개로, 맛이 좋다.

⑤ **다시마**－감칠맛 성분은 글루탐산이고 흰 가루는 당 알코올인 만니톨이다. 오래 씻으면 만니톨이 제거되므로 가볍게 먼지만 떨어내는 정도로 헹구는 것이 좋다. 7~9월 초에 채취한 것이 좋은 것으로, 도톰하고 진한 녹색을 띠며 바다 향이 나는 것을 고른다.

⑥ **표고버섯**－음식의 3대 맛 성분인 구아닐산이 들어 있어 그 자체로도 맛이 좋고, 다른 음식에 넣으면 맛이 살아난다. 햇볕을 받으면 비타민D가 생성되므로 가열 처리한 것을 구입했다면 햇볕이 좋은 날 3시간 정도 말려 냉동 보관해 놓고 이용한다.

⑦ **양파**－고혈압 예방에 좋은 플라본 색소인 퀘르세틴이 들어 있다. 설탕의 50~60배의 단맛을 내는 프로필 메르캅탄이 들어 있어 서양 음식에서 감칠맛을 내는 재료로 많이 사용된다. 망에 담아 바람이 잘 통하는 어두운 곳에 보관한다.

⑧ **토마토**－감칠맛 성분은 글루탐산과 아스파라긴산이다. 토마토는 산미가 강해서 다시마 대용으로 사용하지는 못한다.

→ 감칠맛을 내는 데 도움이 되는 제품들이 많이 시판되고 있긴 하나 각종 질환과 생활습관병 예방을 위해서는 신선한 재료를 구입하여 직접 만들어 먹는 것이 좋다.

3) 암과 심·뇌혈관 질환자에게 좋은 부식

(1) 국

우리나라 상차림에는 밥에는 국이 반드시 따르며 탕이라고도 부른다. 종류로는 맑은 장국, 토장국, 곰국, 냉국으로 나눈다. 국에 사용되는 재료는 육류, 채소류, 해조류, 어패류 등과 쇠고기의 뼈, 내장류, 선지까지 고루 다양하며 사용된다.

국은 계절, 반찬의 내용 등을 고려하여 선택하며 1인당 분량은 대개 1.5컵이면 적당하나 조금 적게 섭취하는 것이 바람직하다. 게다가 국은 대부분 소금이나 간장으로 간을 하기 때문에 짜게 먹기 쉽다. 뜨거울 때 간을 보아 짠맛이 많이 느껴지지 않을 만큼만 간을 해야 염분 섭취량을 줄일 수 있다.

① 맑은국

대부분 육수를 기본으로 하여 끓인 국이다. 적은 양을 끓일 때는 소고기 부위 중 기름기가 없는 우둔이나 홍두깨살을 잘게 썰어 양념하여 볶은 것에 물을 부어 끓여서 먹고, 많은 양을 끓일 때는 양지머리나 사태를 덩어리째 삶아서 육수로 사용하면 된다.

조개로 맑게 끓인 대합탕이나 모시조개탕 및 생굴탕은 쇠고기를 넣지 않고 끓인 맑은국이다. 대구나 도미, 명태 등의 흰 살 생선을 이용하여 무를 넣고 담백하게 끓인 맑은국도 어린이와 노인, 회복기 환자에게 좋다.

맑은국의 간은 보통 청장으로 맞추지만 국물 색깔을 더 맑게 하기 위해 청장과 소금으로 맞추기도 한다.

● 어패류맑은국

음식명	재료	1인당 분량 (g)	교환 단위수								영양가										
			곡류군	어육류군			채소군	지방군	우유군	과일군	3대 영양소 함량 및 열량				항산화 비타민			콜레스테롤 mg	식이섬유(g)		
				저지방	중지방	고지방					탄수화물 g	단백질 g	지방 g	열량 kcal	베타카로틴 μg	비타민 C mg	비타민 E mg		총량	수용성	불용성
어패류 맑은국	쇠고기/우둔	30		3/4							—	6	1.5	37.5	0	0.3	0.1	19.2	—	—	—
	진간장, 청장																				
	파, 마늘, 생강	12, 2, 1					2/7				0.8	0.6	—	6	93	2.5	—	0	0.3	—	0.3
	후춧가루																				
	참기름	1						1/5			—	—	1	9							
	동태	150		3							—	24	6	150	0	0	1.5	132	—	—	—
	북어	15		1							—	8	2	50	0	0	0.6	44.6	—	—	—
	달걀	20			2/5						—	3.2	2	30	3.6	0	0.29	5	—	—	—
	참조기	100		2							—	16	4	100	0	0	1.0	87	—	—	—
	대합	100		1+1/2							—	12	3	75		3.0	1.0	47	—	—	—
	실파, 마늘, 소금	6, 2, 1					1/7				0.4	0.3	—	3	46.5	1.3	—	0	0.15	—	0.15
	홍고추, 물	2, 2컵																			
합계	동태국			3+3/4			2/7				0.8	30.6	8.5	203	93	2.8	1.6	151	0.3	—	0.3
	북어탕/해장국			1+3/4	2/5		2/7				0.8	17.8	6.5	133	96.6	2.8	0.9	159	0.3	—	0.3
	조기국			2+3/4			2/7				0.8	22.6	6.5	153	93	2.8	1.1	106	0.3	—	0.3
	대합탕			1+1/2			1/7				0.4	12.3	3	78	46.5	4.3	1.0	47	0.2	—	0.2

만드는 법

① **동태국** : 동태는 비늘을 긁어 낸 뒤 지느러미와 내장을 깨끗이 제거하여 4~5cm 크기로 어슷하게 토막을 내고, 쇠고기는 채 썰어 양념장에 양념하고, 무는 2.5.cm 크기로 썰고, 파는 4~5cm 길이로 썬다. 냄비에 양념한 쇠고기와 무를 넣고 볶다가 물을 부은 뒤 좀 더 끓인다. 끓어오르면 청장, 고추장, 고춧가루로 간을 맞춘다. 맛이 어우러지면 대파와 생강을 넣고 한번 더 끓여 그릇에 담는다. 고추장을 넣지 않고 청장만으로 간을 하여 실고추를 넣어 맑게 끓여도 담백하고 맛있다.

② **북어탕** : 마른 북어는 가볍게 두들겨 두 쪽으로 갈라 뼈를 바르고 껍질을 벗겨 가늘게 찢어서 미지근한 물에 살짝 헹군다. 움파는 4~5cm 길이로 썰고, 쇠고기는 채 썰어 양념장에 양념하여 북어와 함께 냄비에 넣고 잠깐 볶다가 물을 조금 더 붓고 끓는다. 끓으면 나머지 물을 붓고 다시 푹 끓여서 국물이 뽀얗게 되면 청장으로 간을 하고 움파를 넣어 끓인다. 끓으면 달걀을 잘 풀어 넣은 뒤 반숙이 되면 대접에 담고 후춧가루를 뿌린다. 북어는 명태를 얼려 만든 황태를 사용하는 것이 좋다. 기름기가 싫은 사람은 볶지 않고 끓여도 좋다.

③ **조기국** : 조기는 비늘을 긁어 낸 뒤 지느러미와 내장을 깨끗이 제거하여 5cm 정도 길이로 어슷하게 토막을 내고, 고기는 채 썰거나 다져서 양념한 것에 물을 살짝 넣고 볶다가 불을 부어 맑은 장국을 낸다. 쑥갓과 실파는 다듬어서 5cm 길이로 썰고, 달걀은 지단을 부쳐 마름모꼴로 썬다. 국이 끓기 시작한 지 5분쯤 지나면 준비한 생선을 넣고 다시 한번 끓인다. 10분쯤 지나면 깨끗이 씻어서 썰어 놓은 쑥갓과 실파를 넣는다. 파랗게 익으면 그릇에 담은 뒤 지단 채를 띄운다. 준치국 등 다른 생선국도 같은 방법으로 끓인다.

④ **대합탕** : 대합은 바닷물 농도의 소금물에 3~4시간 정도 담가 어두운 곳에 두어 모래와 해감을 토하게 한 뒤 껍질을 솔로 문질러 씻는다. 홍고추는 씨를 제거한 뒤 채 썰고, 실파는 다듬어 4cm 길이로 썬다. 냄비에 물을 넣고 끓이다 소금과 대합을 넣고 끓인다. 대합이 벌어지면 홍고추, 실파, 다진 마늘을 넣고 한소끔 끓여 간을 맞추고 그릇에 담는다. 오래 끓이면 살이 질겨지고 작아져 맛이 떨어지므로 알맞게 끓인다. 모시조개, 바지락, 재첩도 같은 방법으로 끓이면 좋다.

Tip

- 효능과 주치 : 명태, 동태, 북어는 지방 함량은 매우 낮은 반면 단백질은 풍부하여 맛이 담백하고 노약자나 회복기 환자에게 좋다. 조기 또한 단백질, 칼슘, 철, 비타민B₂, 엽산이 상당량 함유되어 있어 어린이와 노인 및 회복기 환자에게 좋다. 대합은 4~6월에 난 것이 가장 맛있으나 콜레스테롤 함량이 높고 비타민B₁ 분해 효소인 아노이리나아제가 들어 있으므로 절대 생식해서는 안 된다. 칼슘, 철분, 글루탐산 함량이 높다.
- 주의 : 국내산 재료만 이용하고 깨끗이 씻어서 사용한다.

과제

※ 실제로 조리 후 항산화 영양소와 식물 화학 물질의 양에 대한 측정이 필요하다.

채소맑은국 ①

음식명	재료	1인당 분량 (g)	교환 단위수								영양가										
			곡류군	어육류군 저지방	어육류군 중지방	어육류군 고지방	채소군	지방군	우유군	과일군	탄수화물 g	단백질 g	지방 g	열량 kcal	베타카로틴 μg	비타민 C mg	비타민 E mg	콜레스테롤 mg	식이섬유(g) 총량	수용성	불용성
채소맑은국	쇠고기/우둔	40		1							—	8	2	50	0	0	0.1	19.6	—	—	—
	마른다시마	2									0.9	0.1	—	2	11.5	0.4		0	0.6	0.1	0.5
	파, 마늘	2, 1													14				0.5		
	참기름	1						1/5					1	9							
	진간장,청장	적당량																			
	물	2컵																			
	감자	50	1/3								8	0.7	—	33	0	18	—	0	0.7	0.1	0.6
	삶은 고비	40					4/7				1.6	1.2	—	12	3.6	2.4	1.6	0	1.9	—	—
	무	60					6/7				2.8	1.8	—	18	27.6	9	2.4	0	1.5	0.3	1.2
	마른미역	6					1				3	2	—	20	199.8	1.1	0.4	0	2.6	0.4	2.2
	합계 감자국	1/3		1							8.9	8.8	3	94	25.5	18.4	0.1	19.6	1.8	0.2	1.1
	삶은고비국			1			4/7				2.5	9.3	3	73	29.1	2.8	1.7	19.6	3	0.1	0.5
	무맑은장국			1			6/7				3.7	9.9	3	79	53.1	9.4	2.5	19.6	2.6	0.4	1.7
	미역국			1			1				3.9	10.1	3	81	225.3	1.5	0.5	19.6	3.7	0.5	2.7

만드는 법

① **감자국**－감자는 껍질을 벗겨 먹기 좋은 크기로 썰고, 다시마는 젖은 행주로 닦아 적당한 크기로 썬다. 채 썬 쇠고기는 양념하여 볶다가 분량의 물을 붓고 감자와 다시마를 넣어 끓이다 소금으로 간한다. 다 끓으면 푼 달걀을 넣고 반숙이 되면 후추를 뿌린다.

② **삶은고비국**－생고비는 질긴 부분을 떼어 내고 깨끗이 씻어 끓는 물에 삶아 물기를 짜서 5cm 길이로 썬다. 쇠고기는 다져서 양념장에 무치다 고비와 함께 무쳐 살짝 볶다가 분량의 물을 붓고 끓인다. 다 끓으면 푼 달걀을 넣고 반숙이 되면 후춧가루를 뿌린다. 쇠고기 대신 조개를 이용하면 시원한 맛을 느낄 수 있다.

③ **무맑은장국**－무는 얇게 썰고, 쇠고기는 얇게 저며 채 썰어 살짝 두드린다. 파는 4cm 길이로 굵직하게 채 썰고, 다시마는 젖은 행주로 깨끗이 닦아 2.5cm 정도로 썬다. 고기, 무, 다시마를 냄비에 넣고 양념장에 양념하여 잠깐 볶다가 무가 살짝 익으면 물을 붓고 청장으로 간을 맞춘다. 국이 맛있게 끓으면 파를 넣고 파랗게 익으면 대접에 떠서 후춧가루를 뿌려 낸다.

④ **미역국**－미역은 물에 불려 깨끗이 빨아 적당한 크기로 썰고, 고기는 납작하게 썬다. 냄비에 진간장과 참기름을 두르고 뜨거워지면 미역, 쇠고기, 다진 마늘을 넣고 볶는다. 볶은 재료에 분량의 물을 붓고 센 불에서 끓이다 펄펄 끓으면 불을 줄여 맛이 우러나올 때까지 끓여 청장으로 간을 한다. 참기름에 볶다 끓이면 국물이 뿌옇고, 기름을 넣지 않고 간장만으로 볶다가 끓이면 국물이 맑다.

Tip

- 효능과 주치 : 감자는 소화가 잘되는 알칼리성 식품으로, 비타민C 함량은 낮지만 조리해도 잘 파괴되지 않는다는 장점이 있다. 면역력 증강과 암세포 억제 능력이 있는 렉틴이 들어 있으며, 식이섬유가 풍부해 대장 암과 대장 게실을 예방해 준다. 4계절 모두 이용할 수 있으나 여름철 햇감자가 가장 맛있다. 고비에는 티아 미니아제라는 비타민B₁ 파괴 효소가 들어 있으므로 충분히 삶아서 조리해야 한다. 비타민C · E · B군을 비 롯해 식이섬유까지 풍부해 변비 예방 및 해소에 좋다. 봄에 나오는 생고비가 향긋하다. 무에는 비타민C와 베타카로틴, 칼슘이 비교적 풍부하다. 무청에도 철, 칼슘, 비타민C, 베타카로틴을 비롯해 식이섬유가 많이 들어 있어 대장암과 변비 예방은 물론 노화 예방에 효과가 있다. 녹말 분해 효소인 아밀라아제를 함유하고 있어 소화를 촉진하여 위장 건강을 돕는다. 봄철에 나온 햇무가 가장 맛있다. 미역은 칼슘, 칼륨, 베타카로 틴, 알긴산이 풍부한 알칼리성 식품으로, 대장암과 변비, 중풍, 비만, 고혈압, 동맥경화 등을 예방하고 뇌와 뼈를 건강하게 해 준다. 미역이나 다시마 등의 해조류와 산야에서 나온 채소를 함께 섭취하면 상승 효과를 낸다. 미역은 4계절 내내 언제든 이용해도 좋다.
- 주의 : 국내산 재료만 이용하고 깨끗이 씻어서 사용한다.

과제

※ 실제로 조리 후 항산화 영양소와 식물 화학 물질의 양에 대한 측정이 필요하다.

● 채소맑은국②

음식명	재료	1인당 분량(g)	교환 단위수								영양가										
				어육류군							3대 영양소 함량 및 열량				항산화 비타민			콜레스테롤 mg	식이섬유(g)		
			곡류군	저지방	중지방	고지방	채소군	지방군	우유군	과일군	탄수화물 g	단백질 g	지방 g	열량 kcal	베타카로틴 μg	비타민 C mg	비타민 E mg		총량	수용성	불용성
채소맑은국	쇠고기/우둔	40		1							—	8	2	50	0	0	0.1	19.6	—	—	—
	마른다시마	2									0.9	0.1	—	2	11.5	0.4		0	0.6	0.1	0.5
	파, 마늘	2, 1													14				0.5		
	참기름	1											1	9							
	진간장,청장	적당량																			
	물	2컵																			
	생느타리버섯	40					4/7				1.6	1.2	—	12	0	5.6	0	0	1.6	—	—
	실파	60					6/7				2.4	1.8	—	18	432	14.4	0.1	0	—	—	—
	콩나물	60					6/7				2.4	1.8	—	18	0	3	0.5	0	1.6	0.6	1.0
	토란	50	1/3				4/7				1	0.7	—	7	0	4.5	0.4	0	1.2	0.4	0.8
합계	생느타리버섯국			1			4/7				2.5	9.3	3	73	25.5	6	0.1	19.6	2.7	0.1	0.5
	실파장국			1			6/7				3.3	9.9	3	79	457.5	14.8	0.2	19.6	1.1	0.1	0.5
	콩나물국			1			6/7				3.3	9.9	3	79	25.5	3.4	0.6	19.6	2.3	0.7	1.5
	토란국	1/3	1				4/7				1.9	8.8	3	68	25.5	4.9	0.5	19.6	2.9	0.5	1.3

만드는 법

① **생느타리버섯국** — 생느타리는 뜨거운 물에 담가 깨끗이 씻은 다음 손으로 굵게 찢고, 쇠고기와 파는 채 썰고, 달걀은 풀어 둔다. 느타리와 쇠고기를 냄비에 넣어 섞은 뒤 양념하여 볶다가 분량의 물과 청장을 넣고 끓인다. 국이 팔팔 끓으면 채 썬 파를 넣고 달걀을 뿌려 반숙이 되면 대접에 담는다. 싸리버섯과 표고버섯도 같은 방법으로 끓이면 된다.

② **실파장국** — 파는 깨끗이 다듬어서 4~5cm 길이로 썰고, 쇠고기는 채 썰어 양념장에 양념하여 잠깐 볶다가 물과 청장, 소금을 살짝 탄 물을 부어 고기 맛이 우러나도록 푹 끓여 간을 맞춘다. 여기에 실파를 넣고 끓이다 파가 파래지면 달걀을 풀어 뿌린다. 달걀이 떠오르면 대접에 담아 후춧가루를 뿌린다.

③ **콩나물국** — 콩나물은 뿌리를 다듬어 씻어서 준비하고, 쇠고기는 다지거나 채 썰어 양념장에 양념하여 볶다가 콩나물을 넣고 분량의 불을 넣어 끓인다. 푹 끓으면 청장으로 간을 맞추고 채 썬 파와 다진 마늘을 넣고 한 번 더 끓여 대접에 담는다. 멸치와 모시조개를 넣어도 맛있다.

④ **토란국** — 감자국과 같은 방법으로 끓인다. 황백 지단을 마름모꼴로 썰어 띄우면 맛과 시각적인 면에서 더욱 좋다.

Tip

- 효능과 주치 : 느타리버섯에는 비타민C와 식이섬유가 풍부하다. 표고버섯에는 식이섬유의 일종으로 종양 억제 작용을 하는 베타글루칸, 혈중 콜레스테롤 수치를 저하시켜 혈압을 내려 주는 렌티오닌, 그리고 골다공증 예방에 좋은 에르고스테롤이 들어 있다. 비타민C와 베타카로틴이 풍부한 실파에는 마늘과 마찬가지로 함유황 화합물인 알리신이 들어 있어 비타민B_1의 이용률을 높여 주고 살균 작용을 한다. 한방에서는 몸을 따뜻하게 하고 위장 기능을 도우며 감기를 예방하고 흥분을 가라앉히는 데 처방한다. 비타민C와 식이섬유가 풍부한 콩나물은 변비와 대장암 예방에 좋고, 아스파라긴이 풍부해 숙취 해소에도 효과적이다. 토란은 감자, 고구마, 산마 등과 구성 성분이 비슷한 알칼리성 식품으로, 항산화 성분인 비타민C와 점질 물질인 갈락탄이 함유되어 대장 기능을 활발하게 하여 혈당 수치와 혈중 콜레스테롤 수치를 낮춰 준다.
- 주의 : 모든 재료는 국산 유기농 재료만 이용하고 농약 성분이 남지 않도록 깨끗이 씻는다.

과제

※ 실제로 조리 후 항산화 영양소와 식물 화학 물질의 양에 대한 측정이 필요하다.

② 토장국

국물에는 쇠고기를 주로 사용하나 멸치장국이나 보리새우장국 또는 모시조개나 대합조개를 섞어 끓이면 더 시원한 맛을 즐길 수 있다. 고추장을 조금 섞으면 더욱 맛있다. 시금치나 근대국에는 콩나물을 넣기도 한다. 제철 채소를 이용하는 것이 가장 좋고, 국물은 너무 많이 잡지 말고 약간 적은 듯하게 잡는 것이 좋다.

● 채소해산물토장국

음식명	재료	1인당 분량 (g)	교환 단위수								영양가									
			곡류군	어육류군			채소군	지방군	우유군	과일군	3대 영양소 함량 및 열량				항산화 비타민			콜레스테롤 mg	식이섬유(g)		
				저지방	중지방	고지방					탄수화물 g	단백질 g	지방 g	열량 kcal	베타카로틴 μg	비타민 C mg	비타민 E mg		총량	수용성	불용성
채소 해산물 토장국	전통 된장	12									1.7	1.6	1.0	19	0	0	—	0	—	—	—
	전통 고추장	5									2.2	0.2	—	8	122	0.3	—	0	0.2	—	0.2
	다진 파, 마늘	5, 2					1/7				0.4	0.3	—	3	39	1.1	—	0	0.1	—	0.1
	물	1.6컵																			
	냉이	50					5/7				2	1.5	—	15	568	37	—	0	2.9	—	
	모시조개/바지락	70	1				—				—	8	2	50	21	2	0.7	17.5	—		
	아욱	60					1+1/5				3.6	2.4	—	24	4,115	29	0.8	0	2.5	—	—
	마른 잔새우	15	1				—				—	8	2	50	0	0	0.6	93	—		
합계	냉이조개토장국		1				6/7				6.3	11.6	3	95	750	41.4	0.7	17.5	3.2	—	0.3
	보리새우아욱토장국		1				1+1/3				7.9	12.5	3	104	4,276	30.4	1.4	93	2.8	—	0.3

만드는 법

① **조개냉이토장국**－냉이는 누런 잎을 떼어버리고 잘 다듬어서 굵은 뿌리는 반으로 가르고 잔뿌리는 다듬어 깨끗이 씻어 끓는 물에 살짝 데쳐 찬물에 헹구어 썬다. 조개는 소금물에 담가 해감을 토하게 한 뒤 깨끗이 씻는다. 냄비에 물을 붓고 된장과 고추장을 풀어 끓이다 조개를 넣고 맛이 우러나면 냉이를 넣고 20분 정도 더 끓인다. 채 썬 파와 다진 마늘을 넣고 한소끔 끓여 대접에 담는다.

② **보리새우아욱토장국**－연한 아욱을 준비하여 푸른 물이 나올 때까지 바락바락 주물러 씻는다. 보리새우는 비벼서 수염과 다리를 대강 떼어 낸다. 속뜨물에 된장을 풀어서 체에 밭치고 고추장을 섞어 푼 다음 보리새우를 씻어서 함께 넣고 끓인다. 팔팔 끓으면 아욱을 넣고 중간 불에서 푹 끓여 아욱이 부드러워지면 마늘과 채 썬 파를 넣고 더 끓여서 대접에 담는다. 보리새우 대신 쇠고기나 멸치를 사용해도 좋다.

Tip

- 효능과 주치 : 모시조개와 바지락은 베타카로틴과 비타민C 함량은 낮지만 비타민B_2, 니아신 함량은 높고, 콜레스테롤도 함유되어 있다. 조개류는에 칼슘과 철이 풍부하고, 봄·여름철 식욕 증진에는 좋으나 비타민B_1 파괴 효소가 들어 있으므로 절대로 생식해서는 안 된다. 냉이는 이른봄에 들에서 자란 것이 향이 좋아 입맛을 잡아 준다. 채소 중 단백질 함량이 가장 많을 뿐만 아니라 비타민C와 베타카로틴, 식이섬유도 풍부하여 암과 심혈관 질환, 생활습관병 예방과 치료에 효과가 좋고, 기능성 물질인 콜린이 함유되어 있는 중요한 식품으로 잎과 뿌리 모두 식용한다. 새우는 지방과 탄수화물 함량은 낮고 단백질 함량은 높은 건강 식품으로, 소화가 잘되고 장수와 좋은 일의 상징으로 여겨진다. 새우의 지방은 고도의 불포화 지방산으로, 체력을 증강시키고 혈중 콜레스테롤 수치를 낮춰 심장병을 예방하고 피로를 풀어 주는 타우린이 함유되어 있다. 껍질에는 키틴·키토산이 들어 있다. 아욱은 엽채류 가운데 비타민A와 베타카로틴 함량이 가장 높은데, 이중 베타카로틴 함량은 당근과 맞먹을 정도다. 암과 심·뇌혈관 질환의 예방은 물론 노화를 지연시키고 당뇨병과 백내장 및 각종 생활습관병을 예방한다고 알려져 있다.
- 주의 : 모든 재료는 국산 유기농 재료만 이용하고 농약 성분이 남지 않도록 깨끗이 씻는다.

과제

※ 실제로 조리 후 항산화 영양소와 식물 화학 물질의 양에 대한 측정이 필요하다.

● **채소쇠고기토장국①**

| 음식명 | 재료 | 1인당 분량 (g) | 교환 단위수 | | | | | | | | 영양가 | | | | | | | | | | |
| | | | 곡류군 | 어육류군 | | | 채소군 | 지방군 | 우유군 | 과일군 | 3대 영양소 함량 및 열량 | | | | 항산화 비타민 | | | 콜레스테롤 mg | 식이섬유(g) | | |
				저지방	중지방	고지방					탄수화물 g	단백질 g	지방 g	열량 kcal	베타카로틴 μg	비타민C mg	비타민E mg		총량	수용성	불용성
채소쇠고기토장국	된장	12									1.7	1.6	1.0	19	0	0	—	0	—	—	—
	고추장	5									2.2	0.2	—	8	122	0.3	—	0	0.2	—	0.2
	마늘, 파	2, 5									0.4	0.3	—	3	39	1.1	—	0	0.1	—	0.1
	쇠고기/우둔	20		1/2							—	4	1	25	0	0	—	12.8	—	—	—
	물	1.6컵																			
	근대	60					6/7				2.4	1.8	—	18	1,729	10.8	—	0	1.8	—	—
	달래	35					1/2				1.5	1	—	10	638	11.6	—	0	1.5	—	—
	배추/배추속대	120					1+5/7				4.8	3.6	—	36	2	20.4	—	0	1.8	0.2	1.6
	봄동	60					6/7				2.4	1.8	—	18	557	51	—	0			
	얼갈이	60					6/7				2.4	1.8	—	18	218	22	—	0			
	보리순/올보리순	35					1/2				1.5	1	—	10	1,929	66.6	—	0			
	조선부추	60					6/7				2.4	1.8	—	18	1,856	22	—	0	1.7	0.1	1.6
	브로콜리	60					6/7				2.4	1.8	—	18	459	58.8	—	0	1.7		
합계	근대토장국			1/2			6/7				6.7	7.9	1	68	1,890	12	—	12.8	2.1	—	—
	달래토장국			1/2			1/2				5.8	7.1	2.0	73	799	13	—	12.8	1.8	—	—
	배추/속대토장국			1/2			1+5/7				9.1	9.7	2.0	73	163	22	—	12.8	2.1	0.2	1.9
	봄동토장국			1/2			6/7				6.7	7.9	2.0	73	718	55	—	12.8	0.3		
	얼갈이토장국			1/2			6/7				6.7	7.9	2.0	73	379	23	—	12.8	0.3		
	보리순			1/2			1/2				5.8	7.1	2.0	65	2,090	68	—	12.8	0.3		
	부추토장국			1/2			6/7				6.7	7.9	2.0	73	2,017	23	—	12.8	2	—	—
	브로콜리토장국			1/2			6/7				6.7	7.9	2.0	73	620	60	—	12.8	2	—	—

만드는 법

① 채소는 깨끗이 다듬어 씻어 물기를 받친 다음 적당한 크기로 자른다.

② 쇠고기와 파는 채 썰고 마늘은 다진다.

③ 된장과 고추장을 속뜨물에 풀어 체에 받쳐서 고기를 넣어 끓이다 국물이 끓으면 채소를 넣고 끓인다. 채 썬 파와 다진 마늘을 넣고 다시 한 번 끓인다.

Tip

- 효능과 주치 : 근대에는 비타민A와 베타카로틴이 매우 풍부하고, 비타민C도 상당량 함유되어 있다. 특히 칼슘 · 칼륨 · 철이 많고 식이섬유도 풍부해 위장이 나쁜 사람에게 좋으며, 노약자나 어린이, 회복기 환자에게 좋다. 달래에는 비타민C와 베타카로틴, 식이섬유가 풍부하고 항산화 물질인 황화알릴과 알리신 등이 함유되어 있다. 한방에서는 불면증, 토사곽란, 복통, 종기, 벌레 물린 데 등에 처방하며, 강장 · 건위 · 보혈 등에도 효능이 있다 하여 강장 강정제, 위염, 보혈, 타박상, 기침, 백일해, 기관지염, 거담, 동맥경화, 빈혈 등의 치료에도 쓴다. 협심통에는 식초를 넣고 끓여 마시면 효과를 볼 수 있다. 배추는 단백질 함량은 낮지만 아미노산은 우수한 식품으로, 비타민C가 풍부하고 수용성 섬유질이 함유되어 있어 변비에 좋다. 보리순에는 비타민C와 베타카로틴이 풍부하여 모든 암과 심혈관 질환 예방에 효과가 좋고, 특히 회복기 환자에게 매우 좋다. 봄동과 얼갈이에는 비타민C와 베타카로틴이 매우 풍부하다. 부추에는 마늘과 마찬가지로 항산화 성분인 알릴설파이드가 들어 있어 비타민B$_1$의 흡수를 돕고 소화력을 증진시키며 살균 작용을 하고 체내에 흡수되어 자율 신경을 자극하여 에너지 대사를 높인다. 칼슘, 칼륨, 철뿐만 아니라 비타민A · C도 들어 있다. 한방에서는 비뇨기계 질환에 처방하며, 비늘줄기는 건위, 화상 등에 처방한다. 브로콜리에는 함황 화합물인 이소티오시아네이트가 들어 있으며, 특히 항발암 효과가 탁월한 설포라판이 다량 함유되어 있다. 베타카로틴과 비타민C 함량도 높다.
- 참고 : 쇠고기 대신 멸치나 보리새우를 이용해도 좋다.
- 주의 : 모든 재료는 국산 유기농 재료만 이용하고 농약 성분이 남지 않도록 깨끗이 씻는다.

과제

※ 실제로 조리 후 항산화 영양소와 식물 화학 물질의 양에 대한 측정이 필요하다.

● 채소쇠고기토장국②

음식명	재료	1인당 분량 (g)	교환 단위수								영양가										
			곡류군	어육류군			채소군	지방군	우유군	과일군	3대 영양소 함량 및 열량				항산화 비타민			콜레스테롤 mg	식이섬유(g)		
				저지방	중지방	고지방					탄수화물 g	단백질 g	지방 g	열량 kcal	베타카로틴 μg	비타민 C mg	비타민 E mg		총량	수용성	불용성
채소쇠고기토장국	된장	12									1.7	1.6	1.0	19	0	0	—	0	—	—	—
	고추장	5									2.2	0.2	—	8	122	0.3	—	0	0.2	—	0, 2
	다진파,마늘	2, 5									0.4	0.3	—	3	39	1.1	—	0	0.1	—	0.1
	쇠고기/우둔	20		1/2							—	4	1	25	0	0	—	12.8	—	—	—
	물	1.6컵																			
	시금치	60					6/7				2.4	1.8	—	18	1,716	39.6	—	0	1.9	0.5	1.4
	애호박	60					6/7				2.4	1.8	—	18	89	4.8	—	0	0.8	0.2	0.6
	호박잎	60					6/7				2.4	1.8	—	18	1,323	30	—	0	2.0	0.2	1.8
	열무	60					6/7				2.4	1.8	—	18	379	14.8	—	0	1.3	—	—
	원추리	60					6/7				2.4	1.8	—	18	321	23.4	—	0	1.5	—	—
	유채	60					6/7				2.4	1.8	—	18	1,560	66	—	0	1.8	—	—
	풋마늘마늘잎	60					6/7				2.4	1.8	—	18	1,014	48.6	—	0	—	—	—
합계	시금치토장국			1/2			6/7				6.7	7.9	2	73	1,877	41	—	12.8	2.2	0.5	1.7
	애호박토장국			1/2			6/7				6.7	7.9	2	73	250	6	—	12.8	1.1	0.2	0.9
	호박잎토장국			1/2			6/7				6.7	7.9	2	73							
	열무토장국			1/2			6/7				6.7	7.9	2	73	540	16	—	12.8	1.6	—	0.3
	원추리토장국			1/2			6/7				6.7	7.9	2	73	482	25	—	12.8	1.8	—	0.3
	유채토장국			1/2			6/7				6.7	7.9	2	73	1,721	67	—	12.8	2.1	—	0.3
	풋마늘토장국			1/2			6/7				6.7	7.9	2	73	1,175	50	—	12.8	0.3	—	0.3

만드는 법

① 채소는 깨끗이 다듬어 씻어 물기를 받친 뒤 적당한 크기로 자른다.
② 쇠고기와 파는 채 썰고 마늘은 다진다.
③ 된장과 고추장을 속뜨물에 풀어 체에 받쳐서 고기를 넣어 끓이다 국물이 끓으면 채소를 넣고 끓인다. 채 썬 파와 다진 마늘을 넣고 다시 한 번 끓인다.

Tip

- 효능과 주치 : 시금치에는 철이 매우 풍부하여 빈혈 예방에 효과적이다. 베타카로틴이 풍부하고 항산화 물질인 안토시아닌이 들어 있어 암 예방에 좋고, 양질의 단백질도 들어 있다. 애호박은 비타민C와 베타카로틴 함량이 높고, 수용성 식이섬유도 풍부하다. 호박잎도 비타민C, 베타카로틴, 식이섬유가 풍부해 암과 생활습관병, 변비 예방 및 치료에 효과가 좋다. 호박잎을 살짝 쪄서 쌈으로 이용하면 영양분을 효과적으로 섭취할 수 있다. 열무와 원추리도 비타민C와 베타카로틴, 식이섬유 함량이 높은데, 특히 원추리에는 콜린 성분이 들어 있다. 원추리는 식용으로도 이용되는데, 특히 부인들에게 좋다 하여 한방에서는 말려서 약재로 쓴다. 유채는 비타민C와 베타카로틴, 식이섬유가 매우 풍부해 암과 심 · 뇌혈관 질환 및 모든 생활습관병의 예방과 치료에 효과가 있다. 3~4월에 피는 노란 유채는 식용 가능하다. 풋마늘(마늘잎)에는 비타민B₁의 작용을 촉진하는 황화알릴류가 들어 있어 암과 심혈관 질환을 예방하는 효과가 있고 살균 작용을 한다.
- 주의 : 모든 재료는 국산 유기농 재료만 이용하고 농약 성분이 남지 않도록 깨끗이 씻는다.
- 참고 : 쇠고기 대신 멸치나 마른새우를 넣어 끓여도 좋다.

과제

※ 실제로 조리 후 항산화 영양소와 식물 화학 물질의 양에 대한 측정이 필요하다.

③ 곰국

솥에 재료를 넣고 오랜 시간 푹 고아 재료의 성분이 우러나오게 끓인 국물 요리로, 주로 보양을 목적으로 먹는다. 쇠뼈를 이용한 것으로는 살코기가 연하고 지방이 많아 쇠고기 부위 중 가장 맛있는 갈비탕과 꼬리곰탕, 설렁탕이 대표적이며, 7~8시간 이상 고아서 만든다. 쇠꼬리를 이용한 꼬리곰탕과 쇠고기와 내장을 무와 함께 넣고 오랫동안 푹 고아 만든 곰탕도 있다. 닭고기를 푹 고은 국물에 참깨와 잣을 갈아넣은 초교탕, 닭과 잉어를 함께 넣어 끓인 용봉탕, 닭을 통째로 넣어 오랫동안 끓여 만든 여름 보양식 닭곰탕, 물에 영계를 넣어 끓인 영계백숙 등이 있다. 영계를 통째로 준비하여 뱃속에 찹쌀, 마늘, 대추, 인삼을 채워 물을 부어 끓인 삼계탕은 한국인이 가장 즐겨 먹는 여름 보양식이기도 하다. 미꾸라지를 푹 고아 살만 발라서 여러 가지 채소와 양념하여 끓인 토속 음식 추어탕은 가을철 대표 보양식이다.

● **삼계탕**

음식명	재료	1인당 분량 (g)	교환 단위수 곡류군	어육류군 저지방	중지방	고지방	채소군	지방군	우유군	과일군	3대 영양소 함량 및 열량 탄수화물 g	단백질 g	지방 g	열량 kcal	항산화 비타민 베타카로틴 μg	비타민 C mg	비타민 E mg	콜레스테롤 mg	식이섬유(g) 총량	수용성	불용성
삼계탕	영계 1마리/껍질제거	600		15							—	120	30	750	0	0	4.5	1,125			
	찹쌀	60	2								46	4	—	200	0	0		0	0.4		
	마늘	10					1/7				0.4	0.3	—	3	0	2.8			0.6	0.6	0.2
	대추	5								1/4	3	—	—	12							
	수삼	10					2/5				1.2	0.8	—	8							
	생강, 대파	5, 5					1/7				0.4	0.3	—	3							
	물, 소금	4컵, 1																			
	후춧가루	소량																			
	합계		2				7/10			1/4	51	125	30	976	0	0	4.5	1,125	1	0.6	0.2
만드는 법	① 영계는 배를 살짝 갈라 내장을 꺼내고 뼈에 붙은 혈관을 말끔히 긁어낸 뒤 씻어서 체에 밭쳐 물기를 제거한다. ② 찹쌀은 씻어서 물에 2시간 이상 불려 소쿠리에 건져 물기를 제거한다. ③ 마늘은 껍질을 벗기고, 대추는 씨를 발라 놓고, 수삼은 씻어서 물기를 빼 둔다. ④ 손질한 닭의 뱃속에 불린 찹쌀, 마늘, 대추, 수삼을 넣고 갈라진 자리를 실로 묶거나 꼬챙이로 꿰어 고정한다. ⑤ 닭을 냄비에 넣고 물을 부어 펄펄 끓어오르면 불을 줄여 1시간 이상 끓인다. 닭이 물러질 정도로 충분히 익으면 건져서 실과 꼬챙이를 뽑은 뒤 소금, 생강즙, 후춧가루로 간을 맞춰 대접에 담아 낸다. ⑥ 기호에 맞게 소금, 후춧가루, 잘게 썬 파를 함께 준비한다.																				
Tip	- 효능과 주치 : 마늘에는 항산화 비타민C와 수용성 식이섬유가 풍부하여 변비와 대장암 예방에 효과가 있다. 항산화 물질인 알리신이 들어 있어 암과 심·뇌혈관 질환을 예방하고 노화를 지연시키는 데 효과적이다. - 주의 : 모든 재료는 국산 유기농 재료만 이용하고 농약 성분이 남지 않도록 깨끗이 씻는다. 닭 껍질과 날개, 꽁지 부분에는 콜레스테롤이 많으므로 살코기만 사용한다.																				
과제	※ 실제로 조리 후 항산화 영양소와 식물 화학 물질의 양에 대한 측정이 필요하다.																				

● 약선용봉탕

음식명	재료	1인당 분량(g)	교환 단위수								영양가										
											3대 영양소 함량 및 열량				항산화 비타민			콜레스테롤	식이섬유(g)		
			곡류군	어육류군			채소군	지방군	우유군	과일군	탄수화물 g	단백질 g	지방 g	열량 kcal	베타카로틴 μg	비타민 C mg	비타민 E mg	mg	총량	수용성	불용성
				저지방	중지방	고지방															
약선 용봉탕	닭가슴살	160		4							–	32	8	200	0	0	0.5	120	–	–	–
	잉어	150		3							–	24	6	150	0	0	2.1	110	–	–	–
	마른 표고	5																			
	마늘, 생강	5, 5																			
	수삼	10									2.0	0.5	–	10	0	1.5	0.2	0	–	–	–
	건대추	5									3.6	0.3	–	15	0.3	0.4	0.2	0	0.6	–	–
	황기	5																			
	참기름	1						1/5			–	–	1	9							
	후춧가루																				
	물, 소금	3컵, 1																			
	합계			7				1/5			5.6	56.8	15	384	0.3	1.9	1	230	0.6	–	–

만드는 법

① 닭은 깨끗이 씻어서 적당한 크기로 잘라 닭이 잠길 정도로 물을 붓고 푹 삶아 건져 뼈를 발라낸 뒤 살을 뜯어 표고버섯과 섞어 파, 마늘, 후춧가루, 참기름으로 양념한다. 육수도 버리지 말고 국물로 이용한다.

② 잉어는 배를 갈라 내장을 꺼내고 비늘을 제거한 뒤 깨끗이 씻어 적당한 크기로 토막낸다.

③ 마늘과 생강은 껍질을 벗겨 깨끗이 씻은 뒤 얇게 저민다.

④ 마른 표고와 황기는 물에 헹구고 수삼과 대추는 씻어 놓는다.

⑤ 솥에 물을 붓고 닭, 수삼, 대추, 마른 표고, 황기를 넣고 1시간 정도 푹 끓여 황기만 건져 낸다.

⑥ ⑤에 ①의 국물을 섞은 다음 잉어를 넣고 다진 마늘과 생강을 넣어 한소끔 끓여 소금과 함께 낸다.

Tip

- 효능과 주치 : 닭은 수육에 비해 살이 연하고 맛과 풍미가 담백하며 조리하기가 쉽다. 비타민B₂가 특히 풍부하고, 여러 가지 아미노산과 핵산 성분이 들어 있어 맛이 강하면서도 산뜻하고 맛 성분인 글루탐산이 풍부해 맛있다. 잉어는 소화 흡수가 잘되는 양질의 단백질이 풍부하여 회복기 환자는 물론 어린이와 임산부에게 매우 좋다. 산모의 젖이 부족하거나 몸이 쇠약해졌을 때 먹으면 젖이 많아지고 기력을 회복할 수 있다. 인삼은 강장 · 강정 작용을 하고 피로 회복, 빈혈, 혈압 개선, 위장 강화에 도움이 되며 저항력을 높여 혈당치를 낮추는 작용이 있다 하여 한방에서는 허약 체질 개선, 자양 강장, 강정, 진정, 식욕 부진, 소화 불량, 설사 등의 치료에 쓴다. 항산화 비타민C · E도 함유되어 있다. 건대추에는 칼륨과 철, 식이섬유를 비롯해 비타민C · E와 베타카로틴이 골고루 함유되어 있다. 생대추에는 비타민C가 매우 풍부하다. 한방에서는 건대추를 강장 · 이뇨 · 진통제로 사용해 왔으며, 통증을 부드럽게 하고 근육의 긴장을 풀어 주며 여러 가지 자극으로 인한 과민증에 효과가 있다 하여 약으로 쓴다. 빈혈이나 관절 마디마디의 통증, 불면증, 초조한 증상, 히스테리 등에도 효과가 있다. 황기는 닭의 잡냄새를 없애 주고 고기 맛을 좋게 한다 하여 닭을 이용한 국물 요리에 많이 이용한다.
- 주의 : 농약 성분이 남지 않도록 깨끗이 씻는다.
- 참고 : 산 잉어를 준비하여 조리하는 것이 좋다. 조리 전 잉어 꼬리를 자르고 거꾸로 메달아 피를 제거한 뒤 뇌 옆을 찔러 노란 물을 빼야 잉어 특유의 흙내가 없어진다. 옆줄에 있는 36개의 비늘이 하나라도 거슬리면 용종이 있는 것이므로 먹어서는 안 된다. 닭 껍질과 날개, 꽁지 부분에는 콜레스테롤이 많으므로 살코기만 사용한다.

과제

※ 실제로 조리 후 항산화 영양소와 식물 화학 물질의 양에 대한 측정이 필요하다.

● 추어탕

음식명	재료	1인당 분량 (g)	교환 단위수								영양가								
											3대 영양소 함량 및 열량				항산화 비타민			콜레스테롤	식이섬유(g)		
			곡류군	어육류군			채소군	지방군	우유군	과일군	탄수화물 g	단백질 g	지방 g	열량 kcal	베타카로틴 µg	비타민 C mg	비타민 E mg	mg	총량	수용성	불용성
				저지방	중지방	고지방															
추어탕	미꾸라지	150		3							0.9	23	6	150	0	3	2.9	246			
	고추장	10									4.3	0.6	0.2	27	233	0	0.2	0	0.4	—	—
	된장	12									1.0	1.6	1	19	0	0	0.1	0	0.5	—	—
	배추	10					1/7				0.4	0.3	—	3	0.1	1.7	—	0	0.2	—	0.2
	숙주	10					1/7				0.4	0.3	—	3	2.4	1.0	—	0	0.2	—	0.2
	삶은고비	10					1/7				0.4	0.3	—	3	0.9	0	—	0			
	대파	10					1/7				0.4	0.3	—	3	0	0	—	0	0.5	—	—
	홍고추	5					1/14				0.2	0.1	—	1	323	5.8	—	0	0.5	0.1	0.4
	풋고추	5					1/14				0.2	0.2	—	2	15.6	3.6	—	0	0.2	—	0.2
	들깻잎	10					1/7				0.4	0.3	—	3	932	5.5	0.1	0	0.4	—	—
	들깨가루	4						1/2			1.6	0.7	1.3	15	0.4	0	—	0	0.8	0.1	0.7
	생강즙,다진마늘	1, 2																			
	청장	적량																			
	후춧가루	소량																			
	합계		3		3		6/7	1/2			11	28	9	79	1,507	21	3	246	4	0.2	1.7

만드는 법	① 살아 있는 미꾸라지에 소금을 뿌려 항아리에 넣고 뚜껑을 덮어 두면 서로 부딪쳐 거죽의 미끄러운 해감이 제거되면서 죽는다. 이것을 소쿠리에 담아 거품이 나지 않을 때까지 헹군다. ② ①에 물을 붓고 푹 삶아 완전히 우러나면 체에 부어 나무주걱으로 살살 밀어가면서 살을 거른 뒤 국물에 된장과 고추장을 풀어 장국을 끓인다. ③ 배추, 숙주, 고비는 데쳐서 송송 썰고, 대파는 어슷하게 썰고 홍고추와 풋고추는 송송 썰고 깻잎은 굵게 채 썰어 장국에 함께 넣어 푹 끓인다. ④ 마늘은 다지고 생강은 즙을 낸다. ⑤ 비린내 제거를 위해 후춧가루와 생강즙을 넣은 뒤 청장으로 간을 맞춘다.
Tip	- 효능과 주치 : 미꾸라지는 칼슘 함량이 우유보다 많은 뼈 강화제로, 골다공증 예방에 좋다. 비타민A를 비롯한 여러 가지 비타민과 타우린이 들어 있다. 고추에는 비타민C와 베타카로틴, 식이섬유가 풍부하고 항산화 물질인 캡사이신이 들어 있어 암과 심뇌혈관 질환, 비만, 그리고 변비 예방에 좋다. 푸른색보다는 붉은색에 항산화 영양소가 더 많이 들어 있다. 깻잎 또한 비타민C와 베타카로틴, 식이섬유가 풍부하고 암과 심혈관 질환 예방 및 노화 지연에 효과가 있다. 오메가-3 지방산인 리놀렌산이 풍부하고 철분이 시금치의 5배 가량 들어 있으며 비타민E와 식이섬유도 풍부하다. 생강과 마늘, 파에는 살균력과 병에 대한 저항력이 크고, 혈전증과 동맥경화, 암 등의 생활습관병 예방에 좋은 항산화 물질인 알리신이 들어 있다. - 참고 : 미꾸라지와 고비에는 비타민B를 파괴하는 효소가 들어 있으므로 절대로 생식해서는 안 된다. 또 미꾸라지의 점질물에는 세균이 번식하기 쉬우므로 반드시 살아 있는 것만 이용해야 한다. - 주의 : 모든 재료는 국산 유기농 재료만 이용하고 농약 성분이 남지 않도록 깨끗이 씻는다.
과제	※ 실제로 조리 후 항산화 영양소와 식물 화학 물질의 양에 대한 측정이 필요하다.

● 초교탕

음식명	재료	1인당 분량(g)	곡류군	어육류군 저지방	중지방	고지방	채소군	지방군	우유군	과일군	탄수화물 g	단백질 g	지방 g	열량 kcal	베타카로틴 μg	비타민 C mg	비타민 E mg	콜레스테롤 mg	총량	수용성	불용성
초교탕	닭/살코기	50	1+1/4								—	10	5.5	63	0	0	0.2	37.5			
	참깨	10						1+1/4			—	—	6	54	1.3	0	0.1	0	2	—	—
	잣	2						1/4			—	—	1	9	0	0	0.3	0	0.1	—	—
	참전복	10		1/7							—	1	0.3	7	0	0.2	0.2	13.5			
	달걀	10			1/5						—	1.6	1	15	0.2	0	0.1	47.5			
	조선오이	10					1/7				0.4	0.3	—	3	18.1	1.0	—	0	0.1	—	0.1
	마른 표고	5					1/10				0.3	0.2	—	2	0	0	—	0	0.4	—	—
	배/신고	15								1/7	1.7	—	—	7	0	0.6	—	0	0.3	0.1	0.2
	소금, 후추	1, 소량																			
	물																				
	합계		1.4	1/5			1/5	1.5		1/7	2.4	13.1	13.8	160	19.6	1.8	0.9	98.5	2.9	0.1	0.3

만드는 법

① 깨끗이 손질한 닭에 분량의 물(1.5컵)을 붓고 푹 고아서 국물이 반으로 줄고 고기가 무를 때까지 익혀 고기는 건져 식히고 국물은 체에 밭쳐 식힌 것을 다시 한번 밭쳐 기름기 없는 맑은 국물을 준비한다.
② 깨는 깨끗이 씻어 일어서 타지 않도록 노랗게 볶아 블렌더나 분마기에 곱게 갈아 분량의 물(1/3컵)에 걸러 깻물을 준비한다.
③ 전복은 소금으로 문질러 깨끗이 씻어 살짝 데친 것을 1.5×1.2×0.2cm 정도로 얇게 썬다.
④ 오이는 깨끗이 씻어서 반을 갈라 씨를 제거한 뒤 썰어서 소량의 소금을 뿌려 두었다가 꼭 짠다.
⑤ 표고버섯은 불려서 손질한 것을 같은 크기로 썰어 식용유를 약간 두르고 볶는다.
⑥ 닭고기와 배도 같은 크기로 썰고, 잣은 손질하고, 달걀은 지단을 부쳐 역시 같은 크기로 썬다.
⑦ 준비한 닭국물과 깻물을 2 : 1 비율로 섞은 뒤 소금과 후춧가루로 간을 한다.
⑧ 유리 대접에 준비한 닭고기, 전복, 오이, 표고버섯, 배를 담고 ⑦의 국물을 부어 잣과 알지단으로 장식한다.

Tip

- 효능과 주치 : 참깨에는 세포가 노화되는 것을 억제하는 세사미놀과 지질 산화 안정성을 높이는 세사모린이 들어 있어 저장 중 기름이 산화되는 것을 막아 준다. 자양분이 많고 맛이 고소하여 누구나 좋아하는 식품이기도 하다. 연명장수와 간장보정 효과가 있으며, 산모의 젖 분비를 촉진하고 머리카락에 광택을 주며 식이섬유가 풍부해 변비에도 효과적이다. 한방에서는 해독제로 허약 체질이나 병후 회복, 변비에 처방한다. 그래서 저혈압이나 빈혈, 변비가 있는 사람은 깨무침이나 호두무침 요리를 먹으면 좋다. 전복은 여름에 맛있는 식품으로, 열량은 낮지만 비타민B군과 칼슘, 철 등이 풍부하다. 한방에서는 눈의 피로나 온몸의 피로를 푸는 데 효과를 인정하고 있다. 하지만 콜레스테롤 함량이 높으므로 과잉 섭취해서는 안 된다. 달걀은 완전 식품으로 알려진 양질의 단백질 식품이지만 노른자에 콜레스테롤 함량이 높으므로 동맥경화나 심근경색, 담석 생성 유발 위험이 있거나 혈중 콜레스테롤 수치가 높은 사람은 섭취를 삼가는 것이 좋다. 오이에는 쓴맛의 주성분이자 강한 항종양 성분인 쿠쿠르비타신이 함유되어 있다. 표고버섯에는 종양을 억제하는 식이섬유의 일종인 베타글루칸이 들어 있어 제암 효과가 있으며, 화학 발암 억제 효과가 있는 다당 고분자 물질인 렌티난이 함유되어 있다. 혈중 콜레스테롤 수치를 낮추는 렌티오닌 덕분에 혈압 강화 효과도 있다.
- 주의 : 모든 재료는 국산 유기농 재료만 이용하고 농약 성분이 남지 않도록 깨끗이 씻는다. 닭 껍질과 날개, 꽁지 부분에는 콜레스테롤이 많으므로 살코기만 사용한다.
- 참고 : 초교탕은 입맛이 없는 여름에 양분을 보충하고 입맛을 돋우는 데 탁월한 보양식으로 노약자와 회복기 환자에게 좋다. 체에 얇은 헝겊을 깔고 국물을 받치면 깨끗하다. 깨는 타지 않게 볶아서 갈았을 때 우윳빛이 나야 보기에도 좋고 맛도 좋다. 간은 소금으로 하고 후춧가루는 적당히 뿌린다. 그릇은 시원해 보이는 유리 그릇을 준비해 얼음을 띄워 차갑게 내면 더욱 좋다. 식용꽃을 띄우면 더욱 맛있어 보인다.

과제

※ 실제로 조리 후 항산화 영양소와 식물 화학 물질의 양에 대한 측정이 필요하다.

④ 냉국

더운 여름철에 뜨거운 국 대신 이용한다. 국물이 차갑고 약간의 신맛이 입맛을 돋우어 주며 식품의 맛과 향이 살아 있는 국의 일종이다.

● 오이냉국

| 음식명 | 재료 | 1인당 분량 (g) | 교환 단위수 | | | | | | | | 영양가 | | | | | | | | | |
| | | | 곡류군 | 어육류군 | | | 채소군 | 지방군 | 우유군 | 과일군 | 3대 영양소 함량 및 열량 | | | | 항산화 비타민 | | | 콜레스테롤 mg | 식이섬유(g) | | |
				저지방	중지방	고지방					탄수화물 g	단백질 g	지방 g	열량 kcal	베타카로틴 μg	비타민 C mg	비타민 E mg		총량	수용성	불용성
오이 냉국	오이	50					5/7				2	1.5	−	15	73	5	0.3	0	0.4	−	−
	파	3									0.2	−	−	0.8	23.3	0.6	−	0	0.1	−	−
	마늘	1									−	−	−	1.2	−	0.1	−	0	0.1	−	−
	고춧가루	1													206.4	0.3	−	0	0.4	−	0.4
	깨소금	1																			
	사과식초	3																			
	청장, 소금	소량																			
	물	1.2컵																			
합계							5/7				2.2	1.5	−	17	302.7	6	0.3	0	1	−	0.4

만드는 법	① 오이는 소금으로 문질러 씻어서 곱게 채 썬다. ② 파, 마늘은 곱게 다지고, 오이는 간장, 다진 파, 마늘, 고춧가루, 깨소금으로 양념하여 간이 배게 한다. ③ 분량의 물을 끓여 식힌 것을 식초와 청장으로 간한다. 싱거우면 소금을 조금 더 넣는다. ④ 차갑게 식힌 대접이나 유리 그릇에 냉국을 담아 낸다.
Tip	- 효능과 주치 : 오이는 칼륨이 풍부하여 나트륨 배출을 촉진하고, 이뇨 작용을 통해 부종과 소갈을 해소한다. 머리 부분에는 풍부한 쓴맛 성분인 쿠쿠르비타신이 들어 있다. 하지만 비타민C 파괴 효소인 아스코르비나아제가 들어 있으므로 다른 채소와 함께 이용할 때는 식초를 몇 방울 떨어뜨려 작용을 억제해야 한다. 파는 영양가도 높고 음식의 맛을 돋우어 주며 살균 효과가 있는 유황 화합물인 알리신이 들어 있어 비타민B₁의 이용률을 높여 준다. 한방에서는 감기를 예방하고 소변을 원활하게 하는 데 처방한다. 몸을 따뜻하게 하고 위장 기능을 도우며 암을 예방하고 면역력을 증강시키는 효과도 있다. 마늘은 강장 작용과 항산화 작용을 비롯해 피로 회복, 위장 장애 경감, 콜레스테롤 감량 작용을 한다. 발암을 억제하고 살균 작용을 하는 알리신도 들어 있다. 알리신은 비타민B₁과 결합하여 비타민B₁의 촉진 및 성선 자극 작용을 한다. 마늘은 대장암 예방 효과가 있고 위암과 유방암 위험을 감소시킨다. 하루에 생마늘 1쪽, 익힌 것 2~3쪽을 섭취하는 것이 좋으나 가공품보다는 직접 섭취하는 것이 암 예방에 도움이 된다. 식초는 상큼한 신맛이 타액과 위액 분비를 촉진하여 식욕을 돋우고 살균 효과를 높여 부패를 지연시켜 식중독을 예방한다. 살균 효과도 강하여 식품의 보존성을 높이고 짠맛을 부드럽게 하며 산도를 낮추어 채소류의 갈변을 일으키는 효소의 작용을 억제하고 안토시아닌 색소가 적색을 유지해 준다. 비타민C가 산화되는 것을 방지하고 어류의 냄새 제거 및 생선 뼈를 연화시키는 효과도 있다. 그래서 생선을 조릴 때 식초를 한 방울 떨어뜨리거나 신 배추김치와 함께 조리하면 비린내도 가시고 뼈도 말랑말랑해진다. 참깨는 세포가 산화되는 것을 억제하여 암과 노화를 방지하는 비타민E와 동맥경화를 예방하는 필수 지방산 리놀레산이 풍부하여 혈중 지질을 조절해 준다. 또 세포의 노화를 억제하는 세사미놀과 항산화 전구체인 세사모린이 지질이 산화되는 것을 막아 주기 때문에 안정성이 높아 다른 식물성 기름보다 오래 보관할 수 있다. - 참고 : 오이는 양념해서 오래 두면 과도하게 절여져서 싱싱한 맛을 잃으므로 주의해야 한다. 식초는 먹기 바로 직전에 넣되 기호에 따라 가감한다. 국물은 끓여서 식힌 물이나 생수를 이용한다. - 주의 : 모든 재료는 국산 유기농 재료만 이용하고 농약 성분이 남지 않도록 깨끗이 씻는다.
과제	※ 실제로 조리 후 항산화 영양소와 식물 화학 물질의 양에 대한 측정이 필요하다.

● 미역냉국

| 음식명 | 재료 | 1인당 분량 (g) | 교환 단위수 | | | | | | | | 영양가 3대 영양소 함량 및 열량 | | | | 항산화 비타민 | | | 콜레스테롤 mg | 식이섬유(g) | | |
			곡류군	어육류군 저지방	중지방	고지방	채소군	지방군	우유군	과일군	탄수화물 g	단백질 g	지방 g	열량 kcal	베타카로틴 ㎍	비타민C mg	비타민E mg		총량	수용성	불용성
미역냉국	마른 미역	5									1.8	1	0.1	4.91	66.5	0.9	—	0	2.2	0.3	1.9
	조선 오이	30						3/7			1.2	0.9	—	9	54.3	0.3	—	0	0.2	—	—
	파	3									0.2	—	—	0.8	23.3	0.6	—	0	0.1	—	—
	마늘	1									—	—	—	1.2	—	0.1	—	0	0.1	—	—
	고춧가루	1													206.4	0.3	—	0	0.4	—	0.4
	깨소금	1						1/8			—	—	0.7	6							
	참기름	1						1/5			—	—	1	9							
	사과식초	3																			
	청장, 소금	소량																			
	물	1.2컵																			
	합계							3/7			3.2	1.9	0.1	30.9	451	2.2	—	0	3	0.3	2.3

만드는 법

① 미역은 물에 불려 씻어 4cm 길이로 썰어 진간장, 다진 파와 마늘, 깨소금, 참기름으로 양념하여 볶는다.
② 파, 마늘은 곱게 다지고 오이는 소금으로 문질러 씻어 곱게 채 썬다.
③ 분량의 물을 끓여 식힌 것을 ①에 부은 뒤 식초와 청장으로 간을 한다. 싱거우면 소금을 조금 넣는다.
④ 차갑게 식힌 대접이나 유리 그릇에 ③을 담고 오이채를 얹어 낸다.

Tip

- 효능과 주치 : 에너지가 거의 없는 다이어트 식품이자 알칼리성 식품인 미역에는 칼슘과 요오드, 칼륨이 풍부하다. 항산화 비타민인 베타카로틴과 식이섬유의 일종인 알긴산도 많이 들어 있다. 한방에서는 풍이나 비만 등에 처방하며 고혈압, 동맥경화 예방, 건뇌, 건골에도 효과가 좋다. 오이는 칼륨이 풍부하여 나트륨 배출을 촉진하고, 이뇨 작용을 통해 부종과 소갈을 해소한다. 머리 부분에는 쓴맛 성분인 쿠쿠르비타신이 들어 있다. 하지만 비타민C 파괴 효소인 아스코르브나아제가 들어 있으므로 다른 채소와 함께 이용할 때는 식초를 몇 방울 떨어뜨려 작용을 억제해야 한다. 파는 영양가도 높고 음식의 맛을 돋우어 주며 살균 효과가 있는 유황 화합물인 알리신이 들어 있어 비타민B₁의 이용률을 높여 준다. 한방에서는 감기를 예방하고 소변을 원활하게 하는 데 처방한다. 몸을 따뜻하게 하고 위장 기능을 도우며 암을 예방하고 면역력을 증강시키는 효과도 있다. 마늘은 강장 작용과 항산화 작용을 비롯해 피로 회복, 위장 장해 경감, 콜레스테롤 감량 작용을 한다. 발암을 억제하고 살균 작용을 하는 알리신도 들어 있다. 알리신은 비타민B₁과 결합하여 비타민B₁의 촉진 및 성선을 자극한다. 마늘은 대장암 예방 효과가 있고 위암과 유방암 위험을 감소시킨다. 하루에 생마늘 1쪽, 익힌 것 2~3쪽을 섭취하는 것이 좋으나 가공품보다는 직접 섭취하는 것이 암 예방에 도움이 된다. 식초는 상큼한 신맛이 타액과 위액 분비를 촉진하여 식욕을 돋우고 살균 효과를 높여 부패를 지연시켜 식중독을 예방한다. 살균 효과도 강하여 식품의 보존성을 높이고 짠맛을 부드럽게 하며 산도를 낮추어 채소류의 갈변을 일으키는 효소의 작용을 억제하고 안토시아닌 색소가 적색을 유지해 준다. 비타민C가 산화되는 것을 방지하고 어류의 냄새 제거 및 생선 뼈를 연화시키는 효과도 있다. 그래서 생선을 조릴 때 식초를 한 방울 떨어뜨리거나 신 배추김치와 함께 조리하면 비린내도 가시고 뼈도 말랑말랑해진다. 참깨는 세포가 산화되는 것을 억제하여 암과 노화를 방지하는 비타민E와 동맥경화를 예방하는 필수 지방산 리놀레산이 풍부하여 혈중 지질을 조절해 준다. 또 세포의 노화를 억제하는 세사미놀과 항산화 전구체인 세사모린이 지질이 산화되는 것을 막아 주기 때문에 안정성이 높아 다른 식물성 기름보다 오래 보관할 수 있다.
- 참고 : 오이는 양념해서 오래 두면 싱싱함이 떨어지므로 주의해야 한다. 오이냉국에 쇠고기 살코기를 다져 양념한 것을 볶아서 섞어도 좋다. 식초는 먹기 바로 직전에 넣되 기호에 따라 가감한다. 국물은 끓여서 식힌 물이나 생수를 이용한다.
- 주의 : 모든 재료는 국산 유기농 재료만 이용하고 농약 성분이 남지 않도록 깨끗이 씻는다.

과제

※ 실제로 조리 후 항산화 영양소와 식물 화학 물질의 양에 대한 측정이 필요하다.

(2) 찌개 · 전골

① 찌개

궁중에서는 찌개를 조치라 했다. 감정은 고추장으로 조미한 찌개를 말하고, 지짐이는 국물이 찌개보다 적은 것을 말한다. 찌개는 간을 맞추는 주재료에 따라 종류가 다양해진다. 된장이나 막장, 청국장, 담뿍장, 고추장으로 간을 맞추는 토장찌개, 고추장으로 간을 맞추는 토장찌개, 젓국이나 소금으로 간을 맞추는 젓국찌개(맑은 찌개)가 있다. 끓일 때 뚝배기를 이용하면 더 즐길 수 있다.

● 김치찌개

음식명	재료	1인당 분량(g)	교환 단위수								영양가										
			곡류군	어육류군			채소군	지방군	우유군	과일군	3대 영양소 함량 및 열량				항산화 비타민			콜레스테롤 mg	식이섬유(g)		
				저지방	중지방	고지방					탄수화물 g	단백질 g	지방 g	열량 kcal	베타카로틴 μg	비타민 C mg	비타민 E mg		총량	수용성	불용성
김치찌개	배추통김치	70					1				3	2	—	20	203	9.8	1.6	0	2.1	0.4	1.7
	돼지고기	20		1/2							—	8	2	50	0	0	—	18.8			
	새우젓	2																			
	파	2													15.5	0.4	—	0	—		
	다진 마늘	소량																			
	물	0.6컵																			
	합계			1/2			1				3	10	2	70	218.5	10.2	1.6	18.8	2.1	0.4	1.7
만드는 법	- 잘 익은 배추통김치로 끓인 겨울철 찌개로, 누구나 좋아하는 음식이다. ① 배추통김치를 준비해 국물을 뺀 뒤 속을 털어 내고 2cm 정도 길이로 썬다. ② 돼지고기를 굵게 썰어 김치와 함께 냄비에 담고 굵게 채 썬 파와 다진 마늘을 넣는다. ③ 물을 붓고 새우젓을 넣어 푹 끓인다. 김치가 잘 물러야 맛있다.
Tip	- 효능과 주치 : 배추통김치는 주재료인 통배추에 부재료인 무, 갓, 미나리, 실파, 파, 마늘, 생강, 새우젓, 멸치액젓, 고춧가루, 생굴, 생새우 등을 넣어 젖산 발효시킨 식품이다. 독특한 맛과 향기가 식욕을 돋우는 배추통김치는 채소류가 부족한 겨울철에 비타민과 무기질을 공급해 주는 영양원이자 식이섬유 공급원이다. 주재료와 부재료, 그리고 다양한 양념이 조화를 이룬 영양 식품으로, 발효 과정에서 젖산과 호박산이 생성되어 맛이 좋아진다. 비타민C와 베타카로틴, 비타민B₁군 및 무기질이 풍부하고 다량의 식이섬유와 젖산균이 들어 있어 정장 효과가 좋다. 마늘은 비타민B₁의 흡수 및 이용률을 높여 주고, 항암, 면역력 증강, 혈소판 응집 작용을 한다. 고춧가루의 캡사이신은 혈전 용해 작용을 하고, 젖산균은 장내 산도를 낮추어 유해균이 생장하는 것을 억제한다. 식이섬유는 변비를 예방할 뿐만 아니라 중성 지질과 콜레스테롤 수치를 낮춰 주는 등 여러 가지 생리 활성 작용을 한다. 파에는 비타민C와 베타카로틴을 비롯해 식이섬유가 풍부하다. 돼지고기는 쇠고기보다 비타민B₁ 함량이 높고 살이 부드럽다. 새우젓은 우리나라에서 가장 많이 사용하는 젓갈의 하나로, 보통 봄철에 나는 하얀 빛깔의 잔새우를 이용한다. 이물질을 골라내고 물에 씻어서 물기를 제거한 뒤 새우와 소금을 3 : 1 비율로 넣고 잘 섞어서 항아리에 담아 꼭꼭 눌러 위에 소금을 뿌리고 공기가 통하지 않게 잘 봉해서 그늘에 두면 감칠맛 나는 새우젓이 만들어진다. 잘 숙성된 새우젓은 유백색을 띠고 살이 토실하며 적당히 짠맛이 나고 악취가 없다. - 참고 : 김치에 따라 새우젓을 넣는 양이 달라지는데, 간을 맞출 때는 멸치젓보다 새우젓을 넣어야 더 맛있다. - 주의 : 모든 재료는 국산 유기농 재료만 이용하고 농약 성분이 남지 않도록 깨끗이 씻는다.
과제	※ 실제로 조리 후 항산화 영양소와 식물 화학 물질의 양에 대한 측정이 필요하다.

● 대구/동태찌개

| 음식명 | 재료 | 1인당 분량 (g) | 교환 단위수 | | | | | | | | 영양가 | | | | | | | | | | |
			곡류군	어육류군 저지방	어육류군 중지방	어육류군 고지방	채소군	지방군	우유군	과일군	탄수화물 g	단백질 g	지방 g	열량 kcal	베타카로틴 ㎍	비타민C mg	비타민E mg	콜레스테롤 mg	식이섬유 총량	식이섬유 수용성	식이섬유 불용성
대구/ 동태 찌개	동태	100		2+1/2							−	20	5	125	0	0	1	88	−		
	쇠고기/안심	10		1/4							−	2	0.5	13	0	0	−	4.9	−		
	파	5, 2					1				3	2	−	20	38.8	1.1	−	0	0.1	−	0.1
	참기름	1								1/5	−	−	1	9							
	청장	1																			
	두부	20			1/4						−	2	1.3	18.8	0	0	−	0	0.5		
	무	20					2/7				0.8	0.6	−	6	9.2	3	−	0	0.2	−	0.2
	고추장	8									3.3	0.4		12.1	202.2	0.4					
	미나리	10					1/7				0.4	0.3	−	3	149.9	1	−	0	0.2		
	쑥갓	10					1/7				0.4	0.3	−	3							
	고춧가루	1													206.4	0.3	−	0	0.4	−	0.4
	풋고추/개량	2													6.2	1.4	−	0	0.1	−	−
	홍고추	4													258.6	9.3	−	0	0.4	−	0.4
	속뜨물	0.8컵																			
	합계			2+3/4	1/4		1+4/7			1/5	5	28	8	207							

만드는 법	- 고추장찌개의 재료로는 대구나 동태, 숭어, 조기, 민어 등 기름기가 적은 흰 살 생선이 적당하다. ① 동태는 비늘과 내장을 제거한 뒤 깨끗이 씻어서 4~5cm 길이로 토막내고, 먹을 수 있는 내장을 골라 놓는다. ② 쇠고기는 채 썰거나 납작하게 썰어 다진 파와 마늘, 후춧가루, 참기름, 청장으로 양념한다. ③ 무는 얄팍하게 나박썰기 하고, 두부는 도톰하게 썰고, 파와 미나리, 쑥갓은 깨끗이 다듬어 5cm 길이로 썬다. ④ 풋고추와 홍고추는 어슷하게 썰어 씨를 털어 낸다. ⑤ 냄비에 식용유를 두르고 ②를 살짝 볶아 속뜨물을 넣고 고추장과 고춧가루를 푼다. ⑥ 끓을 때 생선과 무를 넣고, 익으면 파, 마늘을 넣어 청정이나 소금으로 간을 맞춘 뒤 한 번 더 끓으면 쑥갓을 넣고 바로 내린다.
Tip	- 효능과 주치 : 동태는 단백질 함량은 많고 지방은 매우 적어 맛이 담백하여 노약자 및 회복기 환자에게 좋다. 쇠고기는 양질의 단백질 식품이지만 포화 지방산 함량이 높은 편이므로 가급적 기름기를 제거하고 살코기만 이용한다. '밭에서 나는 인삼'이라고도 하는 무에는 여러 가지 효소가 들어 있어 소화를 촉진하므로 위에 좋고 면류의 독을 해소해 준다. 칼슘과 비타민C 함량도 비교적 높고, 식이섬유도 들어 있다. 파는 영양가도 높고 음식의 맛을 돋우어 주며 살균 효과가 있는 유황 화합물인 알리신이 들어 있어 비타민B1의 이용률을 높여 준다. 한방에서는 감기를 예방하고 소변을 원활하게 하는 데 처방한다. 몸을 따뜻하게 하고 위장 기능을 도우며 암을 예방하고 면역력을 증강시키는 효과도 있다. 마늘은 강장 작용과 항산화 작용을 비롯해 피로 회복, 위장 장해 경감, 콜레스테롤 감량 작용을 한다. 발암을 억제하고 살균 작용을 하는 알리신도 들어 있다. 알리신은 비타민B1과 결합하여 비타민B1의 촉진 및 성선을 자극한다. 마늘은 대장암 예방 효과가 있고 위암과 유방암 위험을 감소시킨다. 미나리에는 칼슘과 비타민C, 베타카로틴이 풍부하여 암과 노화를 예방하고 증혈 작용이 있는 엽산과 철이 들어 있어 빈혈 예방 및 피부 미용에 좋다. 쑥갓에는 유해 활성 산소를 제거하는 베타카로틴을 비롯해 각종 무기질과 비타민, 식이섬유가 골고루 함유되어 있어 암과 노화를 예방하고 면역력을 강화해 주며 혈액의 흐름을 좋게 하여 심ㆍ뇌혈관 질환을 예방한다. 고추에는 각종 비타민이 풍부한데, 특히 홍고추는 풋고추보다 비타민C와 베타카로틴, 식이섬유가 풍부하다. 특히 매운맛 성분인 캡사이신이 신경 조절 작용을 하여 여름 타는 것을 방지하고 피로를 풀어 주며 식욕을 증진해 준다. 몸을 따뜻하게 하여 혈액 순환을 돕고 스트레스를 해소하며 지방 분해를 촉진하여 비만을 방지하는 등 생리 활성에도 도움을 준다. - 주의 : 모든 재료는 국산 유기농 재료만 이용하고 농약 성분이 남지 않도록 깨끗이 씻는다.
과제	※ 실제로 조리 후 항산화 영양소와 식물 화학 물질의 양에 대한 측정이 필요하다.

● 냉이/달래/브로콜리/된장찌개

| 음식명 | 재료 | 1인당 분량 (g) | 교환 단위수 | | | | | | | | 영양가 | | | | | | | | | |
| | | | 곡류군 | 어육류군 | | | 채소군 | 지방군 | 우유군 | 과일군 | 3대 영양소 함량 및 열량 | | | | 항산화 비타민 | | | 콜레스테롤 mg | 식이섬유(g) | |
				저지방	중지방	고지방					탄수화물 g	단백질 g	지방 g	열량 kcal	베타카로틴 ㎍	비타민 C mg	비타민 E mg		총량	수용성	불용성
냉이/달래/브로콜리/된장찌개	된장	10									1.5	1.1	0.4	13.1	0	1.6	—	0	—		
	두부	40			1/2						—	4	2.5	37.5	0	0	—	0	—		
	다시멸치	5	1/3								—	2.7	0.7	16.7	0	0	0.1	24.7	—		
	물	0.6컵																			
	풋고추	5									0.2	0.1	—	1.2	15.6	3.6	—	0	0.2		
	홍고추	2									0.2	—	—	0.8	129.3	2.3	—	0	0.2	—	0.2
	파	5									0.2	0.1	—	1.3	38.8	1.1	—	0	0.1	—	0.1
	냉이	40					4/7				1.6	1.2	—	12	454.4	29.6	0.2	0	2.8	—	—
	달래	40					4/7				1.6	1.2	—	12	729.2	13.2	0.2	0	1.7	—	—
	브로콜리	40					4/7				1.6	1.2	—	12	386.4	39.2	2.0	0	1.2	—	—
합계	냉이된장찌개		1/3	1/2			4/7				3.7	9.2	3.6	82	738	38	0.3	0	3.3	—	0.3
	달래된장찌개		1/3	1/2			4/7				3.7	9.2	3.6	82	1,013	22	0.3	0	2.2	—	0.3
	브로콜리된장찌개		1/3	1/2			4/7				3.7	9.2	3.6	82	670	48	2.1	0	3.8	—	0.3

만드는 법

- 달래와 냉이는 봄을 대표하는 나물로, 뚝배기에 보글보글 끓이면서 먹으면 봄의 맛과 운치를 함께 즐길 수 있다.
① 달래는 뿌리까지 깨끗이 씻어 4cm 길이로 자르고, 두부는 2cm 크기로 깍뚝썰기 한다. 냉이도 같은 방법으로 손질한다.
② 냄비에 물을 붓고 손질한 멸치를 넣은 뒤 된장을 풀어 국물을 끓인다.
③ 끓는 된장국에 달래와 두부를 넣고 끓인다.
④ 국물이 끓으면 고추와 파를 송송 썰어 넣은 뒤 한 번 더 끓인다. 청장과 소금으로 간한다.

Tip

- 효능과 주치 : 냉이는 이른봄에 들에서 자란 것이 향이 좋아 입맛을 잡아 준다. 채소 중 단백질 함량이 가장 많을 뿐만 아니라 비타민C와 베타카로틴, 식이섬유도 풍부하여 암과 심혈관 질환, 생활습관병을 예방하고 치료하는 데 효과가 좋다. 기능성 물질인 콜린이 함유되어 있으며, 잎과 뿌리 모두 식용한다. 특히 냉이는 뿌리가 맛있어서 찌개를 끓일 때는 반드시 뿌리까지 함께 넣는다. 냉이와 함께 봄을 대표하는 나물인 달래에는 비타민C와 베타카로틴, 식이섬유가 풍부하고 항산화 물질인 황화알릴과 알리신 등이 함유되어 있다. 한방에서는 불면증, 토사곽란, 복통, 종기, 벌레 물린 데 등에 처방하며, 강장·건위·보혈 등에도 효능이 있다 하여 강장 강정제, 위염, 보혈, 타박상, 기침, 백일해, 기관지염, 거담, 동맥경화, 빈혈 등의 치료에도 쓴다. 협심통에는 식초를 넣고 끓여서 복용하면 효과를 볼 수 있다. 브로콜리에는 항발암 효과가 탁월한 설포라판이 풍부하고, 함황 화합물인 이소티오시아네이트가 들어 있으며, 단백질 함량도 풍부하다. 글루탐산이나 트립토판, 리신 등의 아미노산과 비타민C, 베타카로틴이 풍부하고, 특히 구리와 아연이 많이 들어 있다. 활성 산소를 억제하고 인체를 해독하는 작용도 뛰어나 노화를 예방하는 효과도 있다.
- 주의 : 모든 재료는 국산 유기농 재료만 이용하고 농약 성분이 남지 않도록 깨끗이 씻는다.

과제

※ 실제로 조리 후 항산화 영양소와 식물 화학 물질의 양에 대한 측정이 필요하다.

● 순두부찌개

| 음식명 | 재료 | 1인당 분량 (g) | 교환 단위수 | | | | | | | | 영양가 | | | | | | | | | | |
| | | | 곡류군 | 어육류군 | | | 채소군 | 지방군 | 우유군 | 과일군 | 3대 영양소 함량 및 열량 | | | | 항산화 비타민 | | | 콜레스테롤 mg | 식이섬유 (g) | | |
				저지방	중지방	고지방					탄수화물 g	단백질 g	지방 g	열량 kcal	베타카로틴 μg	비타민 C mg	비타민 E mg		총량	수용성	불용성
순두부찌개	순두부	100			1+1/4						1.1	4.7	3.2	47	—	—		0	1.0		
	대합조개	70	1								—	8	2	50	¢	2.1	1.7	30.8	—		
	파	25					1/3				1	0.7	—	7	193.8	5.3	—	0	0.7	0.1	0.6
	홍고추	2									0.2	—	—	0.8	129.3	2.3	—	0	0.2	—	0.2
	풋고추	2									0.1	—	—	0.4	6.2	1.4	—	0	0.1	—	0.1
	파, 마늘	5, 2																			
	고춧가루	2									1.2	0.2	—	5.2	412.8	0.6	—	0	0.8	—	0.8
	참기름	5						1			—	—	5	45							
	청장, 소금	적당량																			
	합계		1		1+1/4			1			3.6	13.6	10.2	155	742.1	11.7	1.7	30.8	2.8	0.1	1.7

만드는 법	- 얼큰하면서도 부드러운 맛이 일품인 서민 음식으로, 밥반찬으로 알맞다. 조갯살 대신 돼지고기나 굴을 이용해도 좋다. ① 뚝배기나 냄비에 순두부를 부서지지 않게 담아 놓고, 조갯살은 옅은 소금물에 씻어 물기를 제거해 둔다. ② 파 일부와 고추는 어슷하게 썰고, 남은 파와 마늘은 다진다. ③ 고춧가루에 참기름을 넣고 골고루 섞은 뒤 다진 파와 마늘, 고춧가루를 넣고 양념장을 만들어 반은 조갯살을 무치는 데 이용하고 나머지는 남겨 둔다. ④ 순두부가 담긴 뚝배기를 불에 올린 뒤 양념한 조갯살을 넣어 남은 양념 간장을 골고루 뿌리고 고추와 파를 넣어 한 번 더 끓인다.
Tip	- 효능과 주치 : 순두부는 응고된 콩물에서 물기를 제거하지 않은 상태의 두부로, 대두 고형분이 7% 내외로 콜레스테롤과 유당이 들어 있지 않다. 소화 흡수율이 좋고 맛이 온화해 다른 식품과 함께 조리해 먹으면 좋고, 영양소가 풍부한 콩의 영양을 그대로 간직한 데다 질감이 매우 부드러워 노약자나 어린이, 회복기 환자 모두에게 좋은 저열량 식품이다. 대합은 열량은 낮지만 칼슘, 철, 칼륨 등이 풍부하고, 글루탐산이 함유되어 있어 맛이 좋다. 하지만 콜레스테롤 함량이 높고, 비타민B₁ 분해 효소인 아노이리나아제가 들어 있으므로 절대로 생식해서는 안 된다. 파에는 비타민C와 베타카로틴, 식이섬유가 풍부하고, 항산화 물질인 함유 황 화합물이 함유되어 있다. 고추에는 비타민C와 베타카로틴, 식이섬유가 풍부하고, 항산화 물질인 캡사이신과 리코펜이 들어 있어 신경 조절 작용을 하여 피로를 풀어 주고 식욕을 증진시키며 혈액 순환을 도와준다. 스트레스를 풀어 주고 지방 분해를 촉진하는 효과도 있다. - 주의 : 모든 재료는 국산 유기농 재료만 이용하고 농약 성분이 남지 않도록 깨끗이 씻는다.
과제	※ 실제로 조리 후 항산화 영양소와 식물 화학 물질의 양에 대한 측정이 필요하다.

● 두부 고추장/된장찌개

음식명	재료	1인당 분량 (g)	교환 단위수								영양가									
					어육류군						3대 영양소 함량 및 열량				항산화 비타민			콜레스테롤 mg	식이섬유(g)	
			곡류군	저지방	중지방	고지방	채소군	지방군	우유군	과일군	탄수화물 g	단백질 g	지방 g	열량 kcal	베타카로틴 ㎍	비타민 C mg	비타민 E mg		총량	수용성	불용성
두부 고추장/ 된장찌개	두부	90			1+1/8						—	9	5.6	84	0	0	—	0	2.3		
	쇠고기/우둔	20		1/2							—	4	1	25	0	0	—	9.8	—		
	마른 표고	2									1.2	0.3	—	6	0	0	0	0	—		
	파, 마늘	10, 3									0.6	0.2	—	3	77.5	2.1	—	0	0.2		
	참기름	3						3/5			—	—	3	27							
	청장	적당량																			
	속뜨물	0.7컵																			
	고추장	10									4	—	—	16	252.6	0.5	0	0	3.9	—	3.9
	된장	10									1.5	1.1	0.4	13	0	1.6	—	0	—		
합계	두부고추장찌개			1/2	1+1/5			3/5			5.8	13.5	9.6	161	330	2.6	0	9.8	6.4	—	3.9
	두부된장찌개			1/2	1+1/3			3/5			3.3	14.6	10	158							

만드는 법	- 두부와 채소, 쇠고기 등을 넣고 고추장으로 간을 하여 끓인 찌개로, 쇠고기 대신 조갯살을 넣어도 맛있다. ① 두부는 3×4×1cm 크기로 납작하게 썰고, 쇠고기는 채 썰어 청장과 다진 파, 마늘, 후춧가루, 참기름으로 양념하여 살짝 볶는다. ② 표고버섯은 물에 불려 마름모꼴로 썰고, 마늘은 곱게 다지고, 파는 일부는 3~4cm 길이로 썰고 일부는 다진다. ③ 찌개 냄비나 뚝배기에 속뜨물을 부은 뒤 고추장을 풀고 쇠고기와 버섯을 넣고 푹 끓인다. ④ 두부, 파, 마늘, 참기름을 넣고 한 번 더 끓여서 청장으로 간을 맞춘다.
Tip	- 효능과 주치 : 두부는 콩과 달리 소화 흡수율이 좋고 맛이 담백하며 부드러워 채소, 육류, 패류와 잘 어울린다. 콜레스테롤이 없고 포화 지방산 함량도 높아 모든 질환에 좋다. 노약자나 어린이, 회복기 환자 모두에게 좋은 저열량 식품이다. 쇠고기는 철분 함량이 많은 양질의 단백질 식품이지만 포화 지방 함량이 많으므로 살코기만 이용하는 것이 좋다. 표고버섯에는 종양 억제 효과가 있는 베타글루칸이 들어 있어 암을 억제하고, 화학 발암 억제 효과가 있는 다당 고분자 물질인 렌티난도 들어 있다. 향기 성분인 렌티오닌이 혈중 콜레스테롤 수치를 낮춰 혈압을 내려 주는 역할도 한다. 삿갓에 들어 있는 맛 성분인 글루탐산이 음식 맛을 상승시키고, 프로비타민D2인 에르고스테롤이 풍부해 골다공증을 예방하는 효과도 있다. 파에는 마늘과 마찬가지로 설파이드와 알리신 같은 항산화 물질이 함유되어 있다. - 참고 : 두부는 오래 끓이면 부풀고 단단해져 연한 맛이 없어지므로 살짝 익히는 것이 좋다. 느타리버섯은 찢어서 넣어도 좋고 그냥 넣어도 좋다. 고추장 대신 된장을 넣어 끓이면 두부 된장찌개가 된다. - 주의 : 모든 재료는 국산 유기농 재료만 이용하고 농약 성분이 남지 않도록 깨끗이 씻는다.
과제	※ 실제로 조리 후 항산화 영양소와 식물 화학 물질의 양에 대한 측정이 필요하다.

● 시래기/우거지찌개

음식명	재료	1인당 분량 (g)	교환 단위수								영양가										
					어육류군						3대 영양소 함량 및 열량				항산화 비타민			콜레스테롤 mg	식이섬유(g)		
			곡류군	저지방	중지방	고지방	채소군	지방군	우유군	과일군	탄수화물 g	단백질 g	지방 g	열량 kcal	베타카로틴 ㎍	비타민 C mg	비타민 E mg		총량	수용성	불용성
시래기/우거지찌개	속뜨물	1/2컵																			
	풋고추	5					1/14				0.2	0.1	—	1.4							
	쇠고기/우둔	10		1/4							—	2	0.5	12.5							
	된장	10									0.8	1.4	0.8	16.1	0	1.6	0.1	0	—		
	파, 마늘	5, 2					1/14				0.2	0.1	—	1.4	38.8	1.1	—	0	0.1	—	0.1
	고춧가루	2									1.1	0.3	0.2	5.1	412.8	0.6	—	0	0.8	—	0.8
	참기름	1						1			—	—	1	9							
	시래기/삶은 무청	35					1/2				1.5	1	—	10	176.8	0	0	0	—		
	우거지/삶은 배추	35					1/2				1.5	1	—	10	0.7	3.9	0	0	—		
합계	시래기찌개						9/14	1			3.8	4.9	1.5	55.5	628.4	3.3	0.1	0	0.9	—	0.9
	우거지찌개						9/14	1			3.8	4.9	1.5	55.54	52.4	7.2	0.1	0	0.9	—	0.9

만드는 법	- 배춧잎이나 무청을 이용해 끓인 찌개로, 겨울철에 먹으면 좋다. ① 배춧잎이나 무청을 데쳐서 꼭 짠 우거지나 시래기를 준비해 잘게 썬다. ② 풋고추는 송송 썰고 쇠고기는 다져서 함께 냄비에 담는다. ③ ①과 ②에 다진 마늘, 고춧가루, 참기름을 넣고 주물러 양념하여 볶는다. ④ 파는 굵게 채 썬다. ⑤ 속뜨물에 된장을 풀어 조리에 받쳐 냄비에 넣고 끓이다 맛이 어우러지면 채 썬 파를 넣고 한 번 더 끓인다.
Tip	- 효능과 주치 : 푸른 무청을 새끼 등으로 엮어 겨우내 말린 것을 시래기라 하고 배추 말린 것을 우거지라 한다. 예전에는 시래기나 우거지를 음식 재료로 여기지 않았으나 비타민과 무기질이 풍부하다는 사실이 알려지면서 웰빙 식품으로 주목받고 있다. 특히 철분이 풍부하여 빈혈을 완화해 주고 칼슘과 식이섬유가 들어 있어 콜레스테롤을 낮춰 동맥경화를 예방해 준다. 고추에는 기능성 물질인 캡사이신과 비타민C, 베타카로틴이 들어 있다. 쇠고기는 철분 함량이 많은 양질의 단백질 식품이지만 포화 지방 함량이 많으므로 살코기만 이용하는 것이 좋다. 된장에는 콩보다 높은 항암 효과를 나타내는 제니스테인이 들어 있다. 특히 유방암에 효과가 좋고, 암이 전이되는 것을 막아 준다. 파에는 마늘과 마찬가지로 설파이드와 알리신 같은 항산화 물질이 함유되어 있다. - 참고 : 고춧가루 대신 붉은 햇고추를 이겨서 넣으면 더 구수하다. 쇠고기 대신 멸치를 넣어도 좋다. - 주의 : 모든 재료는 국산 유기농 재료만 이용하고 농약 성분이 남지 않도록 깨끗이 씻는다.
과제	※ 실제로 조리 후 항산화 영양소와 식물 화학 물질의 양에 대한 측정이 필요하다.

● 청국장찌개

음식명	재료	1인당 분량(g)	교환 단위수								영양가									
			곡류군	어육류군			채소군	지방군	우유군	과일군	3대 영양소 함량 및 열량				항산화 비타민			콜레스테롤 mg	식이섬유(g)		
				저지방	중지방	고지방					탄수화물 g	단백질 g	지방 g	열량 kcal	베타카로틴 µg	비타민 C mg	비타민 E mg		총량	수용성	불용성
청국장 찌개	쇠고기/우둔	20		1/2							—	4	1	25	0	0.4	—	11	—		
	두부	80			1						—	8	5	75	0	0	—	—	—		
	청국장	25									0.7	4.8	2	43	0	0	0.2	—	—		
	배추통김치	20									0.7	0.3	—	3.6	58	2.8	—	—	0.6	—	0.6
	마늘, 파	2, 5									0.3	—	—	1.3	38.8	1.1	—	—	0.1	—	0.1
	속뜨물	0.8컵																			
	합계			1/2	1						1.7	17	8	148	97	4	0.2	11	0.7	—	0.7

만드는 법

① 고기는 곱게 채 썰어 뚝배기에 넣고 속뜨물을 부어 국물이 잘 우러나오도록 약한 불에서 푹 끓인다.

② 두부는 1cm 정도 두께로 도톰하게 썰고, 마늘은 다지고, 파는 어슷하게 썬다.

③ 배추김치는 속을 한번 털어 내어 송송 썬다.

④ ①에 청국장을 푼 뒤 김치를 넣고 끓인다.

⑤ 한번 끓으면 두부, 파, 마늘을 넣어 잠깐 끓인다. 청국장은 오래 끓이면 맛이 없다. 간이 부족하면 소금으로 간을 맞춘다.

Tip

- 효능과 주치 : 쇠고기는 양질의 단백질 식품으로 비타민B₁ · B₂, 비타민A, 철분 등이 풍부하다. 하지만 포화 지방 함량이 많으므로 살코기만 이용하는 것이 좋다. 두부는 폐암과 유방암 예방 효과가 인정되고 있는 식품으로, 매주 4~5회 이상 섭취하는 것이 좋다. 콩과 달리 소화 흡수율이 좋고 콜레스테롤과 유당이 없으며 맛이 담백하고 부드러워 채소, 육류, 패류와 잘 어울린다. 청국장은 콩 발효 식품으로 트립신, 펩신, 아밀라아제, 인베르타아제, 카탈라아제, 리파아제, 우레아제 등 여러 가지 효소가 들어 있어 소화가 잘되기 때문에 노약자는 물론 회복기 암 환자, 생활습관병 환자에게 좋다. 발효 과정에서 각종 생리 활성 물질이 생성되어 단백질을 보충해 주고, 고혈압 방지, 혈중 콜레스테롤 수치 저하, 항암, 항산화, 혈전 용해 능력 등의 생리 활성 작용을 한다. 장내에 유해균이 번식하는 것을 막아 주고 비타민B₂를 합성하는 효과가 인정되어 다양한 형태로 환자들에게 이용되고 있다. 배추통김치는 주재료인 통배추에 부재료인 무, 갓, 미나리, 실파, 파, 마늘, 생강, 새우젓, 멸치액젓, 고춧가루, 생굴, 생새우 등을 넣어 젖산 발효시킨 식품이다. 독특한 맛과 향기가 식욕을 돋우는 배추통김치는 채소류가 부족한 겨울철에 비타민과 무기질을 공급해 주는 영양원인 동시에 식이섬유의 공급원이다. 주재료와 부재료, 그리고 다양한 양념이 조화를 이룬 영양 식품으로, 발효 과정에서 젖산과 호박산이 생성되어 맛이 좋아진다. 비타민C와 베타카로틴, 비타민B군 및 무기질이 풍부하고 다량의 식이섬유와 젖산균이 들어 있어 정장 효과가 좋다. 배추와 무에 들어 있는 함유황 화합물인 이소티아네이트, 마늘과 파에 들어 있는 설파이드는 항돌연변이 작용 및 항암 작용을 한다. 이중 마늘은 비타민B₁의 흡수 및 이용률을 높여 주고, 항암, 면역력 증강, 혈소판 응집 작용을 한다. 고춧가루의 캡사이신은 혈전 용해 작용을 하고, 젖산균은 장내 산도를 낮춰 유해균이 생장하는 것을 억제한다. 식이섬유는 변비를 예방할 뿐만 아니라 중성 지질과 콜레스테롤 수치를 낮추는 등 여러 가지 생리 활성 작용을 한다. 파에는 비타민C와 베타카로틴을 비롯해 식이섬유가 풍부하다. 마늘과 마찬가지로 항돌연변이 · 항암 작용을 하는 설파이드도 들어 있다.
- 참고 : 청국장 대신 담북장을 이용해도 좋다. 쇠고기와 배추김치 썬 것을 밑에 깔고 속뜨물을 넣은 뒤 갖은 양념을 하여 끓이다가 청국장과 두부를 맨 나중에 넣으면 냄새를 줄일 수 있다. 배추김치가 없을 때는 무를 넣어도 맛있다.
- 주의 : 모든 재료는 국산 유기농 재료만 이용하고 농약 성분이 남지 않도록 깨끗이 씻는다.

과제

※ 실제로 조리 후 항산화 영양소와 식물 화학 물질의 양에 대한 측정이 필요하다.

② 전골

잘게 썬 쇠고기를 양념하여 바닥에 깔고 어패류, 버섯, 채소를 섞어 국보다 자작하게 끓여 먹는 요리로, 여러 가지 재료의 조화를 즐길 수 있다.

● 쇠고기전골

| 음식명 | 재료 | 1인당 분량 (g) | 교환 단위수 | | | | | | | | 영양가 | | | | | | | | | | |
| | | | 곡류군 | 어육류군 | | | 채소군 | 지방군 | 우유군 | 과일군 | 3대 영양소 함량 및 열량 | | | | 항산화 비타민 | | | 콜레스테롤 mg | 식이섬유(g) | | |
				저지방	중지방	고지방					탄수화물 g	단백질 g	지방 g	열량 kcal	베타카로틴 µg	비타민 C mg	비타민 E mg		총량	수용성	불용성
쇠고기 전골	쇠고기/안심	60		1+1/4							—	10	2.5	62.5	0	0	0.1	29.4			
	표고버섯	5									3.2	0.9	—	13.6	0	0	—	0	—		
	조선무	20					2/7				0.8	0.6	—	6	9	3	—	0	0.2	—	0.2
	당근	20					2/7				0.8	0.6	—	6	1,524	1.6	—	0	0.6	0.1	0.5
	숙주	20					2/7				0.8	0.6	—	6	5	2	—	0	0.4	0	0.4
	양파	20					2/5				1.2	0.8	—	8	0	1.6	—	0	0.3	—	0.3
	파, 마늘	14, 2					1/5				0.6	0.4	—	4	109	2.9	—	0	0.4	0.1	0.3
	달걀	10			1/5						—	1.6	1	15	2	0	0.1	47			
	참기름, 깨소금	4, 2						1			—	—	5	45							
	간장, 소금	적당량																			
	물	1컵																			
	합계		1+1/4	1/5			4+3/7	1			7.4	15.5	8.5	166	1,640	8.1	0.2	76.4	1.9	0.2	1.7

만드는 법	- 쇠고기와 채소를 주재료로 만든 전골로, 냉장고에 있는 재료를 가지고 즉석에서 만들어 먹을 수 있는 일품 요리다. 전골은 육수가 맛있어야 제 맛이 나며 식탁에 올려놓고 끓이면서 먹는다. 쇠고기는 등심보다는 안심이 콜레스테롤 함량이 적다. ① 쇠고기 등심이나 안심을 준비해 채 썰고, 표고버섯은 물에 불려 기둥을 떼고 굵게 채 썰어 고기와 함께 섞어 진간장, 다진 파, 마늘, 깨소금, 후춧가루, 설탕으로 양념한다. ② 양파는 채 썰고, 실파와 무, 당근은 5cm 길이로 굵게 채 썬다. 숙주는 머리와 꼬리를 떼고, 무, 당근, 숙주는 각각 끓는 소금물에 데쳐 소금과 참기름으로 무친다. ③ 전골 냄비에 쇠고기와 버섯, 채소를 색 맞추어 돌려 담고 잣을 얹어 육수에 간을 하여 더운 장국을 부어 끓인다. ④ 고기가 익으면 가운데에 달걀을 깨뜨려 넣은 뒤 반숙이 되면 보시기에 덜어 먹는다.
Tip	- 효능과 주치 : 표고버섯과 무, 당근, 양파, 파에는 항산화 영양소가 들어 있어서 암과 심·뇌혈관 질환을 예방하는 데 좋다. 숙주는 아삭하고 시원한 맛이 일품인 녹두를 발아시켜 만든 나물로 녹두의 영양분을 그대로 가지고 있다. 비타민B군이 풍부하고 칼륨도 상당량 들어 있다. 식이섬유 함량은 콩나물보다 낮지만 콩나물에는 들어 있지 않은 베타카로틴이 들어 있으며, 비타민C 함량도 콩나물의 2배나 된다. 칼로리가 낮아 다이어트 식품으로도 적합하다. - 주의 : 모든 재료는 국산 유기농 재료만 이용하고 농약 성분이 남지 않도록 깨끗이 씻는다.
과제	※ 실제로 조리 후 항산화 영양소와 식물 화학 물질의 양에 대한 측정이 필요하다.

● 버섯전골

음식명	재료	1인당 분량 (g)	교환 단위수								영양가										
					어육류군							3대 영양소 함량 및 열량				항산화 비타민			콜레스테롤 mg	식이섬유(g)		
			곡류군	저지방	중지방	고지방	채소군	지방군	우유군	과일군	탄수화물 g	단백질 g	지방 g	열량 kcal	베타카로틴 μg	비타민 C mg	비타민 E mg		총량	수용성	불용성
버섯전골	느타리버섯	35					1/2				1.5	1	—	10	1.8	1.1	0	0	0.6	0.1	0.5
	말린 표고	5									3.2	0.9	—	13.6	0	0	—	0	—		
	새송이	20					2/7				0.8	0.6	—	6	0	0.6	0	0	—		
	쇠고기/우둔	40		1							—	8	2	50	0	0	0.2	58.8			
	실파, 마늘	14, 2					1/5				0.6	0.4	—	4	108.5	2.9	—	0	0.4	0.1	0.3
	미나리	14					1/5				0.6	0.4	—	4	209.9	1.4	—	0	0.2	—	0.2
	후춧가루	소량																			
	참기름, 깨소금	4, 2						1			—	—	5	45							
	소금, 간장																				
	물	1/2컵																			
	합계			1			1	1			6.7	11.3	7	132.6	320.2	6	0.2	58.8	1.2	0.2	1

만드는 법	
만드는 법	- 버섯이 많이 나는 겨울철에 각종 버섯과 쇠고기를 섞어 만든 전골로 4계절 모두 이용할 수 있다. 무와 양배추를 곁들여도 좋다. ① 느타리는 깨끗이 씻어 가늘게 찢어 놓고, 새송이는 씻어서 느타리와 같은 크기로 채 썰고, 마른 표고는 물에 불려서 채 썬다. ② 쇠고기는 채 썰어 표고버섯과 함께 섞어 진간장, 다진 파(반은 남겨둔다), 마늘, 후춧가루, 깨소금, 참기름, 설탕으로 양념한다. ③ 미나리는 잎을 떼고 다듬어 끓는 물에 살짝 데쳐 5cm 길이로 썰고, 파도 같은 길이로 썬다. ④ 육수 또는 끓는 물 1/2컵에 소금과 청장을 넣어 간을 싱겁게 맞춰 장국을 준비한다. ⑤ 전골 냄비에 색을 맞추어 양념한 쇠고기와 버섯, 채소를 돌려 담고 끓는 장국을 부어 끓인다.
Tip	- 효능과 주치 : 독특한 향기와 맛을 가진 버섯은 씹을 때의 느낌이 좋아 널리 이용된다. 소화 흡수되지 않는 당(트레할로스, 만니톨 등)이 대부분이라 열량이 낮고 글루탐산과 알라닌 등의 맛 성분이 함유되어 있어 감칠맛이 난다. 느타리는 우리나라에서 가장 많이 생산되는 버섯으로, 콜레스테롤을 제거하고 신경강장 효과가 뛰어나 동맥경화를 예방하고 정력을 강화해 준다. 표고에는 레티난이라는 다당체가 들어 있는데, 이 성분이 항종양 효과를 발휘한다고 알려져 있다. 자연산 송이의 대용품으로 나온 재배 버섯인 새송이에는 다른 버섯에는 거의 없는 비타민 B_6가 들어 있으며 악성 빈혈 치료 인자로 알려진 비타민 B_{12}도 들어 있다. 햇빛에 말린 버섯에는 비타민D의 전구체인 에르고스테롤과 비타민B_1 · B_2, 칼륨, 철, 구리 등의 무기질이 풍부하다. 또한 말린 버섯에는 발암 억제 물질과 콜레스테롤의 흡착을 방해하는 물질이 함유되어 있어서 암과 뇌졸중, 심장병 등 생활습관병을 예방하고 개선해 준다. - 주의 : 모든 재료는 국산 유기농 재료만 이용하고 농약 성분이 남지 않도록 깨끗이 씻는다.
과제	※ 실제로 조리 후 항산화 영양소와 식물 화학 물질의 양에 대한 측정이 필요하다.

● 해물전골

음식명	재료	1인당 분량 (g)	교환 단위수								영양가									
			곡류군	어육류군			채소군	지방군	우유군	과일군	3대 영양소 함량 및 열량				항산화 비타민			콜레스테롤 mg	식이섬유(g)		
				저지방	중지방	고지방					탄수화물 g	단백질 g	지방 g	열량 kcal	베타카로틴 μg	비타민 C mg	비타민 E mg		총량	수용성	불용성
해물전골	생물 오징어	40		4/5							−	6.4	4	40	0	0	1	117.6			
	생새우/중하	30		3/5							−	4.8	3	30	0	0.3	0.2	39			
	참굴	35		1/2							−	4	1	25	25.2	1.1	0.5	12.6			
	생조갯살	35		1/2							−	4	1	25	0	0.5	5.6				
	생홍합	35		1/2							−	4	1	25	2.8	1.4	0.8	14.7			
	양파	25					1/2				1.5	1	−	10	0	2	−	0	0.2	−	0.2
	마, 마늘	7, 2					1/10				0.3	0.2	−	2	54.3	1.5	−	0	0.2	−	0.2
	홍고추	7					1/10				0.3	0.2	−	2	452.6	8.1		0	0.7	0.1	0.6
	풋고추	7					1/10				0.2	0.2	−	2	21.8	5	−	0	0.3	−	0.1
	참기름, 깨소금	4, 2						1			−	−	5	45							
	후춧가루	적당량																			
	물	1컵																			
	합계			3			4/5	1			2.3	24.8	15	206	557	20	8.1	182.9	1.4	0.1	1.1

만드는 법	- 각종 해물이 들어간 전골 요리로 맛이 다양하면서도 푸짐하다. 버섯을 넣으면 맛이 한층 좋아진다. ① 오징어는 다리를 당겨 내장을 제거하고 껍질을 벗긴 뒤 사선으로 칼집을 넣어 적당한 크기로 잘라 놓는다. ② 새우는 머리를 떼고 껍질을 벗긴 뒤 등에 있는 창자를 제거한 후 옅은 소금물에 씻어 건져 놓는다. ③ 굴과 조갯살은 옅은 소금물에 씻어 건지고, 홍합도 옅은 소금물에 씻어 가위로 털을 제거한 뒤 다듬는다. ④ 양파는 껍질을 벗겨 씻은 것을 반으로 갈라 썰어 놓고, 마늘은 얇게 저미고, 파와 홍고추, 풋고추는 어슷하게 썰어 놓는다. ⑤ 전골 냄비에 준비한 재료를 담은 뒤 물에 소금, 깨소금, 후춧가루, 설탕, 참기름을 넣어 간을 맞춰 자작할 정도로 붓고 끓이다 참기름으로 맛을 낸다.
Tip	- 효능과 주치 : 오징어의 단백질 함량은 어류보다는 낮으나 다른 패류보다는 높고, 탄수화물과 지방, 무기질 함량은 낮은 편이다. 콜레스테롤 함량이 100g당 180mg이나 되지만 육류의 콜레스테롤과 달리 생활습관병과 무관하다는 사실이 밝혀지면서 각광받고 있다. 면역력 증강 효과가 있는 타우린이 어류의 2~3배, 육류보다는 무려 25~66배나 많이 들어 있다. 글리신, 알라닌, 히스티딘, 프롤린 등의 성분 덕분에 감미와 감칠맛이 난다. 장수와 좋은 일의 상징으로 여겨지는 새우는 양질의 단백질 식품으로, 고도 불포화 지방산이 풍부하다. 특히 혈중 콜레스테롤 수치를 낮추고 심장병과 피로를 풀어 주는 타우린 함량이 높다. 겨울이 제철인 굴은 최고의 영양 식품으로, 오징어나 새우와 마찬가지로 타우린이 풍부하고 항산화 비타민이 골고루 들어 있다. 한방에서는 번열이나 갈증을 해소하는 데 처방하고, 혈색을 곱게 하고 영양을 돕는 데도 이용한다. 칼슘과 철이 풍부한 조갯살에는 맛 성분인 글리신, 알라닌, 글루탐산이 풍부해 감칠맛이 나고 식욕을 증진시켜 준다. 하지만 비타민B₁ 분해 효소가 들어 있으므로 절대로 생식해서는 안 된다. 홍합에는 비타민B₁ · B₂ · B₆ 등의 비타민과 단백질, 칼슘, 철, 마그네슘 등이 풍부해 숙취 해소 효과가 탁월하다. 동해안에서 잡은 홍합을 '섭' 이라고 하는데 섭조개는 콩팥과 간을 보호하고 피를 잘 돌게 한다. 양파와 파, 그리고 마늘에는 함황 화합물이 함유되어 있다. 특히 알리신은 비타민B₁의 흡수와 이용률을 촉진한다. 고추에는 항산화 비타민과 식이섬유가 풍부하고 기능성 물질인 캡사이신이 함유되어 있다. 깨에는 칼슘이 풍부하고 강한 항산화 물질이 함유되어 있어 지질이 산화되는 것을 막아 주며 항암 · 항 노화 · 항동맥경화 작용을 한다. 예부터 변비나 빈혈, 저혈압이 있는 사람에게는 참깨와 호두를 버무려 먹였다. - 참고 : 새우, 굴, 조갯살, 홍합 등을 씻을 때는 옅은 소금물에 으깨어지지 않도록 살살 씻어 건져서 물기를 뺀 후에 사용한다 - 주의 : 모든 재료는 국산 유기농 재료만 이용하고 농약 성분이 남지 않도록 깨끗이 씻는다.
과제	※ 실제로 조리 후 항산화 영양소와 식물 화학 물질의 양에 대한 측정이 필요하다.

(3) 찜 · 선 · 조림 · 초

① 찜

우리나라의 독특한 조리법으로, 시루형 수증기찜, 압력솥형 수증기찜, 밥솥찜, 중탕형 삶기찜, 증류형 마른찜, 오븐형 마른찜, 숯불 구덩이형 마른찜, 동아잿속 묻기형 마른찜 등 종류가 매우 다양하고 기법도 많다.

● **알찜**

음식명	재료	1인당 분량 (g)	교환 단위수								영양가									
											3대 영양소 함량 및 열량				항산화 비타민			콜레스테롤 mg	식이섬유(g)		
			곡류군	어육류군			채소군	지방군	우유군	과일군	탄수화물 g	단백질 g	지방 g	열량 kcal	베타카로틴 µg	비타민 C mg	비타민 E mg		총량	수용성	불용성
				저지방	중지방	고지방															
알찜	달걀	50			1						—	8	5	75	9	0	0.5	237.5			
	쑥갓	1잎																			
	은행	1알																			
	당근	5					1/14				0.2	0.1	—	1.4	301.6	0.3	—		0.2		
	새우젓 국물	3																			
	물/달걀 2배	100																			
	합계				1		1/14				0.2	8.1	5	76.4	310.6	0.3	0.5	237.5	0.2		

만드는 법	- 곱게 푼 달걀에 물을 섞어 간을 하여 고명을 얹어 찐 음식으로 물 대신 무지방 우유를 넣으면 영양이 더욱 풍부해진다. 대추나 밤, 인삼채, 다진 표고버섯, 피망 등을 넣어도 좋다. 중탕하여 수증기로 익히기 때문에 재료 자체의 맛과 향기가 보존되면서 재료가 골고루 익어 소화가 잘된다. 노인과 어린이, 회복기 환자에게 좋다. ① 달걀을 곱게 풀어 2배의 물을 붓고 체에 받쳐 새우젓 국물로 간을 맞춘다. ② 뚝배기나 사기 그릇에 달걀을 담은 뒤 은행, 꽃무늬 당근, 쑥갓을 고명으로 얹는다. ③ 찜통에 넣어 구멍이 생기지 않고 부드러워지도록 중불에 찐다.
Tip	- 효능과 주치 : 달걀은 완전식품이라고 할 정도로 영양이 풍부한 단백질 식품으로 노른자에 필수 아미노산이 골고루 들어 있다. 하지만 난황은 지방과 콜레스테롤 함량이 높으므로 콜레스테롤을 제한해야 하는 사람은 섭취를 금하고 과잉 섭취하지 말아야 한다. 흰자에는 콜레스테롤이 거의 들어 있지 않지만 대장암 발생을 높인다는 결과가 나와 있으므로 주의해야 한다. 유방암이나 전립선암, 난소암과는 관련이 없다고 보고되고 있다. - 참고 : 달걀찜은 은근한 불에 올려야만 두부처럼 곱고 부드러운 맛을 느낄 수 있다. 강한 불에서 찌면 갑자기 위로 올라왔다가 가라앉아 구멍이 뚫려 보기에도 좋지 않고 맛도 떨어진다. 다른 그릇에 옮기면 모양이 부서지므로 찌기 전에 담아낼 그릇에 쪄서 그대로 상에 내는 것이 좋다. 새우젓을 많이 넣으면 염분 섭취량이 높아지므로 주의해야 한다. - 주의 : 모든 재료는 국산 유기농 재료만 이용하고 농약 성분이 남지 않도록 깨끗이 씻는다.
과제	※ 실제로 조리 후 항산화 영양소와 식물 화학 물질의 양에 대한 측정이 필요하다.

● 소갈비찜

음식명	재료	1인당 분량 (g)	곡류군	저지방	중지방	고지방	채소군	지방군	우유군	과일군	탄수화물 g	단백질 g	지방 g	열량 kcal	베타카로틴 μg	비타민 C mg	비타민 E mg	콜레스테롤 mg	총량	수용성	불용성
소갈비찜	소갈비	60				1+1/2					—	12	12	150	0	0	0.1	42			
	조선무	60					6/7				2.4	1.8	—	18	27.6	9	—	0	0.7	0.1	0.6
	당근	40					4/7				1.6	1.2	—	12	3,048	3.2	—	0	1.2	0.2	1
	표고버섯	5									3.2	0.9	—	13.6	0	0	—	0	—		
	밤	20	1/3								7.7	0.7	—	33.3	9	2.4	—	0	0.7		
	대추	5								1/4	3	—	—	12	0.3	0.4	—	0	0.6		
	은행	10	1/6								4	0.3	—	16.7	9.2	1.4	—	0	0.2	—	0.2
	잣	2						1/4			0.2	0.3	1.4	13.3	0	0	—	0			
	달걀	10			1/5						—	1.6	1	15	1.8	0	.1	47			
	진간장	15																			
	설탕	5									5	—	—	20							
	배	20								1/5	0.6	0.4	—	4							
	다진 파	10					1/7				0.4	0.3	—	3	77.5	2.1	—	0	0.2	—	0.2
	다진 마늘	5					1/14				0.2	0.1	—	1							
	깨소금, 참기름	4, 3						1			—	—	5	45							
	후춧가루	소량																			
	합계		1/2		1/5		1.6	1+1/4		0.45	28.3	19.6	19.4	356.9	4,730	18.5	0.2	89	3.6	0.3	2

만드는 법	- 주재료인 소갈비에 여러 가지 채소와 견과류를 넣어 만든 맛과 영양이 뛰어난 고단백 · 고열량 음식이다. ① 갈비는 5cm 길이로 토막내어 기름을 제거한 뒤 찬물에 담가 핏물을 뺀 다음 1cm 간격으로 칼집을 넣고 갈비가 잠길 만큼 물을 부어 삶아 건져 낸다. 갈비를 삶은 육수는 기름을 걷어 낸다. ② 무와 당근은 한 입 크기로 큼직하게 잘라 가장자리를 다듬고, 표고는 물에 불려서 기둥을 떼고 큼직하게 썬다. ③ 밤은 껍질을 벗겨 놓고, 대추는 씻어서 씨를 빼고, 은행은 기름에 살짝 볶아 껍질을 벗기고, 달걀은 황백 지단을 부쳐 마름모꼴로 썬다. ④ 배즙에 진간장, 설탕, 배, 다진 파, 마늘, 깨소금, 참기름, 후춧가루를 넣고 양념하여 절반 정도를 부어 갈비를 버무려 약 30분 정도 재웠다 냄비에 안친다. ⑤ 무, 당근, 표고버섯을 넣은 뒤 남은 양념 간장을 넣고 재료가 잠길 정도로 갈비 육수를 부어 끓인다. ⑥ 국물이 반으로 줄어들면 대추와 은행을 넣고 남은 양념 간장을 섞어 간이 골고루 배도록 섞는다. ⑦ 중간중간 양념 간장을 끼얹어 윤기가 나게 한다. 국물이 자작해지면 그릇에 담고 위에 지단과 잣을 뿌린다.
Tip	- 효능과 주치 : 지방이 많고 살이 연해 맛이 좋은 쇠고기는 구이, 찜, 탕으로 많이 이용된다. 하지만 포화 지방 함량이 높으므로 기름을 제거하고 이용해야 한다. 표고버섯에는 혈압을 낮추고 암을 억제하는 기능성 물질이 함유되어 있다. 밤의 주성분은 탄수화물로, 비타민C와 베타카로틴이 풍부해 암과 노화를 예방한다. 비타민B와 칼슘, 철, 칼륨도 풍부해 병후 회복기 환자, 노인, 유아에게 좋다. 대추는 한방에서 강장, 이뇨, 진통 등에 처방해 온 식품으로, 통증을 부드럽게 하고 위를 편안하게 한다. 은행에는 세포의 구성 성분이자 각종 자극에 의한 세포 내 2차 신경 전달 물질로 작용하는 인지질인 레시틴과 비타민D의 모체인 에르고스테롤이 들어 있다. 껍질을 벗겨 말린 씨는 폐와 위를 깨끗하게 하는 효과가 있어 진해 · 거담제로 좋다. 잣은 단백질 함량이 높고, 불포화 지방산인 리놀산과 리놀레인산, 비타민E가 풍부하다. 달걀은 영양이 풍부한 단백질 식품으로 노른자에 필수 아미노산이 골고루 들어 있다. 하지만 난황은 지방과 콜레스테롤 함량이 높으므로 콜레스테롤을 제한해야 하는 사람은 섭취를 금한다. 배는 한방에서 해수(기침)와 번열, 갈증 등에 처방한다. 깨에는 항산화 전구체인 세사모린과 세포 노화 억제 효과가 있는 세사미놀이 들어 있어 산화에 대한 안정성이 높다. - 주의 : 모든 재료는 국산 유기농 재료만 이용하고 농약 성분이 남지 않도록 깨끗이 씻는다.
과제	※ 실제로 조리 후 항산화 영양소와 식물 화학 물질의 양에 대한 측정이 필요하다.

● 사태/닭찜

음식명	재료	1인당 분량(g)	교환 단위수								영양가								식이섬유(g)		
			곡류군	어육류군			채소군	지방군	우유군	과일군	3대 영양소 함량 및 열량				항산화 비타민			콜레스테롤 mg			
				저지방	중지방	고지방					탄수화물 g	단백질 g	지방 g	열량 kcal	베타카로틴 μg	비타민C mg	비타민E mg		총량	수용성	불용성
사태/닭찜	미나리	10					1/7				0.4	0.3	—	3							
	표고버섯	5									3.2	0.9	—	13.6	0	0	—	0	—		
	밀가루	1											—	3.7							
	밤	20	1/3								7.7	0.7	—	33.3	9	2.4	—	0	0.7		
	은행	10	1/6								3.7	0.5	0.2	18.3	9.2	1.4	—	0	0.2	—	0.2
	잣	2						1/4			0.2	0.3	1.4	13.3	0	0	0.1	0			
	달걀	20			2/5						—	3.2	2	30	3.6	0	0.2	95			
	진간장	15																			
	설탕	5																			
	생강	20																			
	다진 파	10					1/7				0.4	0.3	—	3	77.5	2.1	0	0	0.2	—	0.2
	다진 마늘	5					1/14														
	깨소금, 참기름	4, 3						1			—	—	5	45							
	후춧가루	소량																			
	아롱사태	180									—	36	9	225	0	0	0.1	42			
	닭	200	5								—	40	10	250	0	0					
	당근	20					2/7				0.8	0.6	—	6	1,524	1.6	—	0	0.6	0.1	0.5
	양파	15					1/5				0.6	0.4	—	4	0	1.2	—	0	0.2	—	0.2
합계	아롱사태찜		1/2	1+1/2	2/5		1/3	1+1/4			15.6	42.2	17.6	388.2	90.3	5.9	0.4	137	1.1		0.4
	닭찜		1/2	5	2/5		5/6	1+1/4			17	46.2	18.6	423.2	1,614	8.7	0.3	95	1.9	—	1.1

만드는 법	- 아롱사태에 밤, 표고버섯, 은행, 달걀, 미나리 초대 등을 넣어 맛을 내고 고명을 얹어 다양한 맛을 낸 별미다.

만드는 법

- 아롱사태에 밤, 표고버섯, 은행, 달걀, 미나리 초대 등을 넣어 맛을 내고 고명을 얹어 다양한 맛을 낸 별미다.
① 아롱사태는 결을 따라 사방 4cm 정도로 썰어 물에 5분 정도 담가 핏물을 제거한 뒤 소쿠리에 받쳐 둔다.
② 밤은 속껍질까지 벗기고, 은행은 기름에 살짝 볶아 속껍질을 벗기고, 표고는 기둥을 떼고 4등분한다.
③ 달걀은 반은 황백 지단을 부쳐 3cm 크기의 마름모꼴로 썰고, 반은 풀어서 미나리초대를 부칠 때 사용한다.
④ 냄비에 물 1.6컵을 붓고 끓기 시작하면 사태를 넣어 물이 1컵으로 줄어들 때까지 40분 정도 거품을 걷어 내면서 삶는다. 어느 정도 익으면 양념 간장을 넣어 20분 정도 끓이다 밤과 표고버섯을 넣는다.
⑤ 고기와 밤, 표고버섯에 양념이 고루 배도록 바닥의 양념 간장을 끼얹어 가며 약한 불에서 20분간 끓인다.
⑥ 미나리 줄기를 10cm 길이로 잘라 밀가루와 달걀을 묻혀 초대를 부쳐 3cm 길이의 마름모꼴로 썬다.
⑦ 사태가 다 끓었으면 음식이 잘 식지 않는 도기 그릇에 담고 준비한 황백 지단과 미나리 초대, 은행을 얹는다.

Tip

- 효능과 주치 : 아롱사태는 결합 조직이 골고루 퍼져 있어 맛이 있는 부위다. 표고버섯에는 혈압을 낮추고 암을 억제하는 기능성 물질이 들어 있을 뿐만 아니라 프로비타민D$_2$가 풍부해 뼈 건강에 좋다. 밤의 주성분은 탄수화물로, 비타민C와 베타카로틴이 풍부해 암과 노화를 예방한다. 비타민B와 칼슘, 철, 칼륨도 풍부해 병후 회복기 환자, 노인, 유아에게 좋다. 은행에는 세포의 구성 성분이자 각종 자극에 의한 세포 내 2차 신경 전달 물질로 작용하는 인지질인 레시틴과 비타민D의 모체인 에르고스테롤이 들어 있다. 껍질을 벗겨 말린 씨는 폐와 위를 깨끗하게 하는 효과가 있어 진해 · 거담제로 좋다. 달걀은 영양이 풍부한 단백질 식품으로 노른자에 필수 아미노산이 골고루 들어 있다. 미나리에는 칼슘과 비타민C, 베타카로틴이 비교적 풍부해 암과 노화 예방 효과가 있고, 엽산과 철도 들어 있어 빈혈 예방 및 피부 미용에 도움이 된다. 깨에는 항산화 전구체인 세사모린과 세포 노화 억제 효과가 있는 세사미놀이 들어 있어 산화에 대한 안정성이 높다. 당근에는 비타민A와 베타카로틴이 풍부하여 시각 · 청각을 향상시키고 생식 기능 유지와 면역력 강화에 도움이 되며, 암과 노화를 예방한다. 양파에는 항산화 물질인 함유황 화합물이 들어 있다.
- 주의 : 모든 재료는 국산 유기농 재료만 이용하고 농약 성분이 남지 않도록 깨끗이 씻는다.

과제

※ 실제로 조리 후 항산화 영양소와 식물 화학 물질의 양에 대한 측정이 필요하다.

● 북어찜

음식명	재료	1인당 분량 (g)	곡류군	어육류군 저지방	어육류군 중지방	어육류군 고지방	채소군	지방군	우유군	과일군	탄수화물 g	단백질 g	지방 g	열량 kcal	베타카로틴 μg	비타민 C mg	비타민 E mg	콜레스테롤 mg	식이섬유 총량	식이섬유 수용성	식이섬유 불용성
북어찜	북어/황태	30		1							−	8	2	50	0	0	1.1	89			
	실고추	적당량																			
	파	7					0.1				0.3	0.2	−	2	54.3	1.5	−	0	0.1	−	0.1
	마늘	2																			
	생강즙	1																			
	설탕	2									2	−	−	8							
	참기름/깨소금	1,2						1/2			−	−	2.5	22.5							
	진간장	9																			
	합계			1			0.1	1/2			2.3	8.2	4.5	82.5	54.3	1.5	1.1	89	0.1	−	0.1

만드는 법

- 황태에 양념장을 뿌려 부드럽게 쪄낸 찜 요리다. 북어는 다른 생선에 비해 지방 함량이 적고 간을 보호하는 효과가 있어서 과음한 다음날 아침에 국을 끓여 먹으면 시원하고 개운한 맛을 느낄 수 있을 뿐만 아니라 숙취 해소에 큰 도움이 된다.
① 통 북어를 방망이로 두드려 머리를 떼어 낸 뒤 물에 담갔다가 건져서 뼈를 발라내고 잔가시를 제거한 것을 5~6cm 정도 크기로 토막내어 껍질 쪽에 칼집을 넣어 오그라들지 않게 한다.
② 진간장, 물, 설탕, 다진 파, 마늘, 깨소금, 참기름, 생강즙, 후춧가루를 섞어 양념 간장을 만들어 냄비에 북어와 양념장을 켜켜이 담은 뒤 둘레에 양념을 끼얹어 약한 불에서 천천히 익힌다. 양념 간장을 자주 끼얹어 맛과 윤기를 낸다.
③ 북어가 잘 무르고 국물이 자작해지면 실고추와 파채를 얹어 잠시 뜸을 들인 다음 그릇에 담아 낸다.

Tip

- 효능과 주치 : 내장을 제거한 명태를 기온 차가 심하고 바람이 강한 지역에서 낮에는 녹고 밤에는 어는 과정을 반복하면서 3~4개월간 말린 북어를 황태라 한다. 이 과정에서 영양이 풍부해지고 농축되면서 감칠맛 나는 황태가 만들어진다. 황태는 지방이 적고 단백질이 풍부하며 맛이 담백해 노인과 회복기 환자에게 좋다. 혈중 콜레스테롤 수치를 떨어뜨려 혈압을 조절하고 세포를 활성화하여 피로를 풀어 주는 효과가 있다. 찜 외에 무침이나 구이, 국 등에 이용해도 좋다.
- 주의 : 모든 재료는 국산 유기농 재료만 이용하고 농약 성분이 남지 않도록 깨끗이 씻는다.

과제

※ 실제로 조리 후 항산화 영양소와 식물 화학 물질의 양에 대한 측정이 필요하다.

● 대하찜

음식명	재료	1인당 분량 (g)	교환 단위수								영양가										
			곡류군	어육류군			채소군	지방군	우유군	과일군	3대 영양소 함량 및 열량				항산화 비타민			콜레스테롤 mg	식이섬유(g)		
				저지방	중지방	고지방					탄수화물 g	단백질 g	지방 g	열량 kcal	베타카로틴 μg	비타민 C mg	비타민 E mg		총량	수용성	불용성
대하찜	대하	25		1/2							—	4	1	25	0	0.3	0.2	74			
	쇠고기/사태	20		1/2							—	4	1	25	0	0.4	—	9.8			
	죽순	20					2/7				0.8	0.6	—	6	3.4	2	0.1	0	0.8		
	오이	20					2/7				0.8	0.6	—	6	29.2	2	0.1	0	0.1		
	소금, 후추	소량																			
	잣	4						1/2			—	—	2.5	37.5	0	0	0.5	0	0.1		
	참기름	1						1/5			—	—	1	9							
	육수	4																			
	합계		1				4/7	0.7			1.6	9.2	5.5	108.5	32.6	4.7	0.9	83.8	1		

만드는 법	- 찐 대하와 오이, 죽순, 편육을 넣고 잣즙을 이용해 무친 요리로, 차갑게 해서 교자상에 올린다. 새우의 담백한 맛과 보드라운 촉감에 잣즙의 향이 더해져 오랫동안 입안을 즐겁게 한다. 맛은 물론 영양 면에서도 우수하다. ① 대하는 씻어서 꼬챙이를 이용에 등에 있는 내장을 제거한 뒤 소금을 뿌려 찜통에 넣고 10분 정도 찐 다음 껍질을 벗겨 반으로 갈라 어슷하게 저민다. ② 사태는 덩어리째 삶아서 편육을 만들어 납작하게 저민다. ③ 오이는 반을 갈라 어슷하게 썰어 소금에 살짝 절였다가 꼭 짜서 참기름에 살짝 볶아 큰 그릇에 넓게 펴서 식히고, 죽순은 빗살 모양으로 썰어 참기름에 볶는다.
Tip	- 효능과 주치 : 새우는 지방과 탄수화물이 적고 단백질이 순수한 상태로 들어 있는 양질의 단백질 식품으로, 예부터 장수 식품으로 여겨져 왔다. 불포화 지방산이 풍부하고 면역력 증강과 저혈압 개선에 효과가 좋으며, 혈중 콜레스테롤 수치를 낮추고 심장병과 피로를 푸는 데 좋은 타우린이 들어 있다. 소화도 잘되어 노약자와 회복기 환자에게 좋다. 껍질에는 키틴 · 키토산이 함유되어 있으므로 잔새우 요리를 만들어 껍질째 먹어도 좋다. 한방에서는 강장, 두피의 종기, 습진, 가려움증 등에 처방하며, 가래(담)를 멈추게 하는 데도 이용한다. 쇠고기는 양질의 단백질 식품으로 스태미나 요리의 재료로 많이 이용되지만 포화 지방산 함량이 높으므로 과잉 섭취하지 않는 것이 좋다. 또 고온에서 조리하면 발암 물질이 생성되어 대장암 위험이 증가하므로 주의해야 한다. - 주의 : 모든 재료는 국산 유기농 재료만 이용하고 농약 성분이 남지 않도록 깨끗이 씻는다.
과제	※ 실제로 조리 후 항산화 영양소와 식물 화학 물질의 양에 대한 측정이 필요하다.

● 대합찜

| 음식명 | 재료 | 1인당 분량 (g) | 교환 단위수 | | | | | | | | 영양가 | | | | | | | | | | |
| | | | 곡류군 | 어육류군 | | | 채소군 | 지방군 | 우유군 | 과일군 | 3대 영양소 함량 및 열량 | | | | 항산화 비타민 | | | 콜레스테롤 mg | 식이섬유 (g) | | |
				저지방	중지방	고지방					탄수화물 g	단백질 g	지방 g	열량 kcal	베타카로틴 μg	비타민 C mg	비타민 E mg		총량	수용성	불용성
대합찜	대합/살	70		1							−	8	2	50							
	쇠고기	10		1/4							−	2	0.5	12.5							
	달걀	10			1						−	1.6	1	15							
	두부	4			1/20						0.2	0.1	−	1							
	밀가루	2	1/15																		
	식용유, 진간장	3, 1						3/5			−	−	3	27							
	참기름, 깨소금	2, 1.5						3/5			−	−	3	27							
	파, 마늘	3, 1																			
	설탕, 후추	소량									1	−	−	4							
	물	1/5컵																			
	합계		1/15																		

만드는 법	- 대합과 쇠고기, 두부를 양념하여 대합 껍질에 담아 쪄낸 찜 요리로, 노약자와 회복기 환자에게 좋은 고급 밥반찬이다. ① 냄비에 물 1컵을 넣고 불은 올린 뒤 물이 끓으면 깨끗이 씻은 대합을 넣고 입이 벌어질 때까지 끓인다. 입이 벌어지면 대합을 건져 살을 떼어낸 뒤 곱게 썰고 껍질은 깨끗이 씻어 놓는다. ② 쇠고기는 곱게 다지고 두부는 물기를 꼭 짜서 으깨어 대합과 섞어 진간장, 다진 파, 마늘, 깨소금, 참기름, 후춧가루, 설탕으로 양념한다. ③ ①에서 준비한 껍질 안쪽에 식용유를 바르고 밀가루를 바른 뒤 ②의 재료를 꼭꼭 눌러 담고 밀가루를 약간 발라 달걀을 입혀 찜통에 찐다. ④ 황백 지단을 부쳐 곱게 채 썬 뒤 대합 위에 얹어 초간장을 곁들인다.
Tip	- 효능과 주치 : 대합은 열량은 낮지만 칼슘과 철이 많이 들어 있으며, 글리신과 알라닌, 글루탐산 등 맛 성분이 들어 있어 감칠맛이 나고 식욕 증진에 좋다. 하지만 비타민B$_1$ 분해 효소가 들어 있으므로 절대로 생식해서는 안 된다. 쇠고기는 양질의 단백질 식품으로 스태미나 요리의 재료로 많이 이용되나 포화 지방산 함량이 높으므로 과잉 섭취하지 말아야 한다. 두부는 칼슘 함량은 비교적 높은 편이나 비타민B$_1$ 함량이 극히 낮다. 하지만 콜레스테롤과 중성 지방, 나트륨 함량이 낮아 고혈압 환자에게 좋은 단백질 공급원이 된다. 유방암과 폐암 예방 효과도 인정되고 있으며, 모든 식품과 잘 어울리기 때문에 매주 4~5회 정도 섭취할 것을 권한다. - 주의 : 모든 재료는 국산 유기농 재료만 이용하고 농약 성분이 남지 않도록 깨끗이 씻는다.
과제	※ 실제로 조리 후 항산화 영양소와 식물 화학 물질의 양에 대한 측정이 필요하다.

● **가지찜**

음식명	재료	1인당 분량(g)	곡류군	어육류군 저지방	중지방	고지방	채소군	지방군	우유군	과일군	탄수화물 g	단백질 g	지방 g	열량 kcal	베타카로틴 μg	비타민 C mg	비타민 E mg	콜레스테롤 mg	식이섬유 총량	수용성	불용성
가지찜	가지	70					1				3	2	–	20	24.5	2.8	0.2	0	1.4		
	쇠고기	20		1/2							–	4	2	25	0	0.4	–	9.8			
	달걀	10			1/5						–	1.6	1	15	1.8	0	0.1	47.5			
	실고추	소량																			
	육수	1/5컵																			
	파, 마늘	5, 2																			
	참기름, 깨소금	2, 1									–	–	3	27							
	고추장, 간장	3, 1																			
	설탕, 후춧가루	1																			
	합계			1/2	1/5		1				3	7.6	6	87	26.3	3.2	0.3	57.3	1.4		

만드는 법	- 가지는 보라색이 진하고 선명한 것을 선택해야 한다. 일반적으로 간장을 주요 양념으로 이용하지만 지역에 따라 고추장이나 고춧가루를 이용하기도 한다. ① 가지는 가는 것을 골라 7~8cm 정도 길이로 잘라 세 군데에 칼집을 넣어 소금물에 살짝 절인다. ② 다진 쇠고기에 양념장과 실고추를 넣고 양념하여 가지 속에 채운다. ③ 달걀은 황백 지단을 부쳐서 마름모꼴로 썬다. ④ 파를 굵게 채 썰어 냄비 밑에 깐 뒤 가지를 얹고 육수를 자작하게 부어 끓인다. ⑤ 그릇에 보기 좋게 담은 뒤 황백 지단을 얹는다.
Tip	- 효능과 주치 : 가지에는 항산화 물질인 폴리페놀이 풍부하여 노화와 암을 예방해 준다. 식이섬유도 상당량 함유되어 있어 대장암 예방 효과가 있으며, 한방에서는 고혈압에 처방한다. 피를 맑게 해 주는 효과도 있어 꾸준히 먹으면 고지혈증 예방에 도움이 된다. 쇠고기는 양질의 단백질 식품으로 스태미나 요리의 재료로 많이 이용되나 포화 지방산 함량이 높으므로 과잉 섭취하지 말아야 한다. - 참고 : 찜에 이용하는 가지는 비틀어지지 않고 곧으며 가는 것을 골라야 한다. - 주의 : 모든 재료는 국산 유기농 재료만 이용하고 농약 성분이 남지 않도록 깨끗이 씻는다.
과제	※ 실제로 조리 후 항산화 영양소와 식물 화학 물질의 양에 대한 측정이 필요하다.

② 선

  찜과 비슷한 조리법으로, 호박이나 오이, 가지, 배추, 두부 등의 식물성 재료에 소를 넣고 찐 것을 말한다. 선(膳)은 궁중 조리 용어로 건강에 좋은 음식을 말하는데, 색이 곱고 맛이 산뜻해서 식사 전에 먹는 전채(前菜, 오르되브르) 요리로 많이 이용된다. 입맛을 잃기 쉬운 노약자나 회복기 환자의 입맛을 돋워 주는 맛과 영양이 균형 잡힌 요리다.

  가지선은 가지를 토막내어 칼집을 넣은 뒤 그 사이에 쇠고기를 채워 장국을 부어서 끓인 채소찜으로, 살짝 쪄내야 색깔도 곱고 가지의 향을 느낄 수 있으며 시각적으로도 맛을 즐길 수 있다. 맛이 좋아 노약자는 물론 회복기 환자에게 많이 이용된다. 가지는 영양가는 높지 않지만 열을 내리고 혈액 순환을 좋게 하여 통증을 완화하고 부기를 내려 주는 효과가 있다. 최근에는 가지에 항암 물질이 들어 있다는 사실이 알려지면서 더욱 주목받고 있다. 애호박선은 애호박을 잘라 속을 도려내고 물기를 제거한 뒤 소를 채워 쪄낸 음식으로, 맛과 영양이 뛰어나다. 경상남도 지방에서는 식초에 절인 호박에 색깔별로 채소를 넣어 향토 음식으로 즐기기도 한다. 오이선은 신선한 오이에 여러 가지 고명을 넣어 만든 새콤하고 아삭한 요리로, 오이선을 만들 때는 찌지 않고 살짝 볶아 차갑게 식혀 단촛물을 끼얹으면 맛이 새콤달콤해진다. 향기와 색이 좋아 여름에 어울리며, 전채 요리나 술안주로 특히 좋다. 육류 요리에 곁들이면 좋다.

  선 요리는 맛과 영양이 좋을 뿐만 아니라 흰색, 노란색, 붉은색, 검은색, 초록색, 보라색 등 재료의 다양한 색이 상을 화려하게 만들고 입맛까지 돋운다.

● 가지/오이/호박선

| 음식명 | 재료 | 1인당 분량(g) | 교환 단위수 | | | | | | | | 영양가 | | | | | | | | | | |
| | | | 곡류군 | 어육류군 | | | 채소군 | 지방군 | 우유군 | 과일군 | 3대 영양소 함량 및 열량 | | | | 항산화 비타민 | | | 콜레스테롤 mg | 식이섬유(g) | | |
				저지방	중지방	고지방					탄수화물 g	단백질 g	지방 g	열량 kcal	베타카로틴 µg	비타민 C mg	비타민 E mg		총량	수용성	불용성
가지/오이/호박선	간장, 설탕	3, 1									1	—	—	4							
	파, 마늘	2, 1									0.2	0.1	—	1							
	참기름, 깨소금	1, 1									—	—	1+1/8	10							
	쇠고기	10		1/4							—	2	1/2	12.5							
	달걀	10			1/5						—	1.6	1	15							
	건표고	2									1.1	0.3	—	5.6	0	0	0	0	—		
	가지	50					5/7				2	1.5	—	15	17.5	2	0.2	0	1	—	—
	애호박	60					6/7				2.4	1.8	—	18	97.8	17.5	0.6	0	0.8	0.2	0.6
	오이	60					6/7				2.4	1.8	—	18	87.6	6	0.3	0	0.7	—	0.7
합계	가지선			1/4	1/5		5/7				4.3	5.5	2+5/8	63	17.5	2	0.2	0	1	—	—
	애호박선			1/4	1/5		6/7				4.7	5.8	2+5/8	66	97.8	17.5	0.6	0	0.8	0.2	0.6
	오이선			1/4	1/5		6/7				4.7	5.8	2+5/8	66	87.6	6	0.3	0	0.7	—	0.7

만드는 법

① **가지선** – 연한 가지를 골라 깨끗이 손질하여 5cm 길이로 잘라 칼집을 넣어 끓는 소금물에 살짝 데친다. 쇠고기는 반만 다져 둔다. 표고는 채 썰어 쇠고기와 함께 양념하고 남은 쇠고기는 채 썰어 양념한다. 가지를 꼭 짜서 칼집 속에 양념한 고기와 버섯을 넣는다. 냄비에 채 썬 쇠고기를 깔고 가지를 얹은 뒤 장국 1/5컵을 자작하게 부어 끓인다. 황백 지단, 실고추, 비늘잣을 웃기로 얹는다.

② **애호박선** – 애호박을 골라 반을 갈라 4cm 길이로 잘라서 어슷하게 3번 칼집을 낸다. 단면에 열 십 자로 칼집을 내어 펄펄 끓는 소금물에 살짝 데치거나 소금에 절인다. 쇠고기와 표고는 곱게 채 썰어 양념에 버무리고 석이버섯은 뜨거운 물에 담가 손질하여 물기를 꼭 짜서 곱게 채 썬다. 달걀은 지단을 부쳐 2cm 정도로 곱게 채 썬다. 쇠고기, 표고, 석이, 당근을 잘 섞어 어슷하게 저며 물기를 짠 호박에 끼운 뒤 녹말을 뿌려 김이 오르는 찜통에 물을 약간 뿌려 살짝 찐다. 찐 호박을 냄비에 담은 뒤 육수나 채소 국물로 간을 하여 잠길 정도로 붓고 5분 정도 끓여 자작해지면 불을 끈다. 접시에 담고 황백 지단, 석이 채, 실고추, 잣을 고명으로 얹은 뒤 겨자즙이나 초간장을 곁들인다. 끓은 뒤에 고명을 얹고 한소끔 익혀서 올려도 된다.

③ **오이선** – 오이는 소금으로 문질러 깨끗이 씻어서 반을 자른 뒤 4cm 길이로 썰어 0.5cm 간격으로 어슷하게 3번 정도 칼집을 넣는다. 쇠고기와 표고는 2~3cm 길이로 곱게 채 썰어 분량의 간장, 다진 파, 마늘, 후춧가루, 깨소금, 참기름, 설탕으로 양념하여 볶는다. 달걀은 황백 지단을 부쳐 곱게 채 썬다. 절여둔 오이를 깨끗한 행주로 꼭 짜서 물기를 제거한 뒤 기름을 두르고 센 불에 살짝 볶아 넓은 그릇에 펴서 식힌다. 칼집을 낸 오이 속에 양념한 쇠고기와 표고, 황백 지단을 순서대로 얹은 뒤 실고추를 뿌린다. 접시에 곱게 담은 뒤 차갑게 식혀 먹기 직전에 전체적으로 단촛물을 끼얹는다.

Tip

- 효능과 주치 : 가지에는 항산화 물질인 폴리페놀이 풍부하여 노화와 암을 예방하는 효과가 좋다. 식이섬유도 상당량 함유되어 있어 대장암 예방 효과가 있으며, 한방에서는 고혈압에 처방한다. 진정 작용을 하는 스코포레친과 스코파론이라는 성분도 들어 있다. 애호박은 늙은 호박보다 당질과 비타민C 함량이 높다. 특히 카로티노이드 함량이 높은데, 진한 황색을 띨수록 더 높다. 과채류 중 전분 함량이 가장 높아 열량이 많고, 잘 익어 색이 짙은 호박일수록 자당이 풍부해 단맛이 강하다. 오이는 칼륨이 풍부해 나트륨 배설을 촉진하고 이뇨 작용을 통해 부종과 소갈을 풀어 주며 고혈압에도 효과가 좋다. 오이 머리 부분에 들어 있는 쓴맛 성분인 쿠쿠르비타신은 강력한 항종양 효과를 인정받고 있다.
- 참고 : 오이와 애호박에는 비타민C 파괴 효소가 들어 있으나 열에 약해서 불에 익히면 조리 중 파괴된다. 생오이를 다른 채소와 함께 조리할 때는 효소의 활성을 억제하는 식초를 2~3방울 정도 첨가해야 비타민C가 파괴되는 것을 막을 수 있다. 가지찜은 약 10분 정도 쪄내야 색도 곱고 맛도 좋다.
- 주의 : 모든 재료는 국산 유기농 재료만 이용하고 농약 성분이 남지 않도록 깨끗이 씻는다.

과제

※ 실제로 조리 후 항산화 영양소와 식물 화학 물질의 양에 대한 측정이 필요하다.

③ 조림

조림은 어패류, 육류, 채소 등을 간장과 고추장에 조려서 만든 요리다. 생선 조림을 할 때는, 흰 살 생선은 간장으로 간하고, 붉은 살 생선이나 비린내가 많이 나는 생선은 고추장이나 고춧가루를 이용한다.

● **쇠고기채소장조림**

음식명	재료	1인당 분량 (g)	교환 단위수								영양가										
											3대 영양소 함량 및 열량				항산화 비타민			콜레스테롤 mg	식이섬유(g)		
			곡류군	어육류군			채소군	지방군	우유군	과일군	탄수화물 g	단백질 g	지방 g	열량 kcal	베타카로틴 ㎍	비타민 C mg	비타민 E mg		총량	수용성	불용성
				저지방	중지방	고지방															
쇠고기 채소 장조림	쇠고기/사태, 홍두깨, 우둔	120	3								—	24	6	150	0	1.2	0.2	76.8			
	깐마늘, 생강	7, 3					1/7				0.4	0.3	—	3	0	2	—	0	0.4	0.3	0.1
	꽈리고추	35					1/2				1.5	1	—	10	270	23.5	—	0			
	당근	20					2/7				0.8	0.6	—	6	1,524	1.6	—	0	0.6	0.1	0.5
	진간장	30																			
	설탕	3									3	—	—	12							
	물	120																			
	합계		3				0.9				5.7	26	6	181	1,794	28.3	0.2	76.8	1	0.4	0.6

만드는 법	- 쇠고기 살코기에 항산화 영양소가 풍부한 채소를 넣어 간장에 조린 요리로, 영양이 균형 잡힌 밑반찬이다. 먼저 고기를 삶은 뒤 간장을 넣고 조려야 맛이 부드럽다. 처음부터 간장을 넣으면 고기가 익기도 전에 염분이 침투하여 고기가 딱딱해지고 수축된다. ① 쇠고기는 덩어리째로 물에 씻어 핏물을 제거한 뒤 큼직하게 썬다. ② 마늘은 껍질을 벗겨 반을 자르고, 생강은 얇게 저미고, 당근은 길게 4등분하여 부채꼴 모양으로 얇게 썰고, 꽈리고추는 꼭지를 떼어내고 깨끗이 씻는다. ③ 냄비에 물을 4/5컵 붓고 끓으면 고기를 넣어 약한 불에서 물이 반 정도로 줄어들고 고기가 무를 때까지 삶는다. ④ 고기가 익으면 진간장, 설탕, 마늘, 생강, 당근, 꽈리고추를 넣어 꽈리고추가 숨이 죽을 때까지 조린다. ⑤ 고기를 결대로 찢어 그릇에 담고 채소를 색 맞추어 올린 뒤 양념 국물을 끼얹는다.
Tip	- 효능과 주치 : 쇠고기는 양질의 단백질 식품으로 스태미나 요리의 재료로 많이 이용된다. 하지만 포화 지방산 함량이 높으므로 살코기만 이용해야 한다. 파와 생강에는 항산화 영양소와 함유황 물질이 들어 있어서 암과 혈전, 동맥경화 등의 생활습관병을 예방해 준다. 당근에는 비타민A와 베타카로틴이 풍부하여 시각과 청각을 향상시키고 생식 기능 유지와 면역력 강화에 도움을 주며, 암과 노화를 예방한다. 고추에는 비타민A와 베타카로틴이 풍부하고, 비타민C 함량이 딸기와 레몬보다 높다. 식이섬유도 많이 들어 있다. 항산화 물질인 캡사이신이 신경 조절 작용을 하여 피로를 풀어 주고 식욕을 증진시키며 혈액 순환을 돕고 스트레스를 풀어 주고 지방 분해를 촉진한다. - 주의 : 모든 재료는 국산 유기농 재료만 이용하고 농약 성분이 남지 않도록 깨끗이 씻는다.
과제	※ 실제로 조리 후 항산화 영양소와 식물 화학 물질의 양에 대한 측정이 필요하다.

● 닭채소조림

음식명	재료	1인당 분량 (g)	곡류군	저지방	중지방	고지방	채소군	지방군	우유군	과일군	탄수화물 g	단백질 g	지방 g	열량 kcal	베타카로틴 μg	비타민C mg	비타민E mg	콜레스테롤 mg	총량	수용성	불용성
닭 채소 조림	닭 (껍질 제거)	160		4							—	32	8	200	0	3.2	0.5	120			
	감자	40	1/4								0.8	0.5	—	25	0	8.4	—	0	0.6	—	0.6
	양파	20					2/5				2.4	0.8	—	8	0	1.8	—	0	0.3	—	0.3
	마늘	5									0.2	0.1	—	1	0	1.4	—	0	0.3	0.2	0.1
	생강	2													0	0.1			0.1		
	홍고추	5									0.2	0.1	—	1	323	0.9	—	0	0.5	0.1	0.4
	진간장	15																			
	설탕, 소금	3, 소량									3	—	—	12							
	후춧가루	소량																			
	참기름	9						1+4/5			—	—	9	81							
	합계		1/4	4			2/5	1+4/5			6.2	33.3	17	326	323	15.8	0.5	120	1.8	0.3	1.4

만드는 법	- 부드럽고 질기지 않아 조림용으로 적당한 중간 크기의 닭에 항산화 영양소가 풍부한 알칼리성 식품을 곁들여 조린 영양 반찬이다. 살은 분홍색을 띠고 껍질은 크림색을 띠는 것이 신선한 닭이다. ① 신선한 닭을 구입하여 큼직하게 토막낸다. ② 감자와 양파는 큼직하게 깍뚝썰기하고, 마늘은 반으로 자르고, 생강은 납작하게 썰고, 홍고추는 어슷하게 썰어서 씨를 털어 낸다. ③ 번철에 식용유를 두르고 뜨거워지면 토막낸 닭을 넣어 표면이 노릇해질 때까지 익힌다. ④ 감자, 양파, 마늘, 생강, 홍고추를 넣고 양념을 얹어 20~30분 정도 잘 섞어 준다. 노릇노릇하게 익으면 고기와 채소를 잘 섞어 접시에 담아 낸다.
Tip	- 효능과 주치 : 닭은 양질의 단백질 식품이지만 비타민과 무기질도 골고루 들어 있다. 기름기를 완전히 제거한 살코기는 동맥경화와 비만 예방에 좋다. 감자는 칼륨이 많은 알칼리성 식품으로, 육류와 곡류 같은 산성 식품과 함께 먹으면 효과적이다. 다량의 비타민C가 안정한 상태로 들어 있으며, 대장암과 대장 게실 예방 효과가 있는 식이섬유, 미생물과 암세포를 배제하는 작용을 하는 단백질인 렉틴이 들어 있다. 양파에는 매운맛 성분인 티오설피네이트가 들어 있어 심장병과 암을 예방하며, 플라본 색소인 퀘르세틴이 고혈압을 막아 준다. 비타민과 무기질도 골고루 함유되어 있다. 마늘과 생강에는 항산화 영양소와 함유황 물질이 들어 있어 암과 혈전, 동맥경화 등의 생활습관병을 예방해 준다. - 주의 : 모든 재료는 국산 유기농 재료만 이용하고 농약 성분이 남지 않도록 깨끗이 씻는다.
과제	※ 실제로 조리 후 항산화 영양소와 식물 화학 물질의 양에 대한 측정이 필요하다.

● 달걀채소장조림

| 음식명 | 재료 | 1인당 분량 (g) | 교환 단위수 | | | | | | | | 영양가 | | | | | | | | | | |
| | | | 곡류군 | 어육류군 | | | 채소군 | 지방군 | 우유군 | 과일군 | 3대 영양소 함량 및 열량 | | | | 항산화 비타민 | | | 콜레스테롤 mg | 식이섬유(g) | | |
				저지방	중지방	고지방					탄수화물 g	단백질 g	지방 g	열량 kcal	베타카로틴 ㎍	비타민 C mg	비타민 E mg		총량	수용성	불용성
달걀 채소 장조림	달걀	50			1						−	8	5	75	9	0	0.6	237.5			
	당근	10					1/7				0.4	0.3	−	3	754	0.6	−	0	0.3	0.1	0.2
	두부	40			1/2						−	8	5	75							
	풋고추	10					1/7				0.4	0.3	−	3	31.2	11.6	0.1	0	0.5		
	진간장	9																			
	설탕	3									3	−	−	12							
	소금	1																			
	물	약간																			
	합계				1+1/2		2/7				3.8	16.6	10	168							

만드는 법	- 완전 식품인 달걀에 항산화 영양소가 풍부한 채소를 함께 넣어 간장에 조린 요리로, 영양이 균형 잡힌 밑반찬이다. ① 냄비에 물과 약간의 소금을 넣고 달걀을 15분 정도 삶아서 냉수에 담갔다가 껍질을 벗겨 흐르는 물에 헹군다. ② 당근은 동그랗게 썰고, 두부는 네모지게 썰고, 풋고추는 꼭지를 따고 씻어 둔다. ③ 냄비에 진간장, 설탕, 소금을 넣고 달걀, 당근, 두부, 풋고추를 넣고 조린다. ④ 달걀은 2등분 또는 4등분하고, 당근과 두부, 풋고추를 보기 좋게 담아 낸다.
Tip	- 효능과 주치 : 달걀은 영양이 풍부한 단백질 식품으로 노른자에 필수 아미노산이 골고루 들어 있다. 하지만 난황은 지방과 콜레스테롤 함량이 높으므로 콜레스테롤을 제한해야 하는 사람은 섭취를 금하고 과잉 섭취하지 말아야 한다. 흰자에는 콜레스테롤이 거의 들어 있지 않지만 대장암 발생을 높인다는 결과가 나와 있으므로 주의해야 한다. 유방암이나 전립선암, 난소암과는 관련이 없다고 보고되고 있다. 당근에는 비타민A와 베타카로틴이 풍부하여 시각과 청각을 향상시키고 생식 기능 유지와 면역력 강화에 도움을 주며, 암과 노화를 예방한다. 두부는 소화 흡수율이 85~95%로 82%인 생대두보다 높다. 콜레스테롤과 유당이 없고 포화 지방산 함량도 낮아 모든 질환에 좋은데, 특히 노약자와 회복기 환자에게 좋다. 고추에는 비타민A와 베타카로틴이 풍부하고, 비타민C 함량이 딸기와 레몬보다 높으며, 식이섬유도 많이 들어 있다. 항산화 물질인 캡사이신이 신경 조절 작용을 하여 피로를 풀어 주고 식욕을 증진시키며 혈액 순환을 돕고 스트레스를 풀어 주고 지방 분해를 촉진한다. - 주의 : 달걀은 지나치게 오래 삶으면 흰자와 노른자 사이가 회녹색으로 변하므로 완숙으로 삶을 때는 12~15분 정도 삶아 즉시 차가운 물에 담가야 한다. 달걀을 삶을 때 처음 얼마간은 주걱으로 저어 주어야 노른자가 가운데에 자리잡는다.모든 재료는 국산 유기농 재료만 이용하고 농약 성분이 남지 않도록 깨끗이 씻는다.
과제	※ 실제로 조리 후 항산화 영양소와 식물 화학 물질의 양에 대한 측정이 필요하다.

● 조기/갈치/두부조림

음식명	재료	1인당 분량(g)	곡류군	어육류군 저지방	어육류군 중지방	어육류군 고지방	채소군	지방군	우유군	과일군	탄수화물(g)	단백질(g)	지방(g)	열량(kcal)	베타카로틴(μg)	비타민C(mg)	비타민E(mg)	콜레스테롤(mg)	식이섬유 총량	식이섬유 수용성	식이섬유 불용성
조기/ 갈치/ 두부조림	진간장	10																			
	물, 설탕	10, 2									2	—	—	8							
	마늘, 파	1, 3					1/14				0.2	0.1	—	1.2	23	0.6	—	0	0.1		
	생강, 통깨	1, 1									—	—	0.5	4.5							
	고춧가루		1																		
	참조기	150		3							—	24	6	150	0	1.5	1.5	130.5			
	갈치	100			2						—	16	4	100	0	1.5	1.6	126			
	두부	90			1+1/8						—	9	5.6	84	0	1	1	0			
합계	참조기조림			3			1/14				2.2	24.1	6.5	163.7	23	2.1	1.5	130.5	0.1		
	갈치조림				2		1/14				2.2	16.1	4.5	113.7	23	2.1	1.6	126	0.1		
	두부조림				1+1/8		1/14				2.2	9.1	6.1	97.7	23	1.6	1	0	0.1		

만드는 법

① **참조기조림** – 표면은 황금색, 살은 흰색을 띠는 참조기를 골라 비늘을 긁어내고 지느러미와 내장을 제거한 뒤 도톰하게 썬 무를 냄비에 깔고 양념장을 끼얹은 다음 조기를 올린다. 조기에 양념장을 끼얹어 중간 불에서 은근히 조리다 실고추를 올려 조금 더 조린다.

② **갈치조림** – 싱싱한 갈치를 골라 지느러미와 내장을 제거하고 6cm 길이로 잘라 도톰하게 썬 무를 냄비에 깔고 무 위에 갈치를 올려 양념 간장을 끼얹는다. 간장물을 끼얹어 갈치에 간이 고루 배이게 충분히 조린 뒤 실고추를 얹고 조금 더 익혀 그릇에 담고 양념 국물을 끼얹는다.

③ **두부조림** – 두부를 3×4.5×0.8cm 크기로 잘라 소금을 약간 뿌려 두었다가 마른 행주로 물기를 제거한 뒤 번철에 올려 노릇노릇하게 지져 낸다. 곱게 다진 파와 마늘, 채 썬 파를 넣어 양념 간장을 만들어 냄비에 두부 한 켜를 놓은 뒤 양념 간장을 끼얹어 불에 올린다. 끓어오르면 불을 줄여 국물이 거의 없어질 때까지 조리다가 실고추와 채 썬 파를 얹고 조금 더 익혀 그릇에 담고 양념 국물을 끼얹는다.

Tip

- 효능과 주치 : 봄이 제철인 조기는 단백질이 풍부하고 육질이 부드러운 생선으로, 어린이의 발육, 노약자나 회복기 환자의 원기 회복에 좋다. 갈치는 여름철에 맛있는 생선으로, 단백질이 풍부하고 육질이 부드러워 노약자나 회복기 환자에게 좋다. 하지만 표면의 은분에 함유되어 있는 구아닌 성분이 복통이나 두드러기를 유발하므로 반드시 제거하고 조리해야 한다. 두부는 소화 흡수율이 85~95%로 82%인 생대두보다 높다. 콜레스테롤과 유당이 없고 포화 지방산 함량도 낮아 모든 질환에 좋은데, 특히 노약자나 회복기 환자에게 좋다. 파와 마늘과 생강은 항산화 영양소뿐 아니라 항산화 작용이 있는 함유황 물질이 함유되어 있어 암, 혈전증, 동맥경화 등 생활습관병에 좋다.
- 주의 : 모든 재료는 국산 유기농 재료만 이용하고 농약 성분이 남지 않도록 깨끗이 씻는다.

과제

※ 실제로 조리 후 항산화 영양소와 식물 화학 물질의 양에 대한 측정이 필요하다.

● 북어조림

음식명	재료	1인당 분량 (g)	교환 단위수									영양가									
			곡류군	어육류군			채소군	지방군	우유군	과일군		3대 영양소 함량 및 열량				항산화 비타민			콜레스테롤 mg	식이섬유 (g)		
				저지방	중지방	고지방						탄수화물 g	단백질 g	지방 g	열량 kcal	베타카로틴 μg	비타민 C mg	비타민 E mg		총량	수용성	불용성
북어조림	북어	60		4								−	32	8	200	0	0	2.2	52.8			
	풋고추	8										0.4	0.1	−	1.9	25	5.8	0.1	0	0.4	−	0.4
	홍고추	2										0.2	−	−	0.8	129.3	2.3	0.1	0	0.2	−	0.2
	실고추	소량																				
	고춧가루	1																				
	설탕, 물	2, 20										2	−	−	8							
	마늘, 파	1, 2																				
	생강	1																				
	통깨	1														0.5	4.5					
	진간장	9																				
	합계			4			1/7					0.6	32.1	8.5	207.2	154.3	8.1	2.4	52.8	0.6	−	0.6

만드는 법	- 북어(건명태)는 국, 찜, 조림, 구이, 보푸라기 등 여러 가지 요리에 이용할 수 있는 재료로, 지방이 없고 맛이 담백해 노약자나 회복기 환자에게 좋다. ① 통북어(노랑태)를 준비해 부드러워질 때까지 물에 충분히 불려 물기를 제거한 뒤 가운데 뼈와 지느러미를 떼어 내고 4cm 정도로 토막낸다. ② 파, 마늘, 생강을 씻어서 가늘게 채 썰어 진간장, 물, 설탕, 통깨, 고춧가루를 섞어 양념 간장을 만든다. ③ 풋고추와 홍고추는 갈라서 씨를 빼고 어슷하게 썰어 놓는다. ④ 냄비에 북어 한 켜를 고르게 펴서 담은 뒤 양념 간장을 끼얹고 실고추를 뿌린 다음 다시 북어와 양념을 골고루 얹어 불에 올린다. ⑤ 끓어오르면 불을 줄인 뒤 고추를 넣고 중간중간 양념을 끼얹어 간이 골고루 배게 한다. 국물이 거의 없어지고 북어가 부드러워지면 그릇에 담아낸다.
Tip	- 효능과 주치 : 북어는 단백질이 풍부하고 지질 함량은 낮아 맛이 담백하다. 노랑태가 흑태보다 육질이 부드럽고 더 맛있다. 홍고추는 청고추보다 식이섬유와 비타민C, 베타카로틴이 더 풍부하다. 특히 고추에는 혈액 순환을 개선하고 식욕을 증진시키며 냉증과 비만에 효과가 있는 기능성 물질인 캡사이신이 함유되어 있다. 파와 마늘, 생강에는 항산화 영양소와 함유황 물질이 들어 있어서 암과 혈전, 동맥경화 등의 생활습관병을 예방해 준다. 참깨에는 세포가 노화되는 것을 억제하는 세사미놀과 지질 산화 안정성을 높이는 세사모린이 들어 있어 저장 중 기름이 산화되는 것을 막아 준다. - 주의 : 모든 재료는 국산 유기농 재료만 이용하고 농약 성분이 남지 않도록 깨끗이 씻는다.
과제	※ 실제로 조리 후 항산화 영양소와 식물 화학 물질의 양에 대한 측정이 필요하다.

● 감자/풋고추조림

음식명	재료	1인당 분량 (g)	교환 단위수								영양가										
					어육류군							3대 영양소 함량 및 열량				항산화 비타민			콜레스테롤 mg	식이섬유(g)		
			곡류군	저지방	중지방	고지방	채소군	지방군	우유군	과일군	탄수화물 g	단백질 g	지방 g	열량 kcal	베타카로틴 μg	비타민 C mg	비타민 E mg		총량	수용성	불용성
감자/풋고추조림	쇠고기/우둔	30		3/4							−	6	1.5	37.5	0	0.3	−	14.7			
	실고추, 설탕	적당량									1	−	−	4							
	파, 마늘	3, 1									0.2	0.1	−	0.1	23.3	0.6	−	0	0.1		
	깨소금, 참기름	2, 3						4/5			−	−	4	36							
	후춧가루	소량																			
	진간장, 물	적당량																			
	감자	60	2/5								9.2	0.8	−	40	0	21.6	−	0	0.8	−	0.8
	풋고추	30					3/7				1.2	0.9	−	9	93.6	21.6	−	0	1.4	−	1.4
합계	감자조림	−		3/4			−	4/5			9.2	6.8	5.5	113.5	23.3	22.5	−	14.7	0.9	−	0.8
	풋고추조림	2/5		3/4			3/7	4/5			1.2	6.9	5.5	32.5	116.9	22.5	−	14.7	1.5	−	1.4

만드는 법

- 감자와 풋고추는 여름철에 많이 나는 식품으로 둘 다 쇠고기 대신 멸치를 5g 정도 넣어도 좋고 감자와 풋고추만을 조려도 좋다.

① **감자조림** − 감자는 깨끗이 씻어서 껍질을 벗겨 밤톨만 하게 깍뚝썰기 하고, 쇠고기는 2×1cm 크기로 얄팍하게 썬다. 고추는 꼭지를 떼어 내고 큰 것은 반으로 자르고, 마늘은 얇게 저민다. 진간장과 참기름을 냄비에 넣고 끓이다가 감자, 쇠고기, 풋고추를 넣고 약한 불에서 끓인다. 감자가 익어 골고루 간이 배고 국물이 거의 졸아들면 실고추, 깨소금, 다진 파, 저민 마늘을 넣어 다시 한번 익힌다.

② **풋고추조림** − 어린 풋고추나 꽈리고추를 준비하여 깨끗이 씻어 꼭지를 떼어 내고 한쪽을 갈라 씨를 제거한 뒤 끓는 물에 살짝 데쳐 찬물에 헹군다. 쇠고기를 곱게 다져서 진간장, 설탕, 다진 파, 마늘, 후춧가루, 깨소금, 참기름으로 양념 간장을 만들어 절반만 부어 골고루 버무린 것을 풋고추나 꽈리고추 속에 채운다. 속을 채운 고추를 냄비에 담은 뒤 남은 양념 간장과 물을 넣어 중간 불에서 조린다. 국물이 자작해지면 실고추를 넣고 조금 더 조려서 그릇에 담는다.

Tip

- 효능과 주치 : 감자는 칼륨이 많은 알칼리성 식품으로, 육류와 곡류 같은 산성 식품과 함께 먹으면 효과적이다. 다량의 비타민C가 안정한 상태로 들어 있으며, 대장암과 대장 게실 예방 효과가 있는 식이섬유, 미생물과 암세포를 배제하는 작용하는 단백질인 렉틴이 들어 있다. 고추에는 비타민A와 베타카로틴이 풍부하고, 비타민C 함량이 딸기와 레몬보다 높으며 식이섬유도 많이 들어 있다. 항산화 물질인 캡사이신이 신경 조절 작용을 하여 피로를 풀어 주고 식욕을 증진시키며 혈액 순환을 돕고 스트레스를 풀어 주고 지방 분해를 촉진한다. 쇠고기는 양질의 단백질 식품으로 스태미나 요리의 재료로 많이 이용되나 포화 지방산 함량이 높으므로 과잉 섭취하지 말아야 한다. 파와 마늘에는 항산화 영양소와 함유황 물질이 들어 있어 암과 혈전, 동맥경화 등의 생활습관병을 예방해 준다. 참깨에는 세포가 노화되는 것을 억제하는 세사미놀과 지질 산화 안정성을 높이는 세사모린이 들어 있어 저장 중 기름이 산화되는 것을 막아 준다.
- 주의 : 모든 재료는 국산 유기농 재료만 이용하고 농약 성분이 남지 않도록 깨끗이 씻는다.

과제

※ 실제로 조리 후 항산화 영양소와 식물 화학 물질의 양에 대한 측정이 필요하다.

④ 초

조림과 비슷한 요리로, 조림 국물에 녹말을 풀어 재료에 엉기도록 한 음식이다. 국물이 걸쭉하고 전체적으로 윤기가 난다.

● 전복/홍합초

음식명	재료	1인당 분량(g)	곡류군	어육류군 저지방	어육류군 중지방	어육류군 고지방	채소군	지방군	우유군	과일군	탄수화물 g	단백질 g	지방 g	열량 kcal	베타카로틴 μg	비타민 C mg	비타민 E mg	콜레스테롤 mg	식이섬유 총량	식이섬유 수용성	식이섬유 불용성
전복/홍합초	진간장	10																			
	설탕	2									2	−	−	8							
	파, 마늘	3, 1					1/14				0.2	0.1	−	1	23.3	0.4			0.1		0.1
	생강, 후추	1, 소량																			
	녹말, 물	2, 3	1/15									−	−	6.7							
	쇠고기	10		1/4							−	1	0.5	1.3							
	잣가루	1									−	−	1/8	6.3	0	0	0.1	0	−		
	전복	60		6/7							−	6.7	1.7	42	0	1.2	0.9	81.6	0		
	홍합	60		6/7								6.6	1.7	42	0	1.8	9.6	29.4	0		
합계	전복초		1/15	1.1			1/14				2.2	7.8	2.3	65.3	23.3	1.6	1	81.6	0.1		0.1
	홍합초		1/15	1.1			1/14				2.2	7.7	2.3	65.3	23.3	2.2	9.7	29.4	0.1		0.1

만드는 법

① 전복초 ─ 생 전복을 준비해 표면의 검은 막을 굵은 소금으로 문질러 씻어 저민 것을 끓는 물에 살짝 데친다. 쇠고기는 얇게 저며서 썰고, 대파는 2cm 길이로 썰고, 마늘과 생강은 도톰하게 저민다. 진간장, 설탕, 대파, 마늘, 생강, 후춧가루, 물을 섞어 불에 올린 뒤 국물이 끓으면 쇠고기를 넣는다. 불을 줄이고 약한 불에서 끓으면 전복을 넣고 국물이 자작할 때까지 조리다 물에 푼 녹말을 넣어 고루 섞어 끓어오르면 참기름을 넣어 윤기나게 한 뒤 오목한 그릇에 담아 잣가루를 고루 뿌린다.
② 홍합초 ─ 전복초와 같은 방법으로 조린다. 생홍합은 살을 떼어 데쳐서 조리고, 말린 홍합은 불려서 조린다.

Tip

- 효능과 주치 : 비타민C와 베타카로틴이 풍부한 파에는 함유황 화합물인 알리신이 들어 있어 비타민B$_1$의 이용률을 높여 주고 살균 작용을 한다. 쇠고기는 양질의 단백질 식품으로 스태미나 요리의 재료로 많이 이용되나 포화 지방산 함량이 높으므로 살코기만 이용하는 것이 좋고 과잉 섭취하지 말아야 한다. 전복은 지질 함량은 낮고 단백질은 두부보다 2~5배 정도 많이 들어 있지만 콜라겐 등의 경단백질 함량이 높아 단백질의 영양가는 낮고 콜레스테롤 함량은 높은 편이다. 여름에서 가을에 걸쳐 맛이 좋으며, 아르기닌이 풍부해 정력 보강에 좋고, 비타민B$_1$ · B$_{12}$와 칼슘이 풍부하다. 홍합에는 칼슘, 마그네슘, 철분 등의 미네랄과 비타민B$_1$ · B$_2$ · B$_6$가 함유되어 있으며, 단백질도 풍부해 숙취 해소에 효과가 좋다.
- 주의 : 모든 재료는 국산 유기농 재료만 이용하고 농약 성분이 남지 않도록 깨끗이 씻는다.

과제

※ 실제로 조리 후 항산화 영양소와 식물 화학 물질의 양에 대한 측정이 필요하다.

(4) 구이·전·적

① 구이

구이는 재료를 꼬챙이에 꿰어서 굽거나 꿰지 않고 석쇠나 번철에 굽는 것으로, 대표적인 구이 요리로는 불고기를 꼽을 수 있다. 구이에는 소금으로만 간을 하는 방법, 양념 간장을 발라서 굽는 방법, 양념 고추장을 발라서 굽는 방법 등이 있다. 하지만 숯불구이나 훈제육, 생선구이, 바비큐 등을 조리하는 과정에서 발암 물질인 벤조피렌이나 아미노산 열 분해 산물, 다환상 방향족 탄화수소 등이 생성되므로 주의해야 한다.

● 북어구이

음식명	재료	1인당 분량 (g)	교환 단위수								영양가									
											3대 영양소 함량 및 열량				항산화 비타민			콜레스테롤 mg	식이섬유(g)	
			곡류군	어육류군			채소군	지방군	우유군	과일군	탄수화물 g	단백질 g	지방 g	열량 kcal	베타카로틴 ㎍	비타민 C mg	비타민 E mg		총량	수용성	불용성
				저지방	중지방	고지방															
북어구이	고추장	10									4.2	0.6	0.1	15	253	3.2		0	—		
	황태포	30		2							—	24.1	1.1	113	0	0	0.3	89.1	—		
	참기름, 깨소금	8, 2						1+1/4				—	—	1.3	12							
	파, 마늘, 간장	2, 1, 2																			
	설탕, 후추	1, 소량																			
	합계			2				1+1/4				4.2	24.7	2.5	140	253	3.2	0.3	89.1	—		

만드는 법	- 마른 북어를 물에 불려 양념장을 발라 가며 구워 낸 음식이다. ① 마른 북어를 물에 불려 부드럽게 한 다음 뼈와 가시, 지느러미를 제거한 뒤 물기를 짜서 6cm 정도의 길이로 자른다. ② 오그라들지 않도록 껍질 쪽에 칼집을 넣어 유장에 재운다. ③ 파와 마늘을 곱게 다져 다른 재료와 합쳐 양념장을 만든다. ④ 석쇠를 달구어 유장에 재운 북어를 구운 뒤 고추장 양념을 덧발라 타지 않게 잘 구워 낸다.
Tip	- 효능과 주치 : 북어는 단백질이 풍부하고 지질 함량은 낮아 맛이 담백해서 노인이나 허약자의 건강 식품으로 좋다. 참깨에는 세포가 노화되는 것을 억제하는 세사미놀과 지질 산화 안정성을 높이는 세사모린이 들어 있어 저장 중 기름이 산화되는 것을 막아 준다. - 요령 : 간장 양념에 북어를 재워도 좋고 간장에 고춧가루를 약간 섞어도 좋다. 유장에 재운 북어를 잘 익혀야 고추장을 발랐을 때 고추장 양념이 타지 않고 잘 구워진다. - 주의 : 모든 재료는 국산 유기농 재료만 이용하고 농약 성분이 남지 않도록 깨끗이 씻는다.
과제	※ 실제로 조리 후 항산화 영양소와 식물 화학 물질의 양에 대한 측정이 필요하다.

● 더덕구이/통도라지구이

음식명	재료	1인당분량(g)	교환 단위수								3대 영양소 함량 및 열량				항산화 비타민			콜레스테롤 mg	식이섬유(g)		
---	---	---	곡류군	어육류군			채소군	지방군	우유군	과일군	탄수화물 g	단백질 g	지방 g	열량 kcal	베타카로틴 μg	비타민 C mg	비타민 E mg		총량	수용성	불용성
				저지방	중지방	고지방															
더덕구이/통도라지구이	고추장	10									4.2	0.6	0.1	15	253	3.2		0	−		
	진간장	3																			
	참기름, 깨소금	3, 1						3/5			−	−	3	27							
	파, 마늘	1, 1																			
	설탕	1									1	−	−	4							
	더덕	60									7.4	2.3	0.2	33	0	3.6		0	3.1		
	통도라지	60									14.5	1.4	0.2	58	0	16.2		0	2.4		
합계	더덕구이							3/5			12.6	2.9	3.3	79	253	6.8		0	3.1		
	통도라지구이							3/5			17.8	2	3.3	104	253	19.4		0	2.4		

만드는 법

1. 더덕구이 − 더덕을 얇게 두들겨 펴서 양념하여 구운 음식으로, 고추장으로 양념하는 방법과 유장으로 하는 방법이 있다.
① 더덕을 물에 담가 불려서 쓴맛을 제거한 뒤 껍질을 벗겨 깨끗이 씻어 마른 행주로 물기를 제거한다.
② 더덕을 반으로 쪼개어 방망이나 칼등으로 자근자근 두들겨 편편하게 편다.
③ 참기름과 간장을 섞어 만든 유장을 더덕에 골고루 발라 앞뒤로 애벌구이한 다음 양념 고추장을 만들어 덧발라 다시 한번 구워 적당한 크기로 썬다.
④ 맵지 않게 하려면 간장에 파, 마늘, 깨소금, 설탕, 참기름을 섞어 애벌구이한 더덕에 발라서 구워도 된다.

2. 통도라지구이 − 더덕구이와 같은 방법으로 한다.

Tip

- 효능과 주치 : 사삼이라고도 하는 더덕은 독특한 향과 맛을 가진 고급 재료다. 몸을 차갑게 하는 효과가 있어 폐 기운을 돋워 주기 때문에 예부터 기관지염이나 기침의 약재로 이용해 왔다. 고름을 빨아내고 가래를 제거하는 효과가 있어 호흡기계 질환에도 이용된다. 어린순은 나물로도 먹는데, 도라지처럼 식이섬유가 풍부하고 뿌리에는 사포닌 성분이 함유되어 있다. 도라지에는 식이섬유와 칼륨이 풍부하다. 한방에서는 거담 · 진해제로 쓰인다.
- 요령 : 고추장 양념을 하여 구울 때는 가장자리가 타기 쉬우므로 유장에 애벌구이한 뒤에 고추장 양념을 덧발라 약한 불에서 서서히 굽는 것이 좋다. 큰 더덕은 2~3조각으로 나누고 중간 것은 2조각, 작은 것은 그냥 두드려도 된다. 길이는 6cm 정도가 알맞다.
- 주의 : 고추장에는 칼륨과 베타카로틴 풍부하지만 나트륨 함량이 높으므로 고혈압이나 심장병, 신장병 환자는 금하는 것이 좋다. 모든 재료는 국산 유기농 재료만 이용하고 농약 성분이 남지 않도록 깨끗이 씻는다.

과제

※ 실제로 조리 후 항산화 영양소와 식물 화학 물질의 양에 대한 측정이 필요하다.

| 음식명 | 재료 | 1인당 분량(g) | 교환 단위수 | | | | | | | | 영양가 | | | | | | | | | | |
| | | | | 어육류군 | | | 채소군 | 지방군 | 우유군 | 과일군 | 3대 영양소 함량 및 열량 | | | | 항산화 비타민 | | | 콜레스테롤 mg | 식이섬유(g) | | |
			곡류군	저지방	중지방	고지방					탄수화물 g	단백질 g	지방 g	열량 kcal	베타카로틴 μg	비타민C mg	비타민E mg		총량	수용성	불용성
소갈비구이	소갈비	200				5					—	40	25	500				140			
	파	4					1/14								31	0.8			0.1		0.1
	마늘	6																			
	배즙	10								1/10	1.2	—	—	5							
	설탕	5									5	—	—	20							
	참기름	5						1			—	—	5	45							
	진간장	10																			
	후춧가루	적당량																			
	합계					5	1/14	1		1/10	6.2	40	30	570	31	0.8		140	0.1		0.1

만드는 법	- 소갈비를 양념 간장에 재웠다가 구운 음식이다. 육류는 불이 약하거나 자주 뒤집으면 고기 특유의 맛과 수용성 영양소가 빠져나가므로 석쇠나 프라이팬을 뜨겁게 달군 뒤 고기를 올리고 한쪽이 다 익은 뒤에 뒤집어서 반대쪽을 구워야 한다. 그래야만 맛도 있고 영양분이 손실되는 것도 막을 수 있다. 불이 지나치게 강하면 겉만 타고 속은 익지 않으므로 주의해야 한다. ① 갈비는 7~8cm 길이로 잘라 물에 잠깐 담가 핏물을 뺀 뒤 칼날이 뼈까지 닿도록 깊숙이 칼집을 넣는다. ② 갈비뼈 한쪽에 두꺼운 살이 붙어 있는 경우에는 칼을 넣어 양면으로 살을 갈라 넓힌 다음 ①처럼 칼집을 넣는다. ③ 손질한 갈비에 양념을 골고루 묻혀 사이사이까지 양념 간장이 잘 배게 한다. ④ 석쇠를 뜨겁게 달구어 갈비를 올려 한쪽이 거의 다 익으면 뒤집어 반대쪽에 양념 간장을 바르면서 굽는다. 윤이 나고 뼈에 붙은 힘줄이 바싹 익어 오므라들 때까지 굽는다.
Tip	- 효능과 주치 : 쇠고기는 양질의 단백질 식품으로 스태미나 요리의 재료로 많이 이용되나 포화 지방산 함량이 높으므로 살코기만 이용하는 것이 좋고 과잉 섭취하지 말아야 한다. 파에는 세포의 점막을 보호하고 발암 물질이 생성되는 것을 억제하는 비타민A, 활성 산소를 제거하고 항산화 작용을 하는 베타카로틴, 콜라겐 조직을 강화하는 비타민C가 풍부하다. 한방에서는 건위제로 사용된다. 마늘은 과산화 지방이 생성되는 것을 억제하고 노화를 방지하며 유해균을 살균하는 효과가 있는 함유황 화합물인 알리신이 풍부하다. 배는 한방에서 해수(기침)와 번열, 갈증 등에 처방한다. 그러나 성질이 차갑기 때문에 과잉 섭취하면 뱃속이 냉해져 소화 불량을 일으킬 수 있으므로 주의해야 한다. 쇠칼이나 창, 화살 등에 다친 상처가 있는 사람이나 산모에게도 해로우므로 섭취에 주의해야 한다. - 주의 : 갈비는 기름기가 많은 고열량 식품으로 콜레스테롤 함량이 높으므로 반드시 신선한 녹황색 채소와 함께 먹어야 하고, 퓨린이 들어 있으므로 통풍이나 고요산 혈증이 있는 사람은 섭취를 금한다. 특히 쇠고기의 지질은 포화 지방산이므로 비만이나 고지혈증, 고콜레스테롤 혈증, 당뇨, 지방간 등이 있는 사람은 지방을 철저히 제거하고 이용해야 한다. 모든 재료는 국산 유기농 재료만 이용하고 농약 성분이 남지 않도록 깨끗이 씻는다.
과제	※ 실제로 조리 후 항산화 영양소와 식물 화학 물질의 양에 대한 측정이 필요하다.

● 제육구이

음식명	재료	1인당 분량 (g)	교환 단위수								영양가									
			곡류군	어육류군			채소군	지방군	우유군	과일군	3대 영양소 함량 및 열량				항산화 비타민			콜레스테롤 mg	식이섬유(g)		
				저지방	중지방	고지방					탄수화물 g	단백질 g	지방 g	열량 kcal	베타카로틴 µg	비타민 C mg	비타민 E mg		총량	수용성	불용성
제육구이	돼지고기	120				3					—	24	15	300				76.8			
	식용유	7.5						1+1/2					7.5	67.5							
	적상추	35					1/2				1.5	1	—	10	41.3	5.6			0.6	—	0.6
	깻잎	10					1/5				0.6	0.4	—	4	914.5	1.2			0.8	0.1	0.7
	신선초	35					1/2				1.5	1	—	10	932.4	24.9					
	쑥갓	35					1/2				1.5	1	—	10	1,314.3	6.3					
	진간장																				
	설탕	5									5	—	—	20							
	파	5					1/14							2	38.8	1.1			0.1		
	마늘	3												1							
	생강	1																			
	후춧가루	적당량																			
	고춧가루	5									12.9	1,032	0.7						2.0	0.1	1.9
	고추장	3									4.5	75.9	0.2						0.1		0.1
	참기름	3						3/5			—	—	3	27							
	청주	적당량																			
	합계						1+4/5	1.7			10	27	234	69	4,349	40		76.8	3.6	0.2	3.3

만드는 법	- 돼지고기를 얇게 썰어서 고추장 양념에 재워 불에 구운 요리다. ① 돼지고기를 5×6×0.4cm의 먹기 좋은 크기로 썬다. ② 파, 마늘은 곱게 다지고 생강은 갈아서 즙을 내어 썰어 놓은 고기 위에 뿌린다. ③ 양념장을 만들어 돼지고기를 넣고 재운다. ④ 철판이나 석쇠를 달구어 기름을 발라 양념에 재운 고기를 타지 않게 바싹 구워 상추, 쑥갓과 함께 낸다.
Tip	- 효능과 주치 : 돼지고기는 콜레스테롤 함량은 쇠고기보다 낮고 비타민B$_1$은 쇠고기보다 10배나 많다. 빈혈 예방에 도움이 되는 엽산과 비타민B$_{12}$도 함유되어 있다. 하지만 고온에서 조리할 경우 발암 물질이 생성되어 대장암 위험을 높이므로 주의해야 한다. 파와 마늘에는 과산화 지방이 생성되는 것을 억제하고 노화를 방지하는 함유황 화합물이 들어 있다. 특히 생강에는 종양을 억제하고 DNA의 손상을 막아 주는 진저롤이 함유되어 있다. 참기름에는 강력한 항산화 작용을 하는 세사미놀이 풍부하여 산화되는 것을 막아 준다. 상추에는 체내에서 유해 활성 산소를 제거하는 베타카로틴이 풍부하여 암과 당뇨 등의 생활습관병을 예방하고 노화를 방지하는 데 효과가 좋다. 깻잎은 암과 노화 예방 효과가 있는 베타카로틴이 상추의 4배 이상 함유되어 있고, 비타민A · C · E와 식이섬유도 풍부하다. 신선초에는 비타민A · B$_1$ · B$_2$를 비롯해 비타민C, 베타카로틴, 칼슘, 철 등이 풍부하다. 쑥갓은 쑥과 유사한 향을 가진 식물로, 엽산이 많이 들어 있어서 악성 빈혈을 치료하고, 구리와 아연도 풍부하다. 하지만 아스코르비나제가 들어 있으므로 생으로 먹을 때는 식초를 2~3방울 첨가하는 것이 좋다. 고춧가루에는 혈전 용해 작용을 하는 캡사이신이 들어 있고, 고추장에는 칼륨과 베타카로틴이 풍부하다. 하지만 고추장은 나트륨 함량이 매우 높으므로 고혈압이나 심장병, 신장병 환자는 섭취를 금하는 것이 좋다. - 주의 : 생강즙, 마늘, 청주를 충분히 사용하면 돼지고기 특유의 냄새가 사라지는 것은 물론 고기가 연하고 부드러워진다. 비만, 고지혈증, 고콜레스테롤 혈증, 당뇨병, 지방간 등이 있는 사람은 지방을 철저하게 제거한 뒤에 채소류와 함께 섭취할 것을 권한다. 모든 재료는 국산 유기농 재료만 이용하고 농약 성분이 남지 않도록 깨끗이 씻는다.
과제	※ 실제로 조리 후 항산화 영양소와 식물 화학 물질의 양에 대한 측정이 필요하다.

② 전유어

육류와 어패류, 채소를 얇게 저미거나 다져서 또는 계절별 식용 꽃(봄-진달래, 여름-황장미, 맨드라미, 호박꽃, 원추리, 가을-감국, 겨울-동백 등)을 반데기를 지어 밀가루나 찹쌀가루, 달걀을 씌워 지져낸 음식이다. 지방 함량이 높으므로 체중 조절이 필요한 비만과 당뇨병, 고·중성지혈증 환자는 섭취에 주의해야 한다.

● 화전

음식명	재료	1인당 분량 (g)	교환 단위수								영양가								
											3대 영양소 함량 및 열량				항산화 비타민			콜레스테롤 mg	식이섬유(g)	
			곡류군	어육류군			채소군	지방군	우유군	과일군	탄수화물 g	단백질 g	지방 g	열량 kcal	베타카로틴 µg	비타민 C mg	비타민 E mg		총량	수용성	불용성
				저지방	중지방	고지방															
화전	찹쌀가루	60	2								46	4	–	200							
	건대추	1개	2								1.5	0.1	–	6	0.1	0.2			0.3		
	쑥갓잎	10					1/7				0.4	0.3	–	3	375.5	1.8			0.2		
	꿀	10																			
	소금	소량																			
	식용유	15						3					15	135							
	끓는 물	소량																			
	진달래	10									0.5	0.2	–	3	–	0.9					
	황국	10									0.7	0.1	–	3	9	2.1					
합계	진달래화전		2				1/7	3			48.4	4.6	15	347	375.6	2.9			0.5		
	황국전		2				1/7	3			48.6	4.5	15	347	384.6	4.1			0.5		

만드는 법

- 화전은 꽃을 이용한 지짐으로 계절을 잘 표현해 주는 화사한 음식이다. 봄에는 진달래, 민들레, 복사꽃, 얼레지, 여름에는 맨드라미, 원추리, 호박꽃, 황장미, 가을에는 황국, 감국, 겨울에는 동백 등을 이용하는데, 조선시대 이전부터 화전에 대한 기록이 나와 있다. 옛날 궁전에서는 삼월 삼짇날, 임금이 비원에 행차했을 때 그 자리에서 진달래(두견화)를 따서 꽃지짐을 해 먹는 화전놀이라는 행사가 있었다.
① 진달래와 국화는 꽃술을 떼어내고 물에 깨끗이 씻어 물기를 제거한다. 쑥갓은 잎을 떼어 놓고, 대추는 돌려 깎아 채 썰거나 꽃 모양을 낸다.
② 찹쌀가루에 소금을 넣고 체에 내려 끓는 물로 익반죽한 것을 동글납작하게 빚어 놓는다.
③ 번철에 식용유를 두른 뒤 찹쌀 반죽을 얹어 지진다. 한쪽이 익으면 뒤집어서 반대쪽을 익힌다. 익은 면에 꽃과 쑥갓을 올려 무늬를 놓고 꽃을 붙인다. 꽃을 올린 뒤에는 뒤집지 않는다.
④ 뜨거울 때 꿀을 바른다. 식용꽃이 없을 때는 대추나 쑥갓을 얹어 모양을 내도 예쁘고 맛있다.
※ **양념 간장** : 진간장 2작은술, 물 1/2작은술, 식초 1작은술, 고춧가루, 깨소금, 참기름 적당량

Tip

- 효능과 주치 : 진달래는 철분이 매우 풍부하고, 엽산과 비타민A, 칼슘, 칼륨 등이 풍부하다. 모듬채소샐러드에 활용하면 화사한 색이 입맛을 돋운다. 황국에는 단백질, 지질, 칼슘, 칼륨, 비타민A, 베타카로틴, 비타민B₁·B₂·C 등이 들어 있다. 모듬채소샐러드에 활용하면 좋고, 색이 화사해 환자와 노약자의 입맛을 돋운다. 쑥갓에는 유해 활성 산소를 제거하는 베타카로틴이 풍부해 암과 노화를 예방하고 면역력을 증강시켜 준다. 혈액의 흐름을 좋게 하고 심장 질환을 예방하는 효과도 있다. 대추는 대표적인 약선 식품으로 강장, 이뇨, 완화, 진통제로 처방하며, 빈혈과 신체 관절 마디의 통증, 불면증, 초조한 증상, 히스테리 등에 효능이 있다. 꿀의 주성분은 당분으로 흡수가 잘되어 속효성 피로 회복제로 작용한다.
- 주의 : 모든 재료는 국산 유기농 재료만 이용하고 농약 성분이 남지 않도록 깨끗이 씻는다.

과제

※ 실제로 조리 후 항산화 영양소와 식물 화학 물질의 양에 대한 측정이 필요하다.

● 두릅전/버섯전/애호박전

음식명	재료	1인당 분량(g)	곡류군	어육류군 저지방	어육류군 중지방	어육류군 고지방	채소군	지방군	우유군	과일군	탄수화물 g	단백질 g	지방 g	열량 kcal	베타카로틴 μg	비타민C mg	비타민E mg	콜레스테롤 mg	식이섬유 총량	식이섬유 수용성	식이섬유 불용성
두릅전/ 버섯전/ 애호박전	쇠고기	20		2							—	4	1	25							
	파, 마늘	1, 1																			
	참기름, 참깨	1, 1																			
	밀가루	4									2.8	0.6	—	14.6							
	달걀	10			1/5						—	1.6	1	15							
	식용유	15						3			—	—	15	135							
	두릅	35									1.3	1.3	—	7	141.1	5.3			0.5		
	마른 표고	10									6.4	1.8	—	27.2	0	0			—		
	애호박	60									2.1	0.5	—	8	52.1	2.8			0.5	0.1	0.4
합계	두릅전			2	1/5			3			4.1	7.5	17	196.6	141.1	5.3			0.5		
	버섯전			2	1/5			3			7.2	8	17	216.8	0	0			—		
	애호박전			2	1/5			3			4.9	6.7	17	197.6	52.1	5.3			0.5	0.1	0.4

만드는 법

- 두릅전은 베타카로틴, 비타민C, 식이섬유가 풍부하고, 표고전은 건표고버섯을 이용해 열량이 높다.

1. 두릅전
① 연한 두릅순을 골라 껍질을 벗기고 씻어서 끓는 물에 살짝 데쳐 반을 갈라 칼등으로 두들겨 얇게 편다.
② 쇠고기는 곱게 다져서 양념한다.
③ 두릅을 도마에 올린 뒤 한쪽에 밀가루를 약간 뿌리고 고기를 얇게 펴서 붙인 다음 밀가루와 달걀을 순서대로 묻혀 기름을 두른 번철에 지져 접시에 가지런히 담고 초간장을 곁들인다.

2. 표고버섯전 — 표고버섯에 들어가는 고기 소로 쇠고기에 두부를 섞으면 더욱 부드럽다. 다른 색깔의 전유어와 함께 담으면 더욱 보기 좋다. 감국전이나 깻잎전, 풋고추전에도 표고전처럼 고기 소를 넣어 지지면 된다.
① 마른 표고를 준비하여 미지근한 물에 불려 밑동을 자르고 물기를 제거한 뒤 십자 모양의 칼집을 낸다.
② 쇠고기는 곱게 다지고, 두부는 물기를 꼭 짜서 으깨어 섞어 양념한다.
③ 표고버섯 안쪽에 밀가루를 묻힌 뒤 양념한 고기를 버섯 안쪽에 채우고 밀가루를 묻힌다.
④ 달걀에 소금을 넣고 잘 풀어서 쇠고기 소를 넣은 쪽에만 달걀을 씌어 노릇하게 지져 낸다.

3. 애호박전
① 애호박을 5mm 두께로 썰어 소금을 살짝 뿌려 절인 것을 물기를 제거한 뒤 밀가루와 달걀을 씌워 지진다.
② 예쁘게 담아 초간장(진간장 2작은술, 물 1/2작은술, 식초 1작은술, 고춧가루, 깨소금, 참기름)을 만들어 함께 낸다.

Tip

- 효능과 주치 : 두릅에는 식이섬유가 비교적 풍부하여 변비와 대장암을 예방해 주고, 철과 사포닌도 들어 있다. 두릅은 과잉 섭취하면 설사나 배탈이 나기 쉽다. 버섯에는 종양을 억제하는 식이섬유의 일종인 베타글루칸이 들어 있어 항암 작용을 한다. 애호박에는 비타민C가 매우 풍부하고, 비타민A와 베타카로틴, 비타민도 상당량 함유되어 있으며 모든 생활습관병 예방에 효과가 있다. 쇠고기는 양질의 단백질 식품으로 스태미나 요리의 재료로 많이 이용되나 포화 지방산 함량이 높으므로 살코기만 이용하는 것이 좋다. 달걀은 영양이 풍부한 단백질 식품으로 노른자에 필수 아미노산이 골고루 들어 있다. 하지만 난황은 지방과 콜레스테롤 함량이 높으므로 콜레스테롤을 제한해야 하는 사람은 섭취를 금하고 과잉 섭취하지 말아야 한다. 밀가루의 주성분은 녹말로, 단백질인 글루텐 함량에 따라 박력분 · 중력분 · 강력분으로 나뉘며 용도에 따라 쓰임이 다르다. 파와 마늘에는 항산화 영양소와 함유황 물질이 들어 있어 암과 혈전, 동맥경화 등의 생활습관병을 예방해 준다. 참기름과 참깨에는 세포가 노화되는 것을 억제하는 세사미놀과 지질 산화 안정성을 높이는 세사모린이 들어 있어서 저장 중 기름이 산화되는 것을 막아 준다. 변비나 빈혈, 저혈압 증상이 있는 사람에게는 깨와 호두를 무친 요리가 효과가 있다.
- 주의 : 전은 열량이 높으므로 당뇨나 비만, 고지혈증 등 칼로리를 조절해야 하는 사람은 삼가는 것이 좋다. 모든 재료는 국산 유기농 재료만 이용하고 농약 성분이 남지 않도록 깨끗이 씻는다.

과제

※ 실제로 조리 후 항산화 영양소와 식물 화학 물질의 양에 대한 측정이 필요하다.

● 조개전/굴전/생선전/새우전

음식명	재료	1인당 분량 (g)	교환 단위수									영양가									
			곡류군	어육류군			채소군	지방군	우유군	과일군		3대 영양소 함량 및 열량				항산화 비타민			콜레스테롤 mg	식이섬유(g)		
				저지방	중지방	고지방						탄수화물 g	단백질 g	지방 g	열량 kcal	베타카로틴 μg	비타민 C mg	비타민 E mg		총량	수용성	불용성
조개전/ 굴전/ 생선전/ 새우전	달걀	20			2/5							−	3.2	2	30	3.6	0	0.2	95			
	밀가루	15	1/2									12	1	−	50							
	식용유	15						3				−	−	15	135							
	후춧가루	소량																				
	소금	소량																				
	조개	70		1								−	8	2	50	0	2	0.7	33			
	굴	70		1								−	8	2	50	7.7	2	0.9	35			
	생선	50		1								−	8	2	50	0	0.5	0.5	44			
	생새우	50		1								−	8	2	50	0	0.5	0.4	148			
합계	조개전	1/2	1	25				3				12	12.2	19	265	3.6	2	0.9	128			
	굴전	1/2	1	2/5				3				12	12.2	19	265	11.3	2	1.1	130			
	생선전	1/2	1	2/5				3				12	12.2	19	265	3.6	0.5	0.7	139			
	생새우전	1/2	1	2/5				3				12	12.2	19	265	3.6	0.5	0.6	243			

만드는 법

1. **조개전** – 이른 봄철에 생산된 중간 크기의 조개를 이용해야 맛이 좋다.
① 옅은 소금물에 조개를 씻어 건져 낸 뒤 물기를 닦아 내고 잘 다진다. 붉은 고추는 반을 갈라 씨를 제거하고 잘게 다진다.
② 조갯살에 다진 고추, 후춧가루, 참기름을 넣고 양념하여 밀가루와 달걀물을 입혀 지져 낸다.
2. **굴전** – 겨울철에 난 싱싱한 생굴을 이용한다. 굴에는 비타민C · E, 베타카로틴, 셀레늄이 들어 있다.
① 소금물에 생굴을 넣어 껍질과 티를 깨끗이 제거한 뒤 물기를 받쳐 소금과 후춧가루를 뿌려 간이 배게 한다.
② 달걀에 소금을 넣고 잘 풀어 생굴에 밀가루와 달걀물을 입혀 뜨거운 번철에 기름을 두르고 지져 낸다.
3. **생선전** – 광어나 동태, 대구, 민어 등의 흰 살 생선을 포를 떠서 밀가루와 달걀을 입혀 지진 요리다.
① 싱싱한 동태를 준비하여 머리와 지느러미, 꼬리를 떼어내고 비늘을 긁어내고 내장을 제거한 뒤 깨끗이 씻는다.
② 3장 뜨기로 포를 뜬 뒤 껍질을 벗긴다. 4×5×0.5cm로 꼬리에서부터 포를 떠서 소금과 후춧가루를 뿌린다.
③ 앞뒤로 밀가루를 골고루 얇게 묻혀 달걀물을 입혀 중간 불에서 노릇노릇하게 지져 낸다.
4. **새우전** – 콜레스테롤 함량이 높으므로 콜레스테롤을 주의해야 하는 환자는 섭취를 삼간다. 새우를 넓게 편 상태로 사용할 때는 다리와 껍질을 제거한 뒤 머리를 따내고 등 쪽에서 길이로 칼집을 펼친다.
① 새우를 깨끗이 씻어 머리를 떼어 내고, 꼬리쪽 한 마디와 꼬리를 남긴 뒤 껍질을 벗기고 내장을 제거한다.
② 새우 등에 칼집을 넣어 반으로 편 뒤 잔 칼집을 넣어 오그라들지 않도록 하여 물기를 닦아 내고 소금과 후춧가루를 뿌려 밀가루와 달걀물을 차례대로 씌워 뜨거운 번철에 지져 낸다.
※ **양념 간장** : 진간장 2작은술, 물 1/2작은술, 식초 1작은술, 고춧가루, 깨소금, 참기름 적당량

Tip

- 효능과 주치 : 조개류는 열량은 낮고 칼슘과 철분은 풍부해 봄철 춘곤증이나 여름철 더위에 시달릴 때, 식욕을 증진시키고 싶을 때 먹으면 좋다. 바다의 우유라고 불리는 굴은 귀한 식품으로, 심장 기능을 높여 주는 타우린이 풍부하여 심장에 좋고, 혈전과 동맥경화증을 예방하는 데 효과적이다. 동태는 지방은 적지만 단백질이 풍부하고 소화가 잘되어 노약자나 허약자에게 좋다. 생새우는 면역력 강화 및 체력 증강 효과가 있는 타우린과, 기능성 물질인 키틴 · 키토산이 함유되어 있다. 달걀은 영양이 풍부한 단백질 식품으로 노른자에 필수 아미노산이 골고루 들어 있다. 하지만 난황은 지방과 콜레스테롤 함량이 높으므로 콜레스테롤을 제한해야 하는 사람은 섭취를 금하고 과잉 섭취하지 말아야 한다. 밀가루의 주성분은 녹말로, 단백질인 글루텐 함량에 따라 박력분 · 중력분 · 강력분으로 나뉘며 용도에 다라 쓰임이 다르다. 파와 마늘에는 항산화 영양소와 함유황 물질이 들어 있어 암과 혈전, 동맥경화 등의 생활습관병을 예방해 준다.
- 주의 : 전은 열량이 높으므로 당뇨나 비만, 고지혈증 등 칼로리를 조절해야 하는 사람은 삼가는 것이 좋다. 모든 재료는 국산 유기농 재료만 이용하고 농약 성분이 남지 않도록 깨끗이 씻는다.

과제

※ 실제로 조리 후 항산화 영양소와 식물 화학 물질의 양에 대한 측정이 필요하다.

● 파전/해물 · 소고기 · 부추전

음식명	재료	1인당 분량 (g)	교환 단위수								영양가									
				어육류군							3대 영양소 함량 및 열량				항산화 비타민			콜레스테롤 mg	식이섬유(g)		
			곡류군	저지방	중지방	고지방	채소군	지방군	우유군	과일군	탄수화물 g	단백질 g	지방 g	열량 kcal	베타카로틴 μg	비타민 C mg	비타민 E mg		총량	수용성	불용성
파전/ 해물 · 쇠고기 · 부추전	실파	20					2/7				0.8	0.6	—	6	127.6	4.8					
	부추	10					1/7				0.4	0.3	—	3	309.4	3.7			0.3		0.3
	쇠고기 안심	20		1/2							—	4	1	25	0	0.4	—	9.8			
	굴	35		1/2							—	4	1	25	3.9	1.1	0.5	17.5			
	조갯살	35		1/2							—	4	1	25	0	1.1	0.4	16.5			
	밀가루	30	1								23	2	—	100							
	쌀가루	15	1/2								12	1	—	50							
	달걀	10			1/5						—	1.6	1	15	1.8	0	0.1	47.5			
	식용유	15						3			—	—	15	135							
	마늘	1																			
	진간장																				
	합계		1+1/2	1+1/2	1/5		3/7	3			36	17.5	19	384	443	10	1	91	0.3		0.3

만드는 법

- 파전에는 보통 실파, 해산물, 쇠고기를 섞어 밀가루를 넣어 부치는데, 여기에 쌀가루를 섞으면 더 부드럽고 맛있다.
① 달걀을 잘 풀어서 물과 섞은 뒤 밀가루와 쌀가루를 넣어 잘 섞는다.
② 다듬은 실파와 부추는 씻어서 5cm 길이로 썰고, 쇠고기는 채 썰어 양념하고, 조갯살과 굴은 옅은 소금물에 흔들어 씻어 물기를 뺀다.
③ 양념한 고기와 채소 중 웃기로 얹을 것만 조금 남기고 ①의 반죽에 모두 넣어 가볍게 섞는다.
④ 번철을 뜨겁게 달궈 기름을 두르고 ③을 한 국자씩 떠서 둥글게 편 다음 남은 재료를 얹어 양면이 노릇노릇해질 때까지 지져 초간장과 함께 곁들인다.

※ **양념 간장** : 진간장 2작은술, 물 1/2작은술, 식초 1작은술, 고춧가루 · 깨소금 · 참기름 적당량

Tip

- 효능과 주치 : 파는 산성 식품으로, 비타민A · C와 베타카로틴 등이 풍부하여 암 예방에 좋다. 비타민B1의 이용률을 높여 주고 살균 작용을 하며 병에 대한 저항력이 크고, 혈전이나 동맥경화, 암 등의 생활습관병에 좋은 함황 화합물인 알리신이 들어 있다. 마늘은 강장 작용과 항산화 작용을 비롯해 피로 회복, 위장 장해 경감, 콜레스테롤 감소 역할을 한다. 파와 마찬가지로 암을 억제하고 살균 작용을 하는 알리신이 들어 있으며, 대장암을 예방하고 위암과 유방암 위험을 감소시킨다. 하루에 생마늘 1쪽, 익힌 것 2~3쪽을 섭취하는 것이 좋으나 가공품보다는 직접 섭취하는 것이 암 예방에 도움이 된다. 부추는 비타민A와 식이섬유가 풍부한 식품으로 칼륨도 상당량 함유되어 있어 정장 작용을 하고 혈액 순환을 돕는다. 파, 마늘, 양파처럼 함황 화합물이 함유되어 있으며, 살균 작용을 하고 소화 효소의 분비를 촉진하며, 비타민B1의 흡수율을 높여 준다. 쇠고기는 양질의 단백질 식품으로 스태미나 요리의 재료로 많이 이용되나 포화 지방산 함량이 높으므로 살코기만 이용하는 것이 좋고 과잉 섭취하지 말아야 한다. 생새우는 면역력 강화 및 체력 증강 효과가 있는 타우린과 기능성 물질인 키틴 · 키토산이 함유되어 있다. 물오징어의 단백질은 소화에 시간이 걸리기 때문에 비만을 방지해 주고 체중 조절이 필요한 사람에게 좋은 단백질 공급원이 된다. 혈중 콜레스테롤 수치를 낮추는 타우린도 들어 있다. 달걀은 영양이 풍부한 단백질 식품으로 노른자에 필수 아미노산이 골고루 들어 있다. 하지만 난황은 지방과 콜레스테롤 함량이 높으므로 콜레스테롤을 제한해야 하는 사람은 섭취를 금하고 과잉 섭취하지 말아야 한다. 밀가루의 주성분은 녹말로, 단백질인 글루텐 함량에 따라 박력분 · 중력분 · 강력분으로 나뉘며 용도에 따라 쓰임이 다르다.
- 주의 : 전은 열량이 높으므로 당뇨나 비만, 고지혈증 등 칼로리를 조절해야 하는 사람은 삼가는 것이 좋다. 모든 재료는 국산 유기농 재료만 이용하고 농약 성분이 남지 않도록 깨끗이 씻는다.

과제

※ 실제로 조리 후 항산화 영양소와 식물 화학 물질의 양에 대한 측정이 필요하다.

③ 적

어육류와 채소를 양념하여 대나무 꼬치에 꿰어 석쇠에 굽거나 번철에 지진 음식으로, 누름적과 산적이 있다. 누름적은 우르미라고도 하며 재료를 양념하여 밀가루와 달걀을 입혀 지지는 방법과 재료를 양념하여 익힌 뒤 꼬치에 꿰는 방법이 있다. 산적은 익히지 않은 재료를 양념하여 꼬치에 꿰어 옷을 입히지 않고 굽는 것을 말한다.

● 장산적

음식명	재료	1인당 분량(g)	교환 단위수								영양가										
			곡류군	어육류군			채소군	지방군	우유군	과일군	3대 영양소 함량 및 열량				항산화 비타민			콜레스테롤 mg	식이섬유(g)		
				저지방	중지방	고지방					탄수화물 g	단백질 g	지방 g	열량 kcal	베타카로틴 μg	비타민C mg	비타민E mg		총량	수용성	불용성
장산적	소고기	60	1+1/2								—	12	3	75							
	파	7					1/10				0.3	0.2	—	2	54.3	1.5			0.2		0.2
	마늘	3.5					1/20							1							
	참기름	3						3/5			—	—	3	27							
	깨소금	1						1/8					0.6	5							
	진간장	6																			
	후춧가루	소량																			
	설탕	2									2	—	—	8							
	물	3																			
	잣가루	2						1/4					1.2	11	0	0	0.3		0.1		
	합계		1+1/2				1/7	1				2.3	12.2	7.8	129	54.3	1.5	0.3		0.3		

만드는 법	- 쇠고기를 곱게 다져서 만든 섭산적을 잘게 썰어서 간장에 조린 음식이다. ① 쇠고기는 힘줄 부분을 제거한 뒤 곱게 다져서 양념한 것을 2등분하여 호일에 식용유를 바르고 1cm 정도 두께로 네모지고 반듯하게 만들어 위를 편편하게 하여 칼등으로 자근자근 두들긴다. ② 고기를 석쇠 위에 얹어 타지 않게 굽는다. 한 면이 익으면 뒤집어서 뒷면을 익혀 섭산적을 만든다. ③ 구운 고기를 사방 3cm 크기로 썰어 분량의 간장과 설탕, 물을 섞은 물에 조림 간장을 끼얹어 가며 국물이 자작해지면서 윤이 날 때까지 조려 그릇에 담고 곱게 다진 잣가루를 뿌린다.
Tip	- 효능과 주치 : 파는 산성 식품으로, 비타민A · C와 베타카로틴 등이 풍부하여 암 예방에 좋다. 비타민B₁의 이용률을 높여 주고 살균 작용을 하며 병에 대한 저항력이 크고, 혈전이나 동맥경화, 암 등의 생활습관병에 좋은 함황 화합물인 알리신이 들어 있다. 마늘은 강장 작용과 항산화 작용을 비롯해 피로 회복, 위장 장해 경감, 콜레스테롤 감량 작용을 한다. 발암을 억제하고 살균 작용을 하는 알리신도 들어 있다. 마늘은 대장암 예방 효과가 있고 위암과 유방암 위험을 감소시킨다. 하루에 생마늘 1쪽, 익힌 것 2~3쪽을 섭취하는 것이 좋다. 쇠고기는 양질의 단백질 식품으로 스태미나 요리의 재료로 많이 이용되나 포화 지방산 함량이 높으므로 살코기만 이용하는 것이 좋고 과잉 섭취하지 말아야 한다. 기름과 참깨에는 세포가 노화되는 것을 억제하는 세사미놀과 지질 산화 안정성을 높이는 세사모린이 들어 있어 저장 중 기름이 산화되는 것을 막아 준다. 한방에서는 자양 강장, 해독제로 처방하며, 허약 체질이나 병후 회복, 변비에도 효과가 있다. 잣은 단백질 함량이 높고, 불포화 지방산인 리놀산과 리놀레인산, 비타민E가 다량 함유되어 있다. 또 비타민B₁이 풍부하여 자양 강장에 좋기 때문에 노약자나 회복기 환자들에게 많이 이용된다. 두통, 변비, 토혈, 마른기침은 물론 피부를 윤택하게 하고 뇌를 건강하게 하며 백발에도 효과가 있다. - 주의 : 모든 재료는 국산 유기농 재료만 이용하고 농약 성분이 남지 않도록 깨끗이 씻는다.
과제	※ 실제로 조리 후 항산화 영양소와 식물 화학 물질의 양에 대한 측정이 필요하다.

● 두릅/파/김치/화양적

음식명	재료	1인당 분량 (g)	교환 단위수								영양가										
			곡류군	어육류군			채소군	지방군	우유군	과일군	3대 영양소 함량 및 열량				항산화 비타민			콜레스테롤 mg	식이섬유(g)		
				저지방	중지방	고지방					탄수화물 g	단백질 g	지방 g	열량 kcal	베타카로틴 µg	비타민 C mg	비타민 E mg		총량	수용성	불용성
두릅/ 파/김치/ 화양적	쇠고기	40	1								−	8	2	50							
	밀가루	2												7							
	달걀	20		2/5								3.2	2	30							
	파, 마늘	2, 1																			
	식용유	5						1			−	−	5	45							
	깨소금	3						3/8													
	참기름	2						2/5													
	후춧가루	소량																			
	설탕	1									1	−	−	4							
	진간장	3																			
	두릅	60					6/7				2.4	1.8	−	18	241.8	9			0.8		
	움파/실파	30					3/7				1.2	0.9	−	9	216	7.2			−		
	김치	50					5/7				2	1.5	−	15	145	7			1.5		
	도라지	30					3/5				1.8	1.2	−	12	0	8.1			1.2		
합계	두릅산적		1	2/5			6/7	1.8			3.4	13	9	154	241.8	9			0.8		
	파산적		1	2/5			3/7	1.8			2.2	12.1	9	145	216	7.2			−		
	김치적		1	2/5			5/7	1.8			3	12.7	9	151	145	7			1.5		
	화양적		1	2/5			3/5	1.8			2.8	12.4	9	148	0	8.1			1.2		

만드는 법

1. 두릅산적─삶은 두릅을 쇠고기를 꼬챙이에 꿰어 만든 지짐누름적이다.

① 두릅은 밑동을 잘라내고 껍질을 벗겨 깨끗이 씻어 소금물에 데쳐 자른 것을 진간장과 참기름으로 양념한다.

② 소고기를 길이 6~7cm, 두께 0.7cm 정도로 썰어 칼집을 넣은 뒤 갖은 양념하여 두릅과 번갈아 끼운다.

③ 밀가루와 달걀물을 차례대로 씌워 기름을 두른 뜨거운 번철에 노릇노릇하게 지져 대꼬챙이를 뺀다.

2. 파산적─움파나 실파, 쇠고기를 꼬챙이에 꿰어 구운 산적으로 겨울철에는 움파를 이용하면 더 맛있다.

① 파를 다듬어 7cm 길이로 자른다. 쇠고기는 연한 부위를 준비하여 0.5cm 두께로 적을 떠서 칼질을 한 뒤 폭 1.5cm, 길이 8cm 정도로 썰어 갖은 양념에 버무려 파와 쇠고기를 번갈아 꼬치에 끼운 뒤 간이 배게 한다.

② 뜨겁게 달군 번철에 식용유를 두르고 고기 모양을 반듯이 하여 양쪽을 노릇노릇하게 지져 낸다.

3. 김치적─김장김치를 이용한 별미 음식으로, 중간 불에서 기름을 넉넉히 두르고 지져야 맛과 향이 좋다.

① 김치 속을 털어낸 뒤 물기를 꼭 짜서 썰어 깨소금과 참기름을 친다. 대파도 손질해서 썰어놓는다.

② 쇠고기는 잔칼질을 하여 폭 2cm, 길이 7cm로 썰고, 불린 표고버섯도 같은 크기로 썰어 갖은 양념을 한다.

③ 꼬치에 김치, 파, 쇠고기, 표고버섯, 김치 순으로 끼운 다음 밀가루와 달걀물을 씌워 노릇노릇하게 지진다.

4. 화양적─쇠고기, 도라지, 표고버섯, 당근, 오이, 달걀을 익혀서 색을 맞춰 꼬챙이에 꿰어 만든 누름적이다.

① 쇠고기는 썰어서 칼집을 내 갖은 양념을 한 뒤 번철에 지져 적당한 크기로 썰어 양념하여 번철에 볶는다.

② 마른 표고버섯은 큰 것을 준비하여 물에 불려 1cm 폭으로 썰어 갖은 양념에 무쳐 번철에 볶는다.

③ 통도라지와 당근은 두께 0.6cm, 폭 1cm, 길이 6cm 크기로 썰어 소금물에 살짝 데친다. 오이는 6cm 길이로 잘라 속을 뺀 뒤 막대 모양으로 썰어 소금에 절였다가 물기를 꼭 짠다.

④ ③을 소금, 파, 마늘, 참기름으로 양념하여 번철에 볶아 넓은 그릇에 옮겨 색이 변하지 않도록 식힌다.

⑤ 달걀은 0.6cm 두께로 황백 지단을 부쳐 다른 재료들과 같은 크기로 썬다.

⑥ 재료의 색을 맞추어 대꼬치에 꿰어 길이를 정리하여 접시에 돌려 담고 잣즙(육수에 잣가루 섞음)을 바른다.

Tip

- 효능과 주치 : 두릅은 단백질과 항산화 비타민, 무기질이 풍부하다. 파는 영양가가 높고 살균 효과가 있는 알리신이 들어 있다. 김치에는 식이섬유가 풍부하다. 도라지는 거담 · 진해제로 사용된다.

- 주의 : 모든 재료는 국산 유기농 재료만 이용하고 농약 성분이 남지 않도록 깨끗이 씻는다.

과제

※ 실제로 조리 후 항산화 영양소와 식물 화학 물질의 양에 대한 측정이 필요하다.

(5) 회 · 편육

회는 생선이나 채소, 육류, 해산물 등을 생으로 먹도록 만든 음식으로, 재료를 그대로 즐기는 생회와 살짝 데쳐서 회즙에 찍어 먹는 숙회가 있다. 일반적으로 회라고 하면 생선회를 가장 먼저 떠올릴 만큼 생선회가 가장 일반적이긴 하지만 두릅회나 미역초회, 다시마초회처럼 채소와 해초류도 회의 재료가 된다. 회는 다른 음식에 비해 신선도가 중요하므로 반드시 살아 있는 어패류와 신선한 채소를 선택해야 안전하다.

편육은 쇠고기나 돼지고기를 삶아 눌러서 물기를 빼고 얇게 저며서 썬 음식을 말한다. 대부분 쇠족을 주재료로 하여 만들기 때문에 발 족(足) 자를 써서 족편이라고 부른다. 묵과 성질과 겉모습이 비슷하여 종종 묵으로 분류되기도 한다. 편육에는 쇠고기 편육과 돼지고기 편육이 있는데. 삶을 때 덩어리가 너무 크거나 두꺼우면 고기 속의 핏물이 표면으로 빠져나와 익은 고기의 색이 좋지 않으므로 적당한 크기로 잘라서 삶아야 한다. 편육에 사용되는 고기 부위로는 양지머리, 사태, 지라, 쇠머리, 우설 등이 있다. 일반적으로 쇠고기 편육에는 초간장을 곁들이고 돼지고기 편육에는 새우젓이나 배추김치를 곁들인다.

족편은 우리나라의 명절인 설날에 먹는 전통 음식으로, 소의 다리나 가죽, 꼬리 등을 오랜 시간 고아서 육류의 교원질인 콜라겐을 젤리틴화하여 석이버섯이나 지단채, 실고추 등을 고명으로 얹어 굳힌 음식이다.

● 두릅·해조류회/미역·다시마초회

음식명	재료	1인당 분량 (g)	교환 단위수								영양가										
			곡류군	어육류군			채소군	지방군	우유군	과일군	3대 영양소 함량 및 열량				항산화 비타민			콜레스테롤 mg	식이섬유(g)		
				저지방	중지방	고지방					탄수화물 g	단백질 g	지방 g	열량 kcal	베타카로틴 μg	비타민 C mg	비타민 E mg		총량	수용성	불용성
두릅·해조류회/미역·다시마초회	잣	1						1/5			—	—	1	5							
	육수(물)	10																			
	고추장	10									4		0.1	15	252.8	0.5		0			
	설탕	3									3			12							
	식초	3																			
	두릅	70					1	1/5			3	2		20	282.1	10.5		0	1.0	0.2	0.8
	해조류 생미역	70					1	1/5			3	2		20	1,323	10.5		0	2.5	—	—
	해조류 생다시마	70					1	1/5			3	2		20	541.8	9.8		0	—	—	—
	합계 두릅초회						1	1/5			10	2	1.1	55	534.9	11		0	1.0	0.2	0.8
	합계 해조류초회 미역초회						1	1/5			10	2	1.1	55	1,575.8	11		0	2.5	—	—
	합계 해조류초회 다시마초회						1	1/5			10	2	1.1	55	794.6	10.3		0	—	—	—

만드는 법

1. **두릅회** ─ 이른봄에 맛있는 향채인 두릅을 참기름과 깨소금에 무쳐 초고추장과 함께 내는 향긋한 요리다.
① 통통하고 연한 두릅을 골라 잘 다듬어서 깨끗이 씻은 뒤 겉껍질을 벗긴다.
② 끓는 소금물에 뿌리부터 넣어 데쳐서 찬물에 담가 쓴맛을 제거한다.
③ 굵은 것은 길게 2등분하고 작은 것은 그대로 준비하여 물기를 뺀 뒤 참기름과 깨소금에 무쳐 접시에 담아 초고추장을 곁들인다.
2. **해조류회** ─ 미역이나 다시마 등의 해조류를 끓는 소금물에 살짝 데쳐 찬물에 헹구어 물기를 제거한 뒤 초고추장을 곁들인다.
※ **초고추장** : 고추장·육수 각 1.5작은술, 설탕·식초 각 0.5작은술, 잣가루 1g

Tip

- 효능과 주치 : 두릅은 단백질과 항산화 비타민, 무기질이 풍부한 채소로 봄철 춘곤증을 예방해 준다. 미역은 칼슘, 칼륨, 베타카로틴, 알긴산이 풍부한 알칼리성 식품으로, 대장암과 변비, 중풍, 비만, 고혈압, 동맥경화 등을 예방하고 뇌와 뼈를 건강하게 해 준다. 미역이나 다시마 등의 해조류와 산야에서 나온 채소를 함께 섭취하면 상승 효과를 낸다. 다시마는 갈조류로 요오드와 칼륨, 칼슘이 풍부하다. 난소화성 다당류인 알긴산과 라미나린도 많이 들어 있으며, 베타카로틴과 비타민C, 식이섬유도 풍부하다. 그 외에도 항산화 물질인 카로틴, 잔토필, 엽록소 등의 색소가 함유되어 있으며, 맛 성분인 글루탐산이 함유되어 있어 감칠맛이 난다. 고추에는 비타민A와 베타카로틴이 풍부하고, 비타민C 함량이 딸기와 레몬보다 높다. 식이섬유도 많이 들어 있다. 항산화 물질인 캡사이신이 신경 조절 작용을 하여 피로를 풀어 주고 식욕을 증진시키며 혈액 순환을 돕고 스트레스를 풀어 주고 지방 분해를 촉진한다. 하지만 고추장을 담는 과정에서 당도가 높은 엿기름과 설탕이 많이 들어가므로 당뇨 환자나 비만인 사람은 과잉 섭취하지 말아야 한다. 참기름과 참깨에는 세포가 노화되는 것을 억제하는 세사미놀과 지질 산화 안정성을 높이는 세사모린이 들어 있어 저장 중 기름이 산화되는 것을 막아 준다. 한방에서는 자양 강장, 해독제로 처방하며, 허약 체질이나 병후 회복, 변비에도 효과가 있다. 변비나 빈혈, 저혈압인 사람에게는 깨와 호두 무침 요리가 효과가 있다.
- 주의 : 모든 재료는 국산 유기농 재료만 이용하고 농약 성분이 남지 않도록 깨끗이 씻는다.

과제

※ 실제로 조리 후 항산화 영양소와 식물 화학 물질의 양에 대한 측정이 필요하다.

- **모듬해물회**

| 음식명 | 재료 | 1인당 분량(g) | 교환 단위수 | | | | | | | | 영양가 | | | | | | | | | | |
| | | | 곡류군 | 어육류군 | | | 채소군 | 지방군 | 우유군 | 과일군 | 3대 영양소 함량 및 열량 | | | | 항산화 비타민 | | | 콜레스테롤 mg | 식이섬유(g) | | |
				저지방	중지방	고지방					탄수화물 g	단백질 g	지방 g	열량 kcal	베타카로틴 μg	비타민 C mg	비타민 E mg		총량	수용성	불용성
모듬 해물회	전복	35		1/2							—	4	1	25			0.5	47.6			
	멍게	50		5/7							—	5.5	1.5	38		1	8	1.2			
	해삼	50		1/4							—	2	0.5	13		1.5		0			
	생굴	35		1/2							—	4	1	25	3.9	1	0.5	12.6			
	무	35					1/2				1.5	1	—	10	16	5.3	0.4				
	고추냉이	소량																			
	진간장	3																			
	상추	1잎																			
	깻잎	2장																			
	무순	5					1/4				0.2	0.1	—	1							
	합계			2			4/7				1.7	16.6	4	112	19.9	8.8	9.4	61.4			

만드는 법

- 생 해물을 그대로 초간장이나 초고추장에 찍어 먹는 음식이므로 가능하면 신선한 재료를 준비해야 한다.
① 껍질이 단단히 닫혀 있고 묵직하며 횟감으로 좋은 푸른 전복을 골라 소금으로 문질러 표면을 닦아낸 뒤 잘 씻어서 끓는 물에 잠깐 넣었다 꺼낸다. 전복에 수저나 칼끝을 조심스럽게 넣어 위아래로 움직여 내장이 다치지 않게 살을 떼어 얄팍하게 썰어 모양을 살려 껍질에 올린다.
② 멍게는 붉고 단단한 것을 골라 윗부분을 잘라내고 살을 빼어 낸 다음 반으로 갈라 검은 내장을 떼어내고 깨끗이 씻어 물기를 제거한 뒤 한 입 크기로 썬다.
③ 해삼은 탄력이 있고 위쪽이 뾰족 올라온 것을 골라 배를 가른 뒤 검은 내장을 떼어낸 후 깨끗이 씻어 물기를 제거하여 한 입 크기로 썰어 식초를 뿌려 놓는다. 이렇게 하면 오돌오돌 씹히는 맛이 좋다.
④ 생굴은 소금물에 살살 흔들어 딱지를 골라낸 뒤 건져서 다시 소금물에 헹구어 물기를 뺀다.
⑤ 무는 껍질을 벗겨 깨끗이 씻어 5cm 길이로 토막낸 다음 돌려 깎기하여 얇게 벗긴 뒤 가지런히 모아 곱게 채 썰어 찬물에 담가 두었다가 물기를 제거한다.
⑥ 고추냉이는 뜨거운 물에 되직하게 개서 한쪽 끝을 뾰족하게 하여 잎새 모양으로 만들어 칼끝으로 줄기 모양을 새긴다.
⑦ 준비한 재료를 깻잎으로 구분해 가며 모둠으로 놓는다. 채 썬 무도 가지런히 상추 위에 소복이 담고 무순으로 장식한다. 한쪽에 고추냉이를 곁들이고 진간장을 함께 내어 먹을 때 고추냉이를 풀어 찍어 먹거나 식성에 따라 초고추장에 찍어 먹는다.

Tip

- 효능과 주치 : 전복은 지질 함량은 낮고 단백질은 두부보다 2~5배 정도 많이 들어 있다. 여름에서 가을에 걸쳐 맛이 좋으며, 아르기닌이 풍부해 정력 보강에 좋고, 비타민B$_1$ · B$_{12}$와 칼슘이 풍부하다. 한방에서는 눈을 밝게 하고, 위와 간, 신장에 좋다고 한다. 멍게는 비타민B군과 나트륨, 칼륨이 풍부하고, 칼슘도 함유하고 있다. 해삼은 콜레스테롤이 전혀 없으며 콘드로이친이 들어 있어서 최고의 강장제로 알려져 있다. 한방에서는 내장을 보호하고 주독을 중화하며 피부 노화를 줄이는 데 이용한다. 바다의 우유라고 불리는 굴은 귀한 식품으로, 심장 기능을 높여 주는 타우린이 풍부하여 심장에 좋고, 혈전과 동맥경화증을 예방하는 데 효과적이다. 한방에서는 혈압을 정상으로 유지하고 심장의 흥분을 진정시키는 데 처방하고, 저혈압과 심장병을 치료하는 데도 이용한다. 미각을 돋우고 주독을 풀어 주며, 피부를 매끄럽게 하는 효과도 있다. 그러나 몸을 냉하게 하므로 냉 체질인 사람은 많이 섭취하지 않는 것이 좋다. 굴 껍질은 태워서 분말로 이용하는데, 진정 · 제산 · 이뇨 효과가 있으며, 불면증이나 정신 불안, 위산 과다에도 사용한다. 깻잎은 암과 노화 예방 효과가 있는 베타카로틴이 상추의 약 4배 이상 함유되어 있고, 비타민A · C · E와 식이섬유도 풍부하다. 무에는 비타민C와 칼슘이 비교적 풍부하고, 녹말 분해 효소인 아밀라아제가 들어 있어 소화를 촉진한다. 상추는 체내에서 유해 활성 산소를 제거하는 베타카로틴이 풍부하여 암과 당뇨 등의 생활 습관병을 예방하고 노화를 방지한다.
- 참고 : 횟감용 냉동 참치를 함께 놓아도 좋은데, 레몬을 얇게 썰어 사이사이에 곁들이면 비린내를 제거할 수 있다.
- 주의 : 모든 재료는 국산 유기농 재료만 이용하고 농약 성분이 남지 않도록 깨끗이 씻는다.

과제

※ 실제로 조리 후 항산화 영양소와 식물 화학 물질의 양에 대한 측정이 필요하다.

● 실파 · 미나리강회

음식명	재료	1인당 분량 (g)	교환 단위수								영양가								
											3대 영양소 함량 및 열량				항산화 비타민			콜레스테롤 mg	식이섬유(g)		
			곡류군	어육류군			채소군	지방군	우유군	과일군	탄수화물 g	단백질 g	지방 g	열량 kcal	베타카로틴 ㎍	비타민C mg	비타민E mg		총량	수용성	불용성
				저지방	중지방	고지방															
실파 · 미나리 강회	쇠고기	20	1/2								—	4	1	25							
	달걀	10		1/5							—	1.6	1	15	1.8	0	0.1	47			
	잣	2						1/4			—	—	1.2	11	0	0		0			
	고추장	10									4.2	0.6	—	15	252.8	0.5					
	설탕	1									1			4							
	식초	적당량																			
	실파	35					1/2				1.5	1	—	10	252	8.4					
	석이버섯	1																			
	실고추	소량																			
	미나리	35					1/2				1.5	1	—	10	524.7	3.5			0.6		
	홍고추	4					1/14														
합계	실파강회		1/2	1/5			1/2	1/4			6.7	7.2	3.2	80	506.6	8.9	0.1	47	0.6		
	미나리강회		1/2	1/5			4/7	1/4			6.7	7.2	3.2	80	779.3	4	0.1	47	0.6		

만드는 법	- 강회는 숙회의 일종으로 미나리와 파 등의 채소를 소금물에 살짝 데쳐 다른 여러 가지 재료와 함께 말아 놓은 영양이 균형 잡힌 별미다. 손이 많이 가지만 보기에 좋고 정성이 돋보이는 요리다. 1. 실파강회 — 데친 실파에 편육, 실고추, 달걀 지단을 넣고 말아서 초고추장에 찍어 먹는 음식이다. ① 양지머리를 푹 삶아 마른 헝겊에 싸서 무거운 돌로 눌러 두어 편육을 만들어 1×5cm 장방형으로 썬다. ② 실파는 다듬어 깨끗이 씻어서 끓는 소금물에 파랗게 데쳐 물기를 제거한다. ③ 달걀에 소금을 약간 넣고 흰자와 노른자를 따로 풀어 황백 지단을 부쳐 편육과 같은 크기로 썬다. ④ 석이버섯은 뜨거운 물에 담가 뒷면의 검은 이끼를 깨끗이 제거한 뒤 가늘게 채 썰어 번철에 살짝 볶는다. ⑤ 편육 1개, 황백 지단 각 1장, 석이 채, 실고추 약간을 왼손에 모아 쥐고 데쳐 놓은 실파 한 뿌리로 돌돌 감아 매듭을 지어 묶는다. 실고추 대신 홍고추를 사용할 때는 씨를 제거하고 편육보다 조금 작은 크기로 썬다. ⑥ 하얀 접시에 실파강회를 차곡차곡 담은 뒤 잣가루를 뿌리고 초고추장을 곁들인다. 2. 미나리강회 — 봄에 난 연한 미나리를 이용해 만든 음식으로 미나리 향이 입맛을 돋운다. 부드러운 식감이 좋다. ① 미나리는 깨끗이 다듬어 옅은 소금물에 담가 거머리를 제거한 뒤 줄기를 끓는 소금물에 데쳐 찬물에 헹궈 물기를 짠다. ② 푹 삶은 양지머리를 마른 헝겊에 싸서 무거운 돌로 꾹 눌러 편육을 만들어 두께 0.3cm, 길이 4cm로 썬다. ③ 잣은 고깔을 떼고, 홍고추는 반으로 갈라 씨를 제거한 뒤 길게 썰고, 달걀은 황백 지단을 부쳐 같은 크기로 썬다. ④ 편육 1개, 황백 지단 각 1장, 잣, 홍고추를 모아 쥐고 미나리로 돌돌 말아 접시에 돌려 담은 뒤 초고추장을 곁들인다.
Tip	- 효능과 주치 : 파는 산성 식품으로, 비타민A · C와 베타카로틴 등이 풍부하여 암 예방에 좋다. 비타민B1의 이용률을 높여 주고 살균 작용을 하며 병에 대한 저항력이 크고, 혈전이나 동맥경화, 암 등의 생활습관병에 좋은 함황 화합물인 알리신이 들어 있다. 쇠고기는 양질의 단백질 식품으로 스태미나 요리의 재료로 많이 이용되나 포화 지방산 함량이 높으므로 살코기만 이용하는 것이 좋고 과잉 섭취하지 말아야 한다. 달걀은 영양이 풍부한 단백질 식품으로 노른자에 필수 아미노산이 골고루 들어 있다. 하지만 난황은 지방과 콜레스테롤 함량이 높으므로 콜레스테롤을 제한해야 하는 사람은 섭취를 금하고 과잉 섭취하지 말아야 한다. 유방암이나 전립선암, 난소암과는 관련이 없다고 보고되고 있다. 석이버섯은 단백질, 칼슘, 인, 철 함량이 비교적 많고 레시틴과 식이섬유도 풍부하다. 실고추와 홍고추에는 비타민C와 베타카로틴, 식이섬유가 풍부하다. 항산화 물질인 캡사이신이 신경 조절 작용을 하여 피로를 풀어 주고 식욕을 증진시키며 혈액 순환을 돕고 스트레스를 풀어 주고 지방 분해를 촉진한다. 미나리에는 칼슘과 비타민C, 베타카로틴이 풍부하고, 증혈 작용이 있는 엽산도 함유되어 있어 피부 미용과 빈혈 예방 효과가 있으며 암과 노화를 예방한다. - 주의 : 모든 재료는 국산 유기농 재료만 이용하고 농약 성분이 남지 않도록 깨끗이 씻는다.
과제	※ 실제로 조리 후 항산화 영양소와 식물 화학 물질의 양에 대한 측정이 필요하다.

② 편육

● 사태편육/제육편육

| 음식명 | 재료 | 1인당 분량 (g) | 교환 단위수 | | | | | | | | 영양가 | | | | | | | | | | |
| | | | 곡류군 | 저지방 | 중지방 | 고지방 | 채소군 | 지방군 | 우유군 | 과일군 | 3대 영양소 함량 및 열량 | | | | 항산화 비타민 | | | 콜레스테롤 mg | 식이섬유(g) | | |
				어육류군							탄수화물 g	단백질 g	지방 g	열량 kcal	베타카로틴 µg	비타민 C mg	비타민 E mg		총량	수용성	불용성
사태편육/제육편육	생강	10									3	0.5		14	0	2.8			0.6	0.4	0.2
	마늘	10									1.4			5.6	0	0.5			0.3	—	—
	소금	소량																			
	사태	280		7							—	56	14	350				343			
	초간장	적당량																			
	삼겹살	120				3					—	24	24	300				76.8			
	대파	5													38.8	1.1		0	0.1	—	0.1
	새우젓	적당량																			
	고춧가루	2													412.8	0.6		0	0.8	—	0.8
	참기름	3						3/5			—	—	3	27							
	깨소금	2						1/4						12							
	배추김치	50						5/7			2	1.5	—	14	145	7			1.5	0.1	1.4
합계	양지머리편육			7		—		—			4.4	56.5	14	369.6	—	3.3		343	0.9	0.4	0.2
	제육편육					3		0.9			6.4	26	27	372.6	596.6	12		76.8	3.3	0.5	2.5

만드는 법

1. 양지머리 편육 – 양지머리를 푹 삶아 베보자기에 싸서 눌러 만든 음식이다. 사태찜도 같은 방법으로 만든다.
① 양지머리는 찬물에 담가 핏물을 뺀 뒤 건져서 끓는 물에 넣고 소금, 생강, 마늘을 넣고 1~2시간 정도 푹 삶는다.
② 젓가락으로 찔러 보아 흐물거리지 않을 정도로 익었으면 솥에서 꺼내어 마른 베보자기에 싸서 3~4시간 정도 눌러 둔다.
③ 고기를 결 반대 방향으로 얇게 저민 뒤 흐트러지지 않게 하여 저며 놓은 대로 가지런히 담고 초간장을 곁들인다.

2. 제육편육 – 삼겹살을 푹 삶아 눌러서 만든 음식이다.
① 돼지고기를 적당한 덩어리로 잘라 차가운 물에 담가 핏물을 뺀 뒤 끓는 소금물에 넣고 삶는다. 누린내 제거를 위해 중간에 대파, 마늘, 생강 저민 것을 넣고 푹 삶는다.
② 푹 삶아진 고기를 건져 찬물에 1~2초간 담갔다가 꺼내어 베보자기에 싸서 무거운 도마나 돌로 7~8시간 눌러 둔다.
③ 고기가 굳으면 결 반대 방향으로 얇게 썰어 접시에 돌려 담은 뒤 새우젓국(새우젓, 파, 마늘, 고춧가루, 깨소금, 참기름), 깨소금, 배추김치, 상추와 함께 낸다.

Tip

- 효능과 주치 : 파는 산성 식품으로, 비타민A · C와 베타카로틴 등이 풍부하여 암 예방에 좋다. 비타민B1의 이용률을 높여 주고 살균 작용을 하며 병에 대한 저항력이 크고, 혈전이나 동맥경화, 암 등의 생활습관병에 좋은 함황 화합물인 알리신이 들어 있다. 마늘은 강장 작용과 항산화 작용을 비롯해 피로 회복, 위장 장해 경감, 콜레스테롤 감량 작용을 한다. 발암을 억제하고 살균 작용을 하는 알리신도 들어 있다. 알리신은 비타민B1과 결합하여 비타민B1의 촉진 및 성선 자극 작용을 한다. 마늘은 대장암 예방 효과가 있고 위암과 유방암 위험을 감소시킨다. 하루에 생마늘 1쪽, 익힌 것 2~3쪽을 섭취하는 것이 좋으나 가공품보다는 직접 섭취하는 것이 암 예방에 도움이 된다. 쇠고기는 양질의 단백질 식품으로 스태미나 요리의 재료로 많이 이용되나 포화 지방산 함량이 높으므로 살코기만 이용하는 것이 좋고 과잉 섭취하지 말아야 한다. 참기름과 참깨에는 세포가 노화되는 것을 억제하는 세사미놀과 지질 산화 안정성을 높이는 세사모린이 들어 있어 저장 중 기름이 산화되는 것을 막아 준다. 변비나 빈혈, 저혈압인 사람에게는 깨와 호두 무침 요리가 효과가 있다. 생강은 대표적인 항신료로, 위액 분비를 증가시키고 소화를 촉진하며 살균 작용을 하는 진저론, 진저롤, 쇼가올과 황색 색소인 커큐민이 들어 있다. 한방에서는 항신 건위제, 식욕 증진제로 사용한다. 배추김치는 식이섬유가 풍부하고, 알맞게 익으면 정장 작용을 하는 유산균이 풍부해져 대장암을 예방해 준다. 상추는 비타민C 함량은 낮으나 철과 구리가 풍부해 빈혈 예방에 좋고 항산화 물질인 셀레늄이 풍부하다.
- 주의 : 모든 재료는 국산 유기농 재료만 이용하고 농약 성분이 남지 않도록 깨끗이 씻는다.

과제

※ 실제로 조리 후 항산화 영양소와 식물 화학 물질의 양에 대한 측정이 필요하다.

(6) 마른찬 · 자반 · 장아찌 · 젓갈

① 마른찬

멸치, 새우, 북어, 오징어, 김처럼 수분이 적어 오래 두고 먹을 수 있는 식품을 무치거나 볶거나 조려서 만든 찬이다. 포는 말리는 데 시간이 오리 걸리고 모양이 반듯해야 하므로 정성과 요령이 필요하다. 습기가 많은 하절기는 피하고 바람이 잘 통하는 곳에서 빨리 말려야 빛깔도 좋고 맛도 좋다.

● 삼색북어무침

음식명	재료	1인당 분량 (g)	곡류군	저지방	중지방	고지방	채소군	지방군	우유군	과일군	탄수화물 g	단백질 g	지방 g	열량 kcal	베타 카로틴 μg	비타민 C mg	비타민 E mg	콜레스테롤 mg	총량	수용성	불용성
삼색북어무침	북어	30		2							—	16	4	100				104			
	소금	1																			
	설탕	3									3	—	—	12							
	깨소금	3						3/8			—	—	0.4	4							
	후춧가루	적당량																			
	참기름	1						1/5			—	—	1	9							
	고춧가루	1												3	206	0.3			0.4	—	0.4
	소금	1																			
	설탕	3									3	—	—	12							
	깨소금	3						3/8					0.4								
	후춧가루	적당량																			
	참기름	1						1/5					1								
	진간장	0.5																			
	설탕	3									3	—	—	12							
	깨소금	3						3/8					0.4								
	후춧가루	적당량																			
	참기름	1						1/5					1								
합계	흰색보푸라기			2				0.6			3	16	5.4	125	—	—		104	—	—	—
	빨간보푸라기			2				0.6			3	16	5.4	115	206	0.3		104	0.4	—	0.4
	갈색보푸라기			2				0.6			3	16	5.4	112	—	—		104	—	—	—

만드는 법	- 삼색보푸라기 : 노란 북어포를 보푸라기 내어 각각 양념을 달리한 마른찬으로, 담백한 맛이 난다. ① 잘 보풀어지는 황태를 잘게 찢어 손으로 비비거나 숟가락으로 긁어서 보푸라기를 내거나 강판에 간다. ② 보푸라기를 3등분하여 각각 3가지 양념을 하여 손바닥으로 곱게 비벼 그릇 하나에 예쁘게 담아 낸다. 고춧가루는 고춧물을 내어 양념해야 색이 곱다.
Tip	- 효능과 주치 : 북어는 단백질이 풍부하고 지질 함량은 낮아 맛이 담백해서 노인이나 허약자의 건강 식품으로 좋다. 참기름과 참깨에는 세포가 노화되는 것을 억제하는 세사미놀과 지질 산화 안정성을 높이는 세사모린이 들어 있어 저장 중 기름이 산화되는 것을 막아 준다. 고추에는 항산화 물질인 캡사이신이 들어 있다. - 주의 : 모든 재료는 국산 유기농 재료만 이용하고 농약 성분이 남지 않도록 깨끗이 씻는다.
과제	※ 실제로 조리 후 항산화 영양소와 식물 화학 물질의 양에 대한 측정이 필요하다.

② 자반

고등어자반, 준치자반, 암치자반처럼 물고기를 소금에 절이거나 채소 또는 해산물을 간장이나 찹쌀풀을 발라 말려 튀기거나 볶아서 짭짤하게 만든 밑반찬이다. 제철에 나는 식품을 이용해 만들어 두었다가 비수기에 식탁에 올리면 별미다. 단, 당뇨가 있거나 혈압이 높거나 심장·신장 질환으로 인해 염분을 제한해야 하는 사람은 섭취를 금한다.

● **미역자반/튀각**

음식명	재료	1인당분량 (g)	곡류군	저지방	중지방	고지방	채소군	지방군	우유군	과일군	탄수화물 g	단백질 g	지방 g	열량 kcal	베타카로틴 μg	비타민 C mg	비타민 E mg	콜레스테롤 mg	총량	수용성	불용성
미역자반/튀각	설탕	2									2	−	−	8							
	깨소금	2						1/4						11.3							
	마른 미역	3												2.9	99.9	0.5			1.3	0.2	1.1
	식용유	15						3			−	−	15	135							
	마른다시마	10												9	57.6	1.8			2.8	0.3	2.5
	식용유	25						5			−	−	25	225							
합계	미역자반							3+1/4			2		15	157.2	99.9	0.5			1.3	0.2	1.1
	튀각							5+1/4			2		25	253.3	57.6	1.8			2.8	0.3	2.5

만드는 법

1. 미역자반 : 줄기 없이 잎만 말린 자반 미역을 기름에 볶아 만든 마른찬이다.
① 자반 미역을 준비하여 돌과 잡티를 골라낸 뒤 젖은 수건으로 깨끗이 닦아 5cm 길이로 가늘게 자른다.
② 번철에 식용유를 넉넉히 두르고 140℃ 정도가 되었을 때 미역을 넣고 재빨리 저어 가면서 볶아 설탕과 깨소금을 뿌린다.

2. 튀각 : 두툼하고 단맛이 나며 짜지 않은 다시마를 깨끗한 기름에 튀겨 만든 마른찬이다.
① 다시마를 준비하여 물수건으로 깨끗이 닦은 뒤 길이 5cm, 폭 3cm 크기로 자른다.
② 번철에 식용유를 두른 뒤 140℃ 정도가 되면 다시마를 넣는다. 다시마가 가라앉았다 떠오르면 건져서 뜨거울 때 설탕과 깨소금을 뿌린다.

Tip

- 효능과 주치 : 미역은 칼슘, 칼륨, 베타카로틴, 알긴산이 풍부한 알칼리성 식품으로, 대장암과 변비, 중풍, 비만, 고혈압, 동맥경화 등을 예방하고 뇌와 뼈를 건강하게 해 준다. 미역이나 다시마 등의 해조류와 산야에서 나온 채소를 함께 섭취하면 상승 효과를 낸다. 미역은 4계절 내내 언제든 이용해도 좋다. 다시마는 갈조류로 요오드와 칼륨, 칼슘이 풍부하다. 난소화성 다당류인 알긴산과 라미나린도 많이 들어 있으며, 베타카로틴과 비타민C, 식이섬유도 풍부하다. 그 밖에도 항산화 물질인 카로틴, 잔토필, 엽록소 등의 색소가 함유되어 있으며, 맛 성분인 글루탐산이 함유되어 있어 감칠맛이 난다. 식용유를 선택할 때는 동물성 기름처럼 고체인 야자유나 팜핵유, 카카오기름 등은 가능하면 지방은 피하고 참기름이나 올리브유 같은 식물성 기름을 이용한다. 지방은 1g당 열량이 9kcal로 3대 열량 영양소 가운데 가장 높다. 참기름에는 세포가 노화되는 것을 억제하는 세사미놀과 지질 산화 안정성을 높이는 세사모린이 들어 있어 저장 중 기름이 산화되는 것을 막아 준다. 한방에서는 자양 강장, 해독제로 처방하며, 허약 체질이나 병후 회복, 변비에도 효과가 있다. 변비나 빈혈, 저혈압인 사람에게는 깨와 호두 무침 요리가 효과가 있다.
- 주의 : 모든 재료는 국산 유기농 재료만 이용하고 농약 성분이 남지 않도록 깨끗이 씻는다.

과제

※ 실제로 조리 후 항산화 영양소와 식물 화학 물질의 양에 대한 측정이 필요하다.

③ 장아찌

장아찌는 무, 배추, 오이, 미나리, 마늘, 마늘종, 풋고추, 깻잎, 가지 등의 채소를 간장이나 된장, 고추장 등에 넣어 오래 두고 먹는 저장 식품이다. 불에 익혀 만든 것은 갑장과(숙장과, 熟醬瓜)라 부른다. 단, 당뇨가 있거나 혈압이 높거나 심장·신장 질환으로 인해 염분을 제한해야 하는 사람은 섭취를 금한다.

● **오이갑장과/무숙장아찌**

음식명	재료	1인당 분량 (g)	교환 단위수								영양가									
											3대 영양소 함량 및 열량				항산화 비타민			콜레스테롤 mg	식이섬유(g)		
			곡류군	어육류군			채소군	지방군	우유군	과일군	탄수화물 g	단백질 g	지방 g	열량 kcal	베타카로틴 μg	비타민 C mg	비타민 E mg		총량	수용성	불용성
				저지방	중지방	고지방															
오이갑장과/ 무숙장아찌	쇠고기	20		1/2							—	4	1	25							
	파, 마늘	1, 0.5																			
	깨소금, 참기름	1, 1						1/5			—	—	1	9							
	설탕, 후춧가루	0, 5									0.5	—	—	2							
	진간장	3																			
	오이	70					1				3	2	—	20	126.7	7			—	—	—
	마른 표고	2												5							
	소금	3																			
	무	70					1				3	2		20	32.2	10.5			0.8	0.1	0.7
	미나리	20					2/7				0.8	0.6		6	299.8	2			0.3	—	0.3
	간장	3																			
합계	오이갑장과			1/2			1	1/5			3.5	6	2	61	126.7	7			—	—	—
	무숙장아찌			1/2			1+2/7	1/5			4.3	6.6	2	62	332	12.5			1.1	0.1	1

만드는 법

- 오이갑장과와 무갑장과의 다른 점은, 오이는 소금에 절이고 무는 간장에 절인다는 것이다.
1. **오이갑장과** – 오이를 썰어 소금에 절여 양념한 고기와 함께 볶아 아삭아삭한 맛을 즐기며 즉석에서 만들어 먹는다.
① 오이를 5cm 길이로 토막내어 껍질 쪽을 중심으로 도톰하게 썰어 20분간 소금에 절였다가 헝겊에 싸서 짠다.
② 쇠고기는 길이 4cm, 두께 0.3cm, 폭 0.3cm로 채 썰어 양념장에 재우고, 표고버섯도 채 썰어 양념장에 재운다.
③ 두꺼운 번철에 식용유를 두르고 쇠고기와 표고를 각각 넣고 볶다가 오이를 넣어 볶은 뒤 실고추를 섞는다.
④ 넓은 그릇에 ③을 쏟아 잠시 식힌 뒤 깨소금과 잣가루의 절반을 넣고 섞어 그릇에 담은 뒤 남은 잣가루를 뿌린다.
2. **무숙장아찌** – 무를 썰어 간장에 절인 뒤 양념한 고기와 함께 볶아 아삭아삭한 맛을 즐기며 즉석에서 만들어 먹는다.

Tip

- 효능과 주치 : 오이에는 쓴맛의 주성분이자 강한 항종양 성분인 쿠쿠르비타신이 함유되어 있다. 표고버섯에는 종양을 억제하는 식이섬유의 일종인 베타글루칸이 들어 있어 제암 효과가 있으며, 화학 발암 억제 효과가 있는 다당 고분자 물질인 렌티난이 함유되어 있다. 혈중 콜레스테롤 수치를 낮추는 렌티오닌 덕분에 혈압 강화 효과도 있다. 쇠고기는 양질의 단백질 식품으로 스태미나 요리의 재료로 많이 이용되나 포화 지방산 함량이 높으므로 살코기만 이용하는 것이 좋고 과잉 섭취하지 말아야 한다. 미나리에는 칼슘과 비타민C, 베타카로틴이 풍부하고, 증혈 작용이 있는 엽산도 함유되어 있어 피부 미용과 빈혈 예방 효과가 있으며 암과 노화를 예방한다. 무에는 비타민C와 칼슘이 비교적 풍부하고, 녹말 분해 효소인 아밀라아제가 들어 있어 소화를 촉진한다. 한방에서는 면류 중독이나 보리와 밀로 만든 음식을 먹고 체했을 때 무나물이나 생무를 썰어 먹으면 독을 풀 수 있다고 하여 면을 먹을 때는 반드시 무를 함께 먹게 했다.
- 주의 : 모든 재료는 국산 유기농 재료만 이용하고 농약 성분이 남지 않도록 깨끗이 씻는다.

과제

※ 실제로 조리 후 항산화 영양소와 식물 화학 물질의 양에 대한 측정이 필요하다.

④ 젓갈

젓갈은 어패류의 내장이나 알, 새우나 멸치, 조개 등의 해산물을 염장법으로 숙성시켜 특유의 맛이 나도록 삭힌 염장 발효 식품이다. 크게 김치에 넣는 젓갈류(새우젓 · 멸치젓 · 황석어젓 · 갈치젓 등)와 반찬으로 쓰이는 젓갈류(명란젓 · 창란젓 · 어리굴젓 · 오징어젓 · 조개젓 · 꼴뚜기젓 등)로 나눈다.

● 어리굴젓

| 음식명 | 재료 | 1인당 분량 (g) | 교환 단위수 | | | | | | | | 영양가 | | | | | | | | | | |
| | | | | 어육류군 | | | | | | | 3대 영양소 함량 및 열량 | | | | 항산화 비타민 | | | 콜레스테롤 | 식이섬유(g) | | |
			곡류군	저지방	중지방	고지방	채소군	지방군	우유군	과일군	탄수화물 g	단백질 g	지방 g	열량 kcal	베타카로틴 ㎍	비타민 C mg	비타민 E mg	mg	총량	수용성	불용성
어리굴젓	생굴	70		1							—	8	2	50	50	2.1		25.2			
	무	20					2/7				0.8	0.6	—	6							
	배	20								1/5	2.4	—	—	10							
	밤	10	1/5								4.6	0.4	—	20							
	고춧가루	5												5	1,032	1.6			2	0.1	1.9
	파	2												0.5	39	1.1			0.1	—	0.1
	마늘, 생강	1, 0.5																			
	소금	3																			
	합계		1/5	1			1+2/7			1/5	7.8	9	2	91.5	1,121	4.8		25.2	2.1	0.1	2

만드는 법	- 굴은 작고 싱싱한 것이 좋으며, 일주일 정도 지나면 잘 숙성된다. 겨울철이 제철로 12~1월에 가장 맛있다. ① 자연산 굴을 준비해 껍질이 들어가지 않도록 연한 소금물에 살살 씻어 물기를 뺀다. ② 무, 배추, 밤은 사방 1.5cm 크기로 나박 썰기하고, 파, 마늘, 생강은 곱게 채 썬다. ③ ①에 준비한 고춧가루를 반을 넣고 버무려 붉은 색이 들면 굴과 남은 양념을 모두 넣고 살살 버무려 작은 항아리에 담아 봉해 두었다가 3~4일 지난 뒤에 먹는다.
Tip	- 효능과 주치 : 바다의 우유라고 불리는 굴은 귀한 식품으로, 심장 기능을 높여 주는 타우린이 풍부하여 심장에 좋고, 혈전과 동맥경화증을 예방하는 데 효과적이다. 한방에서는 혈압을 정상으로 유지하고 심장의 흥분을 진정시키는 데 처방하고, 저혈압과 심장병을 치료하는 데도 이용한다. 깻잎은 암과 노화 예방 효과가 있는 베타카로틴이 상추의 약 4배 이상 함유되어 있고, 비타민A · C · E와 식이섬유도 풍부하다. 무에는 비타민C와 칼슘이 비교적 풍부하고, 녹말 분해 효소인 아밀라아제가 들어 있어 소화를 촉진한다. 배에는 석세포인 펜토산이 들어 있어 장을 자극하여 연동 운동을 촉진하여 변비를 예방하고, 단백질 가수 분해 효소가 들어 있어 육류를 소화시키고 소화를 돕는다. 한방에서는 해수(기침)와 번열, 갈증 등에 처방한다. 밤은 견과류 중 비타민C가 가장 풍부한 식품으로, 체내에서 유해 활성 산소를 제거하는 베타카로틴이 함유되어 있어 암을 예방하고 노화를 방지한다. 비타민B1을 비롯해 칼슘, 칼륨, 나트륨, 인 등의 무기질도 풍부해 병후 회복기 환자나 유아, 노약자에게 좋다. 고춧가루에는 비타민A와 베타카로틴이 풍부하다. 항산화 물질인 캡사이신이 신경 조절 작용을 하여 피로를 풀어 주고 식욕을 증진시키며 혈액 순환을 돕고 스트레스를 풀어 주고 지방 분해를 촉진한다. 파는 영양가도 높고 음식의 맛을 돋우어 주며 살균 효과가 있는 유황 화합물인 알리신이 들어 있어 비타민B1의 이용률을 높여 준다. 몸을 따뜻하게 하고 위장 기능을 도우며 암을 예방하고 면역력을 상승시키는 효과가 있다. 한방에서는 감기를 예방하고 소변을 원활하게 하는 데 처방한다. 마늘은 강장 작용과 항산화 작용을 비롯해 피로 회복, 위장 장해 경감, 콜레스테롤 감량 작용을 한다. 발암을 억제하고 살균 작용을 하는 알리신도 들어 있다. 알리신은 비타민B1과 결합하여 비타민B1의 촉진 및 성선 자극 작용을 한다. 마늘은 대장암 예방 효과가 있고 위암과 유방암 위험을 감소시킨다. 생강에는 종양을 억제하고 DNA의 손상을 막아 주며 살균 작용을 하는 진저롤이 함유되어 있다. - 주의 : 모든 재료는 국산 유기농 재료만 이용하고 농약 성분이 남지 않도록 깨끗이 씻는다.
과제	※ 실제로 조리 후 항산화 영양소와 식물 화학 물질의 양에 대한 측정이 필요하다.

① 숙채

숙채는 채소나 산채, 들나물 등을 물에 데치거나 기름에 볶아서 갖은 양념을 하여 만든 나물로, 3색 또는 5색 나물을 만든다. 정월대보름에는 진채(陣菜)라 하여 9가지 이상의 묵은 나물을 만들어 먹고, 입춘(立春)에는 특별히 움파나 산갓, 승검초, 무, 미나리 등의 새순을 데쳐 초장에 무쳐 매운 채소로 입맛을 돋우기도 했다.

일반적으로 콩나물이나 시금치, 숙주나물 등은 끓는 물에 데쳐서 무치고, 호박이나 오이, 도라지 등은 소금에 절였다가 팬에 기름을 두르고 볶아서 익혀 먹는다. 시금치나 쑥갓처럼 색깔을 살려야 하는 나물은 끓는 물에 소금을 약간 넣어 데치고, 고사리나 고비 등은 물에 충분히 불려서 볶는다. 잡채도 일종의 숙채 요리로, 당면에 고기와 여러 가지 볶은 채소를 곁들여 무친 음식이다.

숙채는 특성에 따라 조리법과 들어가는 양념이 조금씩 다른데, 크게 분류하면 무침나물과 볶음나물로 나눌 수 있다. 무침나물의 재료로는 달래, 냉이, 씀바귀, 물쑥, 소루쟁이, 두릅, 무, 호박오가리, 고춧잎, 버섯, 취, 고사리, 도라지 등이 쓰인다. 나물을 무칠 때는 알맞게 데쳐서 찬물에 헹구어 꼭 짠 것을 양념을 넣고 손으로 조물조물 무쳐야 맛있다. 참기름과 깨소금을 넉넉히 넣어 양념이 충분히 배어들도록 오래 주물어야 손맛이 들어 맛있다.

● 나물

음식명	재료	1인당 분량 (g)	교환 단위수									영양가									
			곡류군	어육류군			채소군	지방군	우유군	과일군	3대 영양소 함량 및 열량				항산화 비타민			콜레스테롤 mg	식이섬유(g)		
				저지방	중지방	고지방					탄수화물 g	단백질 g	지방 g	열량 kcal	베타카로틴 μg	비타민 C mg	비타민 E mg		총량	수용성	불용성
나물	청장	3																			
	파, 마늘	2, 1																			
	참기름	1						1/5			—	—	1	9							
	깨소금	0.5																			
	실고추	0.1																			
	깻잎	70					1				3	2		20	6,402	30			5.5	0.7	4.8
	애호박	70					1				3	2		20	104	6			1	0.3	0.7
	냉이	70					1				3	2		20	795	52			4	—	—
	두릅	70					1				3	2		20	282	11			1	0.2	0.8
	씀바귀	70					1				3	2		20	1,282	5			4.6	—	—
	머위	70					1				3	2		20	3,165	20			0.9	—	0.9
	비름	70					1				3	2		20	1,799	25			2.7	0.3	2.4
	시금치	70					1				3	2		20	2,002	46			2.2	0.6	1.6
	콩나물	70					1				3	2		20	0	4			1.8	0.6	1.2
합계	깻잎나물						1	1/5			3	2	1	29	6,042	30			5.5	0.7	4.8
	애호박나물						1	1/5			3	2	1	29	104	6			1	0.3	0.7
	냉이나물						1	1/5			3	2	1	29	795	52			4	—	—
	두릅나물						1	1/5			3	2	1	29	282	11			1	0.2	0.8
	씀바귀나물						1	1/5			3	2	1	29	1,282	5			4.6	—	—
	머위나물						1	1/5			3	2	1	29	3,165	20			0.9	—	0.9
	비름나물						1	1/5			3	2	1	29	1,799	25			2.7	0.3	2.4
	시금치나물						1	1/5			3	2	1	29	2,002	46			2.2	0.6	1.6
	콩나물						1	1/5			3	2	1	29	0	4			1.8	0.6	1.2

만드는 법

- 삼색나물의 주재료는 시금치, 고비, 도라지이나 기호나 계절에 따라 생취나 무, 우엉 등을 다양하게 이용할 수 있다.
1. 깻잎나물 – 어린 깻잎을 살짝 데쳐서 고기를 볶아 함께 무친다. 기호에 따라 고기를 넣지 않아도 된다.
2. 애호박나물 – 여름철에 제맛이 나는 애호박을 골라(씨 없는 것) 눈썹 모양으로 썰어 소금에 절여 볶는다.
3. 냉이나물 – 봄 나물로 잎과 뿌리를 끓는 소금물에 살짝 데쳐 찬물에 헹구어 물기를 짠 뒤 초고추장에 무친다.
4. 두릅나물 – 이른봄에 나는 두릅을 데쳐 초고추장에 무친다. 독특한 향기와 맛이 입맛을 돋우는 별미다.
5. 씀바귀나물 – 이른봄에 입맛을 내는 데 가장 좋은 쓴 나물로 씀바귀를 삶아 쓴맛을 우려낸 뒤 초고추장에 무친다.
6. 머위나물 – 봄부터 여름까지 먹을 수 있는 나물로 연한 줄기를 삶아 깨즙을 넉넉히 넣고 끓인다.
7. 비름나물 – 여름철에 들판에 흔히 나는 비름의 연한 순을 꺾어다 삶아서 초고추장에 무친다.
8. 시금치나물 – 시금치를 끓는 소금물에 데쳐 양념한 것으로 고비, 도라지와 함께 삼색나물의 기본이다.
9. 콩나물 – 살이 통통한 콩나물을 옅은 소금물에 삶아서 갖은 양념을 넣고 뽀얀 국물이 나오도록 주물러 무친다.
※ 나물에 따라 소금 양념이나 조선간장 양념을 한다. 기본인 깨소금, 참기름, 실고추, 다진 파, 마늘의 양은 비슷하다.
※ **소금 양념** : 소금 1g, 다진 마늘 약간, 다진 파 · 참기름 · 깨소금 각 1g(1/5작은술), 식용유 3g(3/5작은술)
※ **청장 양념** : 청장 3g(3/5작은술), 다진 마늘 약간, 다진 파 · 참기름 · 깨소금 각 1g(1/5작은술), 식용유 3g(3/5작은술)

Tip

- 효능과 주치 : 깻잎은 암과 노화 예방 효과가 있는 베타카로틴이 상추의 약 4배 이상 함유되어 있고, 비타민A · C · E와 식이섬유도 풍부하다. 호박은 과채류 중 전분 함량이 가장 높아 열량이 많고, 잘 익어 색이 짙은 호박일수록 자당이 풍부해 단맛이 강하다. 냉이는 이른봄에 들에서 자란 것이 향이 좋아 입맛을 잡아 준다. 채소 중 단백질 함량이 가장 많을 뿐만 아니라 비타민C와 베타카로틴, 식이섬유도 풍부하여 암과 심혈관 질환, 생활습관병 예방과 치료에 효과가 좋고, 기능성 물질인 콜린이 함유되어 있는 중요한 식품으로 잎과 뿌리 모두 식용한다. 두릅은 단백질과 비타민, 무기질이 풍부한 채소로 봄철 춘곤증을 예방해 준다. 씀바귀에는 철, 비타민A · B₁, 베타카로틴이 매우 풍부하다. 비타민C 함량은 낮지만 골수암 세포를 억제하는 효과가 있고, 콜레스테롤 수치를 저하시킨다. 한방에서는 해열, 건위, 폐렴, 간염, 종기 치료제로 쓴다. 머위는 철과 칼슘, 비타민A가 많은 알칼리성 식품으로, 퀘르세틴, 켐페롤, 사포닌 등의 기능성 물질이 풍부하다. 비름에는 칼륨, 철, 비타민A, 베타카로틴은 물론 비타민C와 식이섬유가 풍부하다. 시금치에는 철이 매우 풍부하여 빈혈 예방에 효과적이다. 베타카로틴이 풍부하고 항산화 물질인 안토시아닌도 들어 있어 암 예방에 좋고, 양질의 단백질 함량도 높다.
- 주의 : 모든 재료는 국산 유기농 재료만 이용하고 농약 성분이 남지 않도록 깨끗이 씻는다.

과제

※ 실제로 조리 후 항산화 영양소와 식물 화학 물질의 양에 대한 측정이 필요하다.

● 잡채

| 음식명 | 재료 | 1인당 분량 (g) | 교환 단위수 | | | | | | | | 영양가 | | | | | | | | | | |
| | | | 곡류군 | 어육류군 | | | 채소군 | 지방군 | 우유군 | 과일군 | 3대 영양소 함량 및 열량 | | | | 항산화 비타민 | | | 콜레스테롤 mg | 식이섬유(g) | | |
				저지방	중지방	고지방					탄수화물 g	단백질 g	지방 g	열량 kcal	베타카로틴 ㎍	비타민 C mg	비타민 E mg		총량	수용성	불용성
잡채	당면	10	1/3								7.7	0.7	−	33.3							
	쇠고기	20		1/2							−	4	1	25							
	달걀	20			2/5						−	3.2	2	30							
	오이	30					3/7				1.2	0.9	−	9	54.3	3					
	양파	10					1/5				0.6	0.4	−	4	0	0.8			0.2		
	도라지	10					1/5				0.6	0.4	−	4	0	2.7			0.4		
	당근	10					1/7				0.4	0.3	−	3	762	0.8			0.3	−	0.3
	마른 표고	6													0	0			−		
	마른 목이	4													0	0			2.3	0	2.3
	마른 석이	1													0	0			0.5		
	다진 파, 마늘	2, 1													7.8	0.2			−		
	배	30								1/10	1.2	−		4.5							
	참기름	3						3/5			−	−	3	27							
	깨소금	2						1/4			−	−		12							
	식용유	15						3			−	−	15	135							
	소금, 설탕	1, 1									1	−	−	4							
	진간장	4																			
	합계		1/3	1/2	2/5		6/7	3.9		1/10	12.7	9.9	21	290.8	824.1	7.5			3.7		2.6

만드는 법	- 잡채는 여러 가지 채소와 쇠고기, 당면을 각각 볶아 한데 섞어 무친 음식이다. 채(菜)는 채소이므로 당면보다는 채소를 많이 넣어야 열량도 줄이고 항산화 영양소도 듬뿍 섭취할 수 있다. ① 오이를 6~8cm 길이로 잘라 돌려 깎은 것을 0.3cm로 채 썰어 소금에 살짝 절였다가 물기를 꼭 짜서 살짝 볶는다. ② 양파는 채 썰고, 도라지는 소금에 주물러 깨끗이 씻어 쓴맛을 제거한 뒤 가늘게 찢어 소금 간을 하여 식용유에 볶는다. ③ 당근은 오이와 같은 길이로 채 썰어 소금에 절였다가 물기를 짜서 식용유에 볶는다. ④ 달걀은 흰자와 노른자를 따로 풀어 소금 간을 한 뒤 각각 지단을 부쳐 식힌 것을 다른 재료와 같은 길이로 곱게 채 썬다. ⑤ 쇠고기는 결 방향으로 곱게 채 썰어 갖은 양념을 하여 볶고, 표고와 목이버섯은 물에 불려 깨끗이 손질하여 채 썰어 참기름과 소금을 넣고 볶는다. 석이버섯도 손질하여 채 썬 것을 소금을 넣고 식용유에 살짝 볶는다. ⑥ 당면은 끓는 물에 삶아 찬 물에 헹구어 건져 물기를 빼고 진간장, 설탕, 참기름으로 무쳐 식용유에 볶는다. ⑦ 모든 재료를 그릇에 담고 위에 국물을 살짝 부어 지단과 석이 채를 뿌린다.
Tip	- 효능과 주치 : 당면은 전분이 호화되었다가 재결정화된 것이므로 반드시 열을 가하여 먹어야 한다. 파는 산성 식품으로, 비타민A · C와 베타카로틴 등이 풍부하여 암 예방에 좋다. 쇠고기는 양질의 단백질 식품으로 스태미나 요리의 재료로 많이 이용되나 포화 지방산 함량이 높으므로 살코기만 이용하는 것이 좋고 과잉 섭취하지 말아야 한다. 달걀은 영양이 풍부한 단백질 식품으로 노른자에 필수 아미노산이 골고루 들어 있다. 석이버섯은 단백질, 칼슘, 인, 철 함량이 비교적 많고 레시틴과 식이섬유도 풍부하다. 오이에는 쓴맛의 주성분이자 강한 항종양 성분인 쿠쿠르비타신이 함유되어 있다. 양파에는 매운맛 성분인 티오설피네이트가 들어 있어 심장병과 암을 예방하며, 플라본 색소인 퀘르세틴이 고혈압을 막아 준다. 도라지는 더덕보다 많은 식이섬유와 칼륨을 가지고 있다. 껍질에 들어 있는 사포닌 성분이 감기와 기침, 목이 붓고 아픈 데, 편도선염 등 기관지 질환에 효과를 발휘한다. 당근에는 비타민A와 베타카로틴이 풍부하여 시각 · 청각을 향상시키고 생식 기능 유지와 면역력 강화에 도움이 되며, 암과 노화를 예방한다. 표고버섯에는 종양을 억제하는 식이섬유의 일종인 베타글루칸이 들어 있어 제암 효과가 있으며, 화학 발암 억제 효과가 있는 다당 고분자 물질인 렌티난이 함유되어 있다. 혈중 콜레스테롤 수치를 낮추는 렌티오닌 덕분에 혈압 강화 효과도 있다. 목이버섯은 버섯 가운데 식이섬유가 가장 풍부하고, 생느타리에는 비타민C와 식이섬유가 들어 있다. 석이버섯은 단백질, 칼슘, 인, 철 함량이 비교적 많고 레시틴과 식이섬유도 풍부하다. 마늘은 강장 작용과 항산화 작용을 비롯해 피로 회복, 위장 장해 경감, 콜레스테롤 감량 작용을 한다. 배에는 석세포인 펜토산이 들어 있어 장을 자극하여 연동 운동을 촉진하여 변비를 예방하고, 단백질 가수 분해 효소가 들어 있어 육류를 소화시키고 소화를 돕는다. - 주의 : 잡채는 담백해야 하므로 재료를 볶을 때 기름을 조금만 넣는다. 고기는 살짝 익히고, 고기 국물을 조금 남겨 두었다가 잡채를 무치면 깊은 맛을 즐길 수 있다. 모든 재료는 국산 유기농 재료만 이용하고 농약 성분이 남지 않도록 깨끗이 씻는다.
과제	※ 실제로 조리 후 항산화 영양소와 식물 화학 물질의 양에 대한 측정이 필요하다.

② 생채

　생채(生菜)는 계절별로 나오는 싱싱한 채소를 얇게 저미거나 채 썰어 소금으로 간을 하여 양념을 넣어 무친 것으로, 숙채와 달리 식초를 넣어 새콤 달콤 매콤하게 즐기는 음식이다. 생채의 재료로는 무, 가지, 파, 도라지, 무, 배추, 참외, 더덕, 오이, 늙은 오이, 갓, 상추, 미나리 등이 있다. 무생채나 도라지생채, 오이생채는 초고추장이나 고춧가루를 넣어 만들고 겨자채에는 겨자즙이나 잣즙을 넣어 무친다. 달래무침에는 초간장이 들어간다. 특히 겨자채에는 채소 외에도 편육이나 전복, 해삼 등의 해산물을 곁들여 더 풍부한 맛을 즐기기도 한다.

　무를 채 썰어 식초, 설탕, 고춧가루를 넣어 무친 무생채, 깻잎과 대파를 썰어서 갖은 양념에 버무린 깻잎생채, 부추와 양파를 채 썰어 갖은 양념에 무친 부추생채, 더덕에 고춧가루 물을 들여 양념 초고추장을 넣고 주물러 무친 더덕생채 등이 대표적이다.

　생채소가 주재료인 만큼 만들어서 바로 먹어야 재료의 질감과 영양을 살릴 수 있다.

　입맛을 잃기 쉬운 환자에게는 물론 겨우내 떨어진 비타민을 보충하는 데 생채만큼 좋은 음식도 없다.

● 가지/달래/더덕/도라지/무/배추/오이/상추/파생채

| 음식명 | 재료 | 1인당 분량 (g) | 교환 단위수 | | | | | | | | 영양가 | | | | | | | | |
| | | | 곡류군 | 어육류군 | | | 채소군 | 지방군 | 우유군 | 과일군 | 3대 영양소 함량 및 열량 | | | | 항산화 비타민 | | | 콜레스테롤 mg | 식이섬유 (g) | | |
				저지방	중지방	고지방					탄수화물 g	단백질 g	지방 g	열량 kcal	베타카로틴 μg	비타민 C mg	비타민 E mg		총량	수용성	불용성
가지 달래 더덕 도라지 무/배추 오이/상추 파생채	파, 마늘	2, 1													15.5						
	깨소금, 소금	1, 1																			
	설탕, 식초	1, 1									−	−	1	4							
	고춧가루	2												3	412.8	0.6			0.8	−	0.8
	간장	2												2	−	−			−		−
	고추장	2												3	50.6	−			0.1		
	파	40					4/7				1.6	1.2		12	310	8.4			1	−	1
	달래	40					4/7				1.6	1.2		12	729.2	13.2			1.7		
	가지	60					6/7				2.4	1.8		18	19.2	5.4			1.1		
	도라지	40					4/7				1.6	1.2		12	0	10.8			1.6		
	무	70					1				3	2		20	0	9.1			0.8	0.1	0.7
	배추	40					4/7				1.6	1.2		12	0.4	6.8			0.6	0.1	0.5
	오이	60					6/7				2.4	1.8		18	108.6	6			−		
	상추	40					4/7				1.6	1.2		12	119.2	4			3.8		
	더덕	75					3				9	6		60	0	4.5			15.3	−	−
합계	파생채						4/7				1.6	1.2		21	788.9	9			1.8		0.8
	달래무침						4/7				1.6	1.2		21	1,208.1	13.8			2.5		1.8
	가지생채						6/7				2.4	1.8		27	499.1	6			1.9		0.8
	도라지생채						4/7				1.6	1.2		21	478.9	11.4			2.4		0.8
	무생채						1				3	2		29	478.9	9.7			1.6	0.1	1.5
	배추생채						4/7				1.6	1.2		21	479.3	7.4			1.4	0.1	1.3
	오이생채						6/7				2.4	1.8		27	587.6	6.6			0.8		0.8
	상추파겉절이						4/7				1.6	1.2		21	598.1	4.6			4.6		0.8
	더덕생채						3				9	6		70	428.3	5.11			6.2	−	−

만드는 법

1. **파생채**—가는 실파나 대파를 6cm 길이로 잘라서 양념 간장에 무친다.
2. **달래무침**—이른봄에 돋아난 달래를 6cm 길이로 잘라서 양념 간장에 무친다.
3. **가지생채**—가지를 채 썰거나 얄팍하게 썰어 고춧가루, 설탕, 식초를 넣어 새콤하게 무친다.
4. **도라지생채**—물에 담가 쓴맛과 아린맛을 제거한 도라지를 소금으로 주물러 씻어 소금이나 초고추장에 무친다.
5. **무생채**—무를 채 썰거나 얄팍하게 썰어 고춧가루, 설탕, 식초를 넣고 새콤하게 무친다.
6. **배추생채**—배추를 6cm 길이로 채 썰어 고춧가루, 설탕, 식초를 넣어 새콤하게 무친다.
7. **오이생채**—오이를 얄팍하게 썰어 갖은 양념을 하여 무친다.
8. **상추파겉절이**—실파나 대파를 6cm 길이로 채 썰어 상추를 넣고 양념장에 가볍게 무친다.
9. **더덕생채**—더덕을 고추장 양념에 새콤달콤하게 무친 생채로 특유의 향이 입맛을 돋운다.
※ **초간장 양념** : 다진 파 · 마늘 · 깨소금 · 설탕 각 2.5g, 소금 · 식초 1g
※ **초고추장 양념** : 고추장 · 청장 · 깨소금 각 1g, 다진 파 2g, 고춧가루 · 설탕 · 다진 마늘 · 참기름 · 식초 각 1g

Tip

- 효능과 주치 : 가지에는 항산화 물질인 폴리페놀이 풍부하여 노화와 암을 예방하는 효과가 좋다. 식이섬유도 상당량 함유되어 있어 대장암을 예방한다. 달래에는 비타민C와 베타카로틴, 식이섬유가 풍부하고 항산화 물질인 황화 알릴과 알리신 등이 함유되어 있다. 도라지는 더덕보다 많은 식이섬유와 칼륨을 함유하고 있으며, 껍질에 들어 있는 사포닌 성분이 감기와 기침, 목이 붓고 아픈 데, 편도선염 등 기관지 질환에 효과를 발휘한다. 무에는 비타민C와 칼슘이 비교적 풍부하고, 녹말 분해 효소인 아밀라아제가 들어 있어 소화를 촉진한다. 배추는 비타민C와 칼슘, 칼륨 함량이 상당히 높으며, 고혈압 예방에 좋다. 오이에는 쓴맛의 주성분이자 강한 항종양 성분인 쿠쿠르비타신이 함유되어 있다. 상추는 비타민C 함량은 낮으나 철과 구리가 풍부해 빈혈 예방에 좋고 항산화 물질인 셀레늄이 풍부하다. 더덕은 칼슘을 비롯해 비타민B1 · B2, 단백질, 지질, 당질, 인, 철 등이 풍부하며, 사포닌을 함유하고 있어 혈중 지질과 콜레스테롤 함량을 낮추어 주며, 혈관 확장 및 혈압 강하 작용을 한다. 파와 마늘에는 항산화 영양소와 함유황 물질이 들어 있어 암과 혈전, 동맥경화 등의 생활습관병을 예방해 준다.
- 주의 : 채소는 결 방향으로 썰어야 모양이 유지되고 제맛이 난다. 겉절이는 먹기 직전에 바로 무치는 것이 좋다. 모든 재료는 국산 유기농 재료만 이용하고 농약 성분이 남지 않도록 깨끗이 씻는다.

과제

※ 실제로 조리 후 항산화 영양소와 식물 화학 물질의 양에 대한 측정이 필요하다.

③ 채소 · 과일 · 식용꽃 샐러드

채소나 과일, 식용꽃을 이용해 만든 샐러드 요리로, 견과류나 살코기, 생선, 파스타, 치즈, 도정하지 않은 전곡을 곁들여 먹는다. 서양 요리에서 주가 되는 요리 (main dish)가 나오기 전에 식욕을 돋우는 전채(前菜), 즉 애피타이저로 대접한다. 바쁜 현대인들의 아침을 채워 주는 빵식에 많이 애용되고 있으며, 맛이 자극적이지 않아 모든 사람이 이용하기에 좋다.

사실 채소 샐러드나 과일 샐러드는 익숙해도 꽃 샐러드는 생소한 경우가 많을 것이다. 하지만 최근 들어 관상용으로 만 생각해 온 꽃이 식용으로도 이용되면서 꽃에 대한 인식을 바꿔 놓고 있다. 일본에서는 이미 오래 전부터 유채꽃이나 국화 등을 식용해 왔으며, 고대 인디언들도 꽃을 식용했다는 기록이 남아 있다. 하지만 모든 꽃을 식용할 수 있는 것은 아니며, 독성이 있거나 농약을 뿌려 키운 것은 식용으로 부적합하다. 특히 꽃요리는 음식을 단순히 입으로 즐기는 데서 벗어나 눈으로도 즐길 수 있다는 점에서 진정한 웰빙 식품이라 할 수 있다.

서양식 샐러드에 넣어 먹는 드레싱과 달리 담백한 간장이나 소금, 식초로 간을 하거나 당근이나 양파, 마늘로 즙을 내어 이용하면 건강에 더욱 좋다. 하지만 식초가 들어가는 만큼 채소를 미리 넣으면 숨이 죽어 신선도가 떨어지므로 드레싱은 반드시 먹기 직전에 끼얹는다.

재료는 값이 싸면서도 가장 맛있는 제철 채소를 이용해야 신선도가 높고 항산화 비타민과 식이섬유, 피토케미컬을 많이 흡수할 수 있다.

표 4-3 샐러드용 과일 · 채소류의 영양가

식품명		3대 영양소 함량 및 열량				항산화 비타민			식이섬유(g)		
		열량 kcal	단백질 g	지방 g	당질 g	베타카로틴 ㎍	비타민 C mg	비타민 E mg	총량	수용성	불용성
과일류	감(단감)	83	0.9	0.0	11.4	2,845	13	0.10	2.5	0.8	1.7
	감귤(귤, 밀감)	42	1.0	0.1	10.0	849	48	0.24	1.1	0.1	1.0
	딸기(개량종)	35	0.8	0.2	4.3	Ø	71	0.30	1.8	0.3	1.5
	레몬	31	1.4	0.8	6.4	0	70	1.10	4.9	2.0	2.9
	바나나	80	1.2	0.2	24.1	9	10	0.50	1.9	—	—
	신고배	39	0.3	0.1	10.3	0	4	0.10	1.8	0.6	1.2
	복숭아 백도	34	0.9	0.2	8.2	10	7	1.00	2.1	—	—
	복숭아 황도	26	0.9	0.2	5.8	120	4		—	—	—
	복숭아 천도	33	1.2	0.2	7.6	12	6		—	—	—
	사과 부사	57	0.3	0.1	15.3	19	4	0.32	1.4	0.1	1.3
	사과 아오리	44	0.5	0.2	11.2	0	5		—	—	—
	석류	56	0.2	Ø	16.8	0	10	0.55	—	—	—
	수박(과육)	24	0.8	0.4	7.5	856	14	0.15	0.2	—	—
	오렌지	43	0.9	0.1	9.9	90	43	0.24	2.0	0.4	1.6
	자두	25	0.5	0.6	8.4	—	5	0.80	2.2	—	—
	참외(흰색 과육)	18	2.2	0.4	4.7	36	21	0.15	1.1	0.3	0.8
	키위	54	0.9	0.5	13.1	46	27	1.1	2.5	0.7	1.8
	파인애플	23	0.4	0.1	5.9	0	15	0.00	1.5	0.1	1.4
	포도 거봉	56	0.5	0.1	14.9	15	2	1.00	—	—	—
	포도 델라웨어	55	0.5	0.3	14.0	33	2		—	—	—
	포도 캠벌얼리	59	0.5	0.3	15.1	0	0		1.9	—	—
	포도 청포도	47	0.3	0.2	12.4	11	2		—	—	—
채소류	가지	19	0.9	0.1	3.7	32	9	0.30	1.9	—	—
	그린비타민	26	2.5	0.4	3.5	0	34	1.90	—	—	—
	냉이	41	4.7	0.7	3.8	1,136	74	0.48	5.7	—	—
	단호박	66	1.7	0.2	9.4	4,018	21	2.50	1.8	—	—
	달래	27	3.3	0.4	4.3	1,823	33	0.40	4.2	—	—
	당근	34	1.1	0.1	7.8	7,620	8	0.40	2.9	0.4	2.5
	돌나물	11	1.3	0.3	1.6	717	26	0.48	1.1	—	—
	무순/싹기름채소	22	0.9	0.1	5.2	1,040	39	0.54	—	—	—
	부추/조선부추	21	2.9	0.5	3.7	3,094	37	0.92	2.9	0.2	2.7
	비트/뿌리	34	1.7	0.0	10.1	0	23	0.30	—	—	—
	셀러리	22	1.8	0.2	2.7	648	47	0.50	1.4	—	—
	시금치	27	2.8	0.4	5.2	2,860	66	3.10	3.2	0.9	2.3
	신선초	57	4.4	1.1	7.1	2,721	71	0.48	—	—	—
	쑥갓	21	3.5	0.1	2.8	3,755	18	1.60	2.3	—	—
	양배추	19	0.6	0.1	7.3	6	36	0.10	2.2	0.2	2.0
	적양배추	22	1.2	0.0	—	2	26	—	15.2	1.6	12.4
	양상추	11	0.9	0.1	2.3	96	7	1.20	1.1	0.1	1.0
	오이/조선오이	9	0.8	0.1	1.7	181	10	0.50	—	—	—
	유채	35	4.1	0.4	4.2	2,900	160	4.00	—	—	—
	치커리 적색	19	2.3	0.2	4.7	1,065	48	2.26	—	—	—
	치커리 녹색	13	1.7	0.3	—	5,356	10	—	1.1	0.2	0.9
	방울토마토	16	0.9	0.1	3.3	1,448	21	0.44	—	—	—
	토마토	14	0.9	0.1	2.9	542	11	0.44	1.3	0.5	0.8
	케일	43	5.0	0.6	1.6	1,813	80	1.60	3.7	0.5	3.2
	파프리카 적색	26	1.5	0.8	—	3,052	119	—	—	—	—
	파프리카 주황색	34	1.3	0.9		3,918	131		—	—	—
	파프리카 황색	21	1.3	0.5		356	108		—	—	—
	피망 녹색	17	0.7	0.2	3.7	383	53	0.90	2.4	—	—
	피망 적색	24	1.3	0.3	5.1	2,336	191	—	—	—	—
식용꽃	국화꽃	34	1.4	0.0	7.3	2,500	31	1.90	2.99	—	—
	유채꽃대	31	4.1	0.2	4.2	360	120	4.00	—	—	—
	진달래꽃	33	1.9	.5	5.2	비타민A 350	0.0	0.48	—	—	—

(8) 김치

김치는 우리나라를 대표하는 발효 식품이자 매 끼 빠지지 않고 상에 올라오는 기본 찬으로, 기호에 따라 배나 밤, 잣 등의 과실류, 어패류, 육류 등을 넣어 담근다. 삼삼하면 대장암 예방 효과가 인정되나 지나치게 짜면 위암과 대장암 발생 위험을 증가시킨다.

● **열무김치**

| 음식명 | 재료 | 1인당 분량 (g) | 교환 단위수 | | | | | | | | 영양가 | | | | | | | | | | |
| | | | 곡류군 | 어육류군 | | | 채소군 | 지방군 | 우유군 | 과일군 | 3대 영양소 함량 및 열량 | | | | 항산화 비타민 | | | 콜레스테롤 mg | 식이섬유(g) | | |
				저지방	중지방	고지방					탄수화물 g	단백질 g	지방 g	열량 kcal	베타카로틴 μg	비타민 C mg	비타민 E mg		총량	수용성	불용성
열무김치	열무	70					1				3	2	−	20	1,547	52.5			1.6	0.2	1.4
	파	10					1/7				0.4	0.3	−	3	78	2.1			0.3	−	
	마늘	6									0.3	0.2	−	2							
	생강	3									0.1	0.1	−	1							
	홍고추	20					3/7				1.2	0.9	−	9	1,309	23.2			2.1	0.3	1.8
	풋고추	14					2/7				0.8	0.6	−	6	44	10.1			0.7	0.1	0.6
	소금	20																			
	밀가루	3	3/10																		
	합계		3/10				1+6/7				6.9	0.6		30	2,978	87.9			4.7	0.6	3.8

만드는 법	- 열무김치는 연한 솎음배추를 섞어 담아도 맛있고, 오이를 넣어 담가도 맛있다. 젓국을 쓰지 않고 홍고추를 갈아 국물을 넉넉히 부어 만들기 때문에 시원하게 보관해 두었다 보리밥이나 국수말이에 곁들이면 입맛을 잃기 쉬운 여름철에 별미로 즐길 수 있다. ① 열무는 다듬어서 5cm 길이로 썰어 으스러지지 않도록 살살 씻어 소금에 절인다. ② 마늘과 생강은 곱게 다지고, 파는 열무와 같은 길이로 채 썰고, 홍고추와 풋고추는 어슷하게 썰어 씨를 제거한다. ③ 분마기에 홍고추와 마늘, 생강을 넣고 갈아 고추 양념을 만들고, 밀가루는 묽게 풀을 쑤어 식혀 둔다. ④ 절인 열무를 헹구어 물기를 빼고 ③의 고추 양념과 파, 풋고추를 넣고 살살 버무려 항아리에 담는다.
Tip	- 효능과 주치 : 열무(무청)에는 비타민C와 베타카로틴, 식이섬유가 풍부하여 변비를 해소하고 대장암을 예방하는 데 좋다. 파와 마늘에는 항산화 영양소와 함유황 물질이 들어 있어 암과 혈전, 동맥경화 등의 생활 습관병을 예방해 준다. 홍고추와 풋고추에는 비타민A와 베타카로틴, 식이섬유가 풍부하고, 비타민C 함량도 높다. 항산화 물질인 캡사이신이 신경 조절 작용을 하여 피로를 풀어 주고 식욕을 증진시키며 혈액 순환을 돕고 스트레스를 풀어 주고 지방 분해를 촉진한다. - 주의 : 열무나 솎음배추, 부추, 파로 김치를 담글 때는 밀가루 풀을 얇게 쑤어 넣어야 풋내가 나지 않아 맛있다. 모든 재료는 국내산 유기농만 이용하고, 잔류 농약 성분이 남아 있지 않도록 깨끗이 씻는다.
과제	※ 실제로 조리 후 항산화 영양소와 식물 화학 물질의 양에 대한 측정이 필요하다.

● 오이소박이

음식명	재료	1인당 분량 (g)	교환 단위수								영양가									
											3대 영양소 함량 및 열량				항산화 비타민			콜레스테롤 mg	식이섬유(g)		
			곡류군	어육류군			채소군	지방군	우유군	과일군	탄수화물 g	단백질 g	지방 g	열량 kcal	베타카로틴 µg	비타민 C mg	비타민 E mg		총량	수용성	불용성
				저지방	중지방	고지방															
오이소박이	재래종 오이 1개	100					1+3/7				4.2	2.6	−	26	181	10					
	부추	14					2/7				0.8	0.6	−	6	433	5			0.4	−	0.4
	파	7					1/7				0.4	0.3	−	3	54	1.5			0.2	−	0.2
	마늘	3.5					1/14				0.2	0.1	−	1							
	생강	0.5																			
	고춧가루	0.5																			
	호렴	6																			
	합계						1.9				5.6	3.6	−	36	668	16.5			0.6		0.6

만드는 법	- 연한 오이에 칼집을 넣어 양념한 소를 넣고 담근다. 싱싱하고 모양이 구부러지지 않고 곧으며 씨가 여물지 않은 여린 것으로 꼭지 부분이 반들반들하게 윤기가 나고 색깔이 흐리거나 지나치게 익어서 누렇게 되지 않은 것을 이용해야 맛있다. ① 오이를 통째로 소금물에 문질러 깨끗이 씻어서 5cm 길이로 잘라 양끝을 1cm씩 남기고 3군데에 칼집을 넣어 50% 농도의 소금물에 30분간 절인다. ② 부추는 종종 썰고, 파와 마늘, 생강은 곱게 다져 고춧가루와 소금을 넣고 버무려 소를 만든다. ③ 오이를 마른 수건에 싸서 손으로 눌러 물기를 뺀 뒤 칼집을 넣은 곳에 소를 넣어 항아리에 꼭꼭 눌러 담는다. ④ 소를 버무린 그릇에 약간의 물을 부어 양념을 씻은 뒤 소금을 타서 오이가 잠길 만큼 붓고 무거운 것으로 눌러 둔다.
Tip	- 효능과 주치 : 오이에는 쓴맛의 주성분이자 강한 항종양 성분인 쿠쿠르비타신이 함유되어 있다. 하지만 비타민C 파괴 효소인 아스코르비나제가 들어 있으므로 식초를 2~3방울 첨가하여 먹는다. 부추는 비타민A와 식이섬유가 풍부한 식품으로 칼륨도 상당량 함유되어 있어 정장 작용을 하고 혈액 순환을 돕는다. 파와 마늘, 양파에는 항산화 영양소와 함유황 물질이 들어 있어서 암과 혈전, 동맥경화 등의 생활습관병을 예방해 준다. 생강은 대표적인 향신료로, 위액 분비를 증가시키고 소화를 촉진하며 살균 작용을 하는 진저론, 진저롤, 쇼가올과 황색 색소인 커큐민이 들어 있다. 한방에서는 향신 건위제, 식욕 증진제로 사용한다. 강장, 피로 회복, 발한을 비롯해 감기 증상을 개선하는 효과도 있다. 고춧가루에는 비타민A와 베타카로틴, 식이섬유가 풍부하고, 비타민C가 많다. 높다. 항산화 물질인 캡사이신이 신경 조절 작용을 하여 피로를 풀어 주고 식욕을 증진시키며 혈액 순환을 돕고 스트레스를 풀어 주고 지방 분해를 촉진한다. - 주의 : 담백한 맛을 위해 젓갈은 넣지 않는 것이 좋다. 또 오이소박이는 다른 김치에 비해 빨리 익으므로 먹을 만큼만 담가 먹는 것이 좋다. 오이가 충분히 절여지지 않으면 속을 넣을 때 끝이 터지므로 오이를 잘 절여야 한다. 모든 재료는 국산 유기농 재료만 이용하고 농약 성분이 남지 않도록 깨끗이 씻는다.
과제	※ 실제로 조리 후 항산화 영양소와 식물 화학 물질의 양에 대한 측정이 필요하다.

● 나박김치

| 음식명 | 재료 | 1인당 분량 (g) | 교환 단위수 | | | | | | | | | 영양가 | | | | | | | | | | |
| | | | 곡류군 | 어육류군 | | | 채소군 | 지방군 | 우유군 | 과일군 | | 3대 영양소 함량 및 열량 | | | | 항산화 비타민 | | | 콜레스테롤 mg | 식이섬유(g) | | |
				저지방	중지방	고지방						탄수화물 g	단백질 g	지방 g	열량 kcal	베타카로틴 μg	비타민 C mg	비타민 E mg		총량	수용성	불용성
나박김치	무	70					1					3	2	—	20	32	10.5			0.8	0.1	0.7
	배추	70					1					3	2	—	20	1	11.9			1.1	0.2	0.9
	파	10					1/7					0.4	0.3		3	78	2.1			0.2		0.2
	마늘, 생강	4, 2													1							
	미나리	10					1/7					0.4	0.3		3	150	1			0.2	—	0.2
	홍고추	4													2	259	4.6			0.4	—	0.4
	고춧가루	10													26	2,064	3.2			4	0.1	3.9
	잣, 물, 소금	1, 4컵, 3																				
	합계						2+2/7					6.8	4.6	—	75	2,584	33.3			6.7	0.4	6.3

만드는 법	- 무와 여러 가지 채소를 나박나박 썰어서 양념을 넣고 국물을 부어 익힌 물김치로, 국물과 건더기의 비율이 적당해야 맛이 좋다. ① 무와 배추속대는 가로, 세로 각 2cm, 두께 0.2cm로 나박나박 썰어 소금에 절인다. ② 파, 마늘, 생강은 2cm 길이로 채 썰고, 홍고추는 갈라서 씨를 빼고, 미나리는 줄기를 다듬어 썰어 놓는다. ③ 절여 놓은 무와 배추를 건져 ②를 한데 버무려 항아리에 담고 절인 소금물에 물과 소금을 더 넣고 고춧가루를 가제에 싸서 국물에 흔들어 김칫국물을 만들어 부은 뒤 깨끗이 손질한 잣을 띄운다.
Tip	- 효능과 주치 : 배추는 단백질 함량은 낮으나 아미노산 조성이 좋고 비타민C와 칼슘, 칼륨, 식이섬유가 풍부해 변비에 좋으며, 고혈압을 예방하는 효과가 있다. 무에는 비타민C와 칼슘이 비교적 풍부하고, 녹말 분해 효소인 아밀라아제가 들어 있어 소화를 촉진한다. 파와 마늘에는 항산화 영양소와 함유황 물질이 들어 있어 암과 혈전, 동맥경화 등의 생활습관병을 예방해 준다. 생강은 대표적인 향신료로, 위액 분비를 증가시키고 소화를 촉진하며 살균 작용을 하는 진저론, 진저롤, 쇼가올과 황색 색소인 커큐민이 들어 있다. 한방에서는 향신 건위제, 식욕 증진제로 사용한다. 강장, 피로 회복, 발한을 비롯해 감기 증상을 개선하는 효과도 있다. 홍고추와 고춧가루에는 비타민A와 베타카로틴, 식이섬유가 풍부하고, 비타민C가 많다. 높다. 항산화 물질인 캡사이신이 신경 조절 작용을 하여 피로를 풀어 주고 식욕을 증진시키며 혈액 순환을 돕고 스트레스를 풀어 주고 지방 분해를 촉진한다. 미나리에는 칼슘과 비타민C, 베타카로틴이 풍부하고, 증혈 작용이 있는 엽산도 함유되어 있어 피부 미용과 빈혈 예방 효과가 있으며 암과 노화를 예방한다. 잣은 단백질 함량이 높고, 불포화 지방산인 리놀산과 리놀레인산, 비타민E가 다량 함유되어 있다. 호두나 땅콩에 비해 철 함량이 높아 피부 미용과 노화 방지 효과가 좋다. 또 비타민B$_1$이 풍부하여 자양 강장에 좋기 때문에 노약자나 회복기 환자들에게 많이 이용된다. - 주의 : 국물김치를 빨리 익히기 위해서는 소금물을 끓여서 조금 식혀 부으면 된다. 모든 재료는 국산 유기농 재료만 이용하고 농약 성분이 남지 않도록 깨끗이 씻는다.
과제	※ 실제로 조리 후 항산화 영양소와 식물 화학 물질의 양에 대한 측정이 필요하다.

● 고들빼기김치

| 음식명 | 재료 | 1인당 분량 (g) | 교환 단위수 | | | | | | | | 영양가 | | | | | | | | | | |
| | | | 곡류군 | 어육류군 | | | 채소군 | 지방군 | 우유군 | 과일군 | 3대 영양소 함량 및 열량 | | | | 항산화 비타민 | | | 콜레스테롤 | 식이섬유(g) | | |
				저지방	중지방	고지방					탄수화물 g	단백질 g	지방 g	열량 kcal	베타카로틴 μg	비타민 C mg	비타민 E mg	mg	총량	수용성	불용성
고들빼기 김치	고들빼기	210					3				9	6	−	60	1,407	39.9			−		
	굵은 소금	20																			
	실파	20					2/7				0.8	0.6	−	6	155	4.2			0.5	−	0.5
	마늘	3																			
	생강	1																			
	멸치젓	20																			
	고춧가루	20													4,128	6.4			8	0.2	7.8
	통깨	8						1			−	−	5	45							
	설탕	5									5	−	−	20							
	소금	3																			
	합계						3+2/7	1			14.8	6.6	5	131	5,690	50.5			8.5	0.2	8.3

만드는 법

- 가을철에 잎이 붙은 채로 캔 고들빼기(씀바귀)를 소금물에 삭혀 쓴맛을 제거한 뒤 갖은 양념과 멸치젓국을 넣어 익힌 김치로, 입맛을 돋우는 별미다. 전주 지방의 향토 음식이다.
① 뿌리가 굵고 잎이 연한 고들빼기를 준비하여 깨끗이 다듬어 씻은 것을 옅은 소금물에 담가 돌로 눌러 7~10일간 삭혀 쓴맛을 제거한다.
② 멸치젓에 물을 넣고 끓여 고운 체에 받쳐 놓고, 실파는 반으로 자르고 마늘과 생강은 곱게 다진다.
③ 멸치젓국물에 고춧가루를 넣어 불린 뒤 다진 마늘과 생강, 설탕을 넣어 양념젓국을 만들에 고들빼기를 넣고 버무린다.

Tip

- 효능과 주치 : 고들빼기에는 비타민A · C와 베타카로틴이 풍부하다. 어린뿌리와 잎을 나물과 김치 등에 이용한다. 한방에서는 전체를 약재로 사용하는데 해열, 건위, 조혈, 소화 불량, 폐렴, 간염, 타박상, 종기 치료제로 효과가 있다. 파와 마늘에는 항산화 영양소와 함유황 물질이 들어 있어 암과 혈전, 동맥경화 등의 생활습관병을 예방해 준다. 생강은 대표적인 항신료로, 위액 분비를 증가시키고 소화를 촉진하며 살균 작용을 하는 진저론, 진저롤, 쇼가올과 황색 색소인 커큐민이 들어 있다. 한방에서는 향신 건위제, 식욕 증진제로 사용한다. 강장, 피로 회복, 발한을 비롯해 감기 증상을 개선하는 효과도 있다. 고춧가루에는 비타민A와 베타카로틴, 식이섬유가 풍부하고, 비타민C가 많다. 항산화 물질인 캡사이신이 신경 조절 작용을 하여 피로를 풀어 주고 식욕을 증진시키며 혈액 순환을 돕고 스트레스를 풀어 주고 지방 분해를 촉진한다.
- 주의 : 모든 재료는 국산 유기농 재료만 이용하고 농약 성분이 남지 않도록 깨끗이 씻는다.

과제

※ 실제로 조리 후 항산화 영양소와 식물 화학 물질의 양에 대한 측정이 필요하다.

● 총각김치

음식명	재료	1인당 분량 (g)	교환 단위수								영양가									
											3대 영양소 함량 및 열량				항산화 비타민			콜레스테롤 mg	식이섬유(g)		
			곡류군	어육류군			채소군	지방군	우유군	과일군	탄수화물 g	단백질 g	지방 g	열량 kcal	베타카로틴 μg	비타민 C mg	비타민 E mg		총량	수용성	불용성
				저지방	중지방	고지방															
총각김치	알타리무	100					1+1/2				4.5	3	—	30		13			—		
	쪽파파	20					2/7				0.8	0.6	—	6	127.6	4			0.4		
	갓	10					1/7				0.4	0.3	—	3							
	마늘, 생강	3, 1																			
	멸치/ 새우젓	10, 5																			
	고춧가루	10									5	1.5		26	2,064	3			3.9	0.1	3.8
	찹쌀풀	5	1/6								3.8	0.3		16							
	설탕, 소금	3, 3									3	—	—	12							
	합계		1/6				1.9				17.5	5.7		93	2,191.6	20			4.3	0.1	3.8

만드는 법

- 총각무에 멸치젓국을 넣고 양념을 넣어 만든 김치다.
① 알이 단단하고 심이 없으며 파랗고 싱싱한 무청을 골라 잔털을 제거하고 다듬어 씻은 것을 굵은 소금에 절인다.
② 멸치젓에 물을 넣고 끓여 고운 체에 받쳐 젓국을 준비해 놓는다. 새우젓은 건더기를 건져 잘게 다진다.
③ 실파와 갓은 다듬어 깨끗이 씻어 물기를 받쳐 두고, 마늘과 생강은 다지고, 파는 어슷하게 썬다.
④ 멸치국물에 고춧가루를 넣어 골고루 섞은 뒤 찹쌀 풀을 넣어 잘 젓는다. 다진 마늘, 생강, 새우젓, 파를 넣어 골고루 섞는다.
⑤ 절인 총각무를 건져서 씻은 뒤 ④의 양념을 넣고 실파와 갓을 넣고 버무려 설탕과 소금으로 간을 맞춘다.
⑥ 버무린 총각무와 갓, 실파 몇 가닥을 한데 모아 묶어서 항아리에 꼭꼭 눌러 담는다.

Tip

- 효능과 주치 : 총각무 뿌리에는 칼슘과 비타민C가 풍부하고, 무청에는 비타민C와 베타카로틴이 매우 풍부하다. 파는 영양가도 높고 음식의 맛을 돋우어 주며 살균 효과가 있는 유황 화합물인 알리신이 들어 있어 비타민B₁의 이용률을 높여 준다. 몸을 따뜻하게 하고 위장 기능을 도우며 암을 예방하고 면역력을 상승시키는 효과가 있다. 한방에서는 감기를 예방하고 소변을 원활하게 하는 데 처방한다. 마늘은 강장 작용과 항산화 작용을 비롯해 피로 회복, 위장 장해 경감, 콜레스테롤 감량 작용을 한다. 발암을 억제하고 살균 작용을 하는 알리신도 들어 있다. 알리신은 비타민B₁과 결합하여 비타민B₁의 촉진 및 성선 자극 작용을 한다. 마늘은 대장암 예방 효과가 있고 위암과 유방암 위험을 감소시킨다. 하루에 생마늘 1쪽, 익힌 것 2~3쪽을 섭취하는 것이 좋으나 가공품보다는 직접 섭취하는 것이 암 예방에 도움이 된다. 생강은 대표적인 향신료로, 위액 분비를 증가시키고 소화를 촉진하며 살균 작용을 하는 진저론, 진저롤, 쇼가올과 황색 색소인 커큐민이 들어 있다. 한방에서는 향신 건위제, 식욕 증진제로 사용한다. 강장, 피로 회복, 발한을 비롯해 감기 증상을 개선하는 효과도 있다. 고춧가루에는 비타민A와 베타카로틴, 식이섬유가 풍부하고, 비타민C가 많다. 높다. 항산화 물질인 캡사이신이 신경 조절 작용을 하여 피로를 풀어 주고 식욕을 증진시키며 혈액 순환을 돕고 스트레스를 풀어 주고 지방 분해를 촉진한다.
- 주의 : 모든 재료는 국산 유기농 재료만 이용하고 농약 성분이 남지 않도록 깨끗이 씻는다.

과제

※ 실제로 조리 후 항산화 영양소와 식물 화학 물질의 양에 대한 측정이 필요하다.

● 해물김치

| 음식명 | 재료 | 1인당 분량 (g) | 교환 단위수 | | | | | | | | 영양가 | | | | | | | | | | |
| | | | 곡류군 | 어육류군 | | | 채소군 | 지방군 | 우유군 | 과일군 | 3대 영양소 함량 및 열량 | | | | 항산화 비타민 | | | 콜레스테롤 mg | 식이섬유(g) | | |
				저지방	중지방	고지방					탄수화물 g	단백질 g	지방 g	열량 kcal	베타카로틴 µg	비타민 C mg	비타민 E mg		총량	수용성	불용성
해물김치	도루묵	100			2						−	16	10	150				107			
	생태	100		2							−	16	4	100				88			
	물오징어	100		2							−	16	4	100				322			
	무	210					3				9	6	−	60	97	31.5			4.8	0.6	4.2
	고춧가루	20												51	4,128	6.4			7.9	0.1	7.8
	미나리	20					2/7				0.8	0.6	−	6	300	2			0.3	−	0.3
	갓, 소금	10,	3																		
	파, 마늘	20, 10																			
	멸치젓국	20																			
	합계		4	2			3+2/7				9.8	54.6	18	467	4,525	39.9		517	13	0.7	12.3

만드는 법	- 강원도 지방 특유의 별미이자 향토 음식인 해물김치는 도루묵이나 생태, 물오징어 등의 해물이 많이 들어가기 때문에 숙성되면 독특한 향기와 맛이 난다. 발효 과정에서 아미노산이 생성되어 감칠맛이 난다. ① 모든 재료를 다듬어 씻어서 채반에 물기를 받친다. 무는 나박 썰어 고춧가루 물을 들인다. ② 도루묵과 생태는 비늘을 긁어내고 아가미와 내장을 제거한 뒤 깨끗이 씻어 무와 같은 크기로 썰고, 물오징어는 다리와 내장을 떼어내고 생선과 같은 크기로 썬다. ③ 고춧가루 물에 곱게 물든 무에 준비한 해물과 마늘, 생강, 미나리, 갓, 대파, 실파를 넣고 살살 버무린다. ④ 멸치젓국과 소금으로 간을 한 뒤 항아리에 담고 우거지를 덮어 돌로 눌러 익힌다.
Tip	- 효능과 주치 : 도루묵은 뼈째 먹을 수 있는 생선으로, 뇌신경의 이상 흥분을 진정시켜 집중력을 높여 주는 칼슘이 들어 있다. 생태는 지질 함량이 낮고 육질이 연해 어린이와 노약자, 회복기 환자에게 좋다. 물오징어의 단백질은 소화에 시간이 걸리기 때문에 비만을 방지해 주고 체중 조절이 필요한 사람에게 좋다. 혈중 콜레스테롤 수치를 낮추는 타우린도 들어 있다. 무에는 비타민C와 칼슘이 비교적 풍부하고, 녹말 분해 효소인 아밀라아제가 들어 있어 소화를 촉진한다. 마늘에는 생리 활성 물질인 알리신이 들어 있어 살균력이 강하고 병에 대한 저항력을 높여 주며, 혈전과 동맥경화, 암 등의 생활습관병을 예방한다. 생강은 대표적인 향신료로, 위액 분비를 증가시키고 소화를 촉진하며 살균 작용을 하는 진저론, 진저롤, 쇼가올과 황색 색소인 커큐민이 들어 있다. 한방에서는 향신 건위제, 식욕 증진제로 사용한다. 강장, 피로 회복, 발한을 비롯해 감기 증상을 개선하는 효과도 있다. 고춧가루에는 비타민A와 베타카로틴, 식이섬유가 풍부하고, 비타민C가 많다. 항산화 물질인 캡사이신이 신경 조절 작용을 하여 피로를 풀어 주고 식욕을 증진시키며 혈액 순환을 돕고 스트레스를 풀어 주고 지방 분해를 촉진한다. 미나리에는 칼슘과 비타민C, 베타카로틴이 풍부하고, 증혈 작용이 있는 엽산이 함유되어 있어 피부 미용과 빈혈 예방 효과가 있으며 암과 노화를 예방한다. 간의 독을 풀어 주는 효과가 있어 복어 요리에 필수적이며, 혈압을 내리는 성분도 들어 있다. - 주의 : 모든 재료는 국산 유기농 재료만 이용하고 농약 성분이 남지 않도록 깨끗이 씻는다.
과제	※ 실제로 조리 후 항산화 영양소와 식물 화학 물질의 양에 대한 측정이 필요하다.

● 배추통김치

음식명	재료	1인당 분량 (g)	교환 단위수								영양가										
											3대 영양소 함량 및 열량				항산화 비타민			콜레스테롤	식이섬유(g)		
			곡류군	어육류군			채소군	지방군	우유군	과일군	탄수화물	단백질	지방	열량	베타카로틴	비타민C	비타민E		총량	수용성	불용성
				저지방	중지방	고지방					g	g	g	kcal	μg	mg	mg	mg		성	성
배추통김치	배추/5통	10,000									140	110	—	1,200	3,700	2,800			170	30	140
	무/1.5개	500									18.5	4		90	230	75			6	1	5
	갓	200									9.5	7		66	2,366	270			7.4	1.8	5.6
	미나리	400									10	6		64	5,996	40			3.4	0.6	3
	실파	200									3.5	3		26	1,440	48					
	파	200									10	3		52	1,550	42			5.2	0.4	4.8
	마늘	100									26.5	5		126	0	28			5.9	4.3	1.6
	생강	50									6	0.8		27	0	1			1.4		
	생굴	200									43	21		176	144	6		72			
	시바새우	100									5.5	18		94	0	1		130			
	새우젓	100																			
	멸치젓	100																			
	고춧가루	200									98.5	30		514	41,280	64			79.4	1.8	77.6
	설탕	30									30	—	—	120							
	소금	200																			
	물	2,000																			
	합계										361	208		2,555	132,006	490		202	279	40	98
	1인 분량/70g										5	3		37	1,886	7		3	4	0.6	1.4

만드는 법

- 김치는 배추와 무를 주재료로 신선한 해물과 갖은 양념을 넣어 적당히 익혀 젖산 발효시킨 식품으로, 독특한 맛과 향이 식욕을 돋우고 섬유질과 영양분이 풍부하다. 식이섬유와 다양한 영양소의 훌륭한 공급원이다.
① 배추는 밑동을 다듬어 칼집을 넣어 손으로 쪼갠 것을 15%의 소금물에 8시간 정도 절여 깨끗이 씻어 물기를 뺀다.
② 무는 깨끗이 다듬어 씻어 채 썰고 갓과 파, 미나리도 씻어서 채 썬다. 마늘, 생강, 새우젓은 곱게 다진다.
③ 생새우는 소금물에 살살 씻어서 물기를 빼고, 고춧가루는 따뜻한 젓국물에 불린다.
④ 무채에 개어 놓은 고춧가루, 젓국, 갓, 미나리, 파, 마늘, 생강을 넣고 버무려 생굴과 생새우를 넣고 소금, 설탕으로 간을 한 뒤 배추 사이사이에 버무려 놓은 무채를 넣고 겉잎으로 둘러 항아리에 7~8부 정도 담는다.
⑤ 남은 우거지로 위를 덮어 공기에 노출되지 않게 한다. 오래 두고 먹을 것은 켜켜이 소금을 뿌려 눌러 놓는다.

Tip

- 효능과 주치 : 배추는 단백질 함량은 낮으나 아미노산 조성이 좋고 비타민C와 칼슘, 칼륨, 식이섬유가 풍부해 변비를 해소해 준다. 무에는 비타민C와 칼슘이 비교적 풍부하고, 녹말 분해 효소인 아밀라아제가 들어 있어 소화를 촉진한다. 갓에는 비타민C를 비롯해 항산화 비타민A · E · B₁ · B₂, 식이섬유가 풍부하고, 칼슘과 철분 함량도 비교적 높은 편이다. 미나리에는 칼슘과 비타민C, 베타카로틴이 풍부하고, 증혈 작용이 있는 엽산도 함유되어 있어 피부 미용과 빈혈 예방 효과가 있으며 암과 노화를 예방한다. 파는 산성 식품으로, 비타민A · C와 베타카로틴 등이 풍부하여 암 예방에 좋다. 마늘에는 비타민B₁의 이용률을 높여 주고 살균 작용을 하며 병에 대한 저항력이 크고, 혈전이나 동맥경화, 암 등의 생활습관병에 좋은 함황 화합물인 알리신이 들어 있다. 생강은 대표적인 항신료로, 위액 분비를 증가시키고 소화를 촉진하며 살균 작용을 하는 진저론, 진저롤, 쇼가올과 황색 색소인 커큐민이 들어 있다. 고춧가루에는 비타민A와 베타카로틴, 식이섬유가 풍부하고, 비타민C가 많다. 항산화 물질인 캡사이신이 신경 조절 작용을 하여 피로를 풀어 주고 식욕을 증진시키며 혈액 순환을 돕고 스트레스를 풀어 주고 지방 분해를 촉진한다. 굴에는 심장 기능을 높여 주는 타우린이 풍부해 혈전과 동맥경화를 예방한다. 생새우에는 타우린이 풍부해 혈중 콜레스테롤을 낮춰 준다.
- 주의 : 김치를 버무릴 때는 손놀림을 빠르게 하여 물리적인 힘을 여러 번 가하지 않는 것이 중요하다. 모든 재료는 국산 유기농 재료만 이용하고 농약 성분이 남지 않도록 깨끗이 씻는다.

과제

※ 실제로 조리 후 항산화 영양소와 식물 화학 물질의 양에 대한 측정이 필요하다.

약선(藥膳)은 한의학에서 한약재를 넣어 만든 음식으로, 병을 예방하고 치료를 돕기 위해 먹는다. "음식으로 고치지 못하는 병은 약으로도 고치지 못한다."고 한 의성 히포크라테스의 말처럼 한약재와 일반 재료를 합리적으로 배합해 만든 약선 요리야말로 병을 치료하고 예방하는 기본이라고 할 수 있다. 결명자나 구기자, 대추, 모과, 생강, 오미자, 은행, 잣 등이 흔히 사용하는 약선 재료들이다.

① 약선 화채

우리나라의 전통 음료 가운데 하나인 화채 중 오미자를 기본으로 계절 과일과 제철에 난 식용꽃을 이용해 만든 운치 있는 약선 화채는 노약자나 회복기 환자의 입맛을 돋우는 데 좋다. 한방에서는 오미자의 5가지 맛이 특이할 뿐만 아니라 각 장기에 생리적인 작용을 돕고 모든 체질의 사람에게 좋다고 한다. 천연 유기산이 들어 있는 오미자를 우려낸 색이 고운 붉은 물을 기본으로 한 화채 중에서는 특히 배화채, 진달래화채, 장미화채, 수련화채 등을 권할 만하다. 화사한 식용꽃과 흰 배를 띄운 화사하고 먹음직한 오미자화채에 필수 지방산이 풍부한 잣을 띄우면 보기에도 좋고 영양적으로도 좋으며 기력 회복에 도움이 되는 건강 화채가 된다.

단술, 감주(甘酒)라고도 하는 식혜는 찹쌀을 쪄서 엿기름을 부어 삭힌 다음 밥알을 냉수에 헹구어 건져 놓고 그 물에 생강과 설탕을 넣고 끓여 식힌 다음 밥알을 띄어 만든 우리나라 전통 음료다.

먹을 때 국물과 밥알을 적당히 떠 넣은 뒤 실백이나 석류 알을 띄우고 유자청을 한두 방울 첨가하면 보기에도 좋고 맛도 더욱 좋아진다.

● 배/진달래화채

| 음식명 | 재료 | 1인당 분량 (g) | 교환 단위수 | | | | | | | | 영양가 | | | | | | | | | | |
| | | | 곡류군 | 어육류군 | | | 채소군 | 지방군 | 우유군 | 과일군 | 3대 영양소 함량 및 열량 | | | | 항산화 비타민 | | | 콜레스테롤 mg | 식이섬유 (g) | | |
				저지방	중지방	고지방					탄수화물 g	단백질 g	지방 g	열량 kcal	베타카로틴 µg	비타민 C mg	비타민 E mg		총량	수용성	불용성
배/진달래 화채	오미자	10												37		1.6					
	끓여서 식힌 물	1컵																			
	잡화 꿀	15												42							
	잣	4						1/2			−	−	2.5	23							
	진달래꽃	3송이																			
	녹두 녹말가루	4	1/3								0.4	0.3	−	3							
	배	100								1	12	−	−	45							
합계	진달래화채																				
	배화채	1/3						1/2		1	12.4	0.3	2.5	150		1.6					

만드는 법	**1. 진달래화채** : 봄철에 피는 진달래꽃을 채취하여 녹두녹말가루를 씌워 살짝 데쳐서 곱게 우린 오미자 국물에 띄운 전통 음료다. 진달래에는 철분이 풍부하여 빈혈에 효과가 좋다. ① 오미자를 하룻밤 정도 물에 담가 우려낸 물을 고운 겝체에 받쳐 오미자 국물을 낸 뒤 꿀을 넣어 색과 맛을 조절한다. ② 진달래꽃은 떼어서 흐르는 물에 재빨리 헹구어 물기를 받치고, 배는 껍질을 벗겨 배꽃 모양으로 떠서 얇게 썰어 꿀에 재워 놓고, 잣은 고깔을 떼어 깨끗하게 준비해 놓는다. ③ 유리나 사기 그릇에 오미자 국물을 담은 뒤 배와 잣, 진달래꽃잎을 띄운다. **2. 배화채** : 꿀에 재운 배 조각을 오미자 국물에 띄운 음료로 붉은 오미자 물에 하얀 배가 어우러져 화사하고 시원해 보인다. 봄철에는 배화채에 진달래 꽃잎을 떼어 씻어서 띄우면 화사하면서도 멋스러운 음료가 된다. ① 오미자는 씻어 끓여 식힌 물에 하룻밤 담가 물이 진달래 빛으로 곱게 우러나면 고운 겝체에 받쳐 꿀을 넣어 색, 맛을 조절한다. ② 배는 껍질 벗겨 배꽃 모양으로 떠서 얇게 썰어 꿀에 재우고, 잣은 고깔을 떼어 깨끗하게 한다. ③ 유리나 사기그릇에 시원하게 준비한 오미자국물을 담고 배, 잣을 띄워낸다.
Tip	- 효능과 주치 : 5가지 맛(단맛 · 신맛 · 쓴맛 · 짠맛 · 매운맛)이 난다 하여 오미자라 불린다. 그중 신맛이 가장 강한데, 시잔드린, 고미산, 시트럴, 사과산, 시트르산 등이 들어 있어서 심장을 튼튼하게 하고 혈압을 내려 주며 면역력 증강에 좋아 강장제로 이용된다. 폐 기능을 강하게 하고 진해 · 거담 작용이 있어 기침과 갈증을 푸는 데도 이용된다. 밤이나 대추, 미삼을 넣고 차로 끓여 마시거나 화채로 만들어 먹는다. 꿀은 단순당(과당 · 포도당) 식품으로, 비타민B6가 비교적 많이 들다. 원기를 보충해 주고 피부가 거칠어지는 것을 막아 준다. 하지만 열량이 많이 나므로 당뇨가 있거나 체중 조절이 필요한 사람은 과잉 섭취하지 말아야 한다. 잣은 단백질 함량이 높고, 불포화 지방산인 리놀산과 리놀레인산, 비타민E가 다량 함유되어 있다. 호두나 땅콩에 비해 철 함량이 높아 피부 미용과 노화 방지 효과가 좋다. 또 비타민B1이 풍부하여 자양 강장에 좋기 때문에 노약자나 회복기 환자들에게 많이 이용된다. 한방에서는 신선이 먹는 선인식이자 불로장수의 묘약으로 여겨진다. 두통, 변비, 토혈, 마른 기침은 물론 피부를 윤택하게 하고 뇌를 건강하게 하며 백발에도 효과가 있다. 매일 조금씩 섭취하면 노화를 방지할 수 있다. 배에는 석세포인 펜토산이 들어 있어 장을 자극하여 연동 운동을 촉진하여 변비를 예방하고, 단백질 가수 분해 효소가 들어 있어 육류를 소화시키고 소화를 돕는다. 한방에서는 해수(기침)와 번열, 갈증 등에 처방한다. 그러나 성질이 차갑기 때문에 과잉 섭취하면 뱃속이 냉해져 소화 불량을 일으킬 수 있으므로 주의해야 한다. 쇠칼이나 창, 화살 등에 다친 상처가 있는 사람이나 산모에게도 해로우므로 섭취에 주의해야 한다. - 주의 : 모든 재료는 국산 유기농 재료만 이용하고 농약 성분이 남지 않도록 깨끗이 씻는다.
과제	※ 실제로 조리 후 항산화 영양소와 식물 화학 물질의 양에 대한 측정이 필요하다.

● 약선식혜

| 음식명 | 재료 | 1인당 분량(g) | 교환 단위수 | | | | | | | | 영양가 | | | | | | | | |
| | | | 곡류군 | 어육류군 | | | 채소군 | 지방군 | 우유군 | 과일군 | 3대 영양소 함량 및 열량 | | | | 항산화 비타민 | | | 콜레스테롤 mg | 식이섬유(g) | | |
				저지방	중지방	고지방					탄수화물 g	단백질 g	지방 g	열량 kcal	베타카로틴 μg	비타민C mg	비타민E mg		총량	수용성	불용성
약선식혜	엿기름	20												38	0	0		0	—		
	멥쌀/찹쌀	30	1								23	2		100							
	물	1컵																			
	생강	5																			
	구기자	5												16							
	약대추	5												15	0.2	0.4			0.6		
	잣	4						1/2			—	—	2.5	23							
	유자청	5												20		1.7					
	합계		1					1/2			23	2	2.5	212	0.2	2.1			0.6		

만드는 법	- 약선 감주는 설탕을 이용하지 않고 대추씨, 식혜 만들 때 가라앉히는 앙금, 유자청의 단맛을 이용하여 만든 것이다. ① 엿기름 가루는 따뜻한 물에 담갔다 주물러서 체에 걸러 앙금을 가라앉히지 않고 모두 사용한다. ② 멥쌀을 씻어 건져 찜통에 고슬고슬하게 쪄서 엿기름물에 섞고 60~65℃에서 4~5시간 담갔다 밥알이 4~5개 정도 뜨면 건져 찬물에 헹궈 건져 낸다. ③ 식혜물은 약대추(씨에서 단물이 나오도록 두꺼운 껍질에 칼집을 낸다), 구기자를 넣고 거품을 거두며 끓이다가 생강 몇 쪽을 넣고 한소끔 끓여낸 다음 식혀서 그릇에 담고 밥알과 잣을 띄워낸다.
Tip	- 효능과 주치 : 엿기름은 제조 과정에서 탄수화물 가수 분해 효소인 아밀라아제가 증가하여 전분이 당분으로 전환되고, 단백질과 핵산도 분해된다. 식욕 부진, 체중 감소, 불안, 초조, 두통, 피로에 좋은 비타민B_1이 매우 풍부해 노약자와 회복기 환자에게 좋다. 생강은 대표적인 향신료로, 위액 분비를 증가시키고 소화를 촉진하며 살균 작용을 하는 진저론, 진저롤, 쇼가올과 황색 색소인 커큐민이 들어 있다. 한방에서는 향신 건위제, 식욕 증진제로 사용한다. 강장, 피로 회복, 발한을 비롯해 감기 증상을 개선하는 효과도 있다. 잣은 단백질 함량이 높고, 불포화 지방산인 리놀산과 리놀레인산, 비타민E가 다량 함유되어 있다. 호두나 땅콩에 비해 철 함량이 높아 피부 미용과 노화 방지 효과가 좋다. 또 비타민B_1이 풍부하여 자양 강장에 좋기 때문에 노약자나 회복기 환자들에게 많이 이용된다. 한방에서는 신선이 먹는 선인식이자 불로장수의 묘약으로 여겨진다. 두통, 변비, 토혈, 마른 기침은 물론 피부를 윤택하게 하고 뇌를 건강하게 하며 백발에도 효과가 있다. 매일 조금씩 섭취하면 노화를 방지할 수 있다. 구기자는 한방에서 강장제나 해열제로 쓰이는데, 특히 간 기능 보호 효과가 뛰어나고 당뇨병 등의 생활습관병을 예방하며 폐와 신장 기능을 좋게 하고 부작용이 거의 없다. 단백질, 지방, 당질, 칼슘, 인, 철분이 들어 있고, 모세혈관을 강화하여 뇌출혈, 방사선 장애, 출혈성 질환을 예방하는 루틴과 지방간 치료, 혈압 저하, 해독, 시력 회복, 세포 복제, 신장 보호, 항암 등의 작용을 하는 베타인이 풍부하다. 대추에는 칼륨과 비타민B_1 · E, 그리고 식이섬유가 풍부하다. 한방에서는 통증이나 불면증, 초조, 히스테리 등에 처방한다. 유자의 대표적인 성분은 비타민C로, 피부 미용 효과가 좋은 꿀에 유자를 넣어 만든 유자청은 암과 노화를 예방하는 데 효과가 좋다. - 주의 : 오래되고 빛깔이 검은 엿기름은 피해야 한다. 약선감주용 밥은 찹쌀보다 멥쌀로 지어 이용하는 것이 더 부드럽다. 모든 재료는 국산 유기농 재료만 이용하고 농약 성분이 남지 않도록 깨끗이 씻는다.
과제	※ 실제로 조리 후 항산화 영양소와 식물 화학 물질의 양에 대한 측정이 필요하다.

② 약선 차

우리나라 전통 음료의 하나인 차 중 흔히 사용하는 약선 차의 재료에는 결명자, 구기자, 모과, 생강, 유자 등이 있다.

● 결명자차

음식명	재료	1인당 분량 (g)	교환 단위수								영양가								
			곡류군	어육류군			채소군	지방군	우유군	과일군	3대 영양소 함량 및 열량				항산화 비타민			콜레스테롤 mg	식이섬유(g)		
				저지방	중지방	고지방					탄수화물 g	단백질 g	지방 g	열량 kcal	베타카로틴 μg	비타민C mg	비타민E mg		총량	수용성	불용성
결명자차	꿀	10									27.9										
	물	1컵																			
	볶은결명자	5									16.5	0	0								
	합계										44.4										
만드는 법	- 간장과 신장 기능을 돕고 눈을 밝게 해 준다고 알려져 있는 고유의 차다. ① 결명자를 깨끗이 씻어 물기를 제거한 뒤 적당히 볶아서 끓는 물에 넣고 붉은 빛이 우러날 때까지 달인다. ② 뜨겁게 데운 찻잔에 따라 마신다. 기호에 따라 꿀을 넣어도 좋다.																				
Tip	- 효능과 주치 : 결명자는 한방에서 변비, 고혈압, 숙취, 입술의 혈색을 좋게 하는 데 처방한다. - 주의 : 결명자를 지나치게 오래 볶으면 차에서 쓴맛이 나므로 살짝만 볶는다. 당뇨병이 있거나 체중 조절이 필요한 사람은 꿀을 넣지 않고 먹는다. 모든 재료는 국산 유기농 재료만 이용하고 농약 성분이 남지 않도록 깨끗이 씻는다.																				
과 제 ※	실제로 조리 후 항산화 영양소와 식물 화학 물질의 양에 대한 측정이 필요하다.																				

● 유자차

음식명	재료	1인당 분량 (g)	교환 단위수								영양가								
			곡류군	어육류군			채소군	지방군	우유군	과일군	3대 영양소 함량 및 열량				항산화 비타민			콜레스테롤 mg	식이섬유(g)		
				저지방	중지방	고지방					탄수화물 g	단백질 g	지방 g	열량 kcal	베타카로틴 μg	비타민C mg	비타민E mg		총량	수용성	불용성
유자차	잡화꿀	10												27.9							
	잣	4						1/2			—	—	2.5	22.5							
	유자													14.4							
	합계								1/2					2.5	64.8						
만드는 법	- 유자는 신맛이 강하고 향이 짙으며 비타민C가 매우 풍부하다. 껍질을 얄팍하게 썰어 설탕에 재워 유자청을 만들어 끓는 물에 타서 차로 많이 마신다. ① 유자를 깨끗이 씻어 통째로 구멍을 내거나, 얄팍하게 썰어 꿀에 재워 소독한 병에 넣어 밀봉하여 둔다. ② 끓는 물에 유자청을 1~2숟가락 넣고 잣을 띄워 낸 다음 유자편을 2~3편씩 띄워 내면 더욱 좋다.																				
Tip	- 효능과 주치 : 유자의 대표적인 성분은 비타민C로, 피부 미용 효과가 좋은 꿀에 유자를 넣어 만든 유자청은 암과 노화를 예방하는 데 효과가 좋다. - 주의 : 모든 재료는 국산 유기농 재료만 이용하고 농약 성분이 남지 않도록 깨끗이 씻는다.																				
과제	※ 실제로 조리 후 항산화 영양소와 식물 화학 물질의 양에 대한 측정이 필요하다.																				

● 구기자차

음식명	재료	1인당 분량 (g)	교환 단위수								영양가									
					어육류군		채소군	지방군	우유군	과일군	3대 영양소 함량 및 열량				항산화 비타민			콜레스테롤 mg	식이섬유(g)		
			곡류군	저지방	중지방	고지방					탄수화물 g	단백질 g	지방 g	열량 kcal	베타카로틴 μg	비타민 C mg	비타민 E mg		총량	수용성	불용성
구기자차	꿀	10												27.9							
	잣	4						1/2					2.5	22.5							
	물																				
	구기자	5												16.4	−	0.5					
	합계							1/2					2.5	66.8	−	0.5					

만드는 법	- 구기자는 한방에서 사용하는 약재로 강장제와 해열제로 이용되고 모든 체질의 사람에게 맞으며 오용해도 부작용이 없다. 색깔이 좋아 열매는 말려서 차로 끓여 마시고 새순과 연한 잎은 반찬으로 무쳐 먹는다. ① 구기자 열매를 물에 한번 씻어서 끓는 물에 넣고 30분간 끓인다. ② 구기자가 우러나면 체에 걸러 따뜻하게 데운 찻잔에 따른 뒤 잣을 띄운다. 꿀을 타서 마셔도 좋다.
Tip	- 효능과 주치 : 구기자는 한방에서 강장제나 해열제로 쓰이는데, 특히 간 기능 보호 효과가 뛰어나고 당뇨병 등의 생활습관병을 예방하며 폐와 신장 기능을 좋게 하고 부작용이 거의 없다. 단백질, 지방, 당질, 칼슘, 인, 철분이 들어 있고, 모세혈관을 강화하여 뇌출혈, 방사선 장애, 출혈성 질환을 예방하는 루틴과 지방간 치료, 혈압 저하, 해독, 시력 회복, 세포 복제, 신장 보호, 항암 등의 작용을 하는 베타인이 풍부하다. 한방에서도 구기자에 대해 "독성이 없고 열을 풀어 주며 체내에 있는 사기(邪氣)를 몰아내고 가슴의 염증, 갈증을 수반하는 당뇨병, 시력을 좋게 하며 꺼져 가는 등불에 기름을 부은 것처럼 된다." 고 하여 효능을 인정했다. 구기자를 오랫동안 먹으면 생리 작용이 원활해진다.
과제	※ 실제로 조리 후 항산화 영양소와 식물 화학 물질의 양에 대한 측정이 필요하다.

● 결명자차

음식명	재료	1인당 분량 (g)	교환 단위수								영양가									
					어육류군		채소군	지방군	우유군	과일군	3대 영양소 함량 및 열량				항산화 비타민			콜레스테롤 mg	식이섬유(g)		
			곡류군	저지방	중지방	고지방					탄수화물 g	단백질 g	지방 g	열량 kcal	베타카로틴 μg	비타민 C mg	비타민 E mg		총량	수용성	불용성
모과차	잡화꿀	10												27.9							
	잣	4						1/2					2.5	22.5							
	약대추	2								1/10				5							
	모과	30												18.3	1.8	24.3			3.0		
	합계							1/2		1/10			2.5	73.7	1.8	24.3			3.0		

만드는 법	- 모과는 껍질을 썰어 말리거나 모과청을 만들어 차를 끓여 마신다. ① 모과는 깨끗이 씻어 물기를 제거한 뒤 속을 도려내고 얄팍하게 썰어 꿀에 버무려 소독한 병에 담는다. ② 대추는 말아서 얇게 썰고, 잣은 고깔을 떼어 낸다. ③ 끓는 물에 모과청 1~2작은술을 넣은 뒤 대추채와 잣을 띄운다.
Tip	- 효능과 주치 : 모과는 향기와 빛이 좋은 알칼리성 식품으로, 칼슘과 철분 등의 무기질이 풍부하고 사과산 등의 유기산이 신진대사를 돕는다. 감기, 기관지염, 폐렴 등에 매우 효과가 좋아 약재로 많이 처방한다. 당뇨병이 있거나 체중 조절이 필요한 사람은 꿀을 넣지 않고 먹는다.
과제	※ 실제로 조리 후 항산화 영양소와 식물 화학 물질의 양에 대한 측정이 필요하다.

① 녹차

녹차는 미국 《타임》지가 선정한 10대 건강 식품의 하나로, '자연에 가장 가까운 음식'이라는 찬사를 받고 있다. 생리 활성 물질인 에피칼로카테킨이 암 예방 효과가 있다. 특히 구강암, 대장암, 위암, 유방암, 전립선암, 폐암, 피부암 발생을 억제해 준다. 단, 과잉 섭취할 경우 카페인의 영향에 의해 불면증이 나타나거나 칼슘 손실 등이 있을 수 있으므로 적당량만 섭취한다.

② 차가버섯차

아주 추운 지역의 자작나무에 자생하는 차가버섯을 최고로 친다. 그중에서도 10년 이상 충분히 성장하고, 정확한 방법으로 채취하여 건조 보관한 차가버섯이 효능이 좋다. 차가버섯의 효능은 다음과 같다.

- 항암제와 달리 암세포를 직접 사멸시키는 작용을 하는 것이 아니라 항암 효과를 회복시키고 강화함으로써 암세포가 성장하는 것을 억제하거나 사멸시킨다.
- 특정 암에만 효과가 있는 것이 아니라 모든 종류의 암에 효과를 기대할 수 있다.
- 식욕을 되찾아 주고 신체 전반적인 상태를 정상화해 준다.
- 원래의 암세포와 전이된 암세포를 구분해 봤더니 전이된 암세포는 빠른 속도로 사라지고 원래의 암세포는 성장을 멈춰 궁극적으로 크기가 매우 작아진다.
- 항암 치료와 방사선 치료로 인한 부작용을 완화하여 고통을 줄이고 치료 효과를 높여 준다.
- 러시아에서는 방사선 치료 부작용으로 백혈구 수치가 2,250~2,500 선까지 내려간 환자에게 차가버섯 추출물을 5~7일간 투여한 결과 백혈구 수치가 3,700~4,000선으로 상승하고, 이후 적정선인 3,700~3,900선을 유지하면서 방사선 치료를 수행했다는 보고가 있다.

- 대표 성분인 베타글루칸이 혈당치를 급속히 강하시키는 동시에 면역 체계를 복원시켜 췌장에서의 인슐린 분비, 인슐린의 정상적인 활동, 인슐린에 의해 에너지가 세포로 전달되는 과정을 정상화해 준다.
- 당뇨 환자가 차가버섯차를 복용하면 피로감이 사라지는 등 몸 상태가 매우 좋아지고 혈당치가 떨어진다. 3~4개월 정도 꾸준히 복용하면 혈당치가 안정된다.

③ 커피와 탄산음료

암을 예방하는 생리 활성 물질도 함유되어 있으나 과잉 섭취할 경우 남성의 방광암 발생 위험을 높이므로 적당히 마셔야 한다. 또한 뜨거운 커피를 비롯한 모든 뜨거운 음료는 구강암과 식도암 발생시키므로 주의해야 한다. 다행히 커피는 유방암, 위암, 췌장암, 전립선암 발생과는 관련이 없다고 한다. 하지만 인스턴트커피에는 설탕과 프림 함량이 많아 열량이 높으므로 열량을 제한해야 하는 당뇨 환자나 다이어트가 필요한 사람은 섭취에 주의해야 한다. 가능하면 설탕과 프림을 빼고 커피만 타서 마시는 것이 좋다. 고농도의 설탕이 들어 있는 음료 역시 대장암과 췌장암 유발 위험이 있으므로 가능하면 섭취를 제한한다.

④ 우유와 요구르트

우유는 칼슘이 풍부하여 대장암, 유방암, 난소암과 골다공증의 발생을 억제한다. 그러나 우유에 들어 있는 칼슘은 전립선암 발생 위험을 높인다는 결과가 나와 있다. 하지만 우유에는 동물성 지방도 함유되어 있으므로 성인의 경우 저지방 우유를 기준으로 하루 1잔(200㎖) 정도 마시는 것이 좋다. 무지방 우유를 섭취하는 것도 방법이다.

요구르트에 들어 있는 유산균은 장내 균총 개선 및 암 예방 효과를 인정받고 있다. 하지만 과잉 섭취하면 열량과 지방 섭취량이 증가하므로 생활습관병 예방을 위해서는 저지방 요구르트를 섭취할 것을 권한다.

환자들의 침상에서 가장 많이 볼 수 있는 것이 기능성 건강 보조 식품이다. 하지만 건강 보조 식품은 반드시 주치의와 상의한 뒤에 섭취해야 한다. 기능성 건강 보조 식품을 마치 '만병통치약'인 것처럼 생각하여 식생활에 소홀한 나머지 수술 후 면역력이 떨어지는 환자들을 많이 볼 수 있다. 특히 건강 보조 식품으로 식사를 대신하다 간수치가 상승하고 면역력이 떨어져 어려움을 겪는 여성 환자를 종종 본다. 하지만 기능성 건강 보조 식품 가운데는 과학적인 검증을 거치지 않은 것도 많고, 안전성과 위생에 관한 식약청 기준에 미달한 것도 유통되고 있으므로 더더욱 주의가 필요하다. 게다가 가격도 비싸기 때문에 암 환자와 가족들에게 2중 부담을 안겨 줄 수도 있다.

한약을 복용할 때도 주의해야 한다. 중년 이후의 성인들이 몸이 쇠약해졌을 때 가장 먼저 생각하는 것이 한약이다. 그러나 시중에 나와 있는 한약 재료들은 국내산보다 중국산이 더 많고, 유통 과정과 안정성이 투명하지 않은 것도 많다. 또 한약재는 씻지 않은 상태로 달이기 때문에 불순물과 중금속에 의한 피해를 입을 수 있다. 특히 암 투병 중인 환자의 경우 간수치가 올라가 더 이상 치료를 하지 못하는 일도 있다.

독한 약과 싸움하는 암 환자일수록 특히 간과 신장 보호에 신경 써야 한다. 간은 해독 작용을 하고 신장은 노폐물을 걸러 주기 때문에 이들 기관에 이상이 생기면 간 기능과 신장 기능에 이상이 온다. 이렇게 되면 결국 항암 치료에 영향을 주어 투병 기간이 길어지고 경제적인 부담이 증가하며, 육체적 · 정신적으로 스트레스를 받을 수밖에 없다. 따라서 기능성 건강 보조 식품과 한약을 먹을 때는 다른 사람들의 말을 따르지 말고 반드시 주치의와 협의하여 결정해야 한다. 암에 걸린 친지나 지인의 병실을 방문할 때도 무조건 건강 보조 식품이나 한약을 사 가지 말고, 퇴원 시 주치의의 허락을 얻어 결정하는 것이 바람직하다.

참고 문헌

1. 국내 서적

고무석 외, 《식품과 영양》, 효일 문화사, 1998

고정삼, 《농산 식품 가공학》, 광일 문화사, 2002

곽동경 외 《급식 경영학》, 신광 출판사, 2001

김달래, 《체질 따라 약이 되는 음식 224》, 경향신문사, 1997

강명희 외, 《영양과 건강》, 청구 문화사, 1997

김윤선, 《약이 되는 한국 음식》, 훈민사, 2003

김평자 · 박노정, 《암을 이기는 식사 관리》, 작은우리, 1998

김평자, 《노년기 건강을 지켜 주는 식사 관리》, 작은우리, 2003

나가카와 유조 · 백남선 · 김소운, 《식탁 위에 숨겨진 항암 식품 54가지》, 동도원, 2001

대한총명학회, 《두뇌 혁명》, 조선일보사, 2003

도서출판 장생 편집부, 《한방 약죽 백과》, 도서출판 장생, 1992

문수재 · 손경희, 《식품학 및 조리 원리》, 수학사, 1999

미우라 마사요/황지희, 《몸에 좋은 음식 고르기》, 사람과 책, 2000

박영숙 외, 《영양 교육과 상담》, 교문사, 2000

박현서 외, 《영양과 건강》, 효일 문화사, 1997

박현서 외, 《식생활과 건강》, 효일 문화사, 1997

박희자 · 김소형, 《밥상 위의 건강 해법》, 쿠캔, 2002

변광의 외, 《식품 · 음식 그리고 식생활》, 교문사, 2001

봅 아노트 · 노동영, 《유방암 예방 식이요법》, 일조각, 2003

서울아산병원, 《임상 영양 가이드》, 서울아산병원, 2000

세계 식생활 문화 연구원, 《맛 · 멋 · 향기 가득한 세계의 꽃 요리, 배우리》, 2000

양철영, 《수산 식품 제조 실무》, 세진사, 2002

연세대학교 노화 과학 연구소, 《건강 노년의 길잡이》, 한의학, 2002

연세대학교 노화 과학 연구소, 《노년기 건강 관리》, 한의학, 2002

염초애 외, 《한국 음식》, 효일 문화사, 1992

우에키아키라 · 안수경, 《건뇌식》, 조선일보사, 2003

유태종, 《음식 궁합 2》, 아카데미북, 2001

이미숙 외, 《영양과 식생활》, 교문사, 2002

이양지, 《참 쉬운 건강 밥상》, 디자인하우스, 2003

이연자, 《우리 차요리》, 쿠켄, 2002

이찬영, 《알기 쉬운 암 의학 상 · 하》, 단국대학교 출판부, 2002

이한기, 《인체 해부학》, 교문사, 1996

이홍빈, 《한국어사전, SISA출판사, 2004

장만섭 외, 《인체 생리학》, 수문사, 1998

장혁래, 《중국 요리 입문》, 지구문화사, 1996

장석원, 《희망을 주는 암 치료법》, 산보 출판사, 2003

조재선, 《식품 재료학》, 문운당, 1992

한국 조리 과학회, 《조리 과학 용어 사전》, 교문사, 2003

한국인 영양 권장량(제7차 개정)(사단법인한국영양학회), 2000

황금희 외, 《기능성 식품 소재로서 생물학성 천연물의 국내 연구 동향》, 식품 과학과 산업 28(3), 1995

현기순 외, 《조리학》, 교문사, 1997

김미경, 《100Kcal 날씬한 밥상》, 상안당, 2008

김범석, 《진료실에서 못다한 항암치료 이야기》, 아카데미북, 2009

김정은, 《감칠맛의 비밀》, 랜덤하우스, 2009

김평자, 《암을 이기는 식이요법》, 아카데미북, 2005

김평자, 《암에 좋은 진수성찬》, 웅진 리빙하우스, 2007

박태선 · 김은경, 《현대인의 생활영향》, 교문사, 2002

백기성, 《녹즙 과일즙 요법》, 태웅출판사, 2004

백남선, 《소이주스》, 아카데미북, 2007

베비로즈, 《2,000원으로 밥상차리기》, 그리고 책, 2009

세브란스병원 영양팀 외, 《암 치료에 꼭 필요한 암 식단 가이드》, 삼호미디어, 2009

심재성, 《차가버섯의 실체와 효능》, (사단법인)국제농업개발원, 2002

유태종, 《항암 식품 77가지》, 아카데미북, 2009

최정희 외 《대장암환자를 위한 요리닥터》, 대가, 2008

현화진 외, 《쉽게 보는 식품 칼로리와 영양성분표》, (주)교문사, 2007

황성주, 《암은 없다》,청림출판, 2009

2. 국외 서적

Achterberg C, 《How to put the FOOD Guide pyramid into practice》, J Am Diet Assoc94(9) : 1030,
  1994

Cnocon JM, 《Food Toxicology》, MARCEL DEKKER, 1998

Millward MJ, Fereday A, Gibson N, Pacy PJ, 《Aging, protein requirement, and protein turnover》, Am
  J Clin Nutr 66 : 774-86, 1997

Williams SR, 《Basic Nutrition and Therapy》, Mosby, 1995

마이클T. 머레이, 《우리몸을 살리는 건강주스》, 아카데미북, 2004

스티브 에이어로위츠, 《현명한 식습관이 생명을 살린다》, 중앙생활사, 2002

조 슈워즈, 《식품진단서》, 바다출판사, 2009

케네스쿠퍼박사, 《항산화프로그램으로 젊어진다! 암과 심장병을 물리친다!》, 대한미디어, 2001
호시노 요시히코, 《암의 싹을 잘라버리는 당근주스 건강법》, 아카데미북, 2007
VITORIA BOUTENKO, 《GREEN FOR Life》, LAW FAMILY PUBLISHING

3. 강의록

구성자, 미래식=약선, 경희대학교 임상 영양 연구소 제1회 약선 과정, 2003
김호영, 한의학과 질병관
박성규, 약선의 특징 · 분류 · 배약 및 치료 방법
송미연, 건강 관리와 약차
신민자, 동의보감에 수록된 과실류
신재용, 건강 관리와 약술
신현대, 사상 체질과 건강식 · 체질과 비만
이영남, 음식 배합
이의주, 사상 체질 의학
정희재, 호흡기 질환과 약선
조금호, 건강 기능 음식(약선)의 발전 방향 · 체질별 식사 원칙 · 약재의 효능 및 영양
최호영, 음식의 성미와 금기
홍원선, 노화, 대한영양사회, 1998

4. 전문 강좌

영양 치료와 건강 기능 식품의 처방, 서울대학교의과대학 가정의학교실, 2004
Ikeda Yosio, 비만과 내당능 장애(당뇨병)에 미친 식이섬유소의 효과, 생활습관병과 식이섬유 7:25-
　　36, 1997
Tsuji Keisuke, 생활습관병과 식이섬유, 생활습관병과 식이섬유 6 : 43-52, 1996

5. 학술 대회

대한영양의학회, 영양 의학, 한의학, 2001/2002
보건 · 의료 · 복지 분야에서의 국민 건강 지킴이 : 영양사! : 대한영양사협회, 2003 연합 학술 대회,
　　건강 기능 식품의 발전 및 연구 방향, 2003
영양사 역할의 뉴 패러다임, 대한영양사협회, 2004
임상 영양 관리 지침서, 대한영양사협회, 1999
탄수화물 영양의 최근 연구 동향, 대한영양사협회, 2004

식품 구성탑

유지, 견과 및 당류
(가능하면 적게 사용)
식물성 기름 1작은술(5g),
버터 1작은술(6g),
설탕 1큰술(12g)
우유 및 유제품
(1회)
우유 1컵(200g)
요구르트 1개, 치즈 1장,
아이스크림 1/2컵
고기, 생선, 달걀 및 콩류
(4~5회)
육류(60g), 생선(70g),
달걀 1개(50g),
콩(20g), 두부(80g)
채소류 및 과일류
(6~7회)
채소(70g), 김치(60g),
과일(100g), 과일 주스(1/2컵)
곡류 및 전분류
(4~5회)
밥 1공기(210g),
국수 1대접(건면 90g),
식빵 3쪽(100g)
MILK
우유
(사)한국영양학회

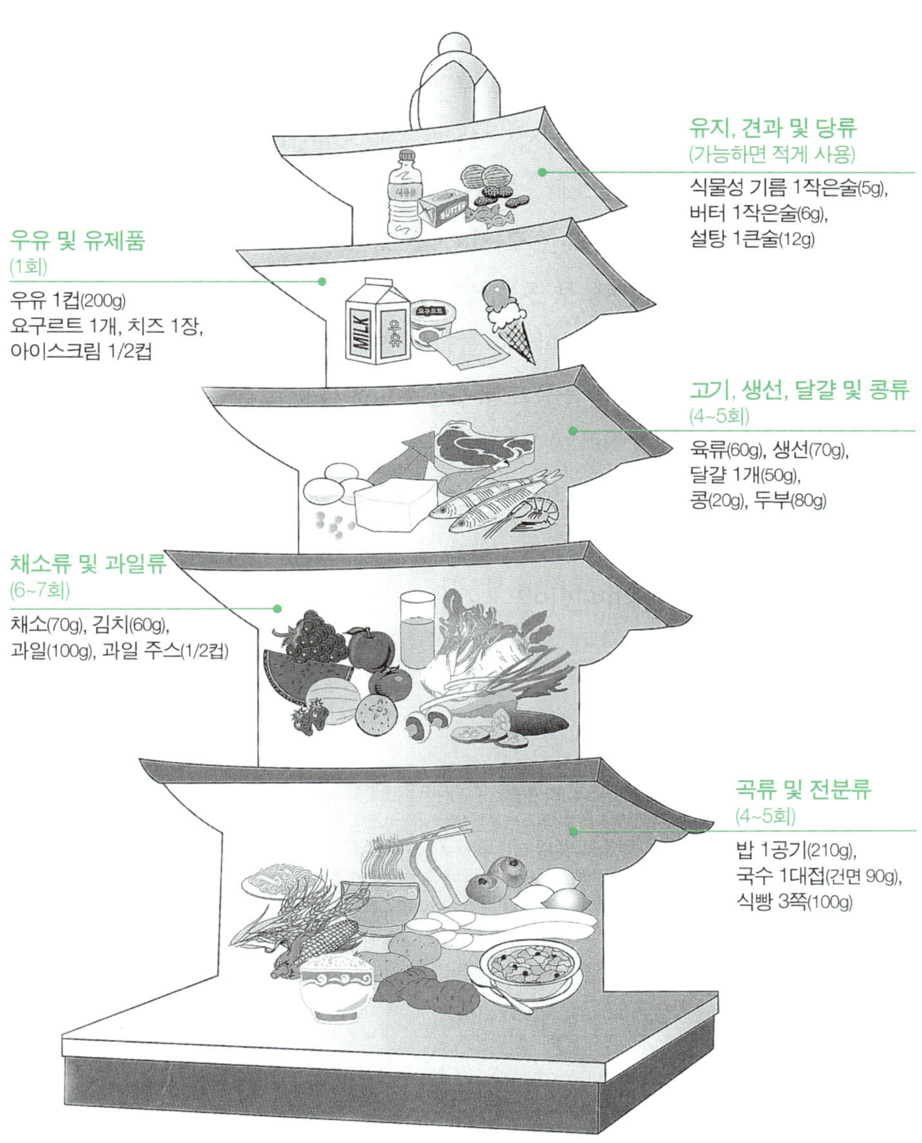